中华名医传世经典名著大系

高学山传世名著

〔清〕高学山　著

李秀珠　点校

天津出版传媒集团

天津科学技术出版社

图书在版编目（CIP）数据

高学山传世名著 / (清) 高学山著；李秀珠点校
. -- 天津：天津科学技术出版社，2023.1
（中华名医传世经典名著大系）

ISBN 978 - 7 - 5742 - 0067 - 8

Ⅰ.①高… Ⅱ.①高… ②李… Ⅲ.①中医典籍—中
国—清代 Ⅳ.①R 2 - 52

中国版本图书馆 CIP 数据核字(2022)第 102193 号

高学山传世名著
GAOXUESHAN CHUANSHIMINGZHU

策划编辑：吴　顿
责任编辑：梁　旭
责任印制：兰　毅

出　　版：天津出版传媒集团
　　　　　天津科学技术出版社
地　　址：天津市西康路35号
邮　　编：300051
电　　话：（022）23332392（发行科）23332377（编辑部）
网　　址：www.tjkjcbs.com.cn
发　　行：新华书店经销
印　　刷：河北环京美印刷有限公司

开本 710 × 1000　1/16　印张 35.75　字数 431 000
2023年1月第1版第1次印刷
定价：198.00元

中华名医传世经典名著大系专家组

读名家经典
悟中医之道

扫描本书二维码，获取以下**正版专属资源**

| **本书音频** | 畅享听书乐趣，让阅读更高效 |

| **走近名医** | 学习名家医案，提升中医思维 |

| **方剂歌诀** | 牢记常用歌诀，领悟方剂智慧 |

- **读书记录册**
  记录学习心得与体会

- **读者交流群**
  与书友探讨中医话题

- **中医参考书**
  一步步精进中医技能

扫码添加智能阅读向导
帮你找到学习中医的好方法！

操作步骤指南 │ ① 微信扫描上方二维码，选取所需资源。

② 如需重复使用，可再次扫码或将其添加到微信"📦收藏"。

总目录

伤寒尚论辨似

张 序

书有传、不传，在人有幸、不幸也。书之真有益于世者，传固传，不传亦传。不传于当时而传于数十百年之后，且传于素不相识之人，而其人之传是书者亦与之俱传。《伤寒尚论辨似》一书，会稽高氏学山所著，陈君勉亭序而将刊之。学山此书，海内无梓行者。学山之事迹，勉亭亦未之谂。而勉亭序其书，且不欲秘而藏之，将以传其书，因介褚君镜湖嘱余为之序。余深为学山幸，益以重勉亭也。《伤寒尚论》一书，江右喻氏嘉言采掇方氏有执《伤寒论条辨》之说，参以己意，而以《伤寒尚论》名之。方氏之书刊传已久，版几散佚。自喻氏之书盛行，而方氏之书反晦。厥后有林起龙者以嘉言为剿窃有执之书，讳所自来。于是觅得方氏《条辨》原本八卷而重刊之，即以喻氏《尚论》附其末，以证其剿窃之故，而方氏之书复传。又有方氏之同里人郑重光者取《条辨》原本作《条辨续注》十二卷，兼采喻氏之《尚论》、张氏之《讚论》、程氏之《后条辨》，仍题有执之名，而方氏之书益传。复读国初《医宗金鉴·订正伤寒论注》十七卷，亦兼采方氏、喻氏之说，而方氏、喻氏之原书并收入焉。夫方氏为已梓之书，自版既佚，已传者几不复传。今学山所著《辨似》并未刊行，兵燹后仅存抄本，而勉亭得之。若勉亭而效喻氏之故智，采掇其说，勒为成书，署以己名，后世只知有勉亭，谁复知有学山哉？乃勉亭习喻氏之书，不效喻氏之所为。吾所以重勉亭，益幸学山之得遇勉亭也。虽然，勉亭序学山之书，学山之书传，而勉亭亦传矣。

光绪七年七月浙江督学使者太和张沄卿序

陈　序

医乃仁术也。自伊耆有《本草经》，轩岐垂问答，古今相传，虽不尽上世之文，而辞句朴古，义理精奥，有非皆后人所能撰托者。汉季长沙太守张仲景（机）受同郡张伯祖之术，以医名世。学宗《灵》《素》，善治杂病，因伤寒六经传变，诊测尤难，作《伤寒论》一书，守往圣之规模，为后学之楷式，思深功大。当时竟无称而述之者，几等为覆瓶物。及晋太医令王叔和编次其书，始得成为卷帙。越十余世，至宋有成无己者见斯书之难读，又恐散失不传，从而诠解之。自后英贤辈出，踵其事者代不乏人，惟喻嘉言其名最著。读其书，揣其意，俨然以为登仲景之堂，且入仲景之室矣。然偏执一见，炫说新奇，探厥旨归，实有与经文相背谬者，后人不无遗议，余也心窃疑之。余家绍兴城西北隅，遭难后，世传遗籍荡焉无存。偶游书肆，见有抄本《伤寒尚论辨似》一书，购归阅之。见其文气疏朗，辨驳明晰，既已悚然异之。迨反复再四，抉其秘奥，遂喟然叹曰：是诚仲景之素臣也。排俗说之肤庸，振斯人之聋聩。在数千载以下之人，解数千载以上之书，心心相印，若合符节，是直谓仲景自作自释可也。顾其书，缺佚少阴、厥阴二经，怅然惜之。欲俟后有所得，逐条补注。窃恐有志未逮，或负此盟。不意天假之缘，于壬申冬，更购得《辨似》抄本一部，其中乃缺少阳、阳明及太阳中下卷，而少阴、厥阴二经俨在。喜甚，随合二书以校正之。又因高氏原稿日久被蠹，残缺甚多，更参管见以补缀之，缮写成册，俟日后稍有余资，即锓板以质世。非有求焉，盖示公也。夫洞垣绝技，尚饮剑于伏道之旁；剖腹异能，竟殒命于巨奸之手。慨世人之多忌，欲加之罪，何患无辞！悲公道之难明，实盲于心，自以为是。利之所在，逐臭何惭？名苟可图，杀人不恤。风趋愈下，尚何言乎？然凡事不得于人，还当反求诸己。余生也晚，始业儒，好古文，与俗尚忤，落落无所合。遂乃出入于老佛，驰骤于志乘，泛滥于诸子百家，稍有所得，退而深维。曰：人生在世，究不得以托之空言毕乃事，须择一济人之术为之。因思古人不为良相当为良医之言，为不诬也。于是遍索医门诸书，纵横博涉。其间议论蜂起，聚讼多端，按切以求，讫无统纪？因而由博返约，沿流溯源，摒挡群言，归宗于集大成之医圣。夫医圣之集大成者，仲景也。仲景之书，其尤要者，《伤寒论》也。注《伤寒论》而藉藉人口者，嘉言之《尚论》也。掊击《尚论》而匠心独出，搜抉无遗，伟然成一家言者，尚论之《辨似》也。作《辨似》者谁，会稽高学山汉峙也。学山者，不知其何时人，事迹无传，声名莫述。上不闻刍荛之访，下不入粉榆之谈，仅得于故纸堆中识其姓氏。遂哀其志，珍其书，传之后世，以结异世良交者，会稽勉亭陈锡朋也。然则，学山之述斯书，犹是勉亭之志也。仲景之作斯书，亦犹是学山之志也。千载一心，其然乎？其不然乎？书将成，友人告余曰：子之此举，可以慰学山矣，可以慰仲景矣。爰书其缘起以弁诸简端。

同治壬申年嘉平月望前三日会稽后学勉亭陈锡朋
叙于亦爱庐之东轩下

六气客主之图

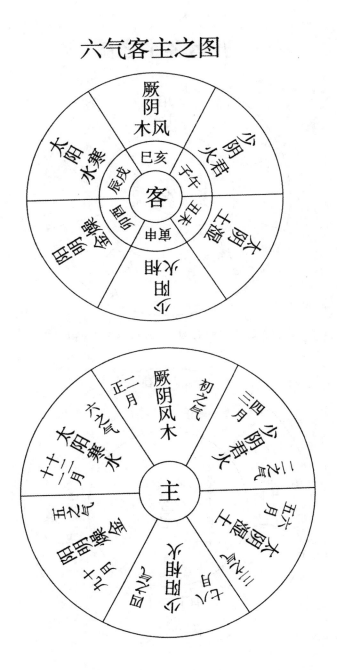

五运客主之图

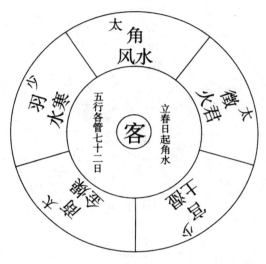

太角风水：诸本同，疑误。据文理应为"太角风木"。

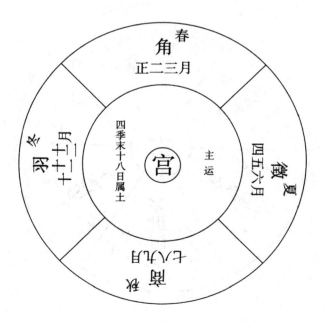

凡例十八则

—— 仲景《伤寒论》原书必不从六经分篇，当只是零金碎玉，挨次论去耳。分从六经者，其王叔和之臆见，而后人承其陋耶。盖病虽不能逃六经，而六经亦何能限病哉？既从六经分篇，则一病而界于两经之间，及一条而有二三经之变症者，将何所收受乎？且不必逐条冠之，曰太阳病、阳明病等之字样矣。今于各条下，有安插未是者，俱详明宜入某处，而仍存《尚论》之名，及依其分篇编次者，以便与《尚论》对读，免翻阅之劳耳。

—— 伤寒传经之路，错综变幻中各有一定踪迹。然文词写不尽，图像画不全，后之学者无津可问。致与金丹剑术同为绝学，不知传路模糊，则用药全无把握。于是诋仲景之方为不可用者比比也。今细按《灵》《素》之旨，每经指明元阳阴液津汁及色脉声音生死外，又借州县官为喻，以该管之疆界、道路之穿插、办事之衙门、出身之乡贯四处各为总说以冠篇首。阅者交互理会，不特辨症自确，而流通灌注之脉颇得清楚矣。

—— 伤寒除直中阴经为阴寒外，其余青龙、麻桂各半等证所伤俱风中之寒，故虽曰《伤寒论》而必兼中风，且不入暑湿燥火者此也。其伤寒中风之名，但从卫表起见，风在外曰中风，寒在外曰伤寒，非单风单寒之谓。试看麻黄汤中必用桂枝，而中风名下有主青龙者，则《尚论》以单风单寒及风寒两伤分太阳为上中下三篇之误，从可识矣。

——《伤寒》旧本俱以条中有"太阳病"三字即入太阳，有"阳明病"三字即入阳明之类。不知仲景立论多有提清来路，后言本病。则其曰某经病、某经病者，间有注意不在此者也。虽已逐条辨晰，读者犹当寻其结穴处，勿为冠条三字所误也。

——《尚论》以传经、直中分少阴为上下篇，大开仲景眉眼。惜其位置论条，两相误失者颇多。且三阴同例，少阴既分，而于太厥二阴独漏，岂以二经无直中之症也耶？今以愚鄙之见，于各条下，凡传中之互失者，注正之；太厥之独漏者，补分之。要皆不失仲景之精意而已。

—— 并病之名，即传经而本经未罢者是也。本经邪盛，如强秦兼并之势，故名并。但当安顿于所并之后，受并之前，颇为确当。何得另立篇目？盖传经之症，未有不先见并病者。本经一罢，即系传经之正例故也。

——合病者，前贤俱以二经分数为言，与俗解并病无异，误甚。不知其人平日原有六淫之气藏于阳明少阳而未发，及风寒伤其表气，此病而彼来接应，如合谋合伙之象，故曰合。与并病大殊，不可不察也。

—— 风寒不从皮毛而入经络，从口鼻而入胸分者，仲景概用吐法。《尚论》硬改本文"寒"字为"痰"字，而立痰病一门，是抹煞仲景一大法，殊为谬妄。兹于《痰病篇》下驳正外，又于各经吐症论条俱有详明阐发。千古以后，当有同志者和我也。

——《伤寒论》古今注家甚多，然多彼此蹈袭，依样葫芦。兹集纵或收录他注，必以"某氏曰"冠之，余皆愚鄙之论。即一字一句，亦不拾前人之唾，揭名篇首，使罪我者有专责耳。

——《伤寒》一百十三方，药性之升降，分两之多寡，煎例之先后异同，服法之冷热零顿俱有精义。余尝揣摩二十年，颇得其旨。盖垂死而全活者千百辈矣。各方下虽已详注，尚恐管窥蠡测，未足尽海天之宽大。同志者犹期一字不可放过，寻其所集，以广好生之德焉。

——过经不解，单是太阳本经病。至十四五日，或二三十日，过与阳明或少阳，便是过经。然最是欲解易解处，以误行吐下故不解数条，是就其变症而立法耳。《尚论》当以七日为候，大误。辨详本门下。

——条中用汤文法。曰宜某汤，曰某汤主之，曰与某汤，俱有精意，不可不知。大概无加减挪移曰宜，有可损益去就曰主，少少饮之曰与。细读自见。

——三阳有用针处，少厥二阴有用灸处，注家俱不细究。不知针灸二者，乃伤寒中一要法，何可略过。今按《内经》及《甲乙经》补入。且余尝用之，效如谷应，读者勿视为多事也。

——《伤寒》方通计一百一十三道，当病用之，痛苦若失。但变症多端，似乎论有所未及，方有所未备也。不知此一百十三道中，一方有两用三用者，青龙、乌梅、五苓、理中之类已露其机矣。一用有两方三方者，各半、葛根、柴桂、越婢之类已露其机矣。是知所变者，不过各经合沓之病。而所应变者，亦不过各方剪凑之方。则成方为乾坤之定位而错综交互，山泽可通气，雷风可相与。甚至黄连内附子汁，桂枝加大黄汤，虽水火亦可以相济。一千一百三十不足以尽其蕴，岂伤寒之变症云乎哉？推之以应杂症之方变可矣。至剪裁凑合之法，恰又有一定之绳墨，非敢以辨才欺世也。读者详明全注自见。

——天地之贼寒有二，而人之受伤者亦殊。虽已见之三条，不可不细辨者也。霜前雪后，无风无日，锥渗入骨者曰阴寒。云开日朗，因风致冷者曰风寒。阴寒惟阳虚者，能中入，中则直入三阴，而为宜温之症。风寒不论阳气之虚实，凡衣薄劳倦之类，俱能袭入。入则止在阳经，久而递传三阴者有之。传者俱为宜滋之症，此《尚论》之所未详，而读论者之所须知者也。

——人身内外作两层，上下作两截。而内外上下，每如呼吸而动相牵引。比如攻下而利，是泄其在内之下截，而上截之气即陷。内上既空，其外层之表气连邪内入，此结胸之根也。比如发表而汗，是疏其在外之上截，而在内之气跟出。内上既空，其内下之阴气上塞，此痞闷之根也。识此，在上禁过汗，在内慎攻下之法。后读结胸及痞塞诸论，则水消雪化矣。

——《伤寒》诊法惟以形、症、声、色，合之浮、大、数、动、滑、沉、涩、弱、弦、微之十脉，以为印证，便可得其大概。苟不详此四者，而徒以三指求病，则高者脉长，矮者脉短；躁者脉浮，静者脉沉。其天生脉体已有似病非病之万变，而自谓能得病情者，吾不信矣。况以《内经》律当世之诊，而不知脉者又比比乎。

——《伤寒》用药，当照原方十分之一为得。盖古人多作三服，愈则弃其所余。今惟一服，是当原方十分之三四矣。古人运厚气厚，今人运薄气薄，是当原方十分之六七矣。合之权度，古小今大。什一者，约略相当也。但表药则因故议减，下药则因故议加。又在四诊者之神而明之耳。

目 录

太阳经总说

　　按太阳本气，从肾中之真阳，温胃储胸，乘肺德而外托于周身，以御冬令寒气。至肾阳之分贯于他脏腑者，各另开门，而自出其经络。与太阳之表气相会，以分御三时不正之气。要皆从太阳之化而俱谓之曰卫气者，护卫之义也。其阴，则从胃腑之津液化赤为血。又尽血中之精华与气俱行，而贯于经脉之内，故不曰血而曰营者，盖经营于血中，环周而不休者也。其性，上炎外鼓，故病则脉浮；其隧道，从目内眦精明穴，上头，历项后，由夹脊而行足外廉之后侧，故外症则见头痛，项强，脊紧，腰疼而腿酸；其辖，周身之表，故外皮发壮热，且与阳明之肌肉相接，故能由其该管以传其经，犹州县之盗贼贻祸于接壤也；其署，为胸，故表邪上入则胸烦，喘渴及结胸。胸之下与胃相逼，故邪少少下引则呕，大热逼之，且能移燥阳明之腑，犹盗贼入官署而必趋仓库之势。胸之两旁，下通于胁，故于阳明之经府两壮者，又能跳传少阳焉。其本乡属膀胱，故热邪下入，则小便赤而不利，此犹官署之案流祸于本籍也。膀胱与大肠为前后邻，故热极者能移热而结其大肠之血。膀胱与肾为表里，故热邪又能从腑而传入少阴之脏也。其从表而正传脏腑者，以五经隧道皆出而外附于太阳之皮部，即所谓各另开门而自出其经络，与太阳之气相会者是，如州县之道路各通于省会也。其经络脏腑之独虚者，则从太阳之该管而历传之。其人鼻孔向外者，膀胱漏泄。其见于面部者，人中外三指为膀胱子处之应，其本色白，白甚者宜防绝汗。其标色红，红甚者恐为戴阳。瞳子高者，其气不足。戴眼者，其气已绝死。色荣颧骨，与弦脉争见者，死期不过三日。

以内外交贼阳明故也。其音徵、羽。徵者，尖细而浮；羽者，柔散而末空。盖徵应经，而羽应腑也。

太阳经上篇

喻氏分太阳为三篇，以中风为上篇，伤寒为中篇，风寒两伤为下篇。是认中风为单风，伤寒为单寒，不知单风不入《伤寒论》正例，仲景间以一二条带说者有焉。单寒又另有直中条。此所谓风，是寒风。此所谓寒，是风寒。寒非阴寒，风非三时之风。故《伤寒论》中兼言风而不言暑湿燥火。且麻黄汤中不废桂枝，而中风条下有主青龙汤者此也。但其所以分别风寒之名，又自有说。夫风寒原属合体，及入人皮肤，风阳寒阴，风表寒里，疏洞而见种种风因者，常也，宜桂枝汤。如阴阳倒施，风内寒外，凝闭而见种种寒因者，变也，宜麻黄汤。若风微寒重，兼之膝理甚密者，此又变中之变，宜青龙汤。至风寒不分表里，混扰毛窍经络，此又不变之变，宜各半汤。辨详各条下。是太阳之风寒总属一体，分不得篇。即欲分之，亦当以风表寒里者入此，寒表风里者入此，则庶乎不失仲景之旨矣。

一条　太阳之为病，脉浮，头项强痛而恶寒。

太阳者，其包裹如天之体，其高明如日之象，常应在上在外之用，故受病居六经之首，而为风寒从入之门户也。脉浮者，资性好高骛外，一经邪触而面目自露也。头为太阳之都会，项为太阳之要冲，阳得阴则和软而不强，阴得阳则通畅而不痛。客邪犯之，则不受阴偶而亦不为阴用，故强痛。太阳持于邪气，不能掌卫外之权，而阴气夹呈于阳分，故恶寒也。斯风寒之因未分，故但曰为病耳。

二条　病有发热恶寒者，发于阳也；无热恶寒者，发于阴也。发于阳者，七日愈，发于阴者，六日愈。以阳数七，阴数六也。

发热恶寒，发热与恶寒并见。无热恶寒，犹云未发热而先恶寒也。阴阳，指太阳中之营阴卫阳而言，俗解作内外经，非。何则？谓阳经之愈于七日，尚说得去；谓直中阴经之愈于六日，便说不去矣。阳数满于七，而极于九；阴数满于六，而极于八。发于阳，则阴原未病；发于阴，则阳原未病。七日、六日，病气满而将移，治气暗为交换，故愈。即《刺热篇》所谓"今且得汗，待时而已"之义。此言病邪留于太阳营卫间者，有此七日六日之分，并未及于传经之例，诸家所解俱误。

三条　太阳病，头痛至七日以上自愈者，以行其经尽故也。若欲再作经者，针足阳明，使经不传则愈。

喻氏曰七日而云以上者，概六日而言也。"其经"二字当连读，犹言其父母之谓。言六七日自愈之病，止行太阳本经尽处，不传他经故也。若至此未愈，将欲作阳明之经者，是阳明之气原壮，故拒至六七日，且为日既久，病邪亦力绵势软，可以就阳明之经穴而针截之矣。旧注为六经传尽，复转太阳，再至阳明，针以夺其传路。天下岂有传入厥阴之邪而复出太阳之理？抑何不从二日而早夺其传耶？不通甚矣。后凡言日数，从七日起至十余日外者，俱根以上二条。请着眼在太阳。按《灵枢·本输》及《甲乙经》，足阳明出于历兑，在足大指次指之端，去甲角如韭叶为井金，刺一分，溜于内庭；在大指次指外间为荣，刺三分，注于陷谷；在中指内间上二寸陷中为腧，刺三分，过于冲阳；在足跗上五寸陷中为原，摇足而得之，刺三分，行于解溪；上冲阳一寸半陷中为经，刺五分，入于下陵；膝下三寸胻骨外三里为合，刺一寸，复下三里三寸，为巨虚上廉；下上廉三寸，为巨虚下廉。俱刺八分。大肠属下，小肠属上，以大小肠俱属阳明胃脉也。

四条　太阳病欲解时，从巳至未上。

太阳之标，为真阳之所盘旋。真阳官巳旺午而亢未，阳胜则邪退也。

五条　欲自解者，必当先烦，乃有汗而解。何以知之？脉浮，故知汗出解也。

烦者，神气浮动不宁之貌，干热之应也。烦而后汗者，阳气有余，阴津不足之人。欲作汗而津液不能应其用，譬之穷家作事，非十分着急不能措办之义。承上文言元阳既足，加之时日旺相，《经》所谓大气一转，其病乃散也。然必与本篇二十四条"振栗汗解"参看。盖此条之脉浮为阳气过盛，阴不能供其取资，故必烦而后汗。彼条之脉，阴阳俱停，为阴气抗礼，阳不能为之先倡，故必战而后汗。然实开后文五苓散及茯苓甘草汤两方之法门。是知伤寒之解，烦汗为上，战汗次之。不烦不战而或解者，恐系国破兵休，家亡讼息之兆也。

六条　太阳病，发热，汗出，恶风，脉缓者，名为中风。

太阳病，具首节而言，后仿此。发热者，太阳一经，卫阳营阴，本寒标热，自为调畅；邪犯其卫与标，则先从卫气标阳之化，故发热。此发热者，风寒之所同也。汗出者，风性疏洞，伤其外藩，是卫不为营守而漏其不摄之津液也。恶风者，卫气既疏，似无外廓，有直侵其分肉之状。虽与恶寒约略相兼，实有天壤之隔。盖恶寒，非厚衣重衾不可除；而恶风，止塞坰墐户可以已也。脉缓者，风柳轻柔，风绳不急之象。

七条　太阳中风，阳浮而阴弱。阳浮者，热自发；阴弱者，汗自出。啬啬恶寒，淅淅恶风，翕翕发热，鼻鸣干呕者，桂枝汤主之。

太阳中风，又具上条在内，后仿此。阳浮阴弱三句，风邪伤阳，阳不与阴俱而自浮，故发热；亦不为阴主而阴弱，故汗出也。啬啬者，贫人敛俭之貌；淅淅者，秋原肃杀之神；翕翕者，毛发忽平忽竖，孔窍欲开欲闭之象，故从鸟之合羽也；鼻鸣者，热势据清阳之高位，外气之欲入者，艰也；干呕者，风邪压胃口之上流，中气之欲上者，逆也。主桂枝汤者，因病在卫分，只消从卫分深一层之营分兜发其汗，而卫分之邪自释矣。盖桂枝为血分阳药，性主走表；芍药为血分阴药，性主走里。妙在二物平用以为柱石，则桂不能夺芍而任性走表，芍亦不能夺桂而任性走里，于是不表不里而适行营分，然后散之以生姜，和之以甘草，滋之以大枣，物物用命矣。试观本方之倍芍药者，即能牵制桂甘姜枣而入为建中，则所以解肌之义自见矣。

桂枝汤

桂枝三两，去皮　芍药三两　甘草二两，炙　生姜三两　大枣十二枚，劈

以上五味，㕮咀。以水七升微火煮，取三升，去渣，适寒温，服一升。服已，须臾，歠热粥一升余，以助药力，温覆令一时许，遍身漐漐，微似有汗者益佳，不可令如水流漓，病必不除。若一服汗出，病差，停后服，不必尽剂。若不汗，仍服，依前法。又不汗，后服小促役其间。半日许，令三服尽。若重者，一昼一夜服周时观之，（九字作一句读，犹云病虽重，一昼一夜不须作二剂，必待周时观之。）服一剂尽，病症犹在者，更作服。若汗不出者，乃服至二三剂，禁生、冷、黏、滑、肉、面、五辛、酒、酪、臭、恶等物。

歠粥以助其甘，歠热粥以助其辛，故曰助药力也。三服，作三

日服也。故第三服以半日许为小促。病重者曰一昼一夜服，则三服作一日服矣，故曰周时观之。如水流漓，病必不除者。真气疏泄太猛，犹之被盗之家，家人跻跻夺门而出，则贼反逗遛于主人出奔之空处故也。生冷解温，黏滑破辛，肉面滞胃，五辛过散，酒酪乱经气，臭恶等物夺芳香，俱于桂枝汤有碍。故禁。

八条　桂枝本为解肌，若其人脉浮紧，发热汗不出者，不可与也。当须识此，勿令误也。

脉紧为寒，浮紧为寒在表分。其症发热，汗不出，益知寒表风里之伤寒矣。桂枝但能解肌，而不能疏表。服之，是欲解风热，而风热无从出之路，故反烦也。

九条　凡服桂枝汤吐者，其后必吐脓血。

桂枝汤为辛甘之剂。甘则胃喜受之，辛则肺喜行之，故能有容而达于肌分。服之反吐者，是胃湿而满，不能受，肺热而阻，不得行，即所谓酒客、呕家是也。夫以湿热之因，而致一脏一腑恶其所喜，将来郁为溃脓，出为痰血，故曰其后。然则于吐何尤？而特于吐桂枝之日早卜之耳。喻注：吐则热势淫溢于上焦，蒸为败浊，故必吐脓血。是谓吐脓血之故，由于桂枝之吐也。请问湿热极盛之人，假令不吐，假令不服桂枝，其能免于吐脓血乎？无湿热者，即服桂枝而探吐之，遂至吐脓血乎？非长沙公遗意也。

十条　酒客病，不可与桂枝汤，得汤则呕，以酒客不喜甘故也。

酒之为性，体湿气热。湿则留滞而易致满，热则炎上而易致逆。甘者浮而缓，缓能增其留滞而愈满，浮能益其炎上而愈逆，故酒家得汤则呕也。然此条当与中篇四条"呕家不可与建中汤"合看。盖风寒之在太阳者，正宜保此阳明胃腑之元气，以为内拒后应。倘只顾一边，而忘其为酒客呕家，投以甘甜之剂，引其呕吐，而药仍不受。一则欲解肌而反虚其中气，一则欲建中而转伤其胃元。是非治太阳而速之入阳明也，其为祸可胜道哉，故戒。然则酒客、呕家、病桂枝建中症者，奈何？喻氏曰：辛甘不可用，则用辛凉以彻其热，辛苦以消其满。愚谓发表不远热，酒客仍宜于桂枝汤，去甘草，加黄芩、茯苓、厚朴、半夏。呕家仍宜于建中汤，去甘草、胶饴，加吴茱萸、生姜、半夏。则庶几矣。

十一条　发汗后，水药不得入口者为逆。若更发汗，则吐下不止。

喻氏曰：水药俱不得入，则中满极矣，若更发汗，是愈动其满矣。凡是表药，俱可令吐下不止，所以于太阳水逆之症，全不用表药，惟用五苓以导水，服后随溉热汤以取汗，与此条互相发明也。但曰发汗后，又曰更发汗，则桂、麻、柴、葛等类皆在所禁矣。此解诚是，但未细悉其所以然之故。盖汗者，以胃中之津液为材料，以中焦之阳气为运用，而后能达之肌表，和其营卫。然犹有津液少衰者则为烦汗，阳气少弱者则为战汗，况平素胃湿而阳气虚弱者乎？一发其汗，则中焦之真阳愈亏，而不能分行水气，于是积湿而成水满，故外拒水药不得入，而为逆也。若更以表药发汗而击动之，一则阳微不能外皷而作汗，惟有奔迫于上下之两途；一则中湿不能自存，而为涌为泄，各从其高下之便。故无论汗与不汗，而吐下不止，所必然也。

十二条　太阳病，头痛，发热，汗出，恶风者，桂枝汤主之。

此言桂枝汤之全症。但四症重在后二症，尤重在汗出一症。盖头痛发热，与麻黄汤症同，而恶风，亦恶寒中之所兼见，故下四条，单就汗出而详言之耳。

十三条　太阳病，外症未解，脉浮弱者，当以汗解，宜桂枝汤。

浮弱，即上文阳浮阴弱之谓。阳浮于表，故热；阳不为阴主，故弱，而且汗自出也。但二脉尤重在浮一边，以浮则未有阴不弱也。宜桂枝者，单责其浮也。

十四条　太阳病，发热汗出者，此为营弱卫强，故使汗出，欲救邪风者，宜桂枝汤主之。

桂枝汤主之，曰邪风者，盖主三时之单风而言，不独寒中之兼风也。

十五条　病人脏无他病，时发热自汗出而不愈者，此为卫气不和也，先其时发汗则愈，宜桂枝汤主之。

脏，指肝肾而言。盖少厥二阴之精汁亏损，而虚火逆于少阳，往往有见时发热之外症者，故揭之。言除此二脏有他病外，余皆可以从症而主之也。喻氏谓隐括人身宿病，即动气不可发汗之类，非。

十六条　病尝自汗出者，此为营气和也，营气和者，外不谐，以卫气不共营气和谐故尔。以营行脉中，卫行脉外，复发其汗，营卫和则愈。宜桂枝汤。

以上五条，通以桂枝为主治，即见桂枝之可任而不足畏也。一条从症，二条从脉（一条者，十二条也；二条者，十三条也），此二条，申明第七条之义，风寒之正例也。三条不言头痛恶风（三条者，十四条也），而但言发热汗出者，盖兼三时之单风而言，故曰邪风。四条曰时发热，（四条者，十五条也）则有时而作止矣，是就邪风而抽言之也。五条诸症不见，仅言自汗（五条者，本条也），是广言杂症，而为桂枝之旁及矣。

十七条　太阳病，初服桂枝汤，反烦不解者，先刺风池、风府，却与桂枝汤则愈。

风池、风府，经穴中之最能藏风而得名者。此平日素有风气伏于此穴，及外感风寒，相与固结。桂枝能解肌肉之邪，而不能搜剔穴中之隐蔽，且诸凡击而不胜，俱能使其势益张，故反烦也。刺二穴者，捣其宿病之巢穴，使之散于经络，然后可以奏解肌之绩耳。却与桂枝汤者，言脉症既对，不得为病情所眩惑而思变计也。喻氏谓服药不如法，穿凿。风池，在耳后入发际一寸陷中，手足少阳脉之会，《素问》刺四分，《甲乙经》刺三分。风府，在项后入发际一寸，宛宛中督脉阳维之会，刺四分，禁灸，令人瘖。

十八条　风家，表解而不了了者，十二日愈。

凡家字，俱指宿病而言。与后衄家、淋家、亡血家同。风家表解不了了，喻氏为阳气扰攘，未得遽宁。程氏为余邪不无散漫，皆是梦中说梦。盖了了者，心中之神明也。而所以了了之源，则以胃中水谷之精华化为营阴，以上供其滋润，犹之灯火之所以清亮者，油之为用也，故经曰心统营血。风家汗疏而营血伤，今又因汗以解表而胃中之津液一时不能输用，故神明时露燥涩之象耳。试观阳明汗多胃燥，便致谵语。谵语者，不了了之甚也。夫阳气可以骤还，而阴津不能即复。至十二日，则地支之数已周，而饮食之滋生，水谷之浸润，渐能灌溉，故愈也。

十九条　中风发热，六七日不解而烦，有表里症，渴欲饮水，水入则吐，名曰水逆，五苓散主之。多服暖水，汗出，愈。

此条之烦，非干烦，乃热烦也。此条之里，不指传经，盖因表热日久不解，以致热邪逼伤胸中膻中之真阳，所以不管运行水道，而见表热里逆之症也。渴欲饮水在上焦，水入则吐在中焦，其所以兼见者，真阳不管运行水道，而胃中水满，故不能容受，而中焦恶之。热伤胸中膻中之真阳，求救于水，而上焦喜之也。倘以太阳外热不解，或见日久内热，误为已传阳明，投以桂枝、葛根等汤，发汗以责其受伤之阳，则成本篇十一条水药不得入口之逆矣，故宜以五苓行渗水解热之法。术桂之甘温而辛者，扶胃中之真阳，以发其运动之机，而为胸中膻中之阳少展地步；二苓之淡渗，透其留滞之湿；君泽泻者，取其穿行川泽，为透水之向导，使之开前阴以决其流也，则旧水去而新水可入。然后服水以从上焦之所好，服暖水以便中焦之所宜，多服暖水，以俟其自汗而解外。盖因此症经邪轻，故不从经而传阳明之肌肉，腑邪重，故由膀胱而水逆。此用药注意在腑，而以多服暖水顺带治经耳。喻注似是而非，不能逐段驳正，其谓热邪挟饮上逆，以拒外水，不分地位高下及饮邪已未相挟，殊为混混。盖挟者，勾结一处之谓。夫此条之症，失用五苓，若传入阳明太阴等经，热邪下挟，积饮于胃，轻则奔迫下利，重则为发黄等症。若不传变，而单病太阳之府，则膀胱逆甚，积水上挟，热饮于心下，则为水结胸症。各有妙剂在后。此热自热，饮自饮耳，何得谓之相挟耶。

五苓散

猪苓十八铢，去皮　　泽泻一两六铢半　　茯苓十八铢　　桂半两，去皮　　白术十八铢

以上五味为末。以白饮和服，方寸匕。多饮暖水，汗出，愈。

按古法：二十四铢为一两。古之一铢，今之四分一厘有零也。方寸匕，《名医别录》云：正方一寸，抄药不落为度。匕，匙类也。愚谓匕为刀属，言一寸阔之刀头，挑药一寸深者是也。或曰：散中有三可疑，前人曾未道及，敢请。猪苓固苓矣，何以并泽泻、桂、术、而亦苓之？一也；以药物名汤，多取分两重者，何以弃泽泻之重者而名其轻？二也；他方之用桂者，必别枝与肉之名，此则或枝或肉，使人不知所从，三也。长沙或各有见乎？对曰：然。本方固渗水之剂。猪苓以却为渗，茯苓以劝为渗，宜以主治。若夫泽泻为

入水之舟楫，桂为治水之疏浚，术为障水之堤防，及其成功，则俱从苓化故也。分两之重者名方，将有兼人之智勇，而兵自协从之理也。夫猪苓之淡渗，同功合德，二而一者也，即两物而合视之，不更重于泽泻乎？至于桂之不列枝肉，则俟后学之神而明之耳。盖胃阳素弱之人，一遇此症，当用肉桂之煨土以为渗法，所谓扶胃中之阳以发其运动之机是也。若平素胃阳不亏，此等症候，便宜缩用疏泄解肌之桂枝，入于大队下泄之内，以为解水之阵，所谓为胸中膻中之阳少展地步者是也。喻氏谓单属桂枝，非。谓四苓解内，桂枝解外，尤非。夫大将提兵北伐，未闻偏裨敢有违令南行者，且多用半夏之降、五味之敛，即能监麻黄为小青龙。彼已知其非汗剂，何昧于五苓中之桂枝耶？然则，所以解外者何？曰：水逆欲平。上焦之郁热已得宽展，盖解于多服暖水以畅之耳。

二十条　太阳病，发汗后，大汗出，胃中干，烦躁，不得眠，欲得饮水者，少少与之，令胃气和，则愈。若脉浮，小便不利，微热，消渴者，与五苓散主之。

发汗后，大汗出。凡麻黄、青龙等汤对症而太过者皆是，不专指桂枝之如水流漓也。喻注：不行解肌，反行发汗，则为逆，岂止如此。误。胃中干则烦，胃中干而取资于肾则躁。不得眠者，卫阳欲进伏于营阴之内，而营阴不足以庇之也。欲饮水者，干也，非热也。故宜少少与之，然亦恐或成中篇二十一条之喘，故以多为戒也。胃气惟滋润而后能受脾家之燥化以为运动，今借资于外水而胃气和，是余热且有下散之势，故愈。脉浮已下，另有奥旨，非等闲表里之比也。夫以表症为重，则脉浮微热，似宜桂技；以里症为重，则消渴，似宜白虎；乃就前后病势及脉症之参差处，一眼注定小便不利，而专用五苓矣。盖既曰太阳病，则汗非误汗，而大汗之后不见变症，则药非误药，安得复有脉浮微热之表症耶？脉但单浮，不言洪大，又安得有消渴之里症耶？是知病表不必攻表，病里不必救里，止因下焦赤涩之水，停而不流，上载中焦之热，郁勃于暵干之胃分，故消渴；又衬托上焦之气，弥满于太阳之胸分，故脉浮而微热也。只消利去其下焦赤涩之小水，则中焦之热展舒而消渴解，上气平伏而浮热除矣。此抽底平面之法也。

二一条　太阳病，发汗，汗出不解，其人仍发热，心下悸，头眩，身瞤动，振振欲擗地者，真武汤主之。

太阳，以汗为正治。原非误也。但凡属汗剂，即宜谨防亡阳一变。故平素肉胜气卑色白性沉者，一切麻黄、桂枝、青龙、葛根俱不得满剂，不专指误药也。不解，即下文仍发热之谓。郑氏曰：阳气盛者，未汗之先，阳与邪搏，汗之则正邪相持而出，故解；阳气衰者，其未汗时，正气已经投降病邪，及至汗之，则阳气惟是自败而出耳，故多不解。此论精细，并存之。愚谓汗后阳虚欲亡之人，其身仍热，非关病邪之解与不解也。经曰：阳浮发热。今虚阳欲脱而浮于外，其发热不解，何必病邪之尚存哉？观汤意之单一收汗回阳可见矣。心下悸，与脐下悸不同。脐下是动悸，有驳驳跳动之象，阴气之将上也；心下是虚悸，有怯怯饥馁之形，阳气之外驰也。脐下心下，为阴阳所居之位，故其移宫之景各如此。眩者，阳气上旺之貌。目筋之跳动为瞤，身瞤动，言浑身之肉忽此忽彼，俱如瞤之跳动也。振振欲擗地，喻氏曰：擗，辟也。汗出过多，卫气解散，似乎全无外廓，故振振然四顾彷徨，无可置身，欲思擗地而避处其内也。试观婴儿出汗过多，神虚畏怯，尝合面偎入母怀，岂非欲擗地之一验乎？如此解释，不知瞒过多少聪明学问人。夫阳气欲亡未亡之际，其诸阳之上浮外骛者，尽汇于太阳皮毛之分，以争出路之势，是外盛而内衰，上强而下弱也，何得谓之卫气解散，全无外廓乎？即如所言，已是阳气亡尽，死在顷刻之候，犹得以真武回之者，吾不信矣。识破二语，则下文之误尽见。且婴儿之喻，尤为不确。试看病儿未汗，其不合面偎入母怀者有几哉？孰知擗与躄同，即跳跃之义。下潜者颈缩，上扬者足躄，势使然也。凡阳气泄于下，则头颤为甚。男子精前、小儿尿后可证。阳气泄于上，则足战又可类推矣。明明悸言心下，眩言头，𥆧动言身，而以躄地言足，盖谓诸阳上浮外骛，而足底之阳，亦将奔迫赴之。故其上拔虚战之势，振振然如擗地之状，加一"欲"字以虚拟之耳。主真武者，以汗为阳气之车马。此时四逆、白通非不对症，然六车四马，已在驰逐，挽留之法，惟折车勒马，为回阳当下之捷径矣。方论见太阳下篇第二条。

真武汤

茯苓三两　芍药三两　生姜三两，切　白术二两　附子一枚炮去皮，破八片

以上五味，以水八升煮。去渣，温服七合，日三服。（煮无分数，以三服七合计之，当作二升。）

二二条　太阳病，发汗，遂漏不止，其人恶风，小便难，四肢微急，难以屈伸者，桂枝加附子汤主之。

喻氏曰：发汗而阳气不能卫外，故汗漏不止。恶风者，腠理大开，为风所袭也。小便难者，津液外泄而不下渗，兼以太阳之卫阳自强，而不为膀胱输化也。四肢微急，难以屈伸者，风淫持阳气于四末也。此与亡阳有别，故用桂枝加附子以固表驱风，复阳敛液耳。喻注颇是。愚谓此平素阳气有余之人，病风因而误用麻黄之变也。盖风在卫表，而服桂枝汤，除中病则解外，有阳虚而亦成亡阳一变，有阴虚而烦不能汗一变，有阴阳俱虚而致阳旦两条厥逆咽干一变，并未有漏汗不止之症也，则误药可知。然非平素阳气有余，

误用麻黄，则与误服大青龙，同一筋惕肉瞤，而成亡阳之症。又岂止漏汗不止已耶？合病情汤意而两审之，明明误药，伤有余之阳而阳病，故不致亡阳，而仅漏汗不止，且使小便难也。遗卫表之风而风在，故恶风与四肢微急，难以屈伸也。仍主桂枝者，补遗也。外加附子者，救误也。则桂枝汤之治恶风以下诸症，附子之治漏汗一症，其解肌温经之汤意，斯与病情始终相贯矣。喻氏谓漏汗不止，即桂枝汤下如水流漓之互词。不知如水流漓，病在"流漓"二字。其汗大而暂，略久则种亡阳欲脱之根。汗漏不止，病在"不止"二字。其汗小而长，拖延，则致阳虚恶寒之渐也。且亡阳，是虚其虚而阳欲去，其症急；漏汗，是责无辜而阳有病，其症缓，故于喻注中之瑕疵皆纂易之，高明者必能鉴焉。

桂枝加附子汤

于桂枝汤加附子一枚，炮，去皮，破八片。余依前法。

二三条　太阳病中风，以火劫发汗，邪风被火热，血气流溢，失其常度，两阳相熏灼，其身发黄。阳盛则欲衄，阴虚则小便难，阴阳俱虚竭，身体则枯燥，但头汗出，齐颈而还，腹满而喘，口干咽烂，或不大便，久则谵语，甚者至哕，手足躁扰，捻衣摸床。小便利者，其人可治。

劫汗，如盗贼之劫财，由外入而强取之也。失其常度，指风邪乘火，入内乱窜，而失传经之次序言，非指血气之故道也。发黄，与阳明太阴之黄不同。阳明太阴为湿热蒸出之黄，故色如橘子，鲜明滋润，盖热由湿化者也。此则热极焦枯，其色干涩，则黄乃从火化耳。阳盛阴虚，其阴阳字，当作表里看。夫伤寒常例，经络之表邪盛则衄，脏腑之里邪重则小便难。盖谓中风之症，原有自汗，又以火劫之，一则，风邪挟火内向而不外洞，故自汗闭而表盛，欲衄，然不得从表而再责其汗也；一则，热邪乘风炎上而不下渗，且津液大亏，里虚而小便难，然不得从里而强责其小便也。阴阳俱虚竭，又当作壬癸解。阴指津液，固不必言。本经凡胃中亡阴，每日无阳，则津液中之上升外渗者，得毋仲景之所谓阳乎？况还丹诸经，癸中壬水，俱称为先天阳气，则一身之津液清轻者，亦可作壬水观也。不然，阴固虚竭，而于腾腾烈焰之中并称阳竭，岂理也哉？风火之邪上冲则头汗，内陷则腹满，犯肺则喘促，熬干清扬之精华则口干咽烂，逼尽阴营之滋润，则便坚谵语。哕者，禽鸟洒食之状，胃气之不能中存也。躁者，阴热炮烙之征，少阴之不能自顾也。捻衣摸床者，心主神明，油干膏尽，譬彼昏暗之灯头，有摇摇莫依之状，而将自灭也。小便利者，可治。喻氏曰：水出高源，利则水道未绝，肺气不逆可知。肾以膀胱为腑，利则膀胱之气化行，肾水未枯可知也。此条向以见证错杂，头绪繁多，以故注皆笼统肤陋，不知长沙之旨。殆谓太阳中风，所伤卫气，原宜桂枝汤，从营分以内托其汗，使邪散而阴津不伤，斯为合法，乃妄用外火，或熏或熨，以强劫其汗，无论中风之人，自汗而津液一伤，劫汗而津液再伤，即此火烈为祸，关乎生死，非细故也。盖中风之症，先伤太阳卫气，次及阳明，虽至三阳尽而三阴受邪，皆有经常度数可按者，以血气为之关隘也。今邪风被火热，而风乘火势，火趁风威，则卫气因火而内溢，营血因热而散流，关隘尽撤。而风火之邪，充经络而满脏腑，津液一时烁尽，无日期可计，无经次可循，失其常度而为坏病之最者也。于是，因风火两阳熏灼而见发黄一症，因火扛阳毒而见表热欲衄一症，因热剥阴津而见小便难一症。凡此壬癸虚竭、津液枯燥者，皆失其常度之应也。至于虚竭枯燥，但在上焦，头汗喘促，口干咽烂，犹可为也。倘或及于中焦，便坚、谵语则已危矣。甚则声哕躁扰，捻衣摸床，则下焦有井枯渊竭之势。真我无依，离离欲去。纵有小便自利，一线可望，而九死一生，尚未足恃。呜呼！向非劫汗也，劫命而已矣。向非以火也，以刃而已矣。业此者，可不慎欤！

二四条　太阳病二日，又躁。反熨其背而大汗出，大热入胃，胃中水竭，躁烦，必发谵语。十余日，振栗，自下利者，此为欲解也。故其汗从腰以下不得汗，欲小便不得，反呕，欲失溲，足下恶风，大便硬，小便当数，而反不数及多，大便已，头卓然而痛，其人足心必热，谷气下流故也。

条中凡言一二至五六日数者，俱暗指一日太阳，二日阳明等之传次而言。非谓传次之必如此也，特举大概以便就经发论耳。后仿此。二日，是将传阳明之候。躁，即本经中篇第三条，若躁烦之躁。又正欲从经入胃，而将为自汗之界也。乃不从阳明之正例，用葛根汤以提邪出表，反用火熨其背以取大汗，于是大汗大热，在胃中一番替换，而水竭躁烦，以及谵语，所必然也。然苟津液素短之人，渐至声哕躁扰，危症叠见，岂容十余日之久乎？幸而余沥足以供暴残，脾实足以去腐秽，下利之机自动，而一身营卫之气自敛而悉力拒之，故振栗与自下利并见，而始得卜其欲解也。欲解维何？自下利而胃中之大热可除，战栗还而表分之邪汗得出耳。以上之义如此。下文十一句，理微意曲，原难见解。喻注自为得意，而终未窥毫末也。盖风寒未坏之病，曾未有汗利一时并见者。以人身止此气血，既下行为利，必不能外泄而为汗。既外泄为汗，则不能下泄而为利故也。今火熨病坏，虽其人脾家素实，秽腐当去，而里原易解，津液素足，大汗已出，而表原易解，所以十余日之前不解者，因火势搏结表里而不放之解耳。至火从中撤，表里始得各从其欲解之便，故一时汗利并见矣。然而并见者其变终有不能并见者其常也。盖利不能与汗争腰已上，故腰以上得汗；汗不能与利争腰以下，故从腰以下不得汗也。欲小便不得者，汗夺于腰以上之外，利夺于腰以下之后，故前阴气虚而不能传送也。腰以上之气向表而上冲，故呕。反字，跟小便来言。其气下送之而不得，反从上冲也。欲失溲，又跟呕来，盖谓气从上冲，而膀胱之主宰不但不能传送，并且有不能防护之势矣。足下恶风，与上文呕字相对，盖汗维解表，而腰以上之里尚有余邪，故呕。利维解内，而腰以下之表尚有余邪，故足下恶风。且知其兼恶寒也。何以知之，于后文足心必热知之。大便硬者，因大汗大热，而且从自下利之后也。夫大便硬之人，大概皆热多津少，故小便当数。而今反不数及多者，非病也。膀胱之气回，向之欲便不得。而今则能传送，盖多于所积也。大便已，头卓然而痛，足心必热。长沙自注云：足热为谷气下流，则知头痛为胃气上冲矣。盖阳明之经，起于头维，终于厉兑。大便已，而胃腑之结已通，得与经气相贯，谷气为解后之生气，故足热。胃气为病后之燥气，故头痛也。

二五条　太阳病，以火熏之，不得汗，其人必躁。到经不解，必圊血，名为火邪。

此言太阳病，以火劫火熨，无论大汗小汗，为害如彼。即约略熏之，虽不得汗，其为害亦复如此也。躁有三种，而寒逼微阳之躁不与焉。一则太阳伤于风寒，风欲外泄，寒持其表，欲汗不得汗也。一则阳明腑病，胃液既干，取资于肾，而肾气将作上蒸也。一则伤寒中风传经热邪，逼入少阴，真水为之欲沸也。此处之躁，火热闭邪，虽与寒持其表略异，而实与欲汗不得汗颇同。"到经"二字，非六经传到，单指太阳经尽而言。即本篇第三条六七日行其经亦之谓。以火熏，止伤太阳营阴，他经无圊血故也。夫少阴有桃花汤症，厥阴有乌梅丸症，俱主下利脓血。何谓他经无圊血耶？不知太阳之血浅而速，少厥二阴之血深而迟。辨在单血，与脓血之异耳。太阳营阴，发源于阳明胃腑，故伤则大便圊血，总统于少阴心主，故结则其人如狂。名为火邪，殆与本篇三十八条同而异者也。盖异则异于火之熏不熏，同实同于血自下，下者愈耳。然或血不自圊，能免如狂、发狂之变否？则桃核抵当之症，一半亦火熏以后之流祸耳。

二六条 微数之脉，慎不可灸。因火为邪，则为烦逆。追虚逐实血散脉中，火气虽微，内攻有力，焦骨伤筋，血难复也。

此认其微，而忘其数，故本欲以灸救微，而不知大有碍于数也。盖微，是真阳衰微。数，是血热。热者挟火，则易致耗竭。衰者乘火，则转致窜突，故烦而且逆也。追虚逐实，言意在追补其虚寒之阳气，而反趁逐其实热之阴血。于是虚者更虚，而实者亦虚，因气散脉外，故血散脉中也。观火气四句，世所谓艾火不伤人者，其信然耶。

二七条 烧针令其汗，针处被寒，核起而赤者，必发奔豚，气从少腹上冲心者，灸其核上各一壮，与桂枝加桂汤更加桂。

伤寒一书，注家俱不求甚解。至方氏《条辨》、喻氏《尚论》，始以聪明细心，各出意见以为阐发，亦可嘉矣。然于此等精微处，竟不求古人立言之旨，未免当日于心亦有歉然焉。盖以此条有五难解，一易解处，俱未经道破故也。一则，烧针令汗，何以他处不被寒而独在针处？二则，针处被寒，何以即便核起而赤？三则，烧针令汗，针处被寒核起，此在表也。何以知其里之必发奔豚？四则，何以核上用灸？五则，奔豚何以与两加桂汤？此难解也。至所加之桂，明明是肉桂，此易解也。乃俱囫囵注释，以致一条纯是法、纯是论之金科玉律，竟如荆山之璞无人见识，为可哀也。夫烧针令汗，他处不被寒，而独在针处者，明开孔穴，既非毛窍之比，且针之周遭，挤开气血，故易被寒也。烧针之汗，阳驰于表，而针处以被寒之故，格拒阳气，故核起。赤者，寒气凝其所还之血而不流动也。因烧针之表症，而知其里之必发奔豚者，以人身胸分至少腹，即一太极。脐上为白为阳，脐下为黑为阴。尝于阴阳相须之中，有黑白不许相犯之界。以阴阳俱盛，则黑白饱满，两相排挤，而自贯其气于两梢。互相盘插，始成彼此环抱之妙。经所谓"左右者，阴阳之道路"是也。是则两衰者，将为阴阳离脱，其病犹渐。偏衰者，即为黑白从乘，其病反顿。奔豚者，阳白之气虚馁，而阴黑之气从中道而上乘也。凡人遇针之烧之，未有不惊畏者。惊畏，则心中之阳气动而悸矣。且汗为心液，烧针令汗，则胸中之阳气阳液俱馁矣。加之针处被寒，知阳气之不能御寒于未被之先。核起而赤，知阳气之不能化寒于既被之后。奔豚之发，故可必耳。气从少腹上冲，犹言果发奔豚之谓。灸核上者，以火而散其寒也。与桂枝加桂汤更加桂者，填胸中之阳，使之饱满，所谓排挤其黑气以归本位，犹之主人返，而借房者当避去耳。盖肉桂气浮性温而味辛甘，浮以扶阳，温以益气，辛甘以助脾肺之元，诚上中二焦之专药。尊之为主，而以号召营血之桂枝汤全军听令，则桂枝汤又从肉桂扶阳益气之化，而且为之生阳液矣，与建中之义颇同。此长沙不传之妙也。后人或谓所加者即桂枝，不知凡药之性，皮从内裹，枝从外放，桂枝本汤之妙，全在不使桂枝长出芍药之外，以其透肌达表，能致亡阳之变者。即居麻黄之次，岂可加至三分之二倍，况当阳气虚微阴来突犯之候乎？喻氏解奔豚曰：状若突豕，以北方亥位属猪。是其谓桂伐肾邪，兼泄阴气，浮泛。至谓加入桂枝汤中，外解风邪，则梦语矣。夫本文不曰被寒耶，诚如喻氏所言，则当加入麻黄汤中矣，岂不大可笑乎？嗟嗟，若嘉言者，尚不能寻长沙之所集，余何望哉。

桂枝加桂汤更加桂方

于桂枝汤内更加桂二两，共成五两，余依前法。

桂枝本汤及真武、小柴胡等汤方，其方后加减注释，确是仲景原文。至桂枝汤加味诸方，原书必然细开药味分两，当是叔和或林、成诸人潦草省笔耳。盖桂枝之不可多服，前注已见。夫本方明载桂枝三两，今曰共成五两，则所加者不似指桂枝耶。且曰余依前法，前法者何？啜热粥以助药力也，通身漐漐有汗也。试问此症而可令其有汗乎？可令啜热粥以助汗乎？吾恐阴盛者，则昏厥欲死。阳虚者，则真武莫救矣。故曰此后人潦草省笔，以致误也。当曰于桂枝汤内，加肉桂一两外，更加肉桂一两为是。或问曰，然则桂枝加附子可乎？对曰：不可。桂性浮，附性沉，上下不同也。桂性缓，附性烈，王霸不同也。桂性滋，附性燥，干润不同也。且桂为丁火，从上以临下，有旭日消阴之象。附为丙火，从下以炎上，有锅底蒸湿之虞。此桂附不能相代也。

二八条　太阳病，当恶寒，发热，今自汗出，不恶寒发热，关上脉细数者，以医吐之故也。一二日吐之者，腹中饥，口不能食。三四日吐之者，不喜糜粥，欲食冷食，朝食暮吐。以医吐之所致，此为小逆。

此条是从症之逆处，看出用吐之误。而所看之法，其不同有如此也。太阳病至以医吐之七句，从脉症参错处看出。一二日至口不能食三句，从上下扭捏处看出。三四日至欲食冷食三句，从喜畏互异处看出。朝食暮吐句，勿作就上文抽讲，却是从先后受辞处看出。真所谓纯是法、纯是论之妙文，乃习矣不察，无惑乎读论百年，而终不知其一法也。何谓脉症参错？盖恶寒发热，是太阳病之本相。今自汗出，不恶寒而单发热，俨似传入阳明之候。然阳明之脉，伤寒初候之浮紧，当变为二候之洪紧。中风初候之浮缓，当变为二候之洪缓。今脉见细数，且在关以上。夫细，为内收之象。数，为腑热之征。吐则内虚邪陷而表疏。故自汗，是应关上之细，非同阳明胃腑之热蒸也。又吐，则津液上涌而火动。故不恶寒而发热，是应关上之数，非同阳明肌肉之热郁也。知医吐之者，以此为纲也。以下，又跟"细数"二字而辨之耳。何为上下扭捏？夫饥者能食，常也。吐，则津伤火动，故腹中饥。火动，则逆其气，而胃无下运之机，故不能食。此单重关上之数而言之也。何为喜畏互异？凡病热而且病干，喜冷亦喜湿矣。夫细脉兼滑，数脉为热。是以吐而聚其饮于上，故不喜糜粥之湿。以吐而提其火于上，故欲冷食，又从关上细数而兼言之也。何为先后受辞？夫朝为阳，于人为腑，暮为阴，于人为脏。今以吐而胃腑之阳气有余在上，故朝能食。脾脏之阴气不足在下，故至暮则吐。此又从关上之细数而倒言之也。凡此倘能辨其细数之偏多偏少，以栀豉诸汤安其脏腑，即可愈也，故曰小逆。"不恶寒，发热"五字，当作两句读。犹言不恶寒，而单发热也。读下文反不恶寒，不欲近衣，自见。喻注："吐中亦有发散之义，故不恶寒发热"，是作一句读矣。误。此就太阳本经为病而言，非指传入阳明也。盖太阳一经，酒客禁桂枝，呕家禁建中，已露吐之为逆一班。盖传入阳明，首重津液，倘妄吐之，以伤其阴，轻则不能上供心液，而谵语神乱，重则或取肾阴，而躁扰欲死矣，岂至小逆云乎哉？喻氏之不细心，如此。

二九条　太阳病吐之，但太阳病当恶寒，今反不恶寒，不欲近衣，此为吐之内烦也。当与后四十六条参看。

"太阳病，吐之"五字作两句读。因太阳病亦有可以用吐者，故直揭之曰吐之。盖太阳一经，有皮毛、口鼻之两感。皮毛之感，初得之与里无涉，故宜汗而不宜吐。口鼻之感，初得之与表无涉，故宜吐而不宜汗也。此长沙于太阳病亦曰吐之也。然胸中之阳，与经气相贯，则虽始于胸中，而终能阻抑其经气，故必归恶寒。今反是，而热至不欲近衣，此因吐而津伤火动。津伤则内干，火动则内热。干热相搏则生烦，烦则生外热矣。正之曰：此为吐之内烦，则当以栀豉等汤，治烦以消其热。不得以麻桂等汤，治热以益其烦也。此条言太阳病之不可吐者而吐之，有如此之惑人处。上条言太阳病之不当吐者而吐之，有如彼之添病处，何以知之？上条曰吐之过，又曰吐之所致，又曰小逆。此条则无是也。"太阳病，吐之"五字，旧作一句，并下文连读，使古人之文气不通矣。

三十条　太阳病，外症未解者，不可下，下之为逆，欲解外者，宜桂枝汤主之。

逆，谓结胸也。脉浮，头痛，发热，恶风，脊板，项强等，皆外症也。外症未解，而下之为逆。见后结胸条下注。

三一条　太阳病，先发汗不解，而复下之，脉浮者，不愈。浮为在外，而反下之，故令不愈。今脉浮，故知在外，当须解外则愈，宜桂枝汤主之。

既曰太阳病，发汗胡不解也？夫桂枝汤下，原有服三剂之例，则药不胜病可知。太阳下早，便有结胸与痞等变。今下之，而胡为邪不内陷，脉尚浮也。盖因先发汗，则外邪势衰，故下之不为逆耳。此与下条俱言下后犹宜桂枝汤，此条从脉，下条从症也。

三二条　太阳病，下之，其气上冲者，可与桂枝汤，方用前法。若不上冲者，不可与之。

太阳误下后，原只两路：里气虚者，表邪内陷而成结胸；里气实者，则虽泄而犹能拒邪于外，太阳之表症如故也。此条，是二者夹空处一症。盖下之而气机已馁，邪气之势欲陷。幸而上冲者非别，盖所谓气也。反败为功，有复趋肌表之势，故仍用解肌之桂枝耳。若不上冲，则里已受邪。再与桂枝，是既下，以伤其阴津。复汗，以竭其阳液矣。故戒。至于方用前法，言不得因下后，而变其歠粥、微汗等之成法也。喻注：以桂枝加于前所误下药内，即桂枝大黄汤之互词，是既误而再误矣。其奸雄欺人处不止于此，此尤背理之甚者也。愚谓得里未和，然后下之，正宜此等处耳。

三三条　太阳病，外症未除，而数下之，遂协热而利，利下硬不止，心下痞硬，表里不解者，桂枝人参汤主之。

协，与挟同，有依仗欺压之义。外邪未除而下之，则在下之内气底虚，而中上之内气下陷矣，在上之内气下陷，则中上之外邪内入矣。数下则数陷，数陷则数入，一似上焦依仗外邪之实热，欺压下焦之虚寒，而成吹嘘下走之势，故曰协热利也。心下痞硬，正表里不解之根。盖痞硬横连外症于上，故表热不解。痞硬直射热利于下，故里利不解。所以然者，皆因胃虚不能载还阳热以出表，胃寒不能提住阴气以固里，故使痞硬占据，不表不里，不上不下之间，而为表里上下迎送之害也。主桂枝人参汤者，以白术之燥，人参之温，干姜之热，交付于浮缓之甘草，而使之为君。不但取其守中宫也，浮以托住外陷，治挟热也。缓以留滞下泄，治利不止也。其用桂枝，与甘草相匹。而后煮之，以治心下之痞硬。妙哉，仲景之方。何思路之玄奥耶。盖心下痞硬，即伤卫之风邪内入而为之也。风邪犯卫，则平配芍药，从里一层之营分托出。风邪陷心下，则平配甘草，从下一层之胃中托上。先煮者，专任以取效也。麻黄、葛根等概可睹矣。后入者，依附以成功也。饴糖、猪胆等可睹矣。此仲景用桂枝之神髓也。喻注：凡用桂枝，即曰解表。试问本经中篇第二十三条，汗多，而心悸欲按者，非桂枝甘草汤乎？岂得犹曰解表耶？见本方下注。

桂枝人参汤

桂枝四两，去皮　甘草四两，炙　白术三两　人参三两　干姜三两

以上五味，以水九升，先煮四味，取五升。入桂枝更煮，取三升。温服一升。日再服，夜一服。

三四条　太阳病，桂枝症，医反下之，利遂不止，脉促者，表未解也。喘而汗出者，葛根黄连黄芩汤主之。

此太阳经邪甚盛，阳明腑气充足之人，误下之变也。经邪不盛，则不从太阳之传例而用葛根。腑气不足，又当从阳明之正例而禁用葛根也。遂利不止，即上条协热之义。"脉促"二字是认病用方之关键。夫数而时一止，曰促。又曰如蹶之趋。是促为阳有余、阴不足之脉也。阳有余，而不欲受制于阴，故数。阴不足，而不能随其阳，故时一止。犹之强人挟弱人而趋，强人每欲前，弱人时欲蹶，故曰如蹶之趋也。知其表未解者，盖脉各从类。促为阳脉，与浮兼见，故知之也。喘者，胸中热而肺受伤，故出入之气艰涩。正太阳之表未解，表热，故其脉以数应也。汗出者，胃中虚而膈热陷，故水谷之气，蒸出正阳明之府。兼病阴虚，故其脉以时一止应也。主葛根芩连汤者，单谓连芩清心肺之膈热，葛根提胃腑之邪气，而以甘草和之者，犹其浅言之也。不知芩连之苦，甘草之甘，甘苦相济，则生津液。因误下而津液受伤，所以治其脉中之时一止，并治其症中之汗出也。葛根，轻浮疏泄。轻浮，则能提邪。疏泄，则能宣气。因气虽陷而表邪尚在，所以治其脉中之促，并治其症中之喘也。喻氏曰：未传阳明之经，先入于阳明之府，实为此条要解。然不言其所入之路，不免使学者疑其飞渡矣。盖太阳阳明，犹之邻近州县，有交界接壤处，有道路相贯处。太阳管皮毛，而阳明即管皮毛内一层之肌肉，所谓交界接壤是也。阳明等经之隧道各出而外附于太阳之分部，所谓道路相贯者是也。夫过此历彼，道路

固可通行，而傍水依山，接壤何非蹊径，此由浅而深，自外经而传内经之常，并无自外经之腑，而传内经之经之理也。然又有单病太阳，并不传阳明之经。而传阳明之府，为之受累者二焉。一则本篇十九条之水逆症是也。盖太阳中邪，经轻府重。经轻，故不从接壤道路等处，而传阳明之经。府重，故府热而膀胱之水口不清，遂使胃中之水源亦塞矣。一则此条及结胸等症是也。盖足太阳与手太阴同治皮毛之合，则肺部所辖之胸中，原为太阳阳气之公署，且正逼胃家之门户。故风寒之邪，长得依附太阳，胸中孤弱之气，以窥探胃家虚实。此西川阴平关隘，虽非受敌之大路，然卒不可轻去其戍卒也。下之，则戍卒去矣。故邪气得以袭入耳。学伤寒而不知此，则昧于传经及遗累之别。其不杀人者，亦侥幸焉而已。上条因数下，则虚寒已甚。故用桂参以峻补其阳。此条因脉促，故宜葛根芩连以生津而解热。虽同是下利不止，而实有天壤之别也。此条当入阳明为合。

葛根黄连黄芩汤

葛根半斤　甘草二两，炙　黄芩二两　黄连三两

以上四味，水八升，先煮葛根，减二升，更入诸药。煮取二升，去滓。分二次温服。

三五条　太阳病，下之后，脉促，胸满者，桂枝去芍药汤主之。若微恶寒者，去芍药方中加附子汤主之。

脉促，见上条。胸满与前条痞硬有别。痞硬在心下，而满则在胸中，其位之高下不同也。痞因数下所陷之邪，从胃中无阳之化，其象凝结。且心下软肉可按，故曰硬。满，惟误下所陷之邪，秉表阳壮热之势，其象撑鼓。且胸间骨覆，难按，故但曰满。此虽因下而表邪内陷，幸其胃气尚能拒敌，胃不受邪，故无上条热蒸之汗，

且无前条挟热之利也。然仅能拒邪于内，不能托邪还表，故使表邪插入半截于胸分，而成不进不退之势。主桂枝者，前因下，虚其里。而吸之内入。今仍汗，疏其表，而呼之外出耳。去芍药者，恐留滞桂枝发汗之性。且脉促者，阴虚。留芍药，则动经俞之营血故也。微恶寒者，阳虚也，故加附子。盖发表与温经，两行其事。犹少阴经篇中麻黄附子细辛之理也。

桂枝去芍药汤 于桂枝汤内去芍药，余依前法。

桂枝去芍药加附子汤 于桂枝汤方内去芍药。加附子一枚，炮，去皮，破八片，馀依前法。

三六条 **太阳病，下之微喘者，表未解故也，桂枝加厚朴杏仁汤主之。喘家作桂枝汤，加厚朴杏子仁佳。**

风寒外伤之喘，与虚劳内伤不同。内伤，多在呼气，以其内不能鼓。外伤，皆属吸气，以其外不易入故也。微喘，而知其表未解者。人知息道从口鼻出入，不知浑身毛窍，俱暗随呼吸之气以为鼓伏。表病，则毛窍阻而气机不能相引，故喘。伤风，惟营卫不和，故止鼻鸣。伤寒，则营卫凝闭，故皆发喘，可证也。然则伤寒宜喘，伤风似不宜喘矣。本条并无伤寒字样，且下文以桂枝汤为主治，则伤风可知。胡为而亦喘也？盖因胸中为太阳之公署，又与肺为表里。太阳伤风，表热，六七日不解，则胸中遗热，而肺气不清。是中风日久不解，亦能致喘者，一也。气之为用，惟畅于温暖，至若热则耗散，寒则凝结。下之则中下颇寒，气机至此，不能容易深入。是太阳中风下之而里寒致喘者，又一也。故用桂枝全汤，解表以解喘之外，另加杏仁之润以利肺，厚朴之温以下引，兼治其喘于内，又于汤意补上文之未及耳。喘家，当与风家、衄家、亡血家同解。俱指平日有宿病而言，不可略过。盖又推开上文而广言之也。喻注：此治风邪误下作喘之法，极是。及谓寒邪误下作喘，当用麻黄石膏。偏甚，盖单属毛窍凝闭，肺金受伤，则得之矣。倘因下后，前症具而里寒，所谓气难深入者，吾恐照桂枝加厚朴之温，当进麻黄加姜附之热矣。石膏可任乎？此是结胸及痞症以前一种小逆，与本经中篇二十一二两条，麻杏石甘之喘不同，不得援此以为口实也。辨见后。

桂枝加厚朴杏仁汤 于桂枝汤方内加厚朴二两，杏仁五十枚。去皮尖，余依前法。

三七条 太阳病，下之，其脉促，不结胸者，此为欲解也。脉浮者，必结胸也。脉紧者，必咽痛。脉弦者，必两胁拘急。脉细数者，头痛未止。脉沉紧者，必欲呕。脉沉滑者，协热利。脉浮滑者，必下血。

太阳之邪在表，反下之，以伤其里，则表邪实，而里气虚。表实，既有欲陷之势。里虚，又有引入之机。故结于胸分，促脉之数，为表热之应。其时一止，为虚里之应，故为结胸之脉。今不结胸者，是数，为经气之旺。而时一止，为病气之衰，故知其为作烦汗而解也。脉浮，非瞥瞥如羹上肥之浮，乃蔼蔼如车盖之浮。盖数脉多浮，浮而无力，尚在结与未结之间。若浮而有力，则未有不结者也。此句，跟"促"字来，犹言促而脉浮之谓。紧为闭固之象，缓之反也。紧从浮字来，则所结之邪，扼其上口，而不得宽展，故胸分以上之咽必痛。弦为搏击之象，濡之反也。浮带弦见，则所结之邪阻其阳气，而不得下行，故胸分以下之两胁必拘急。细者，阳虚之应。数者，热甚之应。细数，从浮而见。热邪犯虚阳于巅顶，故头痛未止，正虚者责之之义也。三句跟"浮"字来。紧为寒邪，沉紧为寒邪向里。但此条为太阳误下，邪气初入之始，其正气尚有未尽降服者，故知其拒格而必呕也。滑者，为湿为热之应。沉滑为湿热下奔，故协热利。此与脉紧句有别。盖欲呕，为邪方犯里，而协热作利。是里已受邪矣。二句又跟"细数"来。盖沉紧不带细数，则当腹中急痛。沉滑不带细数，则为冷利，而不得云协热矣。浮滑者，必下血。喻氏曰：阳邪正在营分扰动其血，故主下血。愚谓浮滑汗解，今日下血，则以太阳日久不解卜之也。若初起浮滑，不在此例。此条喻注亦见精细。但解欲解，及欲呕之理，未妥。当分别观之。

三八条　太阳病不解，热结膀胱，其人如狂，血自下，下者愈。其外不解者，尚未可攻，当先解外。外解已，但少腹急结者，乃可攻之，宜桃核承气汤。

此条，为下二条注，皆肤浅背谬。总由未知结血之根由地方，故议病论方俱失矣。夫结血一症，人皆为太阳表热逼入营分，故营血伤而致结。不知人身有行血，有守血。行血，流走经道。守血，静镇脏腑。譬彼水道，江湖与井泉，同源而异用者也。太阳经邪既盛，则膀胱之腑热亦深。膀胱与大肠逼近，而俱丽于少腹。此东邻失火，遗祸四邻之道也。但膀胱多气，故惟结热。大肠多血，故致结血。及至小便利，而膀胱本腑之热已解，故成此症。若谓大肠营分之血热伤，则当发热为痈疽，郁为败浊，再无内入脏腑之理。即曰血结膀胱，亦是囫囵吞枣之语。夫血固在膀胱，何不将桃仁桂枝加入五苓猪苓等汤，使血从小便而下，反加入承气之内，从大便出，岂膀胱之血可以送致大肠耶？不通甚矣。如狂发狂者，又因周身之血，虽有行守之分，要皆暗有朝会贯通之气。心统诸血，败浊熏蒸真宰故也。血自下者，愈。气足以传送，而瘀去也。外不解者，未可攻，亦有结胸痞症之变也，宜桃核承气汤者。以病在大肠，故仿承气之例。用桃核、桂枝者，以桃仁逐血中之瘀，桂枝行血中之气，而以下行之药带入下焦，犹之行军，兵将为敌所畏服，故用之以资掩杀耳。喻注：热邪搏血，结于膀胱，是改本文热结膀胱为血结膀胱矣，一误也。其解如狂，丢开血结，另生枝节，曰水得热邪沸腾，而上侮心火。夫太阳一经，除经盛衄血，腑盛结血二者方见狂症，余则无之。且本篇十九条，水逆一症，非水得热邪而沸腾乎？何曾见一狂字，二误也。至用桂枝谓分解外邪，正恐余邪不尽等语，则更穿凿之甚者也。夫桂枝用入桃仁承气中，以疏血中之气，犹之麻黄用入小青龙，桂枝用入五苓，即改发汗解肌之相，而成利水之功矣。且本文明明曰外解已，又何必再解其外耶？

桃仁承气汤

桃仁五十枚，去皮尖　桂枝二两，去皮　大黄四两　芒硝二两　甘草二两，炙

以上五味，以水七升，煮。取二升半，去滓，入芒硝，更上火微沸，下火。先食。温服五合，日三服。当微利。

三九条　太阳病，六七日，表症仍在，脉微而沉，反不结胸，其人发狂者。以热在下焦，少腹当硬满，小便自利者，下血乃愈，所以然者，以太阳随经瘀热在里故也。抵当汤主之。

太阳表热，除传经外，其内入之症有二：一则从上而实结于胸者是也。一则从下而热结膀胱者是也。结于胸者，伤胃中之津。结于膀胱者，伤大肠之血。故俱以下为救例，而特斟酌于高抵气血之间，以为攻法耳。六七日，表症仍在，似宜从汗解矣。乃脉微而沉。微，为表邪不实。沉，为里邪既陷，则表症仍在。不过强弩之末，不当责其表矣。夫太阳本经之里，止此胸分膀胱两途。今胸既不结，而见发狂之症，则下焦之膀胱热极，而少腹中之大肠蓄血可知。硬满，比急结有加。发狂，比如狂有加。六七日，则为日又

47

久。此桃仁承气汤之不足任也。小便利，益知硬满者，非水结，而为血结。故可放胆下之。以太阳十一字当作一句读。曰太阳，则与他经无涉。曰随经，又与传经不同。故知瘀热在里之里，单指膀胱而言也。主抵当汤者，两用吸血之虫。其性一飞一潜，直达瘀血之所，加以桃仁，破而动之。大黄，逐而下之。名曰抵当，抵敌其热，而当住其攻心之势云耳。喻氏以至当解。请问一百一十三方，何者为未当耶？

抵当汤

水蛭三十个，熬　虻虫三十个，熬，去翅足　桃仁二十枚，去皮尖　大黄三两，酒浸

以上四味，为末，以水九升，煮。取三升，去滓，温服一升。不下，再服。

四十条　太阳病，身黄，脉沉结，少腹硬，小便不利者，为无血也；小便自利，其人如狂者，血证谛也，抵当汤主之。

大热内结，身如橘子，黄从火化，固属蓄血之色。然亦有水泛土浮，脾气失守之黄。热极似冷，其气反沉，血滞不行，其机如结。此固热结血结之脉。然而沉，又为水之象。结，为冷之征。水与冷搏，非寒湿之脉乎？邪火烧血，色败形结，少腹硬满，非气非痰，此固血结日久之症。然岂无肺金有分布水道之权，而传送于少腹，膀胱有闭塞前阴之火，而涓滴其下流？则少腹之硬，未始非膀胱涨满所致也。故必验小便之利不利，以绝其假处。其人之狂不狂，以决其真处，夫然后万举万当矣。

四一条　太阳病，小便不利者，以饮水多，必心下悸。小便少者，必苦里急也。

膀胱，为太阳之腑。太阳受风寒之化热，多主小便不利。利，

则病经而不病腑可知。若饮水多，而小便不利，肺与胸中因分布水气而真阳劳馁。且水气乘心下，故心下必悸。若饮水多而小便少者，知其热邪闭塞，隐有欲便而便不得之意，与痢家之后重同义故曰苦。喻氏注：热邪足以消水，直指为里症已急，谬甚。

四二条　大下之后，复发汗，小便不利者，亡津液故也，勿治之，得小便利，必自愈。

四三条　凡病，若发汗，若吐，若下，若亡血、亡津液，阴阳自和者，必自愈。

阴阳自和，谓大小便通也。凡汗、吐、下而亡血、亡津液者，多致干枯而二便闭。今自利，则津液未亏可知，故必自愈，两条一意，上条言津液少者，宜静养以待其自还。此条言津液多者，勿喜攻而伤其见在。

四四条　太阳病，下之而不愈，因复发汗，以此表里俱虚，其人因致冒，冒家汗出自愈。所以然者，汗出表和故也。得里未和，然后下之。

喻氏解：冒，曰神识不清，似有物蒙蔽其外，两语甚妙。夫下之，而里阴既亏，不能乍迎阳气而使之内伏。汗之，而表阳又虚，不能乍提阴气而使之外和，则躯壳忽如两层。是神识不清者，阴津不足滋神明之府也。似物蒙蔽者，阳气不能寻出入之路也。愚曾病此，觉恍惚中自视有散大之象。自汗出，则津液有以副之，而虚邪外越，故和而自愈也。然则不可用药以发其汗，独不可用生津之药以资其自汗乎。

四五条　太阳病未解，脉阴阳俱停，必先振栗，汗出而解。但阳脉微者，先汗出而解。但阴脉微者，下之而解。若欲下之，宜调胃承气汤。

此条当重看"太阳病"三字。夫阳强阴弱，太阳病之正脉也。

49

今太阳既未解，则阳脉宜胜矣，乃阴阳俱停，是正阳虚于阴处。阳虚，故知其必先振栗而后汗出也。详本篇五条下，阳微解于汗，阴微解于下者。余则灌注，馁则吞陷，即阴阳从乘之理也。但四句，乃泛论病机之解法，非指用药而言。犹云脉若如此，大概解必如彼。观下文若欲句便见。喻氏曰：阴阳两停，初无偏胜，可以解矣。是将以三部九候，同麻缕丝絮之价乎。

四六条　太阳中风，下利呕逆，表解者乃可攻之。其人漐漐汗出，发作有时，头痛，心下痞硬，满引胁下痛，干呕短气。汗出不恶寒者，此表解里未和也，十枣汤主之。

此症，另是一条来路。故另立一门治法，非寻常太阳之比也。夫太阳之中风寒，有皮毛、口鼻之两途。已详本篇二十九条下。但皮毛之感多，论中发汗居十九。口鼻之感少，故方中吐剂仅十一。此条却是皮毛口鼻两感之症也。两感之症，无论或风或寒，解表则碍里，攻里则碍表，俱是死症。然而中风犹有生机者，以其不比寒邪之凝闭，坚持其表，必待麻黄大青龙而后解者也。不出解表之法。但于表解后，立此论与方者。见表不解，亦不治之死症也。不然，条中并不言误下，何得与结胸颇同。并不等传变，一起便见下利呕逆之内症。且何不待表之解尽，而急以峻药攻之耶？夫亦以两感之邪，至危之候，少露一线生机，不忍坐视其垂毙而已。风邪从口鼻而入，直捣阳明胃腑，胃中真气乱窜，阳从上越，故呕逆。阴从下奔，故下利也。风邪从皮毛而入，横被太阳分部，阴阳之气相乘，阴乘阳位，故恶寒。阳去入阴，故发热也。夫不解表而攻里，原有表邪内陷之变。然解表之药，全凭胃气。今下利呕逆，不但不能转输药力，为表作汗，且表药反能益其吐利，是表里无可攻之隙矣。倘因呕吐有发散之义，而表或自行汗解，此即可攻之候矣，不得求全责备，以因循时日也。发作有时，则不发作之时，为卫阳之间复也。头痛，从上句生出，因有时发作则表未冰释也。胸中阳气虚，故痞。膈内痰饮积，故硬。夫传送痰饮者，阳气也。今阳气虚，而不能上传下送，且痰饮有旁溢于胁下之势，故满引而痛，干呕短气，即不能传送之故。阳虚之注脚也。言其人自汗出，热间退，虽有头痛之表症未除，只以痞硬等里症为重，便可握定汗出不恶寒二件，而攻其里也。主十枣汤者，另有妙义，非平常下药之例。盖此症起于下利呕逆，肠胃之宿食几净，所为害者，不过阳虚阴结。其一时外水内饮，总为风邪勾结，而不可解。其祸最烈，故以逐水至急之品，托于甘温之十枣。则唐虞恺悌之时，正不妨于皋陶之杀。以三物之干烈而驱湿，枣汤之滋润而复保脏腑之真阴也。喻注：邪结于胸，其位至高。此在心下及胁，其位卑。又曰：症在胸胁，而不在胃，故荡涤肠胃之陷胸无取。混甚。论药之高卑，下药中惟十枣汤为最高。盖三者，俱至急之性，过嗓即发。而十枣汤，颇具留恋之意也。其次则陷胸汤，以甘遂葶苈之性固急，又趁硝黄下趋之势耳。其次才是承气，见承气汤下。论病之高卑，结胸与此症为最高。特其倒顺不同耳。盖结胸之根，在心肺上之夹空处。其头向胃，以其从外陷入也。故陷胸用急性药者，拔其根以为下也。此症之头，在心肺上之夹空处，其根在胃，以其从下冲上也。故十枣用性急药者，击其头以为下也。至于诸承气等汤症，大概俱在肠胃之间，则降胸一等矣。

十枣汤

芫花熬　甘遂　大戟　大枣十枚，劈

以上三味，等分。各别捣为散。以水一升半，先煮大枣肥者十枚，取八合。去滓，内药末，强人服一钱匕，羸人服半钱，温服之。平旦服，若下少病不除者，明日更服。加半钱，得快下利后，糜粥自养。

或问曰：十枣汤，重芫花等三物耶？重十枣耶？以为重十枣，则十枣不能力驱痰饮。以为重三物，而何不以三物名汤乎？余曰，古人评曹操为治世之能臣。三物者，曹操也。惟有十枣之能治世，故三物得为能臣。否则，奸雄而已矣。此推锋陷阵之功，总归莲花幕内耳。或又曰：是则取十枣者，以其甘而浮缓也，不识甘草胶饴可代乎？曰：不可。盖二物甘而腻，此则甘而爽。二物浮缓而柔，此则浮缓而断也。夫腻而柔者，可以守太平。而戡乱之才，不得不推爽断。以其得秋令而承金气，为肺与大肠之果，故也。且其初病，既曰呕逆。即其近症，犹然干呕。夫酒客不可与桂枝，呕家不可与建中，非谓甘草胶饴之能动呕耶？其缓急之相反，又其余事矣。

四七条　太阳病，二三日，不能卧，但欲起，心下必结，脉微弱者，此本有寒分也。反下之，若利止，必作结胸。未止者，四日复下之，此作协热利也。

此平日阴津有余、阳气不足之人，而病表邪之甚重者也。不卧，是睡不着。欲起，是欲坐起。两层，非一正一反也。卫气，行阴则寐，行阳则寤。今不能卧，是表邪甚盛，绊住卫阳，而不使内伏故也。表邪既盛，原有探入胸分之势，所恃拒邪于胸分，而不使之探入者，阳气也。阳气盛，则邪不能入于胸分，故起倒自如。今不倒而但欲起者，倒则微阳横射，而为邪所乘，起则微阳直竖，而犹与邪格，是起略胜于倒，故欲起也。表邪盛而不能卧，阳气虚而但欲起，则敌强主弱，贼临城下，故知心下必结。此长沙辨证穷工极巧矣。然脉若洪实，犹为未确，乃竟见微弱，是脉与症合。明明里气虚寒，伤风，则与桂枝加附；伤寒，则用麻黄附子扶阳以发表，始为合法，乃误于计日。以二三日之故，认为传变，而反下之，则弱将失机，残兵掣戍，幸而利止，虽同退守之下策，而贼已占我旧时关隘矣，故必作结胸。倘若未止，所恃太阴之脾气，以为招集。四日复下之，则关闸尽撤，有如凭高泻水，而成协热之利矣。然非阴液有余，此等症候，一经误下，便成直视、谵语之凶变。又何待其作结胸？又何待其再下乎？喻注以寒作痰，真不可解。

四八条 病发于阳，而反下之，热入因作结胸；病发于阴，而反下之，因作痞。所以成结胸者，以下之太早故也。

此从本篇第二条病有发热节来。发于阳者，宜桂枝汤。发于阴者，宜桂枝加附子汤。俱宜以寒为正治。而反下之，阳病伤胸中之气，则表邪内陷，故成结胸。阴病伤胸中之阳，则里寒上冲，故成痞。阴病总禁下，阳病汗后可下，故不言阴病，而独揭阳病之下早也。喻注二症皆是下早，皆是热入，省文以见意也。是不知病发于阴者为阳虚也，始终忌下。病发于阳者，但忌先下后汗耳。

四九条 太阳病，脉浮而动数。浮则为风，数则为热，动则为痛，数则为虚。头痛，发热，微盗汗出，而反恶寒者，表未解也。医反下之，动数变迟，膈内拒痛，胃中空虚，客气动膈，短气躁烦，心中懊恼，阳气内陷，心下因硬，则为结胸，大陷胸汤主之。若不结胸，但头汗出，余无汗，剂颈而还，小便不利，身必发黄也。

此是上条之注脚。上条只言下早则成结胸，此却言下早所以成结胸之故。浮、动、数三脉，当重看而字。盖脉从分诊，病从合断也。看下文断病处，自可知此句是当用桂枝汤解表之总案。浮为太阳脉之本相，维于紧缓处定风寒。单浮而即断为风者，以其兼见动数，则蔼蔼如车盖，正阳邪善行数变之象，故曰为风也。此句是四句之纲。数为热，动为痛，痛因在热，数从浮见，其痛在上，正下文头痛之张本也。以上三句俱就形象至数之正面断，为虚句，又就脉之背面夹空处断也，盖浮者底虚，数者空窄，俱阴虚之义，故又曰为虚，正下文微盗汗出之张本也。四句，是以脉断症。头痛八字，是以症合脉。反字，跟汗出来，恶寒表未解，正见当与解表。解表与下法甚远，乃反下之，则早矣。动数变迟，不言浮者，则浮在而为浮迟可知。但当变为瞥瞥如羹上之肥，而非若前之蔼蔼如车盖耳。夫浮为表邪有余，迟为里气不足。以有余灌注不足，则表邪之未结于胸者先犯其膈，于是膈内不安，常有相拒之象而作痛。以表邪初入之势过锐，而膈内初败之气未降耳。胃中二句，正解拒痛之由。盖表邪之不能陷入者，以胸中有氤氲之真气充塞故也。而胸分之阳，根于胃中之阳。胃中之阳，又寄于胃中之阴。下之，则胃中之津液大亏，而阳随阴泄，阴阳俱空虚矣。胃中一空虚，而胸分之阳亦馁，于是外来之客气得入而冲动其膈，故拒痛也。短气者，阴阳下陷也。躁烦者，元阴下泄也。懊恼者，怅怅如有所失之象也。盖心阳心液起于胃肠胃液。胃中之阴阳空虚，则心中忽若失其依附，故殊觉此不是，而彼亦不是也。二句，又从胃中空虚句生出。于是表阳之邪气从而内陷，心下之宿垢从而烧硬，而为结胸矣。下早之害如此。主大陷胸汤者，以邪从表而入于胸，从胸而注于胃，则所结虽在胸，表为邪之后路，胃为邪之前路，若表已解，再无从前路而转于表之理，乃胃中之前路，却又燥结不通，势不得不开胸中之后路，索性从胃之下口而出也，故以硝黄为主，然又恐硝黄之直性下行，而胸分至高之处，必有邪之殿后者，勾结痰饮，倘过此才发，宁不遗此后路一截乎？故少用逐水极急之甘遂，直从后路扫起，则一下自净耳。名曰陷胸，陷即纲目贼陷京城之义，以胸为君相所居之地。今为邪陷，犹云失陷京城，勤王之义旗也。以下又另接下之二句来，言幸而胸中阳气有余之人，其胸不结，终亦表气内伏，而无汗。里热有余，而小便不利，则热无从发越，必至身从火化而发黄。其早下之害尚如此。喻注，懊憹，为神明不安方寸之府。此躁扰发狂，非懊憹也。

大陷胸汤

大黄_{六两，去皮}　芒硝一升　甘遂一钱

以上三味，以水六升，先煮大黄，取二升。去滓，入芒硝。煮一二沸，内甘遂末。温服一升。得快利，止后服。

五十条　太阳病，重发汗而复下之，不大便五六日，舌上燥而渴，日晡所小有潮热，从心上至少腹硬满而痛，不可近者，大陷胸汤主之。

此以误药发汗，表不解而复下之，则虽先汗后下，而仍为逆也。夫不大便至痛不可近。明明因重汗而伤其津液，故成大承气汤症，乃不用，而独取大陷胸者，以曾复下，并有"从心上"三字故也。复下，是结胸之根。从心上，是结胸之地，况陷胸之攻下，有承气之功，而承气之击高，无陷胸之力乎。复下而结胸，故知表不解也。重汗而不解太阳之表，故知其误药也。喻氏引阳明为辨，以为不似阳明大热，又阳明不似此大痛。夫阳明何尝无潮热？何尝无大痛？真自欺欺人之语。

五一条　结胸者，项亦强如柔痓状。下之则和，宜大陷胸丸。

项亦强七字，作一句读，否则，亦字无着落矣。痓病之项强于背，因太阳经道中津液枯涩，以牵绊为强也。结胸之项强于胸，因心肺夹空处邪气充塞，以撑鼓为强也。喻氏曰：借此以验胸邪十分紧逼耳。汤则恐其过而不留，丸则恐其滞而不化，故煮而连渣饮之。又曰：方中用硝、黄、甘遂，可谓峻矣，乃更加葶苈、杏仁以射肺邪，而上行其急，又加白蜜，留连润导，而下行其缓，真善于论方者也。

大陷胸丸

大黄八两　葶苈半升　芒硝半升　杏仁半升，去皮尖熬

以上四味，内杏仁、芒硝，合研如脂，和散，取如弹丸一枚，别捣甘遂末一钱匕，白蜜二合，水二升，煮取一升，温顿服之。一宿乃下，如不下，更服，取下为效。禁如药法。

五二条　结胸症，其脉浮大者，不可下，下之则死。

凡脉浮者，里虚，大者，中芤，皆亡阴之象。况结胸之浮大，阳邪炽盛，有吸尽阴津之势。下之，则阴泄于下，而竭于内矣。其不速死，奚待乎？喻氏曰："是令其结而又结也，所以主死"。既非则字之神理，且何俟再结耶？

五三条　结胸症具，烦躁者亦死。

烦者，三四月间，日暵风干，天之燥热下施之象，胃液之将竭也。躁者，五六月间，础润阶潮，地之湿热上蒸之象，肾阴之欲去也。结胸症具，包前条胃中空虚六句而言。烦躁，是上焦有无已之征求，而中下在悉索之奔命，即上条死于亡阴之义，故曰亦死。

五四条　太阳病，医发汗，遂发热恶寒，因复下之，心下痞。表里俱虚，阴阳之气并竭，无阳则阴独，复加烧针，因胸烦，面色青黄，肤瞤者，难治。今色微黄，手足温者，易愈。

发汗后，发热恶寒，明系阳虚之故。医见汗后不解，误为内实而下之，则寒者益寒，且乘阳气虚微，而阴有欲上之势，故心下痞。表虚于过汗而阳竭，里虚于误下而阴竭，则发热者将不热，而恶寒者将益甚矣。此时谓真阳几绝，而阴寒痞塞，希图烧针以回阳，不知外火不但不能助阳，而胸中因汗下两亡津液之故，徒益其燥烈而烦也。面色青黄，阴独之征。肤瞤，与大青龙汤下肉瞤同，无阳之候也，故难治。色黄，手足温，阳气尚能流布，故易愈。结胸与痞，俱是胸中真阳虚馁所致。真阳虚馁，故表邪内陷则为结

胸。阴邪上犯则为虚痞。喻氏不察，而以风寒为分辨，谬矣。盖胸中阳虚之人，病中风者，仅有贼阴之痞塞。病伤寒者，偏多化热之结胸。岂止间有云乎哉？

或曰：阳症，下之早者，为结胸。阴症，下之早者，因成痞气。阳症者，即是表邪也。阴症者，即是阴邪也。表邪，即阳症。阴邪，即阴症也。表邪，是太阳、阳明、少阳三阳症之邪也。阴邪，是少阴、太阴、厥阴三阴症之邪也。

太阳经中篇

喻氏曰："凡寒伤营之症，列于此篇"，误。辨详上篇之首，即欲分之。当曰：凡寒表风里者列此。

一条　太阳病，或已发热，或未发热，必恶寒，体重，呕逆，脉阴阳俱紧者，名曰伤寒。

恶寒，详已见。体重者，卫阳受病，而阴解主令，故干无健用，而坤呈地象也。呕逆者，邪持皮毛之窍，且有内入下逼之势，正气不得外布，但争胸嗓上出之路耳。然亦即下文"喘"字之根蒂也。脉紧者，风劲冰坚，寒之象也。阴阳，当属关之前后而言，非指浮沉也。盖浮紧固太阳之病，而沉紧则非太阳之脉矣。此条重在"必"字。盖谓太阳初病，虽发热有迟早，必见如此之脉症，方曰伤寒。正见麻黄汤不可轻任之意。

二条　太阳病，头痛发热，身疼，腰痛，骨节疼痛，恶风，无汗而喘者，麻黄汤主之。

上条是言太阳初起之脉症，此条是言已成也。但伤寒有二：有风寒之伤，有阴寒之伤。阴寒虽毒，苟非阳气虚甚之人，不能容易中入，以其无疏洞之风邪为之前导也。盖阴寒不能犯卫气，中则索性直入三阴，以阴经与阴邪两相召耳，故太阳等阳经无单寒之伤。若单寒之伤，为三阴所独也。风寒之邪，纵元阳不亏者，一时失于防护，从皮毛袭入，于是充经满腑，风与寒互相纽结，而成本条诸症。此太阳等阳经，单有风寒之伤，而三阴诸脏仅受之传变耳。是则太阳伤寒，未有不兼风者，故症则痛兼疼，躁兼烦，恶寒兼恶风。汤用麻黄，不废桂枝，从可识矣。但有风表、寒里、寒表、风里、风多、寒少、寒多、风少之不同，故除却桂枝汤之治风表寒里，其余大青龙、桂二越一、桂麻各半等汤，俱从桂麻合用，则俱为麻黄汤之变阵可知。何喻氏明于变阵而昧于本阵，竟将麻黄汤列为中篇，而云单寒伤营之药耶？无定处曰疼，故曰身。有着落曰痛，故曰腰。盖风伤卫而扰其营血，寒伤营而持其卫气，风寒搏激，一则善行数变，故不可寻按而疼，一则凝闭沉着，故有所急切而痛也。喘者，毛窍既闭，如吸瓮中之气故也。主本汤者，以麻黄之发越为先锋，破寒以解表也。以桂枝之疏泄为中策，驱风以解肌也。以润利之杏仁为后应，清肺以平喘也。取甘草者犹之监军，重平稳之德，而悍将不敢纵性，盖早以防及亡阳之渐矣。

杨氏曰：上条是明言太阳，暗照少阴，此是专言太阳。语亦精细，故录之。

麻黄汤

麻黄三两，去节　桂枝二两，去皮　甘草一两，炙　杏仁七十枚，去皮尖

上四味，以水九升，先煮麻黄，减二升，去上沫，纳诸药，煮。取二升半，去滓，温服八合。复取微似汗，不须歠粥，余如桂枝汤法将息。

三条 伤寒一日，太阳受之，脉若静者，为不传；颇欲吐，若躁烦，脉数急着，为传也。伤寒二三日，阳明、少阳症不见者，为不传。

静者，下文数急之反也。喻氏曰：脉静则邪在本经，且不能偏，故不传。愚谓正可定七日六日之愈期矣。人身正气，从内而出，顺也。病邪从外而入，逆也。邪正相格于太阳、阳明之界，故胃中颇欲吐。太阳之邪，盛于经而满于腑，膀胱与肾为邻，热邪逼之，故躁。太阳腑气管胸分，与阳明胃腑接界。胃热，故烦。然太阳初起之躁烦，正日后结胸结血之根蒂也。脉必不静而数急，始为太阳欲传之候，所以分别少阴之烦躁也。夫欲吐、躁烦，脉数急，原有欲传之象，然亦有阳明、少阳之本气自旺，足以防御而不受者，则二日不见阳明，三日不见少阳。万勿计日而投葛根、柴胡等汤。自杀干城之将，而致强寇于凭陵也。

四条 伤寒二三日，心中悸而烦者，小建中汤主之。呕家不可与建中汤，以甜故也。

喻氏曰：阳气内虚而悸，阴津内虚而烦。将来邪与虚搏，必致危困，建立中气，则邪不易入。即入，亦足以御之也。此注甚妥。方论见少阳。

小建中汤

桂枝三两，去皮　甘草三两，炙　大枣十二枚，劈　芍药六两　生姜三两，切　胶饴一升

上六味，以水七升，煮取三升，去滓，内胶饴。更上微火消解，温服一升，日三服。

五条 太阳伤寒者，加温针必惊也。

喻氏曰：针用火温，营血增热，引热邪内入，以逼神明，故致

惊惶。诚如喻解。但阳明胃腑为营血之源。惊针，何必单在太阳？太阳中风，亦扰营血。惊针，何必单在伤寒？不知言太阳，自不与阳明同。言伤寒，自不与中风同也。盖太阳伤寒，表气凝闭其热邪，既不能从微汗少泄，势必从里而满入胸分。胸分既热，加以温针，则神明畏怯，而热邪得以乘之，故惊。与阳明之经中风之症，各有自汗者殊也。故特揭之。

六条　脉浮，宜以汗解，用火灸之，邪无从出，因火而盛，病从腰以下必重而痹，名火逆也。

用火灸之，邪无从出者，外火灸于外，驱表邪入于内，而不得外出，因火而盛。腰以下重而痹者，阳邪盛于上，压阴邪于下，而不得上升，名曰火逆，言因火而逆表邪于内，又因火，而逆里邪于下也。喻氏谓外邪挟火上炎，必不下通阴分，故重而痹。夫既是外火外邪，不下通于阴分，则腰以下当无病矣。何痹之有？

七条　脉浮者，病在表，可发汗，宜麻黄汤。脉浮而数者，可发汗，宜麻黄汤。

此为无汗者发也。何以知之？两曰可发汗，则知浮为无汗之浮。浮数为无汗之浮数也。浮不发汗。则将变为浮数。浮数不发汗，势必传经矣，故宜麻黄汤。不揭出风寒者，因腠理结实之风家亦有无汗而宜此汤者，故也。

八条　伤寒发汗解半日许，复烦，脉浮数者，可更发汗，宜桂枝汤。

喻氏曰：汗解后，半日复烦，脉见浮数，明系汗家表疏，风邪复袭所致，即不可复用麻黄，宜改用桂枝解肌之法。一以邪重犯卫，一以营虚不能复任麻黄也。此解极是。然又有太阳邪重，已有几分传入阳明，不用葛根，而单用麻黄汤发汗，于是太阳一时轻快而解，半日许则阳明之邪因太阳汗疏而空，复还出表，故脉症如此。用桂枝汤者，外藩已开，可以不必用前驱之麻黄矣。

九条　发汗已，脉浮数，烦渴者，五苓散主之。

此抽底平面之法。已见本经上篇二十条注。喻解，误。其云：两解表里，术用苍术等语，则尤误之大者也。

一〇条　伤寒汗出而渴者，五苓散主之；不渴者，茯苓甘草汤主之。

伤寒百十三方，除桂枝、麻黄、小柴胡、承气等大方外，其余零星小方，人多不解。至五苓散及茯苓甘草汤二方，古今并无识者。惟喻氏以两解表里妄注五苓终是大误。不知二方俱为汗之余气而设者。盖人身之汗，聚阴津为材料，聚阳气为运用，然后送邪出表。桂麻二汤，号召阳气阴津之符檄也。今风寒之邪已出，而欲汗不汗之余梢尚在，阳气余于胸而作渴，阴气余于胸而不渴。故立二方，以分布阴阳之形气者也。阳有余而作渴，用五苓，抽底平面之义已见。其阴有余而不渴者，不得不用淡渗之茯苓，平配疏泄之桂枝，而以辛温开畅之生姜为督率，则愈后岂有胃寒胃湿之虑乎？大概失用五苓，则善饮食而消瘦日甚，遂成竹叶石膏汤症。失用茯苓甘草，则不能饮食而痞满，遂成理中汤症。然烦汗解者，多五苓症。战汗解者，多茯苓甘草汤症又不可不知也。

茯苓甘草汤

茯苓二两　桂枝二两，去皮　生姜三两，切　甘草一两，炙

上四味，以水四升，煮取二升，去渣。分温三服。

一一条　脉浮紧者，法当身疼痛，宜以汗解之。假令尺中迟者，不可发汗。何以知之然？以营气不足，血少故也。

"然"字，当是衍文。喻氏谓必先建中，谬。愚谓宜当归四逆加附子为是。

一二条　脉浮数者，法当汗出而愈。若下之，身重、心悸者，不可发汗，当自汗出乃解。所以然者，尺中脉微，此里虚，须表里实，津液自和，便自汗出愈。

此结胸与痞，反面之变也。言脉浮数者，宜汗。若不发汗而下之，表邪内陷，本当结胸与痞，乃又有阴虚而阳无所附，尽浮于表之一变，故里无阳而身重心悸。此脉虽仍浮数，亦不可汗。汗之，则阴阳决离而死矣，惟当俟其自汗而解也。盖因尺中脉微，微为在里之阳虚不能鼓，且为下后之阴虚阳微，则在里之阴阳俱虚。与其里虚，而并亡其表，无宁借表而静养其里乎？观津液自和，自汗便愈。虽以不治治之，然亦可以知所治矣。喻氏曰：此亦先建中而后发汗之变法。愚谓于建中颇是，而云后发汗则非。

一三条　咽喉干燥者，不可发汗。

喻氏曰：此戒发汗以夺阳明之津液也。咽喉干燥，平日津液素亏可知，故不可发汗以重夺其津液。此解颇是而漏。又引叔和之言，咽喉闭塞，不可发汗。发汗，则吐血，气欲绝，手足厥冷，欲得蜷卧，不能自温，谓是解发汗以夺少阴之血，则大误矣。夫咽喉干燥，岂止阳明之津液亏耶？盖肾水充足灌溉胃中之谷食，然后能添后天之滋润，而阳明之津液始成。阳明之津液虽成，亦非便上咽喉。其水谷之精华上输于肺，肺得之而游溢其精气，故咽喉为之滋润耳。其驳成注处甚是。是则咽喉干燥，不止阳明胃腑，其太阴肺脏，少阴肾脏，俱在枯竭一边。即夺少阴之血在内，故曰漏也。至于叔和所谓咽喉闭塞一段，乃是三焦俱寒，肝木独张，肺金冷萎，经所谓横者是也。三焦俱寒，则阳气甚微。木张金痿，则隧道多阻。若以阳药发汗，则不特不能作汗，徒激肝火以凌肺金，故吐血，且耗其微阳，故见气绝厥冷等症，何得谓之夺少阴之血耶？然论中每以尺微者，即以发汗为戒，何等包括叔和此论，已是画蛇添足，嘉言引之，毋乃足上添足矣。

一四条　淋家，不可发汗，发汗则便血。

膀胱热则闭，闭则愈热。今已为热所闭，故淋。更发其汗，则津液夺其上，愈闭而愈热矣。便血，膀胱热极，移祸大肠，即上篇三、十、八三条，桃核抵当之症亦在内。喻氏单谓血从小便出，漏。

一五条　疮家，身虽疼痛，不可发汗，汗出则痉。

人身以营阴为软和，疮家之营阴，耗于脓血。发汗，则营阴更伤，即木干而强，土干而硬之意，故身张项强而痉。喻氏谓外风袭入。误。

一六条　衄家，不可发汗，汗出必额上陷，脉紧急，目直视，不能眴，不得眠。

"额陷"二字，诸经并无此名，前人亦未究及，余抱疑久之。忽见老人眉目上撑，发际之皮肉沉滞而不随，始悟额陷之义。即华盖纹上，不能随眉目之张而上掣者是也。老人有之，少年则无，知巅顶之血枯所致，故板重而若贴于骨耳。脉之所以宽裕者，阴气之优游也。目之所以流动者，水德之荡漾也。不能眴，谓目不得合。不得眠，谓不得寐也。皆有阳无阴之象。言血热且虚，故浮妄而衄，衄则伤耗更多。且发其汗，则营血几尽，故见种种亡阴之症。多言头目者，以衄家伤上焦之血尤甚耳。

一七条　亡血家，不可发汗，发汗则寒栗而振。

分而言之，原有阴阳血气之殊。其实阳附于阴，气藏于血也。血亡，则早以阳随阴去，气逐血虚矣。汗之，则寒慄而振者，宜之。

一八条　汗家，重发汗，必恍惚心乱，小便已阴疼，与禹余粮丸。

喻氏曰：汗乃心液，平素多汗，而复发之，则心中之血伤，而心神恍惚，极是。其谓小肠之腑血亦伤，而便已阴疼，则非。至其意会原方曰：生心血，通水道。夫"通水道"三字，则尤背理之甚者也。不知汗家，太阳之经气几尽，重发汗是强责其经气，且并以升提而虚及其腑矣。夫便已阴疼，宜重看"已"字，与热结之疼迥别，当是膀胱虚怯之疼。不与小肠干涉。知此，则通水道一语可立辨其似是而非矣。且禹余粮，乃下焦重涩之药，即此一味，可以见收拾太阳，上浮外泄之气，使之复还其府。况汗后，强责小便，明明有禁，何得自欺以欺人耶？

一九条　发汗病不解，反恶寒者，虚故也，芍药甘草附子汤主之。发汗后恶寒者，虚故也。不恶寒，但恶热者，实也，当和胃气，与调胃承气汤。

此条当作两段，以两汤为界。中间发汗后二句，是承上起下之文，非复语也。然后段，是斟酌上文，勿平看为是。病不解，即头疼、发热之类，凡太阳之症皆是。反字，与不解有辨。不解，是如故。反，则恶寒有加也。言发汗而太阳病症不解如故者，阳微不能贾勇，故去贼因循于门户也。反恶寒者，有加寒也。卫阳既虚，里阴出而摄政。即经所谓阳不足者，阴往乘之之义，故曰虚也。汤用芍药甘草附子者，以附子之补阳，从内而外达，所以助微阳，而去因循之贼，治不解之病也。以芍药之收阴，从外而内敛，所以由卫分，而退上乘之阴，治反恶寒也。然后以甘草调停于内外之间，亦小柴胡之意云尔。然惟汗后恶寒，才宜此汤，否则，但恶热者，又是太阳阳明自汗后胃实，故衬托外热以致不解，则与调胃承气，经所谓下之不为逆矣。

芍药附子甘草汤

芍药三两　　甘草三两，炙　　附子一枚，炮去皮，破八片

以上三味，用水五升，煮取一升五合，去渣。分温服。

二〇条　发汗后，身疼痛，脉沉迟者，桂枝加芍药生姜各一两人参三两新加汤主之。

上条卫阳虚于表，而阴气往乘之症。此条为脏真之气虚于里，而邪气尚留之症。喻氏以阳气暴虚妄解，后人同声和之，殊堪喷饭。夫阳气暴虚，症则必见恶寒，方则必用姜附。本文本汤，曾有是耶？经曰：沉为在里，迟为在脏，汗后身疼痛而脉沉迟，明明在里，在脏之真气益虚，不能送邪出表之故。主此方者，因桂枝本方原为号召阴阳之符檄，不观建中倍内敛之芍药、守中之胶饴，即不走营分，而内治胸中之烦悸者，以芍药下行之力，非胶饴不能托住故也。今单加芍药，则所加之参、姜，与原方之桂枝、甘草、生姜、大枣，其生津暖脏之力，一直引至下焦至阴之地矣。再看阳旦条中，芍药附子、芍药甘草二方，则知附子、甘草之走下，非芍药之力乎？其加芍药之意显然矣。或问曰：喻注言阳气虚，子言脏真之气虚，与言阳气有何分辨？答曰：阳气者，太极既分之半。真气者，无极未判之全也。然则，子何以知其非阳气虚而为阴阳之真气两虚耶？曰：姑不必论脉，且请论方。夫桂枝原方，桂姜辛温能生阳，芍药酸寒能生阴，今加芍药、姜、参者，是合补阴阳两气而封固于下焦阴分。故知其为脏真之气虚也。若果单是阳气暴虚，只消主四逆、理中等汤矣。喻氏谓桂枝不得与人参并用，又曰新加汤者，明非本方之旧法。又曰桂枝人参，革去理中之名，穿凿殊甚。夫圣人制方，常则用其相成，变则用其相恶，甚至相反之性亦可暂用，要皆各有奥理，乃有不就本条病理脉症中议方，又不从本方重轻多寡间讨论？一见桂枝，便曰解肌，一见人参，便云固表，不观

同是马也，披甲以战，驾犁以耕，推而至于引重致远，莫不各有驭法，而马之见用遂异。此等是眼前至理。愿与天下后世之读《伤寒论》者共明之，毋为固哉之喻叟所误。

桂枝加芍药生姜各一两人参三两新加汤。

名之曰新加汤者，长沙自序云：倘能寻予所集，则思过半矣。意者一百一十三方，为古人所遗，长沙采而集之，此特其创制者耶？

二一条　发汗后，不可更行桂枝汤。汗出而喘，无大热者，可与麻黄杏仁甘草石膏汤主之。发汗后，饮水多者必喘，以水灌之亦喘。

此当与本篇第八条"发汗解，半日复烦，脉浮数者，可更与桂枝汤"参看。盖谓发汗后，又有不可更行桂枝汤者，如此条是也。夫汗出，似自汗。无大热，似表尚未解，加之以喘，恐认为桂枝加厚朴杏仁汤，故以此汤正之。然其治，重在喘，不重在热。盖太阳伤寒，多有热逼胸分。肺与胸中为表里，则肺受热邪，常烊而弛。猝以凉水击之，则寒包其热，故肺叶拳紧而喘矣。用麻杏以利肺水，以治饮水、水灌之客寒。用石膏者，特取其治肺中之余热，且以汗后汗出，并镇麻黄之发越耳。喻注非，其曰已经一误，不可再误，尤谬。盖因错认更行之更字故也。夫条中明明自缀两项致喘之由，则其初用桂枝之发汗，并非误药可知矣。

麻黄杏仁甘草石膏汤

麻黄四两，去节　杏仁五十枚，去皮尖　甘草二两，炙　石膏半斤，碎绵裹

上四味，以水七升，先煮麻黄，减二升，去上沫。内诸药煮，取二升，去滓，温服一升。

二二条 下后，不可更行桂枝汤。若汗出而喘，无大热者，可与麻黄杏仁甘草石膏汤。

此当与上篇三十二条"太阳病下之，其气上冲者，可与桂枝汤"参看。盖谓下后，又有不可更行桂枝汤者，如此条是也。夫喘与气上冲胸，似同而实异。恐误认为桂枝加厚朴半夏症，故以此汤正之。下药多寒，是以与饮水、灌水同变也。喻注不得窍窍，与上节同，非。

二三条 发汗过多，其人叉手自冒心，心下悸，欲得按者，桂枝甘草汤主之。

方氏《条辨》谓汗多则伤血，血伤则心虚，故悸。《尚论》谓多汗则阳气伤，阳本受气于胸中，胸中阳气不足，故叉手冒心，不说到阴血上，方用桂枝甘草，亦未说到养血上。喻氏驳之，诚是。其谓本方固表缓中，则非也。盖桂枝辛温，辛温，故补阳气。妙在配合浮缓之甘草，浮则托之在上，缓则留之在中，所以正补心下之阳气。不复作汗者，以其撇去聚津液之枣姜也。不用芍药者，以胸中位高，恐其易去上焦耳。与固表缓中何涉？叉手冒心，是从外而相病形。心下悸欲按，是从内而测病情，两语一意也。

桂枝甘草汤

桂枝四两，去皮　甘草四两，炙

以上二味，以水二升，煮取一升。去滓，温服。

二四条 未持脉时，病人叉手自冒心。师因教试令咳而不咳者，此必两耳聋无闻也。所以然者，以重发汗，虚故如此。

阳虚耳聋者，耳虽开窍于肾，而其所以司听之神，却在生肾水之肺金，以金主声也。此如家政操于长子，而家声犹其祖父之遗耳。肺与胸中为表里。胸中之阳，虚于过汗，则肺气馁而不能送之满部，故无所闻。与少阳耳聋不同者，因少阳之经脉，络于耳后，为邪所壅故也。当与前条同主桂甘汤，或加附子。

二五条　发汗后，其人脐下悸者，欲作奔豚，茯苓桂枝甘草大枣汤主之。

喻氏次此条于前二条之后，妙。盖脐之阴气动悸，由于心下之阳气虚悸。正馁则吞啮，余则灌注之义。发汗后，凡叉手自冒心，欲得按而耳聋等证，若失用桂甘汤，则脐下之阴气，将欲乘其空而上奔矣，故跳动而悸。主茯苓桂甘大枣汤者，桂甘之理已见，君茯苓者，凡阴气以水为依附，且脐下挟有余，以注胸中之不足。今以茯苓为主，而以桂枝佐之，是劈五苓利水之半，而渗泄其有余也。上以去其依附之水气，下以竭其膀胱之腑邪，则肾不能上奔，而亦不暇上奔矣。徐氏《伤寒方论》曰：大枣扶脾土以制水。煎用甘澜者，取其轻微，而不为肾阴之助也。

茯苓桂枝甘草大枣汤

茯苓半斤　桂枝四两，去皮　甘草三两，炙　大枣十五枚，劈

上四味，以甘澜水一斗，先煮茯苓，减二升。内诸药，煮，取三升。去滓，温服一升，日三服。作甘澜水法：取水二斗，置大缸内，以杓扬之。水上有珠子五六千颗相逐，取用之。

二六条　发汗后，腹胀满者，厚朴生姜甘草半夏人参汤主之。

此与误下结胸及痞紧对。盖误下，则里气底虚，而表邪内陷。过汗，则胃阳中虚，而里阴上塞故也。喻氏谓脾胃气虚，阴气内动，极是。谓津液搏结，则非。盖本方方意，以厚朴之苦温、生姜之辛温、人参之甘温，总凭甘草而引至于胃，所以温补胃肠也。加半夏者，降其阴气之上逆耳。至于以苦坚之、以辛散之，又其余事，何常有一毫驱津涤饮处？此喻氏论方，愚之所以不敢首肯

者也。

厚朴生姜半夏人参汤

厚朴八两，去皮，炙　生姜八两，切　人参一两　炙甘二两　半夏半升，洗

上五味，以水一斗，煮取三升。去滓，温服一升，日三服。

二七条　伤寒汗出，解之后，胃中不和，心下痞硬，干噫食臭，胁下有水气，腹中雷鸣下利者，生姜泻心汤主之。

此条喻注笼统。携李徐氏《方论》，颇得其解。然终矻矻说不出。总之"胃中不和"句当重看。与胃中空虚者有辨。空虚，是胃阳胃液一时大亏，有将尽之势。故外邪乘之，则为结胸；内阴乘之，则为动悸，为痞塞，为奔豚矣。不和，不过胃中真阳因汗少衰，而热邪余气，略有留连胃中者，似与胃阳有角胜之象。夫胃中阳气不足以化阴，故心下痞硬。邪火力能以败物，故干噫食臭。胁下有水气者，真阳虚而不能运之也。腹中雷鸣下利者，邪正相搏，不但正不能胜邪，而分其水谷，抑且挟正而下泄矣。主本汤者，人参之温补，干姜之辛热，依托守中之甘草，以扶胃阳。芩连之苦寒，依托降敛之半夏，以清热邪之余气。半抑半扬，总统于辛散之生姜。盖辛以发舒阳气，散以通达水饮也。加大枣者，补津液也。亦补阳不敢忘阴之义云。或问曰：喻氏以中风、伤寒，分结胸与痞，子既非之，意者误下、过汗，似可以分结胸、痞症乎？答曰：亦不可分也。盖因误下，有结胸，亦有痞。过汗，但有痞，无结胸。误下者，伤中焦胃腑之阳。譬彼沟渎，两头有水，中间一空，则两相就，以争此空处矣。过汗，伤上焦胸分之阳。譬彼太空，阳光气薄，则山川之云雾，上塞清虚矣。此条正过汗之痞也。

生姜泻心汤

生姜四两，切　甘草三两，炙　人参三两　干姜一两　黄芩三两　半夏半升　黄连一两　大枣十二枚，劈

上八味，以水一斗。煮取六升。去渣，再煎，取三升，温服一升，日三服。治胃而名泻心者，胃中不和，其邪火积饮，能上干胸分，而使偪窄紧结也。

二八条　伤寒中风，医反下之，其人下利，日数十行，谷不化，腹中雷鸣。心下痞硬而满，干呕，心烦不得安。医见心下痞，谓病不尽，复下之。其痞益甚。此非结热，但以胃中虚，客气上逆，故使硬也。甘草泻心汤主之。

不当下而下，故曰反。下利数十行，谷不化，明系苦寒所伤，胃阳不能操关锁之权，并热谷之化也。腹中雷鸣，心下痞硬而满，又明系阴气上奔而痞塞也。夫阴气上奔，必携阴火凌上焦阳位。但凡阴气阴火，俱所不受。故阴气犯之，则为痞硬而满；阴火犯之，则为烦呕不得安也。且既病由于下，今复下之，则痞之益盛，宜矣。主本方者，用芩连之苦寒以降阴火，用姜半之辛温以排阴气，用大枣之滋润以滋其下利之津液。君甘草者，以其病在胃也。上条系表药所虚，是泄其胃中之真气，故用人参。此条系下药所虚，是寒其胃中之阳气，故易干姜。盖表药热，故只消即补以为温。下药寒，又只消即温以为补也。喻氏谓人参仁柔，无刚决之力，生姜气薄主散，恐领津液上升，真求日于盘与烛也。

甘草泻心汤

甘草四两　黄连一两　干姜三两　半夏半升，洗　黄芩三两　大枣十二枚，劈

上六味，以水一斗，煮。取六升，去渣，再煎，取三升。温服

一升，日三服。

二九条 伤寒大下后，复发汗，心下痞，恶寒者，表未解也。不可攻痞，当先解表，表解乃可攻痞。解表宜桂枝汤，攻痞宜大黄黄连泻心汤。

此当细看"大下、复汗"四字，以察内脏病机出入深浅之法也。盖表病宜汗，今反大下，则内馁，而病机深入。心下之痞，已经种根。复发其汗，则心下空虚，其阴气阴火上奔而痞塞，宜矣。恶寒七字，当作一句，并不可攻痞二句，作一气读。盖谓误下后，发汗而表解，便可攻痞。然又有因表邪、因下而内陷，复以表药发汗，则所陷之邪，其余势，但仍出在表而未及解，故恶寒也。遽攻其痞，则出表之邪，将复入里，而益其痞矣。故不嫌发汗之后，再用桂枝解表也。用二黄泻心汤者，更有妙义，与生姜甘草半夏三泻心不同。盖泻心常法，俱以姜、半、芩、连为主。姜、半辛温，扶阳抑阴以开痞。芩、连苦寒，清火降热以润下也。今但用大黄、黄连者，一则痞症俱带虚假浮热，兹且两经发表。发表不远热，与所陷之余邪合成烦满之势。故不得不用苦以坚之、寒以降之耳。但用麻沸汤渍之者，屡经汗下，既不胜二黄之全力，且其虚浮热烦，俱属假象，只消轻轻用生鲜之气味，一推自下矣。

大黄黄连泻心汤

大黄二两　黄连一两

上二味，以麻沸汤渍二升，渍之须臾，绞去滓，分温再服。麻沸汤，滚而未透者，取其性生易下，不欲其久停胃中也。去滓而绞，则知为末矣。以其不煮而但渍，故也。

三〇条 脉浮而紧，而复下之，紧反入里，则作痞。按之自濡，但气痞耳。心下痞，按之濡，其脉关上浮者，大黄黄连泻心汤

主之；心下痞，而复恶寒汗出者，附子泻心汤主之。

上条言误下复汗之痞，此条单就误下之痞言也。盖痞症有二：有从下而上之痞，有外入下上搏结之痞。从下而上者，有误下过汗之两途。误下则胃阳因寒药而下泄；过汗则胃阳遂辛药而外亡。汗下虽殊，其致胃中空虚则一。故里阴俱得乘之，而为客气之痞也。外入下上搏结之痞，单由于误下。盖中焦胃阳一虚，则外邪与下阴共争空处，而合成一家矣。前二十七条是由过汗而言下上之痞。二十八条虽有误下，却无外入，亦单言下上之痞。二十九条及本条汗下错乱，所谓外入、下上搏结之痞。凡从下而上之痞，其治法除芩连清浮热之外，只宜温补而降。但略涉外陷，而一半俟表解后，即当从陷胸承气之例，以攻为主，故单主二黄也。紧反入里，其里字，当指尺脉，否则与下文关上句有碍。曰关上浮，则知关已下不浮矣。夫关为胃腑中焦之应。关上，为上焦心胸之应。即脉浮者，必结胸之义。外解而恶寒汗出者，表虚也。故于大黄芩连攻痞之内，加附子以温经救表耳。三味渍，而内附子汁者，不欲生熟相混，使各行其事而已矣。

客有难予者曰：喻氏以内外两解论五苓等方，子痛非之。今观议附子泻心，何更蹈其辙也？答曰：读古人书，要知古人之苦心。夫是痞，皆有浮热。是表虚，皆忌苦寒。此症又不可分治也。且后攻其痞，胃气如悬丝矣；后救其表，亡阳将立见矣。此势不可偏缓也。故不得已而用一箭射双雕之法。请观汤后注曰：渍之须臾，又曰：内附子汁。可以悟其千回百转，从权之至意矣。彼五苓者，曾有是耶？客始为欢服。

附子泻心汤

大黄二两　黄连一两　黄芩一两　附子一枚泡去皮，破八片煮取汁上四味，切三味，以麻沸汤二升，渍之须臾，绞去滓，内附子汁，分温再服。

三一条　伤寒五六日，呕而发热者，柴胡汤症具，而以他药下之，柴胡症仍在者，复与柴胡汤。此虽已下之，不为逆，必蒸蒸而振，却发热汗而解。若心下满而硬痛者，此为结胸也，大陷胸汤主之。但满而不痛者，此为痞，柴胡汤不中与也，宜半夏泻心汤。

此条是论太阳与少阳并病误下之治法，本文甚明。喻氏未达，而谓结胸有阳明少阳之兼症者，何目之盲也耶？盖谓伤寒呕而发热，明系太阳未罢。倘有口苦、咽干、目眩等之柴胡症，便可丢开太阳，只消服柴胡汤。连里解表，则少阳解，而太阳亦为之罢矣。以太阳只呕、热两症，而柴胡之症已具也，乃就五六日起见，而以他药下之，则误矣。误后之路有三，可按法治之：一则其人胃中之阴阳素壮，虽经误下，而守御之力犹在，于是表邪不得内陷而为结胸。客气亦不得动膈而为痞。但下药与太少二阳之邪无涉，故柴胡症仍在也，复与柴胡者，即上篇二十二条，太阳病下之，犹可与桂枝之例，虽下不为逆，正以柴胡症仍在，卜之耳。然究竟胃中之阳，略虚于误下，则其解于振汗可必也。若平素胃气不壮，太阳之邪从表内陷。少阳之邪从胁注胸，则满而硬痛，当主攻结胸之大陷胸矣。虚寒之阴气上郁，则满而不痛为痞。痞虽不与结胸同危，然不得再用柴胡，而宜半夏泻心矣。泻心之义，已见上条。独君半夏者，取其降浮抑阴之力也。或曰：太阳不从阳明假道，何得飞过少阳？今曰太少二阳并病，毋乃误乎？答曰：太阳所管之皮部，与阳明所管之肌肉紧紧相接，故太阳邪盛，由皮部而入肌肉者，常也。况阳明五经等之隧道，俱出而外附于太阳之表，其经气俱各相贯。太阳邪盛，又就各经之虚者，而并其经，一也。又太阳壮热，直逼阳明之肌肉，经道两皆不受。其胸分之邪，直侵阳明之腑，而腑又不受。于是从胃外而旁溢流于胁。胁为少阳之署，而并其腑者也。此太少两经之并病，越过阳明之路又如此。

半夏泻心汤

半夏半升，洗　黄芩三两　干姜三两　人参三两　黄连一两　大枣十二枚，劈　甘草三两，炙

上七味，以水一斗，煮取六升，去滓，再煮，取三升，温服一升，日三服。

三二条　本以下之，故心下痞，与泻心汤。痞不解，其人渴而口燥烦，小便不利者，五苓散主之。

痞者上虚下实，故以下侵上。泻心者，益上以排其下也。益上排下而不解，则渴而燥烦。小便不利，为水气上逆致痞。不若泄下以宽其上矣，何则？阴气可排而下，使安其位，而水为有形之物，其上逆之气，即使因排而暂下，而气之出于水者，片时仍复如故也，故主五苓。

三三条　伤寒服汤药，下利不止，心下痞硬，服泻心汤已，复以他药下之，利不止，医以理中与之，利益甚。理中者，理中焦，此利在下焦，赤石脂禹余粮汤主之。复利不止者，当利其小便。

汤字，当是他字之误。以汤他二音相似致讹，未可知也。盖论中他药，多是利剂，并无以汤药言下者。况读下文，复以他药字句，则前此所服者可知矣。已字，当另作一句。服泻心而利止痞减之谓。盖泻心之姜半，其辛温可以开痞，亦能止利故也。倘以其痞不尽，复以他药下之，则利不止，宜矣。理中原非误药。但提其中者，愈掣其下，故利益甚，亦丰此涩彼之理也。主赤石脂、禹余粮汤者，非取涩以固脱也。止因中上二焦之阳位，不宜于阴气，故心下痞塞而硬。下焦之主人纵进于上国，故下焦利不止，是下焦之关

锁无主。所患者不在下脱，而在上浮也，故于温滑重坠之品，有取焉？盖温以聚气，滑以渗湿，重坠之义。欲从上中二焦，押还下焦之气，以奠安其地极耳。倘再不止，又因频用下药，推荡性急，不容分别水谷，而水谷并出之机，已成熟路耳。利小便者，水由故道，而后土维宁，禹疏九河之作用也。喻注脂、粮固下焦之脱，请问下脱者，可用重坠之药固之乎？

赤石脂禹余粮汤

赤石脂一斤，碎　　禹余粮一斤，碎

以上二味，用水六升，煮取二升，去滓，三服。

三四条　伤寒发热，汗出不解，心下痞硬，呕吐而下利者，大柴胡汤主之。

此条阳明少阳之并病也。不曰发汗，而曰汗出，明系热邪深入胃腑，蒸出津液之汗，则其发热不解，又何疑也？夫惟热邪深入胃腑，故在胃之中则呕吐，胃之上则痞硬，胃之下则泻利，皆热邪奔迫上下四旁之所致也，故宜攻下。然不用调胃承气，而独任大柴胡，盖由呕吐一症，止见于太少二阳。今既伤寒，又曰汗出，则知伤寒非太阳之伤寒，而呕吐为少阳之呕吐矣。故用姜、半、芩、芍扶胃阳以抑邪热，枳以消痞，枣以生津，然后使轻芳之柴胡策外，沉雄之大黄靖内。一切姜半芩芍枳枣，如文武之士，各赞其主。以成解散之功矣。

大柴胡汤

柴胡半斤　黄芩三两　芍药三两　半夏半斤，洗　生姜五两，切　枳实四枚，炙　大枣十二枚，劈　大黄二两

上八味，以水一斗二升，煮取六升，去滓，再煎，取三升。温

服一升。日三服。

三五条 伤寒发汗，若吐，若下，解后，心下痞硬，噫气不除者，旋覆代赭石汤主之。

人身上焦之阳，极贵充足，则是晴明太虚，万里无碍。一切山泽江海阴霾之气，伏藏而不敢外露，以太阳照临之威，下逼之也。倘阳光失德，则江海吐气，山泽呈云，郁乎满空者，痞之象也。今上焦之阳，汗则虚于外驰，吐则虚于上涌，下则虚于下泄，皆能招致下焦之阴逐渐上升，故心下痞硬而噫气。参、姜、甘、半、大枣，其辛甘而温之功用，已见三泻心下。旋覆之咸温下引，代赭之苦寒镇坠，即石脂、禹余粮押还下焦之气之意也。喻注伏饮为逆，兼散余邪，真梦语耳。

旋覆代赭石汤

旋覆花三两 人参二两 生姜五两，切 半夏半升，洗 代赭石一两 大枣十二枚 甘草三两，炙

以上七味，以水一斗，煮取六升，去滓，再煎，取三升，温服一升，日三服。

三六条 病胁下素有痞，连在脐傍，痛引少腹，入阴筋者，此名脏结，死。脏结无阳症，不往来寒热，其人反静，舌上苔滑者，不可攻也。

胁下之痞，连在脐傍，平素脏中之他病也。因伤寒而痛引少腹、入阴筋者，以脏中阳气虚微，故病阴寒之痞。一伤寒邪，则不俟邪气之传，而寒与寒召，一路招出至阴之脏。一若其脏，喜而甘于受结者，故曰脏结。痛则寒极凝闭之征。夫阴寒中伤，非攻不解。今阳气虚极，不可攻，固死，攻之亦死，故直揭之曰死。下文五句，正是解所以死处。不往来三句，又是无阳症之注脚。盖谓脏

结何以必死？因伤寒非攻不解，非阳症又不可攻。今脏结之人，不特无纯阳之表症，即求一往来寒热之热，而亦不可得，一也；或表不热，而里阴略见烦躁，亦是一丝阳气之根，其人反静，二也；心胸为阳位，舌乃心苗，其苔滑而不糙，是君火之欲亡，心阳将息之兆。总有胎滑，乃是一点阴火，却被寒邪逼上，非关阳热，三也。具此三不可攻，故主死。然则不俟痛引少腹，入阴筋，而早治其瘕，不使良工有无可如何之叹，诚仲景之致意也。喻氏乃曰：丹田有热，又曰症不在六经之表里，而在上下之两头。穿凿已经不堪。至调其阴阳，苔滑退而后攻之，竟改坏仲景死字。岂仲景之学问不如喻氏耶？抑亦原有生活之法，秘而不传，有心以死字恐吓后人耶？狂悖极矣。

三七条　问曰：病有结胸，有脏结，其状何如？答曰：按之痛，寸脉浮，关脉沉，名曰结胸也。何谓脏结？答曰：如结胸状，饮食如故，时时下利，寸脉浮，关脉细小沉紧，名曰脏结。舌上白苔滑者，难治。

结胸之按则痛者，邪与饮搏，而为积聚之应。故脉见寸浮关沉。浮为胸分之阳虚，而邪横上焦。沉为胃分之阳虚，而饮伏中焦也。脏结之按则痛者，阴火与阴寒相搏，而为切责之应，故脉亦见寸浮关沉。浮为无根之阴火上升，沉为实在之阴寒中伏也。饮食如故者，一则以其无发热之阳症，故胃和；一则以其有浮假之阴火，故消谷。然究竟以中下二焦之真阳削弱欲尽，故时时下利也。关脉特加小细而紧。紧，固寒象。小细，则阴盛。非阴盛也，以阳虚故显其盛耳。夫舌胎为热，白胎为假热，白苔而滑为假热而且属无阳也。温之不可，汗之不得，故难治。即上文死字之婉词耳。

三八条　伤寒六七日，结胸热实，脉沉紧，心下痛，按之石硬者，大陷胸汤主之。

此言伤寒不经误下，亦有自成结胸者。全论中凡六七日三字，连读俱跟上篇二三节来。言伤寒之表症发于阴，而六日愈，发于阳，而七日愈者。其六七日未愈以前亦有平日胸中之阳素馁，不必误下，而表邪自陷。至六七日表解，而结胸者。此但验其病脉症确，即当照误下之例，而主大陷胸汤。万勿执定未经误下而致疑也。验之之法有三：热实，一也。夫胸中为太阳之公署，而与胃口相接。胸中之热，移入胃中，故实。是确属结胸之病矣。脉沉紧，二也。沉为在里，紧者，急结之象。在里急结，是确属结胸之脉矣。心下痛，按之石硬者，三也。夫痛而硬者，与阳明之诸承气症颇同。惟心下痛而石硬者，则其位高，又确是结胸之症矣。拔其根以为下，大陷胸无疑也。本文并无误下字样，喻注添出，一误也；以沉紧言结胸之脉，而不言浮者，七日以上，表解于自愈，故浮去云。喻氏谓伤寒之脉沉紧，与中风阳邪结胸迥殊，二误也。总以中风多结胸、伤寒多痞，二语横于意中耳。

三九条　小结胸病，正在心下，按之则痛，脉浮滑者，小陷胸汤主之。

症见心下结，按之痛，及脉见浮，俱与结胸同，所以谓小结胸者，特以脉浮滑，且按之则痛。可见不按则不痛。即按之，不必结胸之石硬为异耳。盖滑者，湿之象。不过因胸中之客热，熏蒸于心肺之间，以致津液剥落而成痰，故滑。痰热相搏，脉见浮滑，与结胸之宿粪坚于胃，积饮荡于胸，偕陷入之表邪。据此按彼，而擅凭高鼓塞之势者，有间矣。故只用泻肺热之栝蒌为主，降心火之黄连为佐，更用伏阳邪之半夏，以下其上结，则脉之浮退，而滑亦去。症之痛止，而结自开矣。病颇与结胸同，仅因结热，故曰小陷胸也。

小陷胸汤

黄连一两　半夏半升　栝蒌实大者一枚

以上三味，以水六升，先煮栝蒌，取三升，去滓，内诸药，煮取二升，去滓，分温服七合，作三服。

四〇条　伤寒十余日，热结在里，复往来寒热者，与大柴胡汤。但结胸无大热者，此为水结在胸胁也，但头微汗出者，大陷胸汤主之。

此条当作两段。前段是阳明少阳之兼症，后段却是太阳本经之症，但都是太阳之表症已罢者也。结热在里，前条所谓胸中之热移于胃中，及太阳传入阳明之经，而热入其腑者皆是。今复往来寒热，则太阳已罢，少阳兼见，而独病阳明之腑，并少阳之经也。夫太阳已罢，不得从汗例矣。少阳兼见，又不得从下例矣。三阳或两阳并病，凡涉少阳一二症，即当以少阳为主。因三阳表例，以从内托出为顺也，故主大柴胡汤。而阳明腑邪，只消以大黄顺带去之耳。无大热，单就里言。喻注表里之邪不炽，误盖谓若但胸间结急，而不十分烦渴，则是胸中膻中之真阳不能分布水气，故水积而结在胸胁间也。头汗微出，明系水饮泛溢，抬高阳气，而无展舒之地，故浮而为头汗也。逐水之大陷胸，其可缓乎？

四一条　伤寒六七日，发热微恶寒，肢节烦疼，微呕，心下支结，外症未去者，柴胡桂枝汤主之。

徐氏《方论》云：心下支结。喻谓邪结心下之偏旁，诚不易之论。六七日，胸胁间忽有此欲结之意，明是太阳之邪将传少阳，特留连于太阳而未罢耳。盖发热、肢节烦疼、恶寒及呕，俱太阳症也。然恶寒微，而呕亦微，其在外者有向里之意，特陷入者尚恋在表，而不全入，故仅支结。是则虽支结，决无舍表症而用大小陷胸以治结之理，故合桂柴以治表也。然实以小柴胡和解为主，观其分两之多寡，而方意显然矣。然此，即太阳略见少阳一症，而以少阳为治之意，全不理支结者，邪之源清，而偏旁小结，自无不瓦解冰释矣。此论井井，高出喻上。但谓"将传少阳"，"全不理支结者"二语，略有小疵。盖本文全讲太阳，并无少阳一症，虽呕属太少同见，然在发热恶寒、肢节烦疼之后，则其为太阳之呕可知。何所见而谓将传少阳，且云见少阳一症耶？不知此处小柴胡汤，不是少阳本治，特借来以治少阳之支结耳。盖心下之真气不虚，则并支结亦不入，故用温补之人参。既有支结，则阳邪阴湿为饮，已种根于心下。故用清热之黄芩，散湿之半夏，君芬芳上达之柴胡者，因表邪虽未传入，而莫遏之势已成，故用返风送火之法，使支结之邪复出于表，而桂枝得效表解之力耳。何谓不理支结耶？少阳用小柴胡汤之本意。另见专方下。

柴胡桂枝汤

桂枝一两半，去皮　黄芩一两五钱　人参一两五钱　甘草一两，炙　半夏二合半，洗　芍药一两五钱　大枣六枚，劈　生姜一两半，切　柴胡四两

以上九味，以水七升煮，取三升，去滓，温服。

四二条　伤寒八九日，下之，胸满烦惊，小便不利，谵语，一身尽重，不可转侧者，柴胡加龙骨牡蛎汤主之。

此条之症，头绪既繁；此症之方，药品亦众。故诸家之论症议方者，并无片段。纵有一二说着处，亦止瑜瑕并见。要非仲景之所首肯者也。愚谓此平日心阳胃液两亏之人，误下之变也。盖人身之阳气，以心阳为主。心阳乱，则诸阳皆不用命矣。人身之阴液，以胃液为主。胃液干则诸液皆为告匮矣。然而心中之阳神，常依附于胃中之阴气，犹之百花，其香在心，实而由于蒂之滋息也。上篇十八条灯油之喻，愿与天下同志者两参之，然后可注此条之方论

矣。八九日，跟上篇第三条再作经来。言伤寒七日以上不自愈，而八九日，则太阳之经邪甚重，已是再作阳明经之候。此时若照常例，当用葛根汤。即使其人胃液素短，当用当归四逆汤，斯为合法。乃反竟下，误矣。夫胃液原系短少，又经误下，则胃干而不能自顾，又何暇资奉心阳，而使之安妥耶？况心阳又系素虚，既无胃阴之暗育，而经表之邪因内虚而内陷，犹之云合风射，则其胸焉得不满，其心焉得不烦惊耶？此情此理，显而易见。譬之于灯，油干火暗之时。譬之于花，蒂萎香微之候。又值风吹扇扑，其不火熄香消者能几哉？因下文用方，全重此胸满烦惊四字，故不避委曲言之耳。小便不利，谵语，皆亡津液之故，详别见。一身尽重，不可转侧，所谓心阳乱而诸阳皆不用命，故独呈坤地之象。至本方者，十一味中，森然阵法，兵分三队，将统两军，旗鼓相当，与病情针锋逼对。神哉仲景、岐黄之尚父武侯也。所谓兵分三队者何？姜、枣、人参为一队。病之源，起于胃中津液受伤，不补其阴津，则心阳终无依托，而烦惊日甚也。辛而聚津之生姜，甘而聚液之大枣，与温补生津液之人参为伍，则津液生，而治其烦惊之本也。龙、牡、丹铅为一队。病之魁，在于心中之阳神飘忽。不敛其阳神，则诸阳皆不可通，而身重如故也。龙骨为神气之依附，牡蛎为潜藏之招摄，而与色赤镇重之丹铅为伍，则神明住，而治其烦惊之标也。茯苓、半夏、桂枝为一队。夫病机相引，各以类应。胃阳虚者，客气必动于膈上。胃液虚者，外饮必聚于胸间。降气之半夏，渗湿之茯苓，与疏泄之桂枝为伍，去客气外水，而留真阴之地。虽是利小便，实则解谵语，而为治烦惊之备着也。然后以轻清之柴胡为前将军，凡表邪内陷而为胸满者，使之领出还表。以沉雄之大黄为后将军，凡胸满而移入于胃者，使之从下驱出。诸药用等分，取其势均力敌，彼此无牵制也。独倍柴胡者，专其内托之任也。减大黄于柴胡之半，而加于众药十之二，且后煮之者，既不欲其下行之性滞其外出，犹不欲以庞杂之累缓其急奔。且胃已受伤，其能胜大黄之全力乎？故只用其轻清之气味，而已足矣。是则，合之，则为生津敛神虭饮救陷一汤；分之，则可剪成四道。真常山之蛇也。诸说混杂可删。

柴胡加龙骨牡蛎汤

半夏三两，洗，一作二合　大枣六枚　柴胡四两　人参　龙骨煅　生姜　丹铅　桂枝去皮　牡蛎煅，各一两半　大黄二两　茯苓一两半

以上十一味，以水八升，煮取四升，内大黄，切如碁子大，更煮一二沸，去滓，温服一升。

四三条　伤寒脉结代，心动悸者，炙甘草汤主之。一名复脉汤。脉按之来缓，而时一止复来者，名曰结。又脉来动而中止，更来小数，中有还者反动，名曰结阴也。脉来动而中止，不能自还，因而复动，名曰代阴也。得此脉者，必难治。

此段若明结代二脉，则方意自见，故当从后段倒解起。喻氏曰：后段本为结代下注脚，诚是。但其所撰四言，于二脉终未解脱，故补之。盖自脉按至末为三小段。第一段是正言结脉。第二段是言结脉中有如此之变。第三段是正言代脉。其意以为脉之阴阳渊微之理，全在底面往来上看出。譬如其脉之来见缓。缓者，宽裕之貌。至数，则迟之减。体状，则濡之半也。上面之所以见宽裕者，以底面狭窄之故。譬之夹衣，惟里之短，故形其表长之义。是缓脉已见阴虚之一班。所以桂枝之脉来缓，仲景谓之阳强阴弱，可证也。今于缓脉中更时常一止而复来，是底面虚甚，常有不能努芽之象。虽然复来，已如结线之透帛，故名之曰结。此就底面之不能发机而言。又其脉之来，忽于一动中间，不能满部而中止，是底虚而不能

送之满部，及按更来，此前略数之中，而其有还去者反有力而动。夫数为阳有余之脉，小数，是阴不足，而形其有余也。加之还去之脉反动，是阴虚已甚，而阳往从之，故曰结于阴也。此就里不能出，以致外易入而言。代脉，动而中止，与结脉同，不能自还，则有呼无吸。虽然复动，以他脏因之，故曰代阴。得此脉者难治，言脉复则生，不复则死也。伤寒之所恃而无恐者，惟阴阳两足而已。彼阳虚欲亡者固可虞，而阴虚欲竭者犹可患也。若伤寒脉结，而真阴欲亡，代脉，而一脏将绝，及心血虚而心阳有欲去之势，以致心跳动而悸。倘不相脉症，只顾伤寒，是速其亡阴而死也。计惟有峻补其阴津阳液，俟脉复而后治之，庶不致遗误耳。主炙甘草汤者，徐氏《方略》曰：以桂枝行阳之全汤，易芍药以参，是于扶阳中，加胶麦麻地以滋其燥。又恐不察，独培胃中湿土之意，故特揭其名曰炙甘草汤。滋润无偏阴之患，辛温无阳胜之虞，扶阳以长阴耳。去芍药者，不独虑其寒也，谓寒而酸者，与阴为伍。不若甘寒者，与阳为徒也。此论亦见眼色，然非尽合本汤之意。夫结代之脉，阴液垂亡，阳将无附之候。所虑者，正在阳气逼从下，阴将乌有也。故言阴，则曰时一止，曰中止，曰不能自还。言阳，则曰小数，曰还者反动。岂暇扶阳育阳乎？况本方药品，胶、麦、麻、地，固所以补阴津。桂、姜、甘、草，亦所以补阳液也。伤寒胸中烦者，主小建中汤，可证。加人参者，正合阴阳之津液而两补之也。去芍药加甘草者，两曰中止，则中焦之干尤甚。芍药下引，不如增甘草为守中耳。煎以清酒者，取其润以走血也。此方专主结代动悸之脉症，置伤寒为后图，亦治本为急务之意。后之聪明学问人，自能细辨。至于喻注：桂和营卫，酒助药力，能不令仲景九原叫屈耶？

炙甘草汤

甘草四两，炙　生姜三两　桂枝三两，去皮　人参二两　生地一斤　阿胶二两　麦冬半斤，去心　麻子仁半斤　大枣十二枚，劈

以上九味，以清酒七升，水八升，先煮八味，取三升，去滓，内胶烊消尽。温服一升，日三服。一名复脉汤。

四四条　伤寒，医下之，续得下利，清谷不止，身疼痛者，急当救里。后身疼痛，清便自调者，急当救表。救里宜四逆汤，救表宜桂枝汤。

下利清谷，里气甚寒。身疼痛，经邪甚重。言里寒者，虽邪重亦不得先发表。发表，则阴阳离绝而死。亦不得不急救里。不急救里，则邪盛内陷而成结胸也。后字，当另作一句。喻注中急后二字，细。

四逆汤

甘草二两，炙　干姜一两半　附子一枚，生用去皮，破八片

以上三味，㕮咀，以水三升，煮取一升二合，去滓，分温再服。强人可用大附子一枚。干姜三两。

误下而清谷下利，胃中之阳气虚而不能杀谷也。故用姜附之辛热，借甘草引至于胃而温之耳。强人，谓少壮之人，可加姜附者，以阳气骤败，故可骤温。老弱者，津液不胜，恐致烦也。

四五条　伤寒下后，心烦腹满，卧起不安者，栀子厚朴汤主之。

按栀子五汤，方后俱缀得吐者止后服。愚谓此必叔和撰添。前贤不察，遂讹传致误耳，非仲景之原文也。盖以五症之不可用吐者，其辨有三。而五汤之不能致吐者，其验有二也。所谓不可用吐者何？夫栀子五汤，大概俱治烦之药。故本条曰心烦。次条曰微

烦。三条曰烦热，又曰虚烦。彼吐之内烦，又明明说出变处，岂有治烦而反用吐者乎？又下文三条曰：若呕者，栀姜豉汤主之。夫三尺之童，俱知姜为止呕之圣药。若是吐剂，因其呕而吐之，则高因丘陵，下因川泽，其理最顺。何必加生姜以止呕耶？又曰：凡用栀子汤，旧微溏者，不可与。夫发汗之剂，禁用于表虚。润之下剂，禁用于溏泻。宜吐之剂，禁用于善呕。各有针锋相对。若是吐剂，当曰：病人旧善呕者，不可与服矣。今禁在微溏，明明是降而润下之剂，与高者越之何涉乎？所谓不能致吐者何？余尝治一女，伤寒表解胃实，与大承气下之。烦而后作表热，余知为栀豉之理，减用成方之半。应剂而愈，特未尝吐耳。因思古人尝药，诸毒不避，后世得蒙其泽。况栀豉五汤，非毒药之比乎？遂于两月中，满剂遍服五汤，并无偶而一吐，但觉腹内微痛，及溏泻日许而已。故敢大胆谓汤后一语，非仲景之原文。属后人之蛇足也。不敢篡易者，以存其旧。以俟后人之功我罪我耳。至于本症本汤之意，解逐条注下。愿与海内高明者共商之。此条伤寒表解后应下而下之症，与不应下而误下、以致表邪内陷之结胸，里阴上乘之痞塞，不同。夫表邪既解，应下而下，则里邪亦解，安得尚有种种之症？不知阴阳出入之舛错，不必余邪为祟。而本气一时非得安妥，亦能加病也。盖伤寒一症，表解于汗，而阳津一伤。里解于下，而阴液再伤。表里之邪虽解，而本身阳热之气，独长于阴，而未获安妥，故洋洋有上郁外浮之势。上郁，则心烦如里症。然非结邪，是不得遵陷胸之攻例也。外浮，故身热如表症。然非表邪，是不得遵桂枝等之汗例也。正如被贼之家，贼去而家主犹是张惶，故为劝慰镇定之策，而立苦寒之栀子一汤，以为进退。诚欲苦以坚其外浮，寒以抑其上郁。且味深味重，阳中之阴，为心包之降药。知此，则本条合下二条，本方合下四方，俱可徐会其意旨矣。其意谓伤寒应下而下之后，又有一种似结胸而非结胸之心烦，似痞而非痞之腹满，以及似里症躁扰而非里症之起卧不安者，此非邪之为祟也。盖因阴虚而阳未安缉，故外浮上郁也。惟以苦寒降润之栀子为主，加以开痞之厚朴、泻气之枳实为夹辅，则气平阳伏，庶烦退满消，而卧亦安矣。夫心烦、腹满、卧起不安，由于阳气升浮之故，请问可复以吐药提之否？

栀子厚朴汤

栀子十四枚，劈　厚朴四两，姜炙　枳实四两，水浸去穰炒

以上三味，以水三升半，煮一升半，去滓，分二服。原本有"温进一服，得吐者，止后服"十字。今删之。

四六条　伤寒，以丸药大下之，身热不去，微烦者，栀子干姜汤主之。

此条误在丸药二字。夫应下之症，是有应下之药。汤则荡涤。其性，犹之红炉点雪，轻云度月，过而不留。丸则缠绵肠胃，经时不去，故所伤滋大。微烦，与前颇同，故仍用栀子以坚润浮阳。大下则肠胃必冷，故用干姜以温其虚寒也。

栀子干姜汤

栀子十四枚，劈　干姜二两

以上二味，以水三升半，煮取一升半，去滓，分三服。原方有"得吐者，止服后"，今删之。

四七条　伤寒五六日，大下之后，身热不去，心中结痛者，未欲解也，栀子豉汤主之。发汗，若下之，而烦热，胸中窒者，栀子豉汤主之。发汗吐下后，虚烦不得眠，若剧者，必反复颠倒，心中懊憹者，栀子豉汤主之。若少气者，栀子甘草豉汤主之。若呕者，栀子生姜豉汤主之。凡用栀子汤，病人旧微溏者，不可与服之。

人身病机，只有从、乘、往、复四字。一部《伤寒论》，全是此理。人每习之而不察也。盖下虚，则上从下赶；上虚，则下从上赶。表里亦然。合之上下表里，每如呼吸，而动为一致。此从乘之理也。下极必反而上，上极必反而下。寒热亦然。要之上下寒热，每如昼夜，而满必相循，此往复之机也。论从乘之理，伤寒大下后，则里之下虚，而里之上气下赶，其在表之上气，入而内陷者常也。今身热不去，非表邪也。盖因在里之阳气，因下而下陷者，又从陷而反上浮，故心中结痛者，以上浮之阳气，出为表热而不解也。故以栀子之润下而降热，香豉之调中而下气，则气热既平，结痛与身热可俱去矣。汗下两伤津液，故烦。阴虚而阳动，故热。其窒虽较上条少减，而症颇同，故亦主之。汗吐下后，则津液更虚。津液更虚，则胃肠不能内伏而常行于表，故不得眠。剧字，指虚烦上说。反复、颠倒、懊憹，正是阴虚阳烦之极处。合论栀豉，固抑阳以治烦。单说香豉，且滋阴以治虚也，故亦主之。以下两段，俱从此段抽出。盖谓汗吐下而前症具，更少气者，润下之剂，未免虑其气陷，故以守中之甘草托住，则降虚阳而留中气，两不背矣。若汗吐下而前症具，更加呕者，是胸热胃寒相杂而上冲也，加辛温之生姜，则清火与温寒两得矣。病人，指前三条之症而言。微溏之人，总有前症，亦不可与。只恐顾上焦之浮阳，而忘中下之寒滑也。诸注错乱，令人视之亦发烦热。

栀子豉汤

栀子十四枚，劈　香豉四合，绵裹

以上二味，以水四升，先煮栀子，得二升半，内豉，煮取一升半，去滓，分为二服。原方有"温进一服，得吐者，止后服"，今删之。

栀子甘草豉汤

于栀子豉汤方内，加甘草二两，余依前法。原方有"得吐，止后服"，今删之。

栀子生姜豉汤

于栀子豉汤方内，加生姜五两，余依前法。原方有"得吐，止后服"，今删之。

四八条　下之后，复发汗，必振寒，脉微细。所以然者，以内外俱虚故也。

内外二字，单就阳气上言非指阴阳也。盖谓胃阳肾阳俱虚耳。玩振寒、微细，自见。

四九条　下之后，复发汗，昼日烦躁不得眠，夜而安静，不呕，不渴，无表症，脉沉微，身无大热，干姜附子汤主之。

阴阳各有任事之时。昼日阳气任事，今虚微而不能任，有竭力不敷之象，故烦躁不得眠者，阳主动，今尽出而有欲亡之势，故此身但觉不得安眠也。夜则阴气任事，而微阳在伏藏之候，故安静。此固阳虚欲亡之见症，而不敢遽用姜附者，诚恐汗后重感，所谓发于阳之病者，近似。故必验其无呕渴之里症，并无外邪之表症，且脉果无阳之诊而沉微，热亦阳浮之热而不大，脉症既确，则姜附之留阳气于将亡者，其可缓乎？

干姜附子汤

干姜一两，辛热　附子一枚，生用，去皮，破八片

以上二味，以水三升，煮取一升，去滓，顿服。

五〇条　伤寒若吐、若下后，心下逆满，气上冲胸，起则头眩，脉沉紧，发汗则动经，身为振振摇者，茯苓桂枝白术甘草汤

主之。

此条合下条，俱系胸中膻中之阳，两经吐下而虚微之症也。胸中膻中之阳虚，故阴气上冲胸分，而心下逆满，且阴气重浊，不宜于上，故起则上旺而头眩也。又胸中膻中之阳虚，不能分布水气而下行，未免于中积饮，故心下满而脉见沉，且阳热微，而阴寒之形独露，故又见沉而紧也。较之痞症颇同。特以阳虚有上中下之异耳。然斟酌于姜半泻心之间，未始不可，乃无端而发其汗，汗以阳气为运用。今阳微而强责之，是动其经分之阳也，则振振摇也宜矣。主茯苓桂枝甘草白术汤者，涤饮之义，人所共识。不知四味皆辛甘温平之阳药，实于渗泻之中，寓长阳消阴之功用。祇谓因吐下之后，顾及中焦，犹余事耳。药止四味，拆之不能拆，合之不能合，光芒四射中，但觉一团太和之元气相聚耳。立方至此，聪明才辨，俱置之无用矣。

茯苓桂枝白术甘草汤

茯苓四两　桂枝三两　白术二两　甘草二两，炙

以上四味，以水六升，煮取二升，去滓，分温三服。

五一条　伤寒吐下后，发汗，虚烦，脉甚微，八九日，心下痞硬，胁下痛，气上冲咽喉，眩冒，经脉动惕者，久而成痿。

喻氏略曰："此即上条之症，而明其增重者，必致痿也"。盖除虚烦为津液内亡之外，其曰脉甚微，较之沉紧为更甚。曰心下痞硬、胁下痛，较之逆满为更甚。曰气冲咽喉，较之冲胸为更甚，甚至过颈项而上冲头目，因而眩冒有加，则不但身为振摇，其颈项间，且阳虚而阴逼之矣。夫人身经脉，全赖阳气领阴津以为充养。今筋脉动惕，是阳气虚甚之故，即肉瞤筋惕之谓也。阳气虚甚，故津液亦结而不布，上盛下虚，其痿也宜矣。喻注颇得其解。但此与

上条，俱言胸中膻中阳虚之症。胸中之阳虚，则下阴乘之，故痞及胁痛、气冲咽喉、眩冒、动惕等症见矣。膻中之阳虚，则干健之治节软弱，故痿。日久者，气机废而不复贯也。喻注睱瑜并见，但以元气津液并讲，未免失轻重之次，故于全注中，节取而纂易之。如此。

五二条　伤寒有热，少腹满，应小便不利，今反利者，为有血也，当下之，不可余药，宜抵当丸。

伤寒有热，正结血结热之源。少腹满，而小便利，则所满者非小便，而为血可知。不可余药，恐牵制其攻血之性也。抵当之义，已见汤下。易汤为丸者，喻注曰：阴邪入阴，更为凝滞，恐以汤荡之而不尽，故以丸缓而攻之。加水蛭者，以其具沉潜之性，其偏于击下焦之意益见矣。愚谓血症见如狂发狂者，是败浊之血气，熏蒸心主。其症与下焦并急，必当用汤，以飞扬之虻虫与水蛭均用也。若结血而未至于狂，则下焦之势独重，偏用水蛭之丸为的当矣。喻氏以此条有伤寒字样列此，误。盖中风伤寒，既不可分篇，而抵当丸，犹不可分伤寒中风也。明者详之。

抵当丸

水蛭四十枚　虻虫二十五个　桃仁二十五个，去皮尖　大黄三两

以上四味，杵，分为四丸。以水一升，煮一丸，取七合服之。晬时当下血。若不下，更服。

五三条　伤寒八九日，风湿相搏，身体烦疼，不能自转侧，不呕不渴，脉浮虚而涩者，与桂枝附子汤主之。若其人大便硬，小便自利者，去桂枝加白术汤主之。

此条系阳气甚虚之人，而津液亦短，不能作汗，以至太阳经尽不解，非治风湿之正法也。盖人身惟阴阳充满，则风湿不能容于肌

肉之分。即或犯之，其中阳气，能驾动阴津，则作汗而解矣。今伤寒至八九日，是过六七日自愈之期，而为经尽不解之病。其过，皆因阳气虚微，不能充塞，所以风湿得容于肌肉，且不能驾动阴津而驱从汗解，以至日久相为搏结。于是风以鼓湿，湿以滞风，身体烦热疼痛，且阳气主轻主动，虚甚故不能转侧，此不可攻其风湿，但当用桂附生阳，姜枣滋液，则辛以散风，温以去湿，一举而两得矣。但气上冲则呕，热内伏则渴，俱于附子有禁，今验其无此，且其脉，举之浮。浮为太阳病。按之虚涩。虚为阳气不鼓。涩为阴津不足，则桂附生阳，姜枣滋液，而两和于甘草，其待拟议乎？然风湿别无出路。细玩方意，其殆资自汗之剂耶！其人，指前症之人。大便硬、小便自利，即辨脉中，不能饮食，身体重，大便反硬，小便自利，所谓阴结者，是也。盖谓若前症既具，或大便硬，而小便自利，又是脏气偏于阴，而为阴结之人。寒燥其津液者也，则当于本汤去行液之桂枝，主以除湿之白术，则周身之湿去，而又不伤其津液矣。喻注无一语是处。

桂枝附子汤

桂枝四两，去皮　附子三枚，炮去皮，破八片　生姜三两，切　甘草三两，炙　大枣十二枚，劈

以上五味，以水六升，煮取二升，去滓，分温三服。

桂枝附子去桂枝加白术汤

于前方内去桂枝，加白术四两，余依前法。

五四条 风湿相搏，骨节烦疼掣痛，不得屈伸，近之则痛剧，汗出短气，小便不利，恶风不欲去衣，或身微肿者，甘草附子汤主之。

上条为阴阳两虚之症，此条单属阳虚。喻氏谓是前症之较重者，非。盖先以阳气虚微之人，而风湿得容于肉分。继又以风湿相搏，愈搏愈盛，于是风湿盖住虚阳，而虚阳扛抬风湿，故见种种之症也。单从里而补阳气，则风湿终无发越；单从表而攻风湿，则风湿一开，亡阳立见矣。不得已而立甘附一汤，以桂枝散风，白术燥湿，附子温补虚阳，使之内附。又恐诸药性猛，故以甘草少缓其急也。君桂枝而多于众药者，以风因居十之七，不特汗出风恶，为风之端症。而烦疼掣痛中，俱各有风之兼症耳。附子用至二枚者，半以补阳气之虚微，半以制桂枝之发越也。减白术于桂枝之半者，桂枝以微汗解风，白术即趁桂枝解湿矣，加甘草而首名之者。凡病攻之太急，恐致穷寇之变。况汗出短气者乎？此春秋兴讨贼之师，其在次于某地乎？至于去姜枣者，姜枣生津而宣发，津液不亏，则不必用。发汗可惧，又不敢用。四味药中，犬牙相制，鱼贯相仍，花团锦簇之方也。

甘草附子汤

甘草二两，炙　附子二枚，炮去皮，破八片　白术二两　桂枝四两，去皮

以上四味，以水六升，煮取三升，去滓，温服一升，日三服。初服得微汗，则解能食。汗出复烦者，服五合。恐一升多者，宜服六七合为妙。

五五条　伤寒发汗已，身目为黄，所以然者，以寒湿在里不解故也。以为不可下也，于寒湿中求之。

寒湿在里之里，喻氏谓在内之通称，所谓躯壳之内是也。又下条注曰：若泥里字。岂有邪在里，而反治其表之理哉？此说大误。夫阳邪之风，与湿相搏，多在表。上二条方意，俱是资其自汗。寒为阴邪，与湿相搏，多在里。故下条方意，只在解散热毒。况伤寒

发汗而曰已，则岂尚有在表之寒湿耶？且彼云若治其表，而不知其从何所指。夫麻黄连翘赤小豆汤，其用麻黄之意，不过利肺、清心、温脾、解毒之中，助其舒散耳，并非表药也。要之里字，指脾肺膻中而言。盖伤寒发汗，表邪既已，而身目尽黄，不可认为在表也。以脾肺中素有湿气，因伤寒，而寒又入之，于是郁寒成热，而变为湿热，以致肺家不利，而失分布之职，膻中停滞，而失驿传之权。蒸出脾土之色，故也。"以为"二字，是仲景之创见。夫寒与湿，俱阴邪，而在里。于理宜下，而此独以不可下者，因下之，虽暂去其湿，而愈益其寒。寒在，而湿将仍复也。寒湿中者，寒湿之夹空，即下文瘀热是也。言治湿不忘治寒，治寒不可遗湿。且本寒标热，并不可相背。是"求之"之意也。

五六条 伤寒瘀热在里，身必发黄，麻黄连翘赤小豆汤主之。

瘀热，壅塞之义，污泥之象也。言寒湿久而变成湿热，如瘀泥之壅塞，蒸出色黄，其病根却在脾肺两脏及膻中一腑，故以宣畅之麻黄为先锋，而其赤小豆、连翘解湿热浸淫之毒。杏仁、梓皮利气而清肺热，枣、姜、甘草滋脾中之阳液，正所以去其湿也。赤小豆、连翘为心胞络之药，杏、麻、梓白为肺家之药，姜、枣、甘草为脾家之药，故曰里字，当指脾、肺、心胞络也。

麻黄连翘赤小豆汤

麻黄二两，去节　赤小豆一升　连翘轺二两，连翘根也　杏仁四十个，去皮尖　大枣十二枚，劈　生梓白皮一升　生姜二两，切　甘草一两，炙

以上八味，以潦水一斗，先煮麻黄，再沸，去上沫，内诸药，煮取三升，分温三服，半日服尽。潦水，田间沟渎之水。取而储之者，以其既得土气，且取其易涸也。

五七条 伤寒七八日，身黄如橘子色，小便不利，腹微满者，

茵陈蒿汤主之。

此与上二条之黄不同。喻氏连下条俱入寒湿，误。盖上条为因湿召寒，因寒化热，则湿中有真寒假热相错，故方药除连翘、梓皮苦寒以除假热之外，其余俱用甘温以治本寒。此条是太阳经尽不解，上而胸中，下而膀胱，俱为热邪所伤。故胸中不管分布，而膀胱热闭，是黄如橘子，为水泛土浮，火呈余色，则因热致湿，与因湿致寒而化热者何涉？故只消纯用苦寒之品，清热而湿自去矣。茵陈气重于味，阴中之阳，为肺与胸中之凉药。栀子味重于气，阴中之阴，为心胞之降药。大黄气味俱重，阴中之至阴，为膀胱之荡药。盖多服，而配芒硝，则从大肠直冲而下；少用，则从小肠旁渗，而屡经验过，非臆度之说也。此条当与阳明篇"小便利者，不能发黄"参看。方后煎法服法，有注见本方下。

五八条　伤寒，身黄发热者，栀子柏皮汤主之。

此与以上三条，又另是一种发黄。不但于寒湿变成瘀热，因而发黄者不同，并与热闭膀胱、泛滥赤涩之水而发黄者亦异。盖伤寒而曰身黄发热，则发热非表邪，乃身黄之发热也。盖起初以太阳之经邪热甚，上入胸分，下入膀胱，于是胸分之热，移于心胞；膀胱之热，移于肾脏。末后经邪已解，而心胞与肾之客热各从其系，而总归于胃。所谓阳明中土，无所复传之候，故蒸出内热而身黄，且热随黄出而外发也。不曰如橘子，而但曰身黄，则其色不明润，而为干黄可知。若以为病表，而发其表，固误；以为病湿，而责其湿，亦误。惟以清心之栀子，泻肾之柏皮，交附于甘草，而使之留连于胃，则就胃，而分散心胞肾脏之客热也。于寒何涉？于湿何涉哉？

栀子柏皮汤

栀子十五个　柏皮二两　甘草一两，炙

以上三味，以水四升，煮取一升半，去滓，分温再服。分量煎法水数俱缺，后人依类酌拟分量水数以补之。

太阳经下篇

喻氏曰：凡风寒两伤营卫之症列此，误。详上中二篇之首。

一条　太阳中风，脉浮紧，发热恶寒，身疼痛，不汗出而烦躁者，大青龙汤主之。若脉微弱，汗出恶风者，不可服，服之则厥逆，筋惕肉瞤，此为逆也，以真武汤救之。

脉浮紧，发热恶寒，身疼痛，详已见。不汗出而烦躁者，皆风欲外洞，而寒持其表之应。不主麻黄，而主大青龙者，非谓麻黄汤治单伤寒，而以此汤治风寒两伤也。盖太阳一经，并无独伤阴寒之病，皆属两伤风寒。风寒虽已别见，今再畅之。夫太阳常理，风为阳邪，多在卫。寒为阴邪，多在营。故除却单伤风，亦宜桂枝汤外，凡风寒两伤，风表寒里，有汗而恶风者，尽宜桂枝汤。若风寒倒置，风里寒表，风欲出而寒持之，则无汗而恶寒，总有风因，便宜麻黄汤。至于本条，原与麻黄汤症相似，而必用大青龙汤者，盖以其人平日腠理甚密，而其受风寒之邪又重，且寒表风里，两相把持，寒邪凭腠理之坚固，盖住风邪，而风邪以阳热之性，遑外鼓之余力，因而逼入胸分，以窥阳明之腑。故于麻黄汤中倍加麻黄，所以破其坚城，使风邪因之得出也。加石膏者，虽谓风邪之阳热在内，故以甘寒者救之，实以重坠之性，镇麻黄之发越耳。名之曰大青龙者，经曰：阳之汗，犹天地之雨也，大概麻黄为头、桂枝为项、杏仁为身、甘草为尾、姜枣为风云、石膏其驭龙之神乎。至若脉微弱者，是阳气不能内鼓。汗出恶风，是卫气不能守御。正宜桂枝加附子汤为是。使误投大青龙、破壁泄阳之剂，有不致厥逆、筋惕、肉瞤而亡阳者乎？喻氏曰：误服青龙等而亡阳，不用四逆等汤，乃更推真武一汤者，以真武为北方司水之神，龙惟藉水以变化，真武不与之以水，其不能奋飞可知。故用苓、术、芍、附敛水收阴，醒脾崇土之功多于回阳，而名曰真武，全在收其坎水，使龙潜而不能见也。倘舍此，而独用姜附以同阳，其如魄汗不止何哉？此论极是。

大青龙汤

麻黄六两，去节　桂枝二两，去皮　甘草二两，炙　杏仁四十个，去皮尖　生姜三两，切　大枣十二枚，劈　石膏如鸡子大碎

以上七味，以水九升，先煮麻黄，减二升，去上沫，内诸药，煮取三升，去滓，温服一升，取微似汗。汗出多者，温粉扑之。一服汗者，停后服。汗多亡阳，遂虚恶风，烦躁不得眠也。温粉扑之，所以塞其毛窍之意。

二条　伤寒脉浮缓，身不疼，但重，乍有轻时，无少阴症者，大青龙汤发之。

此条虽同是大青龙汤，比前条又另是一宗用法。前条为寒表风里，寒盖住风；此为风表寒里，风寒并入，寒邪撤却风性之浮，而有内沉之势，所以脉于浮虚处见缓，则于沉处见紧，可知。身不疼者，以外无寒邪抑之，内无风邪扰之也。但重二字，跟上句来，言身不疼，但觉重耳，此寒邪内沉，阳气抑郁之象。然若全重，则寒已入内，而为少阴之症矣。今乍有轻时，则知阳气未服，犹有互相胜负之机。然必相其无向壁蜷卧、喜寐等症，则宜大青龙无疑矣。夫风在表之表，此为贼之从，而易制；寒在表之里，诚为贼之首，而可虞。恐人从脉之浮缓起见，误服解肌之桂枝汤，则击其尾者，

入益疾，将身重无乍轻时矣。又恐人从身重为无阳起见，误服辛热之姜附等汤，则扶其阳者，益其势，将狂躁无暂安时矣。即麻黄一汤，亦属似是而非者，以麻黄汤之发越，未及青龙之半。服之，不过提表在里，邪在表而不能透，反致脉之浮缓变浮紧，身之不疼变疼，而成壮热无汗之伤寒矣。不如大青龙汤，一发而解之，为便也。中风伤寒之名，原不可截然分开，亦就其病因之大者，而言之耳。前条之脉症，件件是伤寒，却曰中风，盖就身疼一因，知风深入，而特为寒所盖也。此条之脉症，颇亦是中风，却曰伤寒，盖就身重一因，知寒深入，而几困顿其阳也。否则，两条之脉症，又从何处而定其为似伤寒之中风、似中风之伤寒耶？夫仲景统中风之条，而俱曰《伤寒论》，可以识喻氏分太阳三篇之误矣。

真武汤

茯苓三两　芍药三两　生姜三两，切　白术二两　附子一枚，炮去皮，破八片

以上五味，以水八升煮，去滓，温服七合，日三服。煮无分数，以三服七合计之，当作二升。

加减法　若咳者，加五味子半升，细辛、干姜各一两。若小便利者，去茯苓。若下利者，去芍药、加干姜二两。若呕者，去附子、加生姜足前成半斤。

肺有伏邪而不能容，故以咳逆之。然而咳，则肺气常张也。五味敛其张气，细辛通其伏邪，而又用干姜之辛以畅之，且温以补之耳。去茯苓者，恐过泄膀胱之气也。下利去芍药者，恶其性之下敛。加干姜之义，凡辛者俱旁散，且取其温以提气也。呕者去附子，恐其助上逆之气耳。即此加减数语，便具杂症多少法门。谁谓百十三方，止是伤寒药耶？

三条　太阳病，脉浮紧，无汗，发热，身疼痛，八九日不解，表症仍在，此当发其汗。服药已微除，其人发烦热，目暝，剧者必衄，衄乃解。所以然者，阳气重故也。麻黄汤主之。

疼者，痛而不知所在。痛者，有着处是也。烦跟于疼而属风，躁跟于痛而属寒。然则风寒相因，故往往症则互见。目暝有二，其辨甚微，其症悬绝：一则眉低眼重，而从上合下，此为少阴欲寐之象；一则眉张目豁，而从下合上，此为太阳郁热之征。喻注风多寒少等语，颇凿。盖风寒兼见，寒表风里之症，凡阳气盛者，但能如此，不论风多寒少也。脉浮，至身疼痛，麻黄症也，八九日不传经，而尚在表，亦麻黄症也。何计不出此，而服他药？以致不能解，而仅微除。夫为日既久，风寒化热，且热因表药而外郁上浮，因而烦热目暝。经热不能从汗而泄，则血妄行巅顶而衄。衄则经血之热既平，故与汗者解同也。总言此症，前后俱宜麻黄汤，非谓衄解之后，始主之也。喻注虽得衄血，仍主麻黄汤，以发其未尽之沉滞，谬甚，以其不解下二条之旨故耳。

四条　太阳病，脉浮紧，发热，身无汗，自衄者愈。

五条　伤寒脉浮紧，不发汗，因而致衄者，麻黄汤主之。

此两条，俱伸剧者必衄之义。上条言愈，不言汤。盖谓衄解者，可以不服麻黄汤也。下条不愈，而言汤。盖谓阳邪盛而衄，尚不解者，犹主麻黄也。则未曾衄者，更可见矣。喻注：风邪得解，再用麻黄汤，以发其未散之寒，是谓中风之风热能衄，而伤寒之化热无衄耶？抑亦中风能解于衄，而伤寒不能解于衄耶？

六条　太阳病，得之八九日，如疟状，发热恶寒，热多寒少，其人不呕，清便欲自可，一日二三度发，脉微缓者，为欲愈也。脉微而恶寒者，此阴阳俱虚，不可更发汗、更吐、更下也。面色反有热色者，未欲解也，以其得小汗出，身必疼痒，宜桂麻各半汤。

人身之阳气有起伏，阳气起则邪退，阳气伏则邪进，理之常也。今太阳病至八九日，是过六七日自愈之期，而为将作阳明之候，乃不过如疟状而发热恶寒，且热多寒少，是病邪之势颇减，而阳气时时有自振之机也。不呕者，无里邪也。便，当读平声，犹言清净安便也。此句形容病后初起之情，真有化工之妙，正如难除乱定之人，其恬然自足，有如此也。疟之寒热，作于背之骨节，行有常数，故发有定期。一日二三度发，故知非疟，而但如疟也。脉微缓者，邪去而血气安定之应，故知欲愈。下文三句，正言欲愈之病，不可喜攻生事耳。面色以下，又顶首句来。言如疟而热多寒少之人，倘面上反有浮红之热色，又是初病至此，曾未以小汗透之之过，其所感之风寒虽浅，终是寒持其风而未欲解也，验其身痒，则知寒蔽风因，而致气血微热，桂麻各半汤，为的对矣。盖于桂枝汤，既恐不能发其卫气；于麻黄汤，又恐太伤营血。惟合二汤而各取其半，则和营疏卫，而轻重得宜矣。

桂枝麻黄各半汤

桂枝一两十六铢，去皮　芍药一两　生姜一两，切　麻黄一两，切，去节　大枣四枚，劈　甘草一两　杏仁二十四个，汤浸去皮尖及双仁者俱去之

以上七味，以水五升，先煮麻黄一二沸，去上沫，内诸药，煮取一升八合，去滓，温服六合。

七条　太阳病，发热恶寒，热多寒少，脉微弱者，此无阳也，不可更汗，宜桂枝二越婢一汤。

热多寒少，明系风邪比寒邪较重，而寒蔽风因也。无阳二字，与他处不同。他处之无阳，指阳液短少而言。此却指阳气虚微耳。试看脉微弱句自见。更字，对无阳说，非重发汗之谓。盖热多寒少，脉宜大而且实，今见微弱，是阳气不能鼓动之应。倘发汗而更

伤其阳，恐致亡阳之逆，故以桂枝之二，薄为解肌，越婢之一，略为发表之意云。越婢之义，喻氏谓石膏辛凉，胃得之，而热化津生，比女婢尤为过之。程郊倩谓以桂枝敛戢正阳为主。越婢中之石膏，取其阴凉之性，女奴蓄之耳，俱解不到。夫以热多之过，取其辛凉，虽亦有之，不知全谓脉微弱三字起见，特用此重坠之性者也。盖寒蔽风因，不用麻黄，则风无出路。而桂枝汤不效也，若用麻黄，则阳虚之脉，甚可顾虑。不得已而以甘寒重坠之品，独与轻浮之麻黄同煮，则发扬之性，已被重坠者，监住一半而成欲出不出之情状，如女婢之羞涩而欲前且却者，庶可免亡阳之逆，故名之。试看麻黄只十八铢，而加石膏四分之一，且汤后明缀数语，是二味另煮一汤，而与桂枝合饮之者，可以悟仲景名汤之深意矣。

桂枝二越婢一汤

桂枝去皮　炙甘草各十八铢　生姜一两二钱，切　大枣四枚，劈　芍药十八铢　麻黄十八铢，去节　石膏二十四铢，碎绵裹

以上七味，㕮咀，以水五升，煮麻黄一二沸，去上沫，内诸药，煮取二升，去滓，温服一升。或作下有曰再服字。本方当裁为越婢汤、桂枝汤合饮一升。今合为一方，桂枝二越婢一。此汤与桂麻各半、桂二麻一汤不同，以有脉微弱故也。当宜仍从古方煮法，以两处煮，为是。盖合煎恐防桂枝二之解肌也。

八条　服桂枝汤，大汗出，脉洪大者，与桂枝汤如前法。若形如疟，日再发者，汗出必解，宜桂枝二麻黄一汤。

桂枝汤下，原有如水流漓，病必不除之戒。故脉成洪大，服桂枝如前法者，一则禁大汗，再则原可更作服也。如疟以下，又承大汗句来。言大汗后，脉不洪大，而但日再发如疟，此固当仍用桂枝，但取其二以合麻黄之一，以去其微寒，如喻氏所云耳。此亦风

表寒里，故先服桂枝不为逆，而且可后加麻黄之一也。

桂枝二麻黄一汤

桂枝一两十七铢，去皮　芍药一两六铢　麻黄十六铢，去节　生姜一两六铢，切　杏仁十六个，去皮尖　甘草一两二铢，炙　大枣二枚，劈

以上七味，以水五升，先煮麻黄一二沸，去上沫，内诸药，煮取二升，去滓，温服一升，日再服。

九条　伤寒不大便六七日，头痛有热者，与承气汤。其小便清者，知不在里，仍在表也，当须发汗。若头痛者，必衄，宜桂枝汤。

足阳明隧道，起于头维，胃中燥气上攻，亦能头痛。腑热衬托经气，亦能致热。头痛有热，非尽由于表邪也。况六七日不大便乎，亦宜承气下之。但小便清者，知邪未入里，而头痛一症，又属经邪热甚，故知必衄。主桂枝而不主麻黄汤者，想六七日之前，必曾经过发汗矣。不然，头痛之表症现在，何竟公然下之耶？岂非先汗后下，下之不为逆乎？故只消用桂枝者，遵麻黄汤后，其症不解之例也。

一〇条　服桂枝汤，或下之，仍头项强痛，翕翕发热，无汗，心下满，微痛，小便不利者，桂枝汤去桂加茯苓白术汤主之。

此素有湿病，而兼风症者也。仍字，直贯至微痛句。盖谓未服药之先，原如是也。头项强痛，翕翕发热，原是桂枝汤症，今服桂枝而无汗，且仍然表症如故也。心下满痛，原是下症，今下之而里病如故也，明系湿气在表，格表，药之热于营分，故强痛而热，犹之寒邪之蔽风因也。湿在里，聚下药之寒于胃中，故心下满痛，犹之阴邪之作痞也。况有小便不利一症可验，故于桂枝汤中革去桂枝，而以淡渗之茯苓解内湿，理脾之白术解外湿，留芍药者，敛

误表之阳药，所以解强痛而热也，不去姜者，温误下之寒药，所以解满而微痛也。至于去水之剂，多用生津之枣，痞满之药，偏留浮缓之甘，盖补阳液以驱冷饮，扶中气以消积满。又庸工之所不知者也。喻注：治风遗寒，夫既治风，前此之风因，胡为不解。既曰遗寒，后此之药方，胡为竟漏耶？妄。

桂枝汤去桂加白术茯苓汤

于桂枝方内去桂枝，加白术、茯苓各三两，余依前法煮服。小便利则愈。如上法者，当是水数煎数，非指啜热粥以助药力之谓也。

一一条　伤寒脉浮，医以火迫劫之，亡阳，必惊狂，卧起不安者，桂枝去芍药加蜀漆龙骨牡蛎救逆汤主之。

脉浮，原该发汗，对症服药，则阳气浮动，阴津疏泄，而有云行雨施之妙。今以火逼劫之，或胸或背，必热至无可如何，而后心君躁扰，一时阴津阳气，如随驾之臣，奉之而出奔耳。夫心中之阳，于火为丁。宜温而不宜热也，宜润而不宜燥也，且宜内守而不宜出舍也。故一切肾中亡阳之药，皆所不取。特用此汤者，盖以山龙之阳灵附于骨，牡蛎之阴神包于壳，故多用之。以为招摄神灵之主。又恐重涩之性颇滞，而以性快能劫疟之常山为使，求其兼程飞渡也。用其苗者，本乎夭者亲上之意。然后以桂、甘、姜、枣号召阳液之兵，听令于敛涩之主将，则聚而不发，正所以补其心液耳。去芍药者，非所谓其味酸性阴也。不观芍药甘草汤以伸其脚乎？则芍药之下引，怕失心君之部位，且非蜀漆之类聚也。较之柴胡龙骨牡蛎汤，无表邪之陷，故不用柴胡大黄；无里阴之痞，故不用茯苓半夏。论方不从整片理会，乌足以语长沙之神髓也哉！

桂枝去芍药加蜀漆龙骨牡蛎救逆汤

桂枝三两，去皮　甘草二两，炙　生姜三两，切　牡蛎五两，熬　龙骨四两　大枣十二枚，劈　蜀漆三两洗，去腥

以上为末，以水一斗二升，先煮蜀漆，减二升，内诸药，煮取三升，去滓，温服一升。为末，当单指龙骨牡蛎而言。以其性坚而气味难出也。若执右字而概云为末，则姜枣之下，当不必缀切劈二字矣。先煮者，欲诸药之从其性也。与先煮大黄麻黄等之义同。

一二条　火逆下之，因烧针烦躁者，桂枝甘草龙骨牡蛎汤主之。

若脉浮宜汗之病，因外火熨之，而表邪尽逆于里，火毒挟邪，久则或便脓血，或腰以下重而痹，故宜下之。若未经火炙，但用烧针，亦非细故。盖人未有不畏针者，况复烧之。畏则心神已动，而烧针之热从而逼之，则心神与火，有烨烨不安之势，故烦躁。所以亦宜用龙牡之敛津涩神者为主，而以桂枝甘草缉其胸中之真阳也。去姜枣者，以其尚未迫劫出汗，故不必以生津为急耳。桂枝缩入龙牡之下，已非复解肌之性，喻氏谓为解外者，大谬。至以火逆下之四字，谓是误而又误，竟将仲景一条救火逆之法抹坏，是可哀也。夫上篇二十四条：熨其背而大汗出，大热入胃，胃中水竭，躁烦，必发谵语。十余日，自下利者，为欲解，此正火逆下之之义。但彼症，因大汗胃干，故不敢下，而候其自下。兹症，幸而大汗未出，胃中未干，火气与表邪，两逆于阳明胃腑，则下之自解，何得谓之又误耶？

按此条文义，并非发端语气，且与下文烧针不接，则火逆下之四字，确是宜在中篇第六条"名火逆也"之下。不知何故而错入于此。高明者当以余言为不谬耶。

桂枝甘草龙骨牡蛎汤

桂枝一两　甘草二两　龙骨二两　牡蛎二两

以上为末，以水五升，煮取三升半，去滓，温服八合，日三服。以八合，日三服。（以八合三服计之，则三升半，当是二升半。）

一三条　伤寒，脉浮，自汗出，小便数，心烦，微恶寒，脚挛急，反与桂枝汤，欲攻其表，此误也。得之便厥逆，咽中干，烦躁吐逆者，作甘草干姜汤与之，以复其阳。若厥愈足温者，更作芍药甘草汤与之，其脚即伸。若胃气不和，谵语者，少与调胃承气汤。若重发汗，复加烧针者，四逆汤主之。

此条当细看病情脉症，其误用桂枝汤自见。夫统其名曰伤寒，似宜主麻黄汤矣。标其脉症，曰脉浮自汗出，又似宜主桂枝汤矣。错揭其病脉症者，正立桂枝汤之疑案也。然后曰小便数、心烦，其人阴液素短可知。曰微恶寒、脚挛急，则不但里阴虚，而阳气之衰弱又可知。是果据其脉症，相其阴阳，桂枝汤中加以当归、附子，未始不可。乃单就脉浮自汗起见，徒用桂枝汤以疏其表，则阳从汗越，而阳气愈微，故厥逆而躁。汗因强责，而津液欲槁，故咽中干而烦。误表，而气上吐逆者，犹之误下而气陷下利也。观其救逆汤意，甘草干姜以复阳，芍药甘草以和阴，调胃以存津液，四逆以通阳气。夫亦可以识单用桂枝汤之误也。

甘草干姜汤

甘草四两，炙　干姜二两，炮

以上咬咀，以水三升，煮取一升五合，去滓，分温再服。

用守中之甘草为君，而附之以干姜，全是温中焦之阳。何以知下焦之足温于夜半耶？经曰：其人足心必热，谷气下流故也。下焦之阳，非胃中之阳来复，不足以通之耳。

芍药甘草汤

芍药四两　甘草四两，炙

以上二味，咬咀，以水三升，煮取一升。去滓，分温再服。

一四条　问曰：症象阳旦，按法治之而增剧，厥逆，咽中干，两胫拘急而谵语。师言：夜半手足当温，两脚当伸。后如师言，何以知此？答曰：寸口脉浮而大。浮则为风，大则为虚，风则生微热，虚则两胫挛，病症象桂枝，因加附子参其间，增桂令汗出，附子温经。亡阳故也。厥逆，咽中干，烦躁，阳明内结，谵语烦乱，更饮甘草干姜汤。夜半阳气还，两足当热，胫上微拘急，重与芍药甘草汤，尔乃胫伸，以承气汤微溏，则止其谵语，故知病可愈。

此条实当日救误之医案也。有此一案，故著为上条之法，则上条宜在此条之后为是。细细对读之自见。桂枝加附，是救误之主汤。甘草干姜、芍药甘草、调胃承气二三汤，乃随症善后之剂。上条多一四逆汤。又从重汗烧针，案外立法之意。阳旦，喻氏注谓成氏方后之说，俱非。而以桂枝汤中加黄芩为阳旦，更出不经之名，以附子加入桂枝汤中为阴旦。夫桂枝加附子，有汤而无其名。阳旦之说，有名而无其方。即如喻注，言桂枝去芍药，为何名？去芍药加附子又为何名耶？且即阳旦之名而撰出阴旦，何妨就青龙、白虎，而添出腾蛇、朱雀汤乎？抑何可笑之甚也。要之，太阳者，如天如日，风邪犯之，有晦暝而失其高明之象；烦热郁之，有苍茫而失其清爽之神。桂枝轻轻解肌，风开云静，一时晴光曙色，复还太虚。不比麻黄、大青龙之以大雨，顿解躁扰。此曰阳、曰旦之义也。若夫阴晦为天地之病机，何取于旦为也？成注桂枝汤之别名，为是。

一五条　发汗，若下之，病仍不解，烦躁者，茯苓四逆汤主之。

此条之惑人处，全在"病仍不解"四字。庸工从而再汗再下，则亡阴亡阳而死者多矣。长沙之慧眼，独认定"烦躁"二字。盖未经汗下之先，烦躁，为病邪之烦躁。既经汗下之后，则烦为无阴，躁为无阳之候。纵有发热之表病不解，乃阳虚浮越之应。痞塞之里病不解，乃贼阴上凌之应。故以姜附之辛热，补阳以解躁。参甘之甘温，生津以解烦。然后大加渗泄之茯苓，下水消阴，其庶乎坎水止乎北方，则孤阳不受扛抬之凌逼而亡越矣。然果阴气伏藏，则痞满等之里病可解。阳气宁静，则发热等之表病可解。及其成功，又不独止烦躁而已也。此圣人制方，如常山之蛇，首尾相应者矣。喻注单言回阳，不言补阴，漏。

茯苓四逆汤

茯苓六两　人参二两　干姜一两半　附子一枚，生用去皮，破八片　甘草二两，炙

以上五味，以水五升。煮取二升。去滓，温服七合，日三服。

一六条　伤寒胸中有热，胃中有邪气，腹中痛，欲呕吐者，黄连汤主之。

此上中二焦之真阳俱虚，以致标热入胸，本寒犯胃之症也。夫上焦之阳储于胸中，胸中之真阳充足，太阳之表热，不能轻易移入。今胸中以阳虚之故，而在表之标热，始得逼入而成虚假干热之势，故胸中有热，症则必见痰咳，或烦喘，或渴甚，而饮水仅一二匙耳。中焦之阳储于胃中，胃中之真阳充足，纵使太阳传入阳明之经，其腑犹或不受。今胃中以阳虚之故，而致初感之本寒，不俟传经，一直入胃，故胃中有寒邪，腹中痛，欲呕吐，正其见症耳。盖腹痛，为胃中之寒邪旁及他腑。而呕吐，为胃中之寒邪将上干胸分也。此种症候最掣肘，不但攻寒碍热，攻热碍寒，将来两变，已

成危候。一则阳液焦枯于上，阳火迹熄于下，而莫可挽；一则并胃中之寒，郁久化热，与胸热连成一片。阴阳之液两尽，且虚而不任下，则危矣，且即此而以黄连、桂枝清解胸中之热，干姜、甘草温散胃中之邪，四味平用者，恐牵其性，而于清热散寒有或偏也。然后以益气之人参、补液之大枣统率于止逆之半夏者，因胃中之邪，由于虚而腹痛呕吐，又由于胃气之避邪而将窜也。故于清热解表邪之中，兼用补益止逆之品，殆亦滋其自汗之剂耳。喻氏不知胸中之热，为伤寒之标热犯胸，胃中之邪为伤寒之本寒犯胃，且皆由于阳虚之故，而但曰风邪在上，寒邪在中，阳邪不得下，阴邪不得上等语，俱是隔靴搔痒矣。

黄连汤

干姜　黄连　甘草炙　桂枝各三两，去皮　人参二两　半夏半升，洗　大枣十二枚，劈

以上七味，以水一斗，煮取五升。去滓，温服一升，日三服，夜二服。

一七条　伤寒，腹满，谵语，寸口脉浮而紧，此肝乘脾也，名曰纵，刺期门。

脾阳不能运动，故腹满。胃液不能灌溉，故谵语。喻氏曰：寸口即气口，脾胃脉之所主。浮而且紧，即弦脉也。乘，即乘机、乘空之义。因脾胃之土，原自削弱，故肝木得挟有余之气而乘其隙也。独言脾者，即脏以概腑也。以木克土，其理似直，故曰纵。期门穴，足厥阴太阴阴维之会，肝之幕也。在乳外同身寸之一寸半，又直下一寸半之骨缝即是。铜人针四分，所以泻肝气之有余也。然观脾阳胃液之虚，以乘肝木之外晦，则刺之后，当服药以补脾胃可知矣。按同身寸法，凡量脐以上者，以两乳折作八寸。

一八条　伤寒发热，涩涩恶寒，大渴欲饮水，其腹必满，自汗出，小便利，其病欲解，此肝乘肺也，名曰横，刺期门。

肝木之邪，不独乘脾，又有一种反克而乘肺者。然发热恶寒，大渴饮水，太阳症中，往往有之。何以知此症之为肝乘肺乎？盖以腹满知之。夫太阳壮热之症，大渴饮水，一则内热足以消之，再则肺强足以运之，故其腹多不满。今据其腹满一症，则知中焦无消水之邪火，肺部无运水之权力，而大渴欲饮水，为肝火凌肺金，引外水以为自救之计。而发热恶寒，又因肺与太阳同主皮毛之合，故寄症于太阳耳。喻氏曰：或自汗而水得外渗，或小便利而水得下行，则肺金又有分布之力，故欲解。此说诚是。其谓肺金素无他病，则非。盖肺金素无他病，布其清肃之化，则木邪惟有俯首退避耳，敢凌之乎？且于乘字之义无取矣。以下犯上，其情纵肆，故曰横。然末后三句，当遥接腹满来。言若不解，亦宜刺此穴以泄木邪，非解后刺之也。此两条宜入厥阴，次此无谓。

一九条　伤寒表不解，心下有水气，干呕，发热而咳，或渴，或利，或噎，或小便不利，小腹满，或喘者，小青龙汤主之。

伤寒表不解，至发热而咳，为小青龙之正病。下文渴利五症，为小青龙之变病。细看加减自见。表不解，即下文发热是也。心下有水气者，脾肺两家之阳不足，以致不能分布水气，而屯积心下也。然此症之表不解，非风寒之邪不解于表。盖因水气屯积心下，将胸分之阳抬高，而不容宽展。于是逼之外浮上郁，而成在表之热耳。胃既不能受水，且又以阳虚而不能送之上涌，故干呕。水寒之气，逼虚阳于上，故热逆肺金于内而咳也。此种症候，最难辨认。若因不解，而误以表药发其表，则成上篇十一条"吐下不止"之逆矣，详十一条下。然其不用五苓，而用此汤者，盖因彼以膀胱为热邪所蔽，从下而上逆，故只消用淡渗之剂，水去而热亦解。此症是脾肺无阳而不能运水，故不得不取辛甘温热之剂，助脾肺发舒之气，然后水气得行，而呕咳可除。浮阳伏，而表热亦因之可解矣。至其用药之精义入神，真有不可思议之妙，请得约略言之，以俟颖悟者之举一反三也。盖麻黄之能汗，为发越肺家之端药，今以芍药、五味之酸收敛之，则欲其挑动肺气，而不使发汗可知。甘草、干姜之温中土，既以芳香之桂枝醒之，复以下降之半夏监之，则鼓舞其脾阳，又是不欲其上炎，而贵于润下，更可知。然后以通肾气之细辛为使，则仲景精意之所贯，历历如在目前矣。夫兴云致雨，为在天之飞龙，故曰大。此则水中之龙、蛟而已矣，土中之龙、蛇而已矣，名之曰小，不亦宜乎？喻氏曰：酸以收肺之逆，辛以泻肺之满。遗脾而单言肺，固是漏处，即其收肺二字论之，肺气如此，而可收之泻之乎？至其谓小青龙为涤饮之药，眼高千古，惜其未能畅发所以然之理，而竟将后人谓为发汗之轻剂，全然抹坏，则亦失之过激矣。盖小青龙汤意，原欲从小便以下其水气，然脾肺之阳一舒，送之使下者，固十之九，而解之自汗者，安保无十之一也。特于发字有弊耳。下文渴利五症，俱从水气变出，故只消随水以施其神化而已。注见加减法下。

小青龙汤

麻黄三两，去节　芍药三两　五味子半升　干姜三两，一作二两　甘草三两，炙，一作二两　桂枝三两，去皮　半夏半升，洗，一本作三两　细辛三两

以上八味。以水一斗。先将麻黄煮，减二升。去上沫，内诸药，煮取三升。去滓，温服一升。

加减法　若微利者，去麻黄，加莞花，如鸡子大，熬令赤色。若渴者，去半夏，加栝蒌根三两。若噎者，去麻黄，加附子一枚，

炮。若小便不利，少腹满，去麻黄，加茯苓四两。若喘，去麻黄，加杏仁半升，去皮尖。

水气入胃，则水谷不分，故利。微利，是兆其端矣。去麻黄，恐乘其利，而疏泄胃与大肠之气也。莞花，去十二水，水去，则利当自止，故加之。热饮能伤上焦之阳液，故渴。半夏辛燥，故去之。加栝蒌根者，能滋肺也。经曰：水得寒气，冷必相搏，其人气馁，故噎。麻黄，非气寒挟水者所宜，故亦去之。加附子者，温散其寒也。小便不利，少腹满者，不但脾肺不能送，而且膀胱不能传矣。夫发扬之药，终无停滞，不行于下，则将泄于外矣，故亦去麻黄，而易以淡渗之茯苓也。水气抬虚热以侵肺管，故不利而喘。麻黄能责肺液，故去之，而加润肺之杏仁，以利之也。要之，小青龙汤注意止是发舒脾肺之阳气，而其心下之水，或从小便而下，或从自汗而散，一听脾肺之自便而已。夫蛟螭之属，泥蟠土窟，能通河汉堤防；嘘风成云，亦能使雨霖山谷。此仲景名方之深意，而前贤未经道破者也。

二〇条　伤寒，心下有水气，咳而微喘，发热不渴，服汤已渴者，此寒去欲解也。小青龙汤主之。

心下有水气，及咳喘热，俱已见。不渴者，因水中有寒，故格拒外饮也。服汤已，渴者，服小青龙汤。言寒水在心下，服小青龙以发越其脾肺之阳。忽变为渴者，是脾肺之阳已动，水中之寒气已去，而变为热饮矣。夫水之难去，最是与寒相结。今寒去而水亦不能久存矣，故曰欲解。因其欲解，而再服小青龙汤，则小便与自汗，一听脾肺之自为发挥可也。按加减法，当于原方中去半夏，加栝蒌根，去麻黄，加杏仁。

二一条　服桂枝汤已，大汗出后，大烦渴不解，脉洪大者，白虎加人参汤主之。

烦，有干热两项。渴，亦有干热两项。今从大汗出后而大烦渴，则其为干极热极可知。不解者。发热是也。盖阴虚而阳无所附，有尽浮于表之象，非有邪也。脉洪大者，凡洪者中空，大者里虚，正里阴亏极之诊。极热极干之症，肺金有所不堪，故用石膏以泻阳明胃土之火。知母，以泻少阴肾水之火。合子母而两泻之，以解肺金烁化之急。然后用粳米、甘草以滋其土母之液，则子能得藉乳而以为生矣。始终为肺金起见，故曰白虎加人参者，于解热解燥之中，随用生津益气之品，则不但解热，而且金风荐爽矣。不但解燥，而且金液归元矣。将并阴虚者而亦补之，此趁电穿针之妙用也。或曰：先天龙雷之火，不可扑灭，不能浇灭，故不用苦寒之品，而但取辛凉，此逢金则伏之理，是以用白虎加人参，意者其或一说欤。

白虎加人参汤

知母六两　石膏一斤　甘草二两，炙　粳米六合　人参三两

上五味，以水一斗，煮米熟汤成，去滓。温服一升，日三服。

二二条　伤寒脉浮滑，此表有热，里有寒，白虎汤主之。

古人之书，不必矜为尽解。若矜尽解，则自欺以欺人者多矣。此条脉与症既不对，脉症与方又不对。其表里寒热字样，俱似有舛错者。岂当日或有缺文耶？当悬之以俟后之高明者。

白虎汤

知母六两　石膏一斤　甘草二两　粳米六合

以上四味。以水一斗，煮米熟汤成，去滓。温服一升，日三服。

二三条　伤寒脉浮，发热无汗，其表不解者，不可与白虎汤。

渴欲饮水，无表症者，白虎加人参汤主之。

桂枝、麻黄、大青龙等汤，各有汤禁。此白虎之禁也。夫白虎一汤，原为热极干极之症，故立此大寒之剂以救之。若脉浮、发热、无汗，而表不解者，全赖里阳托住表邪，并推之外出也。故发表之剂，多用辛温。辛温者，扶阳而畅之之义。今服白虎大寒之剂，则里阳一伏，表邪将乘势内入，变为呃逆等症矣，故不可与。喻氏但谓不能解表，是不知其为禁之之意也。太阳表邪壮热，亦能移入胸分而作渴。是其渴者，为外热所移，而非实在之内热也。今渴欲饮水而无表症，则其渴为在内之热极干极可知。故用白虎汤，以解其干热，而加人参以补阴虚耳。

二四条　伤寒无大热，口燥渴，心烦，背微恶寒者，白虎加人参汤主之。

无大热，就表而言，盖谓发热甚微也。燥与渴，有辨。渴之源，在中焦，饮足则解矣。燥之根，在上焦，虽饮至腹不能容，而喉嗓间之枯槁如故也。今兼而有之，是中焦极热，而上焦极干之应。故更见心烦，背微恶寒者，正长沙消息病情至微至妙处。盖阴寒之气伏于内，逼虚阳于外，而为欲亡之象者，先于背上作芒刺之状，而反躁。今阳热之气伏于内，逼残阴于外，而为将绝之征者，亦先于背上觉单薄之状，而为微恶寒，紧相对也。故亡阳者，用火热之姜附等汤，从里以续其阳。与亡阴者，用大寒之白虎汤，从里以救其阴，盖一意也。喻氏谓尚有余寒，不当牵泥。非惟梦语，抑亦犯上条其表不解之禁矣。此辨似之所不得已也。

二五条　伤寒病若吐若下后，七八日不解，热结在里，表里俱热。时时恶风，大渴，舌上干燥而烦。欲饮水数升者，白虎加人参汤主之。

此条为强壮人，明系汗症，而误行吐下，以致夺其津液之变也。太阳不传他经，七八日已为自愈之期。太阳之阳邪在表，原藉津液充足，作汗以送邪解表耳。今吐下而两夺其津液，纵至自愈之期，而邪不恋表，其如津液不能作汗以送之，无怪乎表热不解，而时时恶风也。又太阳之阳邪入胸，原藉津液充足，居守以御邪内结耳。今吐下而两夺其津液，纵至自愈之期，而邪不结胸。其如津液不能居守以御之，无怪乎里热连表，而舌燥烦渴也。与其责汗而不得汗，无宁益阴以资其自汗乎？此白虎加人参汤之变法也。然使血气少弱，则结胸传变，其为逆岂止如此，故曰强壮人误行吐下之变也。或问曰：前条言表不解者，不可与白虎汤。今表热尚在，而且时时恶风，又何以主此，而自犯其禁耶？答曰：读《伤寒论》者，每条必当先看论眼。此条之眼，在吐下后，七八日是也。盖吐下后无他变，七八日不他传，邪已有欲解之势。而所以不解者，正因吐下后，而火长水短，不放之解耳。然则熄火益水，以资其自汗者，舍白虎加人参，其谁任哉！

阳明经总说

　　阳明之本气，亦从肾阳上透，蒸热水谷，而为肾家行其阳气于脏腑之外，又自温其肌肉，而为太阳卫气之接应。其阴津则从胃系而输肺滋心，并润三脏及六腑也。其性博厚，故其脉常大，其隧道从头角之头维穴，由项前历胸腹而行足外廉之前侧，故外症则见项前强、膺乳、项外、廉足跗痛，其辖周身之肌，故热沉于肌分而不壮，且以皮覆其热于外，故恶热，且逼出太阳之营阴而自汗也。其署则心下，故过汗、误下而胃肠虚，则外邪与下阴争入而为痞闷矣。又心下与胁旁通，故能由其署而正传少阳也。其本乡为胃，寒则嗔胀而下利，热则汗多而结硬。热甚于上，则结血而上见于吐，热甚于下，则结血而下见于便也。又胃与脾为表里，故能正传其脏也。其人广胲，大项张胸者，五谷乃容，为胃大也。其见于面部者，鼻右目内眦下两指，其本色黄，隐隐如虾腹之膏者，吉。年老而见善色，为除中，死。见黑白者，必自下利，红黄则热实，青乘则危。大概实则恶火，并谵语、潮热，虚则闻木音而惊，恶相克也。凡破䐃脱肉，则为土败，主死。其音宫，宫者，中空而散大之象也。

阳明经上篇

　　《尚论》以太阳阳明、正阳阳明、少阳阳明分上中下三篇，自谓尽善而不知未尽善也。盖除却正阳阳明下症外，其余五经俱有阳明，非止太少两阳而已。其五经阳明中，除却太阳阳明宜汗者十之九，而宜下者亦十之一。除却少阳阳明宜和者十之九，而宜下者亦十之一。至三阴阳明条中，现有下症，何得以三阳分篇，而漏三阴？且谓正阳阳明宜下外，而太少两阳必无下症耶？何谓太阳阳明宜汗者十之九乎？盖太阳之经管皮肤，而阳明之经即管皮肤内一层之肌肉，紧相连也。太阳壮热之经邪，三两日不从汗解，其壮热略沉于内，即是阳明肌肉之分，又甚便也。此不论太阳七分，阳明三分，太阳与阳明各半，及太阳三分，而阳明七分，俱为太阳未罢之阳明也。夫风寒传经之理，外经满而贯内经，又经邪满则贯其腑，此盈科后进之势也。今或七分，或五分，或三分，其邪之尾，尚在太阳，则阳明之经邪，尚且未满，岂有贯入胃腑之理耶？邪在太阳阳明之经，故可发表，邪未及于阳明之腑，故不宜下。此愚谓太阳阳明宜汗者十之九也，何谓宜下者十之一乎？曰：此非传经之例，系太阳遗累之症。已于太阳条下屡言之矣。今再发之，夫太阳经邪甚盛之人，偏遇阳明之经气颇壮，太阳欲内传，而阳明不受，于是太阳之邪无所脱卸。胸分者，太阳之部署也，故将热势极力注之。然胸分与胃口相逼，胸分热极而递至于胃，故胃实，是阳明之经未病，而于胃之岔路受邪，及至太阳之表纵解，而胃中之热实不能从胸分而复出太阳之表矣，非下不可，此虽非传经之症，然亦算太阳阳明宜下之一病，故曰可下者十之一也。何谓少阳阳明宜和者十之九，而宜下者亦十之一乎？盖太阳经邪，尽情脱卸阳明之经。倘阳明之经邪又尽情灌入于胃，则万物所归，无所复传，此正阳阳明之下症，生死关头，从此定矣，安得复有少阳见症，所谓少阳阳明耶？惟是阳明之经邪弥漫，欲灌于腑，却遇其人之腑气素壮，偏能拒经之传，则阳明之经邪无处交卸。其与少阳之经贴近，一直过于少阳，此少阳阳明各有见症矣。夫少阳阳明，为胃腑不受邪之故，则正其可喜也。若反下之以击无辜，则胃中一虚，而阳明未授之经邪，少阳已受之经邪，两邪各争空处，而两注于胃，胃既不能胜其邪，岂犹堪再下乎？故禁下，惟依伏胃气，而以柴胡汤和之，其实即汗之也。然不曰汗，而曰和者，因解阳明少阳争执之邪故耳，所以谓宜和者十之九也。至若由少阳而失用柴胡，延之日久，将阳明之热逼于后路，少阳之热逼于前路，四面俱是热邪，则胃腑如鼎罐之象。虽未受邪于上口，而实则受热于周遭，亦能热实，断非下之不可，故曰宜下者亦十之一也。何谓三阴有阳明，且言条中，现多下症乎？夫阳明之经邪，一入胃腑，则无所复传。故凡属少阳以内，及传至三阴症者，其胃腑热实，总非正路受传，俱是从外逼入，即前鼎罐之喻。太阳由胸分，阳明由经分。其正传之邪，譬之火力从口而入。若夫少阳为肩火，太阴为腰火，少厥二阴为底火，俱能使胃中热燥而成下症。故少阳条中，则有得屎而解，并大柴一方。太阴条中，则有脉弱者，设当行大黄宜减之语，少阴则有急下者三条，厥阴则有厥宜下之一段，明明见症，故曰三阴现多下症也。喻氏不知胃腑有正传、遗热之辨，但将三阳分阳明三篇，竟将三阴阳明仅附三条于下篇之末，且曰转阳明，而加一转字，则混甚矣，夫三阴之邪，能转阳明，即能转太阳矣。无怪乎盲医以再作经之语，谓六经传尽，复传太阳，以及阳明也。愚谓阳明病，但当辨其经腑。病经者，从太阳之汗例可也，从少阳之和例亦可也。病腑者，太阳单症，亦有表解当下之法。少阳单症，亦有遗热可下之时，况阳明兼症乎？推而至于传变之三阴，亦无不然。此余之不避委曲，细指传经传腑及遗热之路。愿使天下之读阳明论者，知喻氏之分上中下三篇，不过俗人割裂王维之书，且知其为"太阳阳明，决然禁下""少阳阳明，决然汗下两禁"之不足信而矣。

一条　阳明病，脉迟，汗出多，微恶寒者，表未解也，可发

汗，宜桂枝汤。

此太阳之经邪，传入阳明之经，而未入其腑也。阳明病，指壮热略微而言，非概指渴而恶热也。以渴而恶热，为胃腑受邪之病，且与下文微恶寒而碍也，故阳明之本脉当缓，阳明之病脉当大，今独见迟。经曰："迟为在脏。"似乎里阳虚弱，不宜汗之脉矣。阳明之自汗有二：一则热入阳明之腑，如锅中煮热饭，蒸出水谷之气而为汗者；一则热邪在肌肉及经，如熏笼烘湿衣，烤出太阳之营阴而为汗者。此处之汗，殆指阳明经热，逼出太阳之营阴，而为汗耳。其窍妙在烦渴与不烦渴为辨也。夫病邪多半在阳明之经，而所出者，仍是太阳不摄之汗，故微恶寒，而表未解，桂枝解肌，正从肌肉之分而托出为宜。盖谓脉不大而迟，虽似不可汗之诊，但热郁汗出则脉迟，却是因汗出太多之故，而非关迟为在里也。故可发汗，此条于脉迟上加一"虽"字，其义自明。

二条　阳明病，脉浮，无汗而喘者，发汗则愈，宜麻黄汤。

风里寒表，寒外持而风热无从出之路，故逞其外鼓之余力，而溢入阳明之经者也，外鼓有力，故太阳之表邪表症，全然不减。溢入阳明，则其经原有拒邪之力，故只消发汗以通其表气，则阳明二三分之邪，与太阳通体俱释矣。或问曰：脉症全似太阳，方药大行发汗，长沙首揭之曰阳明病，不知更有何法诊视，而知其为太阳未减之阳明病耶？余曰：微哉，问也。彼阳明外症，不曰身热，汗自出，不恶寒，反恶热乎？三症具而阳明之经气始为受邪，则太阳症中之初犯阳明者，还有三症辨之耳。夫初按之得壮热，久按之似觉微者，太阳之焦，热在表也。初按之似微热，久按之而热从内出者，阳明之郁热在肌肉也，假令久按之，其炙手之热，与初按无间，可知太阳兼阳明之热矣。无汗者，太阳之寒因汗出者，阳明之热化，假令身虽无汗，而有欲汗之躁烦，可知太阳与阳明，两持其是矣。凡寒者，不喜露于外，故寒伤太阳之表者，必恶寒。凡热者，不喜覆于内，故热入阳明之里者，必恶热。假令欲亲衣被而又去之，可知太阳与阳明，各呈其情性矣。总之，四诊之下，全在天机动照，故曰独见若神。

三条　阳明病，能食者为中风，不能食者为伤寒。

阳明病，指经邪而言。胃中阳气充足，则胸阳与胃阳俱满，惟风邪能伤之，而寒邪不易入也。故能食者，因胃阳有余，知其所病为中风也。胃中阳气不足，内虚与外寒相召，其机甚易，故不能食者，因胃阳不足，知其所病为伤寒也。

四条　阳脉微而汗出少者，为自和也，汗出多着，为太过。阳脉实，因发其汗，出多者，亦为太过，太过为阳绝于里，亡津液，大便因硬也。

阳脉是就浮说，非指关上也。阳脉之微实，表气盛衰之应。太过者，失中之义也。盖谓浮而在外之阳脉微者，一则卫气衰薄，一则表邪内向之诊。夫卫气衰薄，常致不能收摄营阴，表邪向里，每多热蒸汗出。今脉微，汗出反少，则阳微。非表邪内向而汗少，为热蒸无力，故知自和也。但人身之汗，原属阳液，关系非细，或因热自汗，治当及时，或用药发表，法有分寸。反此，则过中失正，而阳气几绝，胃干便硬，所必然也。喻氏谓阳微阳实，分风寒之脉，未是。

五条　问曰：阳明病外证云何？答曰：身热，汗自出，不恶寒，反恶热也。注见本篇第二条。

六条　问曰：缘何得阳明病？答曰：太阳病，若发汗，若下，若利小便，此亡津液，胃中干燥，因转属阳明。不更衣，内实，大便难者，此名阳明也。

上条言阳明之表症，此言阳明之里症，但此条正所谓太阳遗累之阳明，非传经之正例者是也。

七条　问曰：病有一日得之，不发热而恶寒者，何也？答曰：虽得之一日，恶寒将自罢，即自汗出而恶热也。

论经气，阳明在太阳之内一层。论腑位，阳明在胸分之下一层。故皮毛之外感，口鼻之内感，皆不能越太阳而飞渡阳明。故得之一日恶寒者，太阳未罢也。"得之一日，恶寒"六字，当作一句。因太阳受邪，而阳明之经气素弱，不能守御，故不停于太阳，而即入阳明。此恶寒自罢，而即恶热也。此条是正言太阳传阳明之经。

八条　问曰：恶寒何能自罢？答曰：阳明居中土也，万物所归，无所复传。虽始恶寒，二日自止，此为阳明病也。

邪传阳明之经，则从经而传少阳，且递及三阴矣。邪入阳明之腑，则定中土，而为生死尽头之路，故曰无所复传也。然则太阳不怕传阳明之经，最怕传阳明之腑。以传入阳明之经，纵复遍过少阳，其势颇缓，且主小柴而生者也。传入阳明之腑，虽止括囊一处，其势甚急，且失用大承而死者多也。我故曰阳明见少阳症者其可喜，即此也。此与上条，俱言正传阳明之例，但上条言传经，而此言传腑耳。

九条　本太阳病，初得时，发其汗，汗先出不彻，因转属阳明也。

此亦正传之例。凡太阳病时，医家当相病人之强弱，病势之盛衰，以斟酌汗剂之轻重。如大青龙、麻黄、桂麻各半、桂二麻一、桂二越一之类，则当病而解矣。若病人弱而过剂，阳虚者则亡阳，阴虚者则成本篇第六条亡津液之症，所谓太阳遗累之阳明是也。邪盛人弱而不及剂，则其汗不能送邪出表，反使太阳之邪胜阳明之空矣，故曰汗出不彻，转属阳明。历观长沙之用转字，俱是从外入内之义，与喻氏之从三阴言转阳明者异也。

一〇条　太阳病，若吐，若下，若发汗，微烦，小便数，大便因硬者，与小承气汤，和之则愈。

此条，即太阳遗累之阳明，当承本篇第六条来。胃气初干，宿粪不实，故只消厚朴之苦而降，枳实之苦而散者，交与大黄之直性而下之耳。芒硝咸寒，软坚而腐物，以其未甚坚硬，故去之。津液既干，宿食不去，热气未舒，久则愈干而愈实，必致成大承气之症，故为击其半渡之师也。其曰和者，喻氏曰与用下之意不同也。

一一条　伤寒吐后，腹胀满者，与调胃承气汤。

吐能提气，吐后腹胀满者，是胃中之阳气上浮，而无下通之势。故以调胃之微溏者，润下之，与吐后烦热，用降下之栀豉汤同义，但栀豉润胸，此则调胃，地位既异。且胸则维虚热之气，故只消以栀豉降之。胃则必兼停滞，不得不取硝黄以击之耳。其曰承气者，盖承者，接也。肠胃之宿垢，逐次传下，惟气能送之之故。今气不能送，故以药承接之，与大小承气同义。曰调胃者，盖硝之性，软坚而精细，将军之智，大黄之性，直行而痛快，大将之勇也。总和之以甘草之平缓，而智名勇功，俱化于监军之仁慈恺恻中矣。喻氏既曰里实，又曰非下法也。夫既里实，安得不用下法乎？总由不知此方，为顺气之剂耳。

小承气汤

大黄四两　厚朴二两，去皮，炙　枳实二枚大者，炙

以上三味，用水四升，煮一升二合，去滓，分温二服。初服当更衣，不尔者尽饮之。若更衣者，勿服。

调胃承气汤

大黄四两，去皮，清酒浸　甘草二两，炙　芒硝半斤

以上二味，哎咀，以水三升，煮取一升，去滓，内芒硝，更上微火煮，令沸。少少温服。大黄用清酒浸之者，取酒性浮缓之义。服法曰少少者，求其浸润，而且虞并力下行也，此正调字之妙用耳。

一二条　阳明病，心下硬满者，不可攻之。攻之，遂利不止者死，利止者愈。

阳明病，当就经腑俱病而言，心下硬满，明系太阳胸分之阳虚，而里阴痞塞之应。阳明之治例，先表后里，与太阳同。盖太阳表解后，方可攻里。与阳明之经解后，方可攻腑，其理一也。今阳明之经腑俱病，既属不可攻腑之候，却又太阳胸分以阳虚之故。而痞塞硬满，则其胃中之阳可知矣。万一攻之，胃阳几绝，而阳明之经邪陆续入胃，以乘其无关锁之势，与太阳之误下，而致协热之利颇同也。利不止者，阳气一去而不复，故死。利止之愈，可推矣。

一三条　伤寒呕多，即有阳明症，不可攻之。

呕为胃腑之寒，亦为太阳之症未罢。阳明症，指腹中胀满而言。胃寒不宜攻下，攻下则痞甚。太阳之症未罢，不可攻下，攻下则结胸，故戒之。

一四条　食谷欲呕者，属阳明也，吴茱萸汤主之。得汤反剧者，属上焦也。

太阳之呕，在胸分有邪，欲逼胃口，而胃腑格拒不受之应，故曰上焦。阳明之呕，是胃腑虚寒，虚则力不能运，寒则气不能化，如重车不胜载，而有倾覆之象。食谷欲呕，是不食则不呕，明系阳明胃腑之虚寒而不能载，故以吴茱萸之辛热而降，生姜之辛温而散，扶其中焦之阳，而安辑其下焦阴逆之气，且以人参、大枣之甘温，补其虚耳，若得汤反剧，是增补其中焦欲上之气，而胸分之邪，压之而不得伸。故愈见格拒而欲呕也，则反剧矣。岂非病在太阳之上焦乎？是宜表散之中，大加半夏为当矣。

一五条　阳明中风，口苦，咽干，腹满，微喘，发热，恶寒，脉浮而紧。若下之，则腹满小便难也。

此是三阳阳明，当属并病。且只病经，而不病腑者也。盖口苦、咽干为少阳，腹满、微喘为阳明，发热、恶寒、脉浮紧为太阳。夫病经不病腑之理，已详篇首总辨。唯不病腑，故不陷阳明中土，蹈无所复传之险，惟单病经，故从隧道浅递三经，而见诸症。治宜小柴合麻黄桂枝各半汤为合。若误下之，则责胃腑之无辜，而腹愈满矣。夫下之后，腹满有二：一则里虚而表邪犯腑，其变与结胸几同；一则正虚而下阴动膈，其变与痞症无异，但曰腹满，盖兼此二症者而言也。小便难者，津液亡于误下故耳。

一六条　阳明病，脉浮而紧，咽燥口苦，腹满而喘，发热汗出，不恶寒反恶热，身重。若发汗则躁，心愦愦及谵语。若加烧针，必怵惕躁烦，则不得眠。若下之，则胃中空虚，客气动膈，心下懊恼，舌上胎者，栀子豉汤主之。若渴欲饮水，口干舌燥者，白虎加人参汤主之。若脉浮发热，渴欲饮水，小便不利者，猪苓汤主之。

此亦三阳阳明也。言三阳并病，只宜重在少阳，用小柴胡汤，以连里解表为是。况此症之阳虚阴弱，汗下烧针，尤在所禁乎？盖谓腹满而喘，发热汗出，不恶寒而恶热之阳明病，若脉浮紧，而太阳不解，咽干口苦，而少阳兼见者，此不得从太阳阳明为治矣。且身重是阳气衰微之应，汗出是津液短少之根。若从脉之浮紧起见，而误发其汗，则阳气愈虚，而有欲亡之象，故躁。胃腑营阴，虚于误汗，而心中之神明，失滋息之源，故愦愦及谵语也。若前症既具，即使不用表药，但加烧针以逼其汗，则心中之阳神既怯且热，将散乱而浮于卫表，故怵惕而不得眠。若前症既具，从腹满等症起见，而误下之，胃中之阳气空虚，则阴逆之客气动膈。胃中之阴津枯燥，则心中常郁怅懊侬矣。夫胃中阳气空虚，以致客气动膈，已立诸泻心之法。惟阴津短少，心中懊侬及虚火上浮者，不得不重申其例也。舌为心苗，胎则心液干，而虚阳上炎之应，故以栀子之苦降入心，以泻其升浮之火；香豉之淡渗解毒，以滋其燥已。若渴欲饮水，口干舌燥，则干热甚矣。以大寒重镇之白虎易栀豉，加以大补津液之人参，则扶水抑火之力，有更进矣。脉浮以下三症，主猪苓汤。尤仲景之独见若神也。盖脉浮、发热似表症；渴欲饮水，似在里之症；小便不利，似在里之下症。今从小便不利一症，则知渴欲饮水，因赤热之小水，抬高里热，以致渴欲饮水之里热，内衬外托，故致脉浮发热。猪茯苓之淡渗，济以甘胶之滋润阴水，监以滑石之重坠分理，使以泽泻之直透水中，与五苓之抽底乎面，同功而异用。故小便利，而大渴除，内火清，而外热敛矣。或曰：子言本汤，与五苓同功而异用。夫利水、解渴、除表热，所谓同功者，人尽知之，请问异用者何？予曰：二汤有毫厘千里之辨，只在阴阳上下间耳。五苓症，是热伤真阳，故用桂术者，醒脾以崇土也。猪苓症，是热伤真阴，故用胶滑者，镇浮以助水也。且五苓之泄渗，注意在上中二焦，清水之源也。猪苓之渗泄，注意在中下二焦，清水之流也。二汤可误用乎？观下条汗多而渴，胃中干燥，加胶滑之猪苓汤，且不可与，况桂术之五苓耶？可不慎与。

猪苓汤

猪苓去皮　茯苓　阿胶　滑石碎　泽泻各一两

以上五味，以水四升，先煮四味，取二升，去滓，内下阿胶，烊化消尽，温服七合，日三服。

一七条　阳明病，汗出多而渴者，不可与猪苓汤，以汗多胃中

燥，猪苓汤复利其小便故也。

一八条　太阳病，寸缓关浮尺弱，其人发热汗出，复恶寒，不呕，但心下痞者，此以医下之也。若其不下者，病人不恶寒而渴者，此转属阳明也。小便数者，大便必硬，不更衣十日，无所苦也。渴欲饮水，宜少与之，但以法救之。渴者，宜五苓散。

太阳病，有因误下而似阳明者，不可作阳明治也。以如此，才是转属阳明的细处，小便数已下，正是治法，喻注舛错。盖谓太阳病，寸缓、关浮、尺弱之脉，发热汗出之症，与阳明颇同。但太阳恶寒，与阳明恶热异耳。今脉症虽似阳明，而恶寒则仍在太阳无疑。但太阳多呕，今又不呕，则阳明又似无格拒之力，而受邪矣。且心下有痞，与误下而表邪内入相类。故知病在太阳，其似是而非之阳明，以医下之，故太阳仍在，而仅略衰于内陷耳，此岂可以阳明之例治之耶？若太阳病未经下过，却又不恶寒而渴，不恶寒是热邪转属阳明之经，渴是热邪转属阳明之腑，才是阳明正病。小便数者，热邪内烁之应，故大便必硬。不更衣十日句，不欲急下之意，殆宽其期以俟成硬耳，与宜急下者有辨。盖阳明经腑交病，必俟经解后，方可攻里。犹言经邪未解，虽俟之十日，无害也。少与水者，即太阳上篇第二十条，和胃气之意，以法救之，所该甚广。如相其虚实，试以调胃之类，非止与水及五苓之意而已。

或问曰：十日不更衣，子言宽其期以俟成硬，与他经之宜急下者有辨，请问有说耶？答曰：太阳正传阳明之腑者，下之唯恐太早，早则经邪入腑；他经遗热阳明之腑者，明之唯恐或迟，迟则胃吸肾精，俱能致危笃死候。故用下之法，在阳明条中，反有多少叮咛，而于三阴却是一番直捷耳。

一九条　阳明病，脉浮而紧者，必潮热，发作有时，但浮者，必盗汗出。

言不恶寒恶热等之阳明病，脉宜在三四菽之中，而见洪缓者为合。今浮而且紧，是病脉不符。故知浮为阳明之浮，浮紧为阳明之浮紧。夫阳明之浮，是邪气向表，有欲解之象。阳明之紧，又是邪气凝结之征，乃浮紧并呈，紧以知其潮热，浮以知其发作但有时耳。若不紧而但浮，则以阳明之热气外蒸，醒则卫气足以包举，睡则卫阳一伏，明汗出如盗矣，呜呼！即一阳明之脉推之，真启我以无穷之悟矣。仲景于太阳条中，每从营卫言风寒，至阳明以内五经，则绝然不提，自有妙理。喻氏每每缠扰，令人可厌。盖营者，阴之华也。卫者，阳之苗也。阴阳根于少阴两肾，历传脏腑，至阳明胃中，氤氲一变，结为醴泉灵气，磅礴太阳，是为营卫。然则太阳中之营卫，阴阳之变相，五经之阴阳，营卫之前身。于太阳言营卫，犹之入庙有像，则拜汉寿亭侯。于五经中不言营卫，而处处暗伏阴阳，犹之出庙无瞻，但尊忠义足矣，何喻氏之不能善读《内经》耶？

二○条　**阳明中风，脉弦浮大而短气，腹都满，胁下及心痛，久按之气不通，鼻干不得汗，嗜卧，一身及面目悉黄，小便难，有潮热，时时哕，耳前后肿，刺之少差，外不解，病过十日，脉续浮者，与小柴胡汤。脉但浮，无余症者，与麻黄汤。若不尿，腹满加哕者，不治。**

弦为少阳脉，胁下及心痛，为少阳症，耳前后为少阳络。浮为太阳脉，鼻干、不得汗、小便难、外不解为太阳症。大为阳明脉，短气、腹满、按之气不通、一身及面目黄、潮热、时哕为阳明症。嗜卧者，阳气内伏，有传入阴经之势，太少二阳止一二症，而阳明之症独多。故曰阳明中风也，脉续浮句，对嗜卧说，言阳气内伏而嗜卧者。今续得脉浮，是气有外出之机，可以小柴胡汤汗之矣。此条是太阳递过阳明，传入少阳之症。但太阳阳明脉症，全然未罢，又非传经常例可比，所谓三阳并病者是也。夫三阳并病，其治例，原该连里解表为顺，故与小柴胡汤，此系正治，至此已完。脉但浮，无余症者二句，又是治主病一法。盖并病治例有二，受并之病重在太阳，则从太阳用麻黄汤矣，不尿是肺气绝，腹满是脾气绝，加哕是胃气绝，两脏一腑俱绝，药不能行，故曰不治。

二一条 阳明病，脉迟，食难用饱，饱则微烦头眩，必小便难，此欲作谷瘅。虽下，腹满如故。所以然者，脉迟故也。

经曰：迟为在脏，阳明病脉迟，以多汗之故，胃中津枯，而脾阳衰弱故也。食不十分用饱，则脾阳犹能团弄食物，津液犹能滋润化生。今脉迟，而脾胃衰弱，故食难用饱。汗多，而胃液伤耗，故饱则微烦也。且食饱不能运化，胃实则肝气滞于上，而肺气不通于下，故头眩而小便难也。谷瘅者，腹满实而积成假热，下之，则胃中空虚，客气动膈，故如故。合炙甘、理中而两主之，其庶几乎。

二二条 阳明病，若中寒，不能食，小便不利，手足濈然汗出，此欲作痼瘕，必大便初硬后溏。所以然者，以胃中冷，水谷不别故也。

喻氏曰：瘕即溏泄，久而不止，则曰痼瘕。此本《内经》甚是。

二三条 阳明病，初欲食，小便反不利，大便自调，其人骨节疼，翕然如有热状，奄然发狂，濈然汗出而解者，此水不胜谷气，与汗共并，脉紧则愈。

欲食则胃壮，小便不利则水蓄，乃水又以胃壮而不归并大肠，则水将从何处着落？今骨节烦疼而有热状，岂非水之因蓄，而泛其气于骨节，所以成热乎？发狂者，阳气郁而欲发，上逼胸分，以及神明也。汗出而解者，谷气送水，则仍以胃壮之故，与汗共并矣。脉紧，就阳明而言，与太阳之紧不同。盖阳明之脉本缓，紧则有发愤之象，故能与汗共并其水，则愈。

二四条　阳明病，不能食，攻其热必哕。所以然者，胃中虚冷故也。以其人本虚冷，故攻热必哕，本文自明。

二五条　脉浮而迟，表热里寒，下利清谷者，四逆汤主之。若胃中虚冷，不能食者，饮水则哕。

经曰："浮为在表，迟为在里"。脉浮，故表热；脉迟，故里寒。三阳治例，俱宜先表后里。今里寒而下利清谷，则脾胃之阳几绝。倘以脉浮表热而发其汗，不特不能作汗，将胃气解散，表里决离而死耳，故以四逆先温其里。下三句，言饮水尚能致哕，其禁攻下更可见矣。此即前条而申言其如重者，大概脉则浮迟，汤主四逆，亦补前条之所未及，而互言之也。

二六条　阳明病，但头眩不恶寒，故能食而咳，其人必咽痛。若不咳者，咽不痛。

此病阳明之经，而胃腑壮不受邪，以致邪从心下穿胁，而传少阳之腑，未出少阳之经，所以外皮犹是阳明，而里症公然少阳者也。盖阳明之经邪，不传少阳之经，故不恶寒。阳明之经邪，不灌阳明之腑，故能食。又少阳腑中之本邪，上逆于肺则咳，上冲于咽则痛，上郁于头则眩也。不咳，咽不痛者，以少阳之逆气，或上或下，并于一而不俱故也。以下数条，多言此种传变，故略注，以便于篇首总辨共参，则庶乎会其旨矣。是症宜主桂枝汤，愚意宜柴胡桂枝汤去人参，不咳去半夏。勉亭注。

二七条　阳明病，法多汗，反无汗，其身如虫行皮中状者，此以久虚故也。

虚指阴阳二者而言，阳明该多汗，今反无汗，是津液不足，不能化汗，以致其气徒串于皮中，而不能送出于表分，故如虫行之状，是其精气之衰而缓，故曰虚也。

二八条　阳明病，反无汗，而小便利，二三日呕而咳，手足厥者，必苦头痛。若不咳不呕，手足不厥者，头不痛。

咳呕，固少阳症。手足厥，为厥阴症。胆藏肝叶，故少阳亦时见之。头痛者，少阳上逆之气也。言本阳明病，无汗，是阳明胃腑不受邪。小便利，是太阳膀胱不受邪，两经之腑俱安，而其经络之邪悉灌少阳。太正两阳俱罢，故见呕咳而厥。此亦从太阳阳明之经，而传少阳之腑者，但当入少阳柴胡症中为合。阳明病，不过其来路耳。

二九条　阳明病，下之，其外有热，手足温，不结胸，心中懊恼，饥不能食，但头出汗者，栀子豉汤主之。

阳明外有热而下之，其表热内陷，而成结胸，与太阳同。今不结胸，而见种种症候，是阴虚而阳气之下陷极者，反致上浮也。阴虚，故心中如失其所有而懊恼，阳气下极而反上浮，故手足温，善饥不能食，头汗出也。此降阳滋阴之栀子豉汤为的对矣，汤意详太阳篇中。

三〇条　阳明病，口燥但欲漱水，不欲咽，此必衄。

此但病阳明之经，而不病腑者。病经，故经血热极而口燥欲漱水。不病腑，故腑不热，而不欲咽也。口燥衄血者，以足阳明之经隧，起于头角之头维穴，厉口旁之地仓、夹车，手阳明之经隧，终于鼻旁、禾髎、迎香等穴，故热盛于口鼻耳。

三一条　脉浮发热，口干鼻燥，能食者则衄。

脉浮、发热、口干、鼻燥，是阳明之经邪甚重。倘胃气衰弱，经邪灌入，蒸其津液而自汗，则不衄矣。能食则胃气壮，而经表之邪，不能内侵其腑，况发热而脉浮，则其热更在上矣。故从其鼻窍而衄，以泻其热耳。

三二条　阳明病，发热汗出者，此为热越，不能发黄也。但头汗出，身无汗，齐颈而还，小便不利，渴欲饮水浆者，此为瘀热在

里，身必发黄，茵陈蒿汤主之。

黄者，蒸出火土之余色也。身汗不闭，发黄不成，小便不利，发黄不愈，两言其来去之路也。主本汤者，茵陈气重味苦，气重则散，味苦则降，佐以苦寒之栀子、大黄，利去其正赤之小便，则向之瘀热在里者，今为之热越于下矣。客曰：此方汤后明明曰，小便当利，尿如皂角汁。又条中治黄之法，正意只是利小便。夫利小便，有五苓、猪苓二汤，何以不用而反用此也？又大黄味苦，而性直气寒，为胃与大肠之利药。人尽知之，即栀豉汤后曰，旧微溏者，不可与，则栀子亦属利药甚明，说利小便而用者，系利胃与大肠之品，却又大便偏不泻，而利出正赤之小便，此不解者又一也，敢请。余曰：五苓、猪苓之症，水为病而成热，水去则热退，故止治水，不必治热。此症系热为病，为闭蓄其水，且煎炼之，故乘火而水泛土浮，以致发黄。若徒去其水，而热犹在，则可再闭而再炼耶，况并不得去其水乎，故此汤专治热，而兼去其热水也。且阳明一见自汗，便禁五苓。阳明汗多而渴，并禁猪苓，恐渗泄其真液故也。试问此症，而犹可以渗泄其液乎？故不用彼而用此者，有天壤之隔也。至于辨论古方，其法有二。知此二法，以察古方，其意庶可见矣。一则用正法，盖从君药也，用多用重，尊之为君。经曰：主病之谓，其余为臣为佐，少用轻用，则不得不随所向而成君绩。此唐虞盛世，君令臣共，如麻桂等，以及此汤是也。一曰变用法，盖从臣药也，主病之君药，酌量用之，或升或降，用二三臣佐，违其偏执之性，监之而行，及其成功，亦归君主。此伊霍之大臣，裁成辅相，如真武、小青龙等汤是也。二义见汤下，今就茵陈而言其正用可也。茵陈味苦，性寒而气芳香，气分之阴药也。苦寒为降，芳香为散，降而散之，其功在行气，而使之下泄于膀胱小肠之间者，多用而尊之为君。然后以降膻中之热之栀子，凉脾土之热之大黄佐之，则栀黄之苦寒，俱随君主气化之用，而不敢自任其直走大肠之性矣，故黄从小便出，客为之拍案叫绝。

茵陈蒿汤

茵陈蒿六两　栀子十四枚，劈　大黄二两，去皮

以上三味以水一斗，先煮茵陈，减六升，内二味，煮取三升，去滓，分温三服。小便当利，尿如皂角汁状，色正赤，一宿复减，黄从小便去也。

三三条　阳明病，面合赤色，不可攻之，必发热。色黄，小便不利也。

面为阳明之应，赤色则水不足而火有余。攻下则津液愈伤，而火气更盛，故发热色黄，而小便不利。

三四条　阳明病，无汗，小便不利，心中懊憹者，身必发黄。

懊憹属干热，注见栀豉汤下。

三五条　阳明病，被火，额上微汗出，小便不利者，必发黄。

风寒发黄一症，其根种于太阳，其势成于阳明。其先由于阴津不足，而阳火有余，其终变为内火燔炙，而外水聚炼者也。盖太阳膀胱，热邪客之，则癃闭而不利。于是衬高胃饮，而停其渗泄，不传阳明。上则为水结胸症，下则为奔迫下利之症。若传入阳明，而胃腑又为热邪所据，热饮相搏，土气乘热湿而发黄，故曰种于太阳，成于阳明也。又胃中津液充足之人，热邪搏之，轻则蒸为自汗，重则奔迫下利，津液从汗利而下，热邪亦从汗利而衰，俱不能发黄。惟津液不足，热邪逼之，竟无汗利之材料，于是久而愈热，不得不引外水以自救。且因热癃闭，而小便不利，以致燔炙煎炼，而成极热极湿之候，将湿以滞热，热以蒸湿，渗泄周身而发黄。故曰由于阴津不足，而阳火有余，变为内火燔炙，而外水聚炼也。此

瘀热郁热之症，故立茵陈一汤者，但热者寒之，瘀者决之，郁者散之之意也。

三六条　阳明病，下血谵语者，此为热入血室，但头出汗，当刺期门，随其实而泻之，濈然汗出则愈。

风寒血结一症，太阳与阳明有辨，男子与女人有辨。若不细读《灵》《素》，则愦愦也。太阳热结膀胱，膀胱与大肠贴近，东邻失火，祸及西邻，故大肠血结，已详太阳注中。若阳明之血，上与膻中相贯，乃胃中津液，化赤而蒸于膻中，以滋心脏者也。胃得热邪，胃中血结，因而热蒸膻中，则膻中之血亦热。是太阳之血低，而阳明之血高也。男子之血，根于胃腑，藏肝、统心、灌肾、滋肺，以及诸腑之外，则禀心而注脉散络，盖藏而不泻者也。故积其余气，由本经上行而络唇口，比女子独多须者此也。若夫女人之血，其生处，以及藏、统、灌、滋，与男子俱同。但其胞络别支，与冲任相贯，即系胞之处，是为血室。冲任之脉络，下通廷孔。廷孔者，《内经》谓在溺孔之端者是也。血满血室，则气机下并，而下其血为月水，女人有之，男子则无。女人病前值行经，血室一空，热邪乘空入之，与陷胸同义。病后值行经，血室一动，热邪乘势入之，与烧针同理。男子之血不动，故不空，亦何热入血室之有？且男子于太阳病，则血结大肠；于阳明病，则血瘀胃腑，俱可从大便而下，故皆用硝黄。女人热入血室，血当从小便之廷孔而下，则于抵当之硝黄为无谓矣，故曰刺，曰随其实而泻之。知此，则喻氏所言男子阳明经病，下血而谵语者，亦为热入血室一语，可以不辨而自明矣。此条专指妇人之症，下血，当指尿血而言。期门，注已见。随实而泻者，非下其血之谓。言阳明表实，则主葛根；少阳表实，则主小柴，观下文濈然汗出句自见。盖治血室之热以刺；治表实之热者，仍以汗出也。

三七条　阳明病，其人喜忘者，必有蓄血。所以然者，必有久瘀血，故令喜忘。屎虽硬，大便反易，其色必黑，宜抵当汤下之。

此条兼男女而言者也。女人除热入血室之外，其胃与大肠结血，与男人同。胃中结血，热蒸膻中，则神明之路燥涩，故喜忘。胃有瘀血，血主润，故大便反易；得败血之余色，故黑。汤意见太阳注。

三八条　病人无表里症，发热七八日，虽脉浮数者，可下之。假令已下，脉数不解，合热则消谷喜饥，至六七日不大便者，有瘀血也，宜抵当汤。若脉数不解，而下利不止，必协热而脓血也。

喻氏曰：虽云无表里症，然发热，脉浮数，表症尚在。其所以可下者，以七八日为时既久，而发热脉数，则胃中津亡，不得不用下法，如大柴之类。若下后脉数不解，胃中热炽，当消谷善饥，乃谷食既多，而至六七日不大便，其非气结，而为血结明矣，所以亦宜抵当也。若大柴下后，脉数不解，而下利不止，则不宜抵当之峻，但消息以清其血分之热邪。若血分之热邪不清，必致协热而便脓血矣，此解颇是。其谓消息以清其血分之热邪则非。盖治协热，则太阳误下中有例；治脓血，则少阴桃花汤有方，合二者而详审其方意，可以知清解热邪之语为误矣。协热，注见太阳桃花汤，方意详少阴条中。

三九条　病人烦热，汗出则解，又如疟状，日晡所发热者，属阳明也。脉实者，宜下之；脉浮虚者，宜发汗。下之宜大承气汤，发汗宜桂枝汤。

此条言太阳烦热汗解，又如疟状，日晡潮热，此系转属阳明，但宜看其在经在腑。脉实为在胃腑，宜下；脉浮虚为在阳明之表，宜汗。喻氏谓虽入阳明，尚恐未离太阳，故必辨其脉，此说不合。盖仲景于桂枝一汤，直用到底，不必单是太阳；盖五经之表，其经隧俱出而逮于太阳之所该管故也；盖本文言太阳，则曰汗出则解，言日晡如疟，则曰属阳明也。紧接脉实宜下，脉浮虚宜汗，则实与浮虚俱指阳明而言，与太阳无涉。脉实为阳明腑病，故宜下；脉浮虚为阳明经病，故宜汗。喻氏牵扯太阳，只因阳明禁汗一语，自误耳。

阳明经中篇

喻氏以已离太阳，未接少阳，谓之正阳阳明，列于此篇。盖谓正阳阳明，俱以下为治例，谬甚。夫太阳已罢，少阳未传，而阳明本经之表症悉除，但剩内实一症者，则所谓正阳阳明。下之，固为无弊。若正阳之表症尚在，而仅无太少二阳之候，且见内实者，倘遵其禁汗一语，任其表热，则津液因表热而愈干。既为死候，若不顾表热，而遵其攻下一法，则内空表陷，而成结胸者多矣。

一条　阳明之为病，胃家实是也。

此总六经而言。盖传入阳明之腑，固是胃实之阳明病，其余五经流遗，热燥于胃，而胃实者，俱为阳明病，亦属为下症。细读六经论文自见，非有意与嘉言二三也。

二条　伤寒三日，阳明脉大。

三日，乃传过阳明之候，道其常也。阳明之脉本缓，缓者，宽裕之貌。盖缓中原有大之体格，今邪犯之，则本相全露矣，故大。

三条　伤寒，发热，无汗，呕不能食而反汗出濈濈然者，是转属阳明也。

发热、无汗、呕不能食，原属太阳伤寒症候，今反忽然汗出，而病又不解，是病邪去太阳而入阳明，蒸出津液，故曰属阳明。

四条　伤寒，转系阳明方解，故濈然微汗出也。

承上文而申说汗出之故。方解，指太阳之卫气并毛孔而言。盖寒邪在太阳，卫气拘紧，毛孔凝闭，故无汗。转入阳明，寒去太阳，则太阳无病，而卫气毛孔，方为开解，故濈濈然汗出。喻注，谓热呕止，是言通体俱解，误。夫太阳不传阳明，有六七日自汗而愈者，岂有才转阳明，即热除呕止，而尽解者乎？

五条　太阳病三日，发汗不解，蒸蒸发热者，属胃也，调胃承气汤主之。

此太阳病未罢，而阳明之邪，经腑俱满，以葛根汤发汗，则太阳既罢，而阳明经之邪已微。其所以发热者，胃腑之邪蒸于外，而为肌肉之热耳，故调其胃，此退火止沸之理也。

六条　阳明病，本自汗出，医更重发汗，病已差，尚微烦不了了者，此大便必硬故也。以亡津液，胃中干燥，故令大便硬。当问其小便日几行，若本小便日三四行，今日再行，故知大便不久出。今为小便数少，以津液当还入胃中，故知不久必大便也。

此经腑兼病之阳明，以葛根汤重发汗，故差。然阳明首重津液，故虽差而津液已亏，便硬微烦矣。问其小便，此大关也，数少者，太阳中所谓勿治之，是则不数少者，尚酌量于诸承气汤中矣。

七条　阳明病，自汗出，若发汗，小便不利者，此为津液内竭，虽硬不可攻之，当须自欲大便，宜蜜煎导而通之。若苦瓜根及猪胆汁，皆可为导。

阳明内实有二，热邪入胃，胃液有立尽之数，故当急下以救其津液。此则邪止在经，因自汗出，而又发其胃中之汗，津液在垂亡，故硬实耳，与胃中热邪结硬者不同，故变承气而用导其下截，以俟其津液自生，而渐通耳。方论见方下：

蜜煎导方

蜜七合，一味，内铜锅中，微火煎之，稍凝似饴状，搅之勿令焦，看捻可丸，并手捻作，捉令头锐，大如指，长二寸许，当热时急作，冷则硬，以内谷道中，以手急抱，欲大便时，乃去之。

猪胆导方

大猪胆一枚，泻汁，和醋少许，以灌谷道中，如一食顷，当大便出。

凡攻下等方，固有高下。已悉太阳十枣、陷胸注下，其上中二焦，原无热邪结聚，不过大肠血少，艰涩难下，或大肠热闭，结而难行。若用承气诸药，直从胸胃攻下，是伤无辜，而食少、腹胀之病作矣。故血少者，用蜜导以润之；热结者，用胆导以泄之。庶乎大便行，而于胃腑无伤也。猪胆苦寒善渗，和醋少许者，酸以敛其上渗耳，不尔，少腹将作痛矣。

八条　阳明病，脉迟，虽汗出不恶寒者，身必重，短气，腹满而喘，有潮热者，此外欲解，可攻里也。手足濈然而汗出者，此大便已硬也，大承气汤主之。若汗多，微发热恶寒者，外未解也，其热不潮，未可与承气汤。若腹大满不通者，可与小承气汤，微和胃气，勿令大泄下。

脉不数而迟，是脉已解；不恶寒，是表已解。脉与表俱解，既在可以攻里之候，而身重、短气、腹满、喘、潮热五症，又是里实之验，故曰外欲解，可攻里也。身重者，胃实而脾阳不发舒也；短气者，胃实而肺气不下利也；满，属脾病；喘，属肺病；腹满而喘，又举脾肺中之一耳。潮热者，其热如潮信，去来有时。盖其去，为表邪欲解之应；其来，为胃热蒸出之应也。言如果验是胃实，才可用大承攻下；若表邪未解，断不可攻，以致结胸与痞之变，纵或大满，而万不得已，亦不过用小承气以微和胃气耳。

大承气汤

大黄四两，酒洗　厚朴半斤，去皮　枳实五枚　芒硝二合

以上四味，以水一斗，先煮二物，取五升，去滓，内大黄，煮取三升，去滓，内芒硝，更上微火二沸，分温再服，得下，余勿服。

王海藏曰：朴去痞，枳泄满，硝软坚，黄破实，谓必痞、满、燥、实之四症全，而后可用，不易之论也。

九条　病人不大便五六日，绕脐痛，烦躁，发作有时者，此有燥屎，故使不大便也。

此言未经下过，相其有如此之下症，即宜下之，弗得因循，此下之正病也。

一○条　大下后，六七日不大便，烦不解，腹满痛者，此有燥屎也。所以然者，本有宿食故也，宜大承气汤。

言纵经下过，至六七日不大便，犹宜再下之。

一一条　病人小便不利，大便乍难乍易，时有微热，喘而不能卧者，有燥屎也，宜大承气汤。

言大便虽有，而乍难乍易。其乍易者，以小便不利所致；而于难处，知其可下，谓不可因时见大便而不下也。

一二条　阳明病，潮热，大便微硬者，可与大承气汤；不硬者，不可与之。若不大便六七日，恐有燥屎，欲知之法，少与小承气汤，汤入腹中，转失气者，此有燥屎，乃可攻之。若不转失气，此但初头硬，后必溏，不可攻之，攻之必胀满不能食也。欲饮水者，与水则哕。其后发热者，必大便硬而少也，以小承气汤和之。不转失气者，慎不可攻也。

胃实为急症，大承为峻药，当下则下，不下则津枯；不当下而下，则阳败，故以小承试之，并和之也。

一三条　阳明病，下之，心中懊恼而烦，胃中有燥屎者，可攻。腹微满，后必溏，不可攻之。若有燥屎者，宜大承气汤。

以大承下之，病不除者，犹宜大承气也。

一四条　得病二三日，脉弱，无太阳柴胡症，烦躁，心下硬，至四五日，虽能食，以小承气汤，少少与，微和之，令小安，至六日，与承气汤一升。若不大便六七日，小便少者，虽不能食，但初头硬，后必溏，未定成硬，攻之必溏。须小便利，屎定硬，乃可攻之，宜大承气汤。

无太阳柴胡症，犹言太阳无桂麻症，少阳无柴胡症之谓。此条所谓太阳遗热之阳明，非传入阳明之正例也。盖因二三日，即见弱脉，即无表症，是于二三日内，已从太阳自愈矣。其烦躁，心下硬，不过从太阳胸分，逼入胃口耳，为日未久，又非正传，故仅少少与小承气，必至六七日，乃与一升。若至六七日而小便还少，当俟其定硬，然后攻之耳。能食不能食，非辨风寒也。盖因胃虚之人，多不能食。今虽能食，不可不预防胃实之渐，又小便少者，虽不能食，倒似胃实之象，但小便渗入胃中，必是初硬后溏，又不可因不能食，而误认为成硬也。喻注瑕瑜并见。

一五条　阳明病，不吐不下，心烦者，可与调胃承气汤。

未经吐下，胃中津液似无亏损，但心烦一症，其人平日胃液素短可知，故宜调胃以令小安也。

一六条　阳明病，谵语发潮热，脉滑而疾者，小承气汤主之。因与承气汤一升，腹中转失气者，更服一升，若不转失气者，勿更与之。明日必大便，脉反微涩者，里虚也，为难治，不可更与承气汤也。

谵语、潮热是下症，疾者数脉之减，滑为热逼津液内结之应，又下脉也，故主小承气汤。服汤而转失气，是药不胜病，故可更服。若不失气，又是滑为阳虚，疾为阴虚之脉，故不可更与之。若服汤后，而既不大便，且脉之滑者变微，疾者变涩，是微为无阳，涩为无阴，故曰难治。

一七条　夫实则谵语，虚则郑声。郑声，重语也。

郑声，长沙自注为重语，即儿童背书不熟，重念其上句之象。今老年病家，多以一言而重三叠四连述者是也。盖虚则神明不能下烛，其断续处，有如此之支梧耳。喻注，声出重浊，此正先轻后重，为内实谵语之渐，非郑声也。

一八条　直视谵语，喘满者死。下利者，亦死。

目之为用，光明属火，流动属水，直视则肾脏垂绝矣。语之所出，神明具灯象，津液具膏象。谵语，则胃腑干枯矣，二者相兼已为危候，况喘则肺金受伤，而肾无滋息之源；满，则脾土复坏，而胃无运动之气，故死。若直视谵语，纵不喘满，但下利者，亦主死。此条总重在阴气上言，肾枯胃燥，竭其源者，死。决其流者，亦死。

一九条　发汗多，若重发汗者，亡其阳。谵语，脉短者死。脉自和者不死。

亡阳，就津液而言，阳明首重津液，于太阳过汗，至阳明而重发其汗，则津液干而谵语矣。更见脉短者，草枯而卷，木干而结之象，故死。言不必如上条之症具，先见于脉者，有如此也。喻氏门人问答，以亡阳二字为阳虚，欲与四逆汤。喻氏模糊答之，不明指出亡阳为亡阴中之津液，而谵语为津竭之症，俱失也。

二〇条　阳明病，其人多汗，以津液外出，胃中燥，大便必硬，硬则谵语，小承气汤主之。若一服谵语止，更莫复服。

二一条　伤寒四五日，脉沉而喘满，沉为在里，而反发其汗，津液越出，大便为难。表虚里实，久则谵语。

此条当入太阴，盖四五日，是传太阴之候。喘满，又手足太阴之症。况脉沉，又非可汗之诊，反发其汗，故津液越出而大便难，表虚里实而谵语矣。喻氏曰，其不出方者，亦即上条承气之互意也，甚当。

二二条　伤寒若吐若下后不解，不大便五六日，上至十余日，日晡所发潮热，不恶寒，独语如见鬼状。若剧者，发则不识人，循衣摸床，惕而不安，微喘直视，脉弦者生，涩者死。微者，但发热谵语，大承气汤主之。若一服利，止后服。

此条当重看伤寒二字。伤寒当以汗解，乃误用吐下，徒竭其胃中之真液，故不解。而且致变若此也，不大便，潮热，独语如见鬼状，皆胃液枯槁之症；不识人，循衣摸床，上焦干燥，神明无依，又手少阴心液欲绝之征也。上中二焦之津已竭，而取资于下，则肾水悉索奔命，故微喘、直视，此种症候，九死一生，但看下焦，肾部阴液之虚实而已。实则脉见弦，弦中具滑象也，故生。虚则脉见涩，涩则体短也，即前三条脉短者死之义，故死。微者以下，又另承吐下不解来，言吐下而伤其胃液，剧者如彼，微者但发热谵语，则危机已伏，当以大承急救其津液矣。

二三条　汗出谵语者，已有燥屎在胃中，此为实也，须下之，过经乃可下之。下之若早，语言必乱，以表虚里实故也。下之则愈，宜大承气汤。

太阳之邪，些小传入阳明；阳明之经邪，些小传入胃腑，俱谓之不过经。过经者，太阳与阳明两经，经表之邪，尽情灌入于胃，而两经表症悉罢之谓。若不俟过经而早下之，则从前先入胃腑，些小之邪虽去，而太阳阳明未过经之表邪，因胃中一空，悉行坐入，反成表虚里实之势，故不得不用再下。若俟其过经，则一下而尽下矣。知此，则喻氏之通因通用，将错就错，为何语耶？

二四条　阳明病，谵语有潮热，反不能食者，胃中必有燥屎五六枚也。若能食者，但硬耳，宜大承气汤。

执定谵语、潮热二症，虽能食不能食，为燥屎及但硬之分，其总宜大承则一也。

二五条　阳明病，发热汗多者，急下之，宜大承气汤。

此条，全重在汗多二字。盖汗多者，胃中津液有不尽不止之势。下之，则里空而气从内敛，故汗可止，又不但热势从大肠而出已也，故宜急下。大凡汗多者，其热必潮。即使表邪未解，而汗多之后，其热必微。今汗多而仍发热，则知发热为内热所蒸，故可放胆下之。

二六条　发汗不解，腹满痛者，急下之，宜大承气汤。

二七条　腹满不减，减不足言，当下之，宜大承气汤。

不解，为发热也。发汗不解，而反腹满痛，则不解非表邪，因腹中热结满实，衬托外浮而热者，故宜急下。腹满不减，因宜大承气。即减去几分，亦算不得，犹宜大承。总见腹满实，非下不可。

二八条　伤寒六七日，目中不了了，睛不和，无表里症，大便难，身微热者，此为实也，急下之，宜大承气汤。

目中不了了者，神气内结之象；睛不和者，不十分流动也。表指壮热、头痛、恶寒而言；里谓烦渴，胀满之类。夫胃实则神不外清，液干则精不上灌，故目不了了，而睛不和。言既无壮热等之表症，又无烦渴等之里症，但见一大便难，即宜急下。盖迟则恐变为直视谵语之死候也，或问曰：仲景阳明诸论，曰待其成硬，曰试以小承气。多少迟徊，及至目中不了了一条，痞硬满实，既不一见，且无手足自汗、潮热、谵语、喘痛等候，反用大承气急下，何也？

答曰：仲景阳明论条，婆心最切。其精细似重复，而非重复也；其首尾似矛盾，而非矛盾也。盖因病人本来之阴阳有盛衰，而胃中所存之食物有多寡，故可下之症有三，而或缓或急，成一定之例矣。何谓下症有三？曰胃实，曰成硬，曰燥屎是也。自汗，既多津液伤耗，热邪逼之，糟粕不溏，是名胃实。候表既解，待其成硬而攻之，则盛热以当寒药，胃阳不伤，斯合正法。其有阴液素短，必不可待，待则亡阴。故有不等成硬，少与调胃等例。如已至成硬，大承气攻之，泮然冰释，何快如之！然又有胃阳甚微，如脉迟，及饮水则哕等症，虽遇成硬，又不敢用大承，而用小承以试之和之，所以千回百虑也。至于成硬之后，又延时日，则胃中燥屎，又非成硬比。夫然后独任大承，而无顾虑耳，是未实而先与调胃小承者，以其阴虚，故预防而存其阴也；已实而犹欲试之和之者，以其阳虚，故酌量以养其阳也，此仲景之所以迟徊者此也。夫中风能食，胃多宿垢，屎若定硬，痞满坚实，以及喘痛，其下症犹为易辨。若夫伤寒不能食，胃中停滞原少，四症不形，喘痛未见，大便虽难，医多忽略，因循时日，不为攻下，以致阴亡津竭者多，故另立此法。言津液短少之人，往往不显满痛等症，但看目睛昏迟，便宜急下。盖以其胃中原无多余停滞，故不早显可下诸症，以致担延，其可再缓乎？喻氏曰：阳明之脉络于目，络中之邪且盛，则在经之邪更可知。夫本文不曰无表里症乎，若果经络之邪甚盛，仲景何以谓无表里症耶？且经络之邪盛，已犯未过经而早下之禁矣。

二九条　阳明病，欲解时，从申至戌上。

解者，谓阳明经表之热邪解散。盖言汗也，从申至戌，为阳明之旺时，故解。若云自利，而腐去邪解，经曰：脾家实，腐秽当自去，又当解于太阴之旺时，从亥至丑矣。

三十条　脉浮而芤，浮为阳，芤为阴，浮芤相搏，胃气自热，

其阳则绝。

其阳，亦指津液中之阳液言，而浮芤为阳明中之浮芤，与他经无涉。故断曰：浮则胃气自热；芤则其中之阳液已绝也。此条乃伤寒胃实之死脉。盖阳明沉实，为可下之脉。浮而兼芤，不下，固亡阴；下之，亦亡阴也。

三一条　跌阳脉浮而涩，浮则胃气强，涩则小便数，浮涩相搏，大便则难，其脾为约，麻仁丸主之。

跌阳，即阳明也。以其在两阳之间，故曰阳明。又其对太阳而言，跌于太阳之内，故又曰跌阳也。胃气以阳德之盛衰为强弱。脉浮者，阳盛也，故知胃气强。小便数者，非平常数之谓，盖指通利而遍数勤也。胃脉涩，则知胃中不余外水，而小便利且多也。浮为阳盛，涩为水短，故曰浮涩相搏，大便则难，脾约之症。喻氏谓：约者，省约也。脾土过强，将胃中所受之谷，约为一二弹丸，甚是。但仲景《辨脉》条曰：脉浮而数，能食不大便，名曰阳结。盖谓原有禀赋脏气之干热者，非病邪也。脏气已自干热，一伤风寒，风为阳热，寒能化热，即于太阳经中，便有肠胃枯干之症，故曰太阳阳明者，脾约是也。以其为脏气之偏，既不可顿下，且邪在太阳阳明之界，又不许大下，而其肠胃干枯之急，却不容待，故立麻仁丸一方者，以滋润肠胃之麻仁为君，以清理结热之大黄为臣。大凡脾约者，肺遂不清，故用朴杏之降润者为佐。大凡脾强者，胸必多热，故以枳实之散泄者为使。加芍药者，脾为脏阴也，取其引至太阴耳。

麻仁丸（即脾约丸）

麻子仁二升　芍药半斤　大黄一斤，去皮　枳实半斤，炙　厚朴一斤，去皮，炙　杏仁一升，去尖熬作脂，去皮以上六味为末，炼蜜为丸，桐子大，饮服十丸，日三服，渐加，以知为度。

阳明经下篇

喻氏曰："凡外邪已趋少阳，未离阳明，谓之少阳阳明，列于此篇"，其意以为少阳阳明，除发汗利小便，以致胃燥烦实者，必不可下，误甚。详本经上中二篇之首。

一条　阳明病，发潮热，大便溏，小便自可，胸胁满不去者，小柴胡汤主之。

此阳明欲罢，而为少阳之正病也，盖胃实，能潮热，表邪欲解，亦能潮热。今潮热而大便溏，小便自可，则非胃实之潮热，而为阳明之表邪欲解明矣。况胸胁满，的是少阳之气所致，故主小柴胡汤。本文宜入少阳为是。

二条　阳明病，胁下硬满，不大便而呕，舌上白苔者，可与小柴胡汤。上焦得通，津液得下，胃气因和，身濈然而汗出解也。

胁下乃少阳之分部，硬满为少阳之逆气，虽有不大便一症，而呕与白苔者，不可攻，故以小柴胡清理少阳之逆气。气平，而胁下之硬满亦平矣。上焦气逆，则津液不下，故不大便，非有宿食也。津液下，而胃气和，表解于濈然汗出，里解于胃和自下矣。

三条　问曰：病有太阳阳明，有正阳阳明，有少阳阳明，何谓也？答曰：太阳阳明者，脾约是也；正阳阳明者，胃家实是也；少阳阳明者，发汗利小便已。胃中燥烦实，大便难是也。

太阳阳明等三句，疑上古医经之文，仲景借为问答者。见阳明胃腑，为水谷之海，其津液，与他经有休戚相关之势，不可不防微杜渐。言三阳以例三阴也，不言不可下可下者，以其法备诸条也。叔和取此冠阳明之篇首，并无谬处。嘉言反后其文而訾议之，且曰当日之间，乃问三阳经中下症。所以答云：太阳阳明之可下者除是此，少阳阳明之可下者除是此，舍此别无下法。其实二者，反是不可下不必下之症，而二经阳明之可下当下者，正多也。总是嘉言之自误者，以太少二阳之阳明，必然禁下一语，横于胸臆耳。六经俱有阳明，俱有下症，已见总辨。其答客难之论，强扭强捏也。

附少阳等转阳明五症

少阳及三阴，原有阳明下症，喻氏曰转，则误也。热病论曰：食肉则复，多食则遗。当曰少阳遗阳明为合，然已见各经论中，分阳明三篇，已为蛇足，附此则足上加足矣。

少阳阳明者，发汗、利小便已，胃中燥、烦、实、大便难是也。已具阳明可删。

服柴胡汤已，渴者，属阳明也，以法治之。可删。

伤寒，脉浮而缓，手足自温者，是为击在太阴。太阴者，身当发黄。若小便自利者，不能发黄。至七八日，大便硬者，属阳明也。可删。且七八日已上七句，是太阴原文。大便硬者二句，杜撰添上，故分别录。

少阴病，六七日，腹胀，不大便者，急下之，宜大承气汤。可删。

下利谵语者，有燥屎也，宜小承气汤。已具厥阴，可删。

少阳经总说

少阳主相火，相者，宰相之义。盖其奉心阳而下颁，譬彼传令，领肾气而上贯，仿之陈谟，故与手经三焦同治，自其本气之受于心肾，而掌上升下降外出内入之机也，故曰少阳为枢，但两阳受气，阳多于阴，得火化之正，故胆中精汁，苦而极贵，而以辛温发散为禁也，其性急，故脉弦，其隧道从目锐眦循头角，下耳后历肩，由胁里过季胁，行膝下正外廉，故外症则见目眩而赤、耳聋肩重、胁满季胁胀、足外廉痛且热。其署胁也，胸与之通，故其热邪上逆，则胸烦呕渴而嗽，又胃外上逆之热，能令胃中之气不下运，故善饥而不欲食也，又胁下与腹逼热邪下逆，则附于腹，故时痛而下利，且能传太阴之脏也。其本乡属胆，得热而上泄，故口为之苦，且肝胆连属，故又能近传厥阴也。日窠大者，胆乃横，其见于面部者，鼻左旁目内眦下二指，正与胃部相对。其本色，则青如翠羽者，吉。红则为热，上锐则上逆，下锐则下逆，热甚而逼干胞精，善言语者死不治。其音角徵。角者，小坚而长也。少阳为阳腑，见徵为未解。带羽者为欲愈。

一条　伤寒五六日中风，往来寒热，胸胁苦满，默默不欲食，心烦喜呕，或胸中烦而不呕，或渴，或腹中痛，或胁下痞硬，或心下悸，或小便不利，或不渴，身有微热，或咳者，小柴胡汤主之。伤寒中风有柴胡症，但见一症便是，不必悉具。（《尚论》将汤后加减略去分两。入此，令仍归汤后可放。）

伤寒五六日中风，犹言伤寒中风至五六日之谓。下文伤寒中风云云，可证。往来寒热者，少阳为枢，常司转运表里之任。今邪气传之，则不能转运，而自为起伏，伏则从阴故寒，起则从阳故热。夫起伏阴阳，虽消长之寒热，然亦其不得为枢，而自为反复，故寒热常往来耳。胁为少阳之部署，少阳上逆，故满。胸，虽太阳之分，与胁相通，故胁满，而甚则胸亦满矣。少阳之气逆于上，故胃中不和，而不欲饮食。此当与阳明下篇第二条参看，则不欲食之理自见。默默，胃家无动机之象，正不欲饮食之注脚也。胃无阳津上供心主，故烦。少阳木邪，欲乘所胜，故喜呕。胸中干烦者，热邪从胁而注之之应。少阳之邪，既上逆于胸胁，则不中凌于胃，故亦有不呕者，或渴者，津液自短，而又为少阳热邪所烁也，亦即少阳阳明，所谓发汗、利小便而大便难之根也。腹中原自有寒，少阳之邪因其寒而下搏之，故痛。方后去黄芩，自悉，胁下痞硬，即上文苦满之甚者。盖将下焦阴寒之气，与热邪而俱逆故也。心下悸，心中之阳虚也；微热，为长热而微，非往来寒热之义；咳则从胁灌胸，而肺张也。总之少阳为枢，主内外出入，上升下降之机。今乘风寒之邪，则其气俱逆，外逆上逆，则为痞满，为不欲食，为心烦及悸，为呕，为微热，为咳，为渴等症；下逆内逆，为腹痛，为寒逆，为小便不利，为自利等症。上下俱逆，其症悉具矣。然气机从并，上逆则下症不具，下逆则上症不具，故曰但见一症即是，不必悉具也。主小柴胡汤者，以参、姜发舒伏匿在下之阳，以芩、半降敛怫郁在上之阴，以清轻芳香之柴胡为君，而引之出表。夫然后以甘草、大枣留连而接续之，则邪去而阳升阴降，其释然解也宜矣。

小柴胡汤

柴胡半斤　黄芩三两　人参三两　甘草三两　半夏半斤，洗　生姜三两，切　大枣十三枚，劈

以上七味，以水一斗二升，煮取六升，去滓，再煎，取三升，

温服一升，日三服。

加减法

若胸中烦而不呕者，去半夏、人参加栝楼实一枚；若渴者，去半夏加人参，合前成四两半，栝楼根四两；若腹中痛者，去黄芩加芍药三两；若胁下痞硬，去大枣加牡蛎四两；若心下悸，小便不利者，去黄芩加茯苓四两；若不渴，外有微热者，去人参加桂枝三两，温服取微汗愈；若咳者，去人参、大枣、生姜，加五味子半升、干姜二两。

半夏降逆气，人参助气生热，烦为有热邪，不呕为不上逆，故俱去之，栝楼实清膈中邪热，故加之；渴者，津液必亏，半夏燥，故去之；人参、栝楼根生津液，故加之；腹中痛者，其人本有寒气在腹，故引少阳之邪入而作痛也，黄芩寒，故去之；本方为驱邪之剂，加芍药者，亦欲其下引入腹中，而去其旧日之邪也。大枣温补，非痞硬者所宜，故去之；牡蛎咸寒软坚，且其性沉而敛，故加之；心下悸，系心阳虚，故苦寒之黄芩非所宜也；茯苓淡渗，故小便不利者加之；不渴而外有微热，是里无病而表求解，故去固表之人参而加桂枝以和之也；咳者肺张，人参、大枣之性温补，恐致肺满而喘，生姜发散，恐其肺之愈张，故并去之；咳者，肺寒，故加五味以敛之之外，而复外加干姜之辛热以温之也。

二条　少阳之为病，口苦、咽干、目眩也。

喻氏曰："口苦咽干者，热聚于胆也。目眩者，木盛生风而旋晕也"，切当。

三条　伤寒，脉弦细，头痛发热者，属少阳。少阳不可发汗，发汗则谵语，此属胃。胃和则愈，胃不和，则烦而悸。

此是从太阳而跳传少阳之病也。头痛发热为太阳症，脉宜浮紧浮缓为合。今见弦细，则是少阳之脉，不得以头痛发热，而认为可发汗之桂麻等症矣。汗之，则津液伤而谵语也。夫谵语为胃干之候，胃和则津液复而愈，胃不和则胃中阴阳俱不能上供，阴不上供故胸烦，阳不上供故心下悸也。

四条　少阳中风，两耳无所闻，目赤，胸中满而烦者，不可吐下，吐下则悸而惊。

少阳之脉，贯耳、络目。风热之邪，从脉上冲，故耳无闻，而目赤也。满为气逆，烦为液短。倘以中满而吐下之，则胸中之阳虚而悸，阴虚而干烦之热上逼心主而惊矣。喻氏谓热与痰饮搏结，故胸满而烦误。

五条　伤寒三日，三阳为尽，三阴当受邪，其人反能食不呕，此为三阴不受邪也。

六条　伤寒三日，少阳脉小者，欲已也。

七条　少阳病，欲解时，从寅至辰上。

八条　伤寒六七日，无大热，其人躁烦者，此为阳去入阴故也。

无大热是表邪内沉，躁烦是里邪显露，故曰阳去入阴。此条当入少阴前列。

九条　伤寒四五日，身热恶风，头项强，胁下满，手足温而渴者，小柴胡汤主之。

身热，恶风，头项强，为太阳症；胁下满，为少阳症。太阳之手足壮热，阳明之手足热而不壮，少阳从厥阴之化，手足冷主小柴胡者。前条言纯是太阳症，一见弦细脉，便不得从太阳汗法；此条言多半太阳症，见少阳一症，纵然手足温而不冷，即渴之一症合审之，则知胁满，为相火上逆之因，便当从少阳之和法矣。

一〇条　伤寒阳脉涩，阴脉弦，法当腹中急痛者，先用小建中汤。不差者，与小柴胡汤主之。

阳脉涩，为外无阴也；阴脉弦，为里无阳也。大似中气虚微，不能载邪于表，以致邪气内击之象，故曰法当腹中急痛，先与小建中汤者，建立中气，资自汗以开元府，则阳不涩而阴不弦，其入下之邪，可从上而散，而急痛者自愈矣。今不差者，则是少阳受邪，下逆为病。上不逆，故阳脉涩，而无喘、呕、渴、咳等症，从下逆，故阴脉弦，而见腹中急痛也，计惟以小柴胡汤和之。得汗，而阳不涩；邪散，而阴不弦矣。

一一条　伤寒五六日，已发汗，而复下之，胸胁满，微结，小便不利，渴而不呕，但头汗出，往来寒热，心烦者，此为未解也，柴胡桂枝干姜汤主之。

胸，为太阳之区，胁为少阳之部，满即表邪内入而为之也。以其曾发过汗，故不成结胸，而但微结耳。此本太阳病，发汗未解除，而复下之，于是太阳表邪，从胸递胁，而传于少阳者也。但太阳尚有胸满微结一症，少阳已具胁满、小便不利、渴、往来寒热、心烦五症，而阳明又以无辜误下，津液大伤，而见头汗一症。此际用药，实为掣肘，而其剪裁之妙，直入化工。盖用柴胡汤者，从少阳也，以其渴而不呕，故去半夏；以其微结而胸胁满，故去参、枣，然后以花粉滋干，牡蛎软结，干姜温胃，而救下药之寒；桂枝行阳，而托内陷之热，但见一片猩红心血，千古如新也。

柴胡桂枝干姜汤

柴胡半斤　桂枝三两　栝楼根四两　黄芩三两　牡蛎三两　甘草二两　干姜三两

以上七味，以水一斗二升，煮取六升，去滓，再煎三升，温服一升，日三服，初服微烦，复服汗出便愈。

一二条　服柴胡汤已，渴者，属阳明也，以法治之。

已谓少阳之症罢也，法者，指阳明诸法而言。

一三条　凡柴胡汤病症而下之，若柴胡症不罢者，复与柴胡汤，必蒸蒸而振，却发热汗出而解。

当与太阳病下之，其气上冲者，犹可与桂枝同参，知其必蒸蒸而振汗解者，以下之之后，阳微故耳。

一四条　伤寒五六日，呕而发热者，柴胡汤症具，而以他药下之，柴胡症仍在者，复与柴胡汤。此虽已下之，不为逆，必蒸蒸而振，却发热汗出而解。若心下满而硬痛者，此为结胸也，大陷胸汤主之。但满而不痛者，此为痞，柴胡汤不中与之，宜半夏泻心汤。

他药，谓非当病之药，不仅止丸药也。此条原宜入少阳，喻氏以结胸一变，反从泻心之类，编入太阳，注及方论，见太阳篇。

一五条　本发汗，而复下之，此为逆也。若先发汗，治不为逆，本先下之，而反汗之，此为逆也。若先下之，治不为逆。

此总论三阳之治例，非单指少阳也。盖谓本当发汗之症，而误下之，表邪内陷，而为痛满结胸，是一大逆。若已经汗过，表邪将尽，纵然下早，不为大逆也。本当攻下之症，而误汗之，津液内竭，以致谵语发黄，是亦为大逆。若已经下过，胃气已和，纵然误汗，不为大逆也。

一六条　伤寒五六日，头汗出，微恶寒，手足冷，心下满，口不欲食，大便硬，脉细者，此为阳微结，必有表，复有里也。脉沉，亦在里也。汗出为阳微，假令纯阴结，不得复有外症，悉入在里，此为半在里，半在表也。脉虽沉紧。不得为少阴病，所以然者，阴不得有汗。今头汗出，故知非少阴也，可与小柴胡汤。设不了了者，得屎而解。

此言太阳伤寒五六日，不以汗解，渐沉于里，以致其症其脉，大似少阴，而实为柴胡症也。盖恶寒手足冷，心下满，不食，脉细而沉紧，俱少阴无阳之候，仲景乃一眼看定头汗一症，便知此种症候，非少阴之纯阴结，而为半表半里之病也。夫阴结，不得有外症；纯阴，不得有头汗。今就头汗一症审之，则知微恶寒者，为太阳之表，些微未罢耳。手足为诸阳之本，冷则阳去入阴之象；不欲食，大便硬者，正表邪内入，而为微结之应；脉细而沉紧，又入里之诊，故曰半表半里也，非柴胡之本病。因柴胡汤，为半表半里之剂，故借用之。喻氏曰：得屎而解，即取大柴胡为和之法意非。盖症半表半里，服小柴胡，而微恶寒之表已解。单是胃实，与大柴胡无谓矣，当与调胃承气汤为是。本条当分作三段，自首至复有里也，为一段；就脉症而断，为有表有里之候，自"脉沉"句至"不得为少阴"八句，为二段；言纯阴不该有阳症，自"所以然"至"柴胡汤"为三段。言头汗，即是阳症之一也。

一七条　凡病若发汗、若吐、若下、若亡津液，阴阳自和者，必自愈。

此亦总论三阳，不宜单入少阳也。

一八条　妇人中风，发热恶寒，经水适来，得之七八日，热除而脉迟，身凉，胸胁下满，如结胸状，谵语者，此为热入血室也。当刺期门，随其实而泻之。

当重看"发热恶寒，经水适来"二句。盖热除身凉是表解，脉迟是里解。表里俱解，何得胸胁满，如结胸状，而谵语乎？以其先发热恶寒，在经水适来之候，故知血室动，而热入之矣。则凡先病，而经水适来者，当留意也。

一九条　妇人中风，七八日，续得寒热，发作有时，经水适断者，此为热入血室，其血必结，故使如疟状，发作有时，小柴胡汤主之。

当重看"续得寒热""经水适断"二句。盖经水原行，因病适断，是血室虚，而热邪入之，故使断也。则凡先行经，因病适断者，当留意也。

二〇条　妇人伤寒发热，经水适来，昼日明了，暮则谵语，如见鬼状，此为热入血室，无犯胃气，及上二焦，必自愈。

当看重"暮则谵语，如见鬼状"二句。盖暮则属阴，阴血用事之时也。血得热邪骚扰，故见症如此。无犯胃气者，言不可发汗攻下。血室在下焦，故又曰无犯上二焦，以血生于胃气，行于上二焦，气血复而邪随血去，故自愈。合三条而详审之，则知热入血室一症，其根源在经水适来、适断；其内症如结胸，其外症在寒热；有时如疟状，其重在暮；其昏乱，轻则谵语，甚则如见鬼状；其禁，在犯胃气，及上二焦；其治法，在刺期门，及小柴胡汤。一百三十七字中，精详周密，真与《灵》《素》诸篇，同泄天地之秘者也。

二一条　血弱气尽，腠理开，邪气因入与正气相搏，结于胁下，正邪分争，往来寒热，休作有时，默默不欲饮食。脏腑相连，其痛必下，邪高痛下，故使呕也，小柴胡汤主之。

此言妇人产后之风寒也，不尔，何以谓之血弱气尽乎？脏腑，指肝胆而言。言生产之后，血因去而弱，气因血而尽，腠理无血气以充之，则疏洞而开，邪气入之，与些微之正气，搏结于少阳之胁下，邪胜正则作，正胜邪则休，默默不欲饮食，详已见。阳邪在腑而上逆，阴邪入脏而下守，以肝胆相连属。故上逆为呕，而下守为痛也。此条，和阴阳之小柴胡汤，为无弊矣。

合 病

喻氏曰：两经之邪，各见一半，不偏多偏少之谓，大误。不知仲景所谓合病者，其人宿有风寒之邪，客于阳明之腑，或少阳之经，藏而未发，或发而不重者，至太阳受病，而宿邪应响，彼此凭藉如合谋合移之义，故曰合也。但六经，除太阳为主之外，其五经，惟阳明少阳之经腑，易于藏邪。故有此病，余则为阴为脏，不能容邪，邪犯即发，故无。此篇中之症，下利呕逆为多也，明者察之。

一条　太阳病，项背强几几，及汗出恶风者，桂枝加葛根汤主之。

太阳病，项强几几，无汗恶风者，葛根汤主之。

项与太阳头项强痛之项不同。盖太阳之言项，在后发际，此言结喉旁，人迎是也。几几，禽鸟伸颈之状，以阳明之经隧从头维，历项前、人迎等穴而下行。今太阳之邪传之，则人迎躁盛，而项不可俯，故强也。背亦强而恶风者，太阳未罢之候。言本太阳病，今未罢，而又见阳明经病，有汗者，即从解太阳之桂枝汤内加葛根。无汗者，即从解太阳之桂枝汤内加麻黄、葛根，则太阳解，而阳明初受之经邪亦释矣。二条乃太阳正传阳明之初症，二病乃正是太正二阳之经邪，与合病何涉？入此者，岂其欲从葛根之类也？桂枝汤加葛根，其义易见。葛根汤不从麻黄汤内加葛根，而于桂枝汤内加麻黄、葛根者，以寒伤营，麻黄汤为治营之药，明甚。然其所以治营者，桂枝也。君麻黄而名汤，正所谓变用之法，以麻黄能开卫闭，而后桂枝得行其解营之力，故也。今用桂枝本汤，以疏营气，加麻黄以透卫气，则太阳可解。加葛根，则阳明并解，此借山为城，因河为险之用，至于石膏之去留，在阳气之实与不实；杏仁之去留，在肺气之喘与不喘，所谓神而明之，存乎其人也。

桂枝加葛根汤

葛根四两　芍药二两　甘草三两　生姜三两　大枣十二枚，劈　桂枝二两

以上六味，以水一斗，先煮葛根，减二升，去上沫，内诸药，煮取三升，去滓，温服一升，覆取微似汗，不须啜粥，余如桂枝汤法。

葛根汤

葛根四两　麻黄三两　桂枝二两，去皮　芍药二两　甘草二两　生姜三两　大枣十二枚，劈

以上七味，㕮咀，以水一斗，先煮麻黄葛根，减二升，去上沫，内诸药，煮取三升，去滓，温服一升，覆取微似汗，不须啜粥，余如桂枝法将息，及禁忌。

二条　太阳与阳明合病，不下利，但呕者，葛根加半夏汤主之。

太阳与阳明合病，必自下利，葛根汤主之。

胃腑有微邪，其中多积饮者，常也。但太阳未病，肺与胸中，分布水气，一则从皮毛泄而为汗，一则从小便渗而为溺，故其饮不为大害。及至太阳一病，非毛孔合而汗闭，即小便热而溺短，且太阳以壮热之表邪，从胸分而逼胃口，于是太阳以热合饮，阳明以饮合食，内外为奸，势不得不奔迫于上下之两途，积饮多而气从下奔，则自下利；积饮少而气从上逆，则呕。然大概下利者，十居七八，故曰必自下利。呕者，十居二三，故曰设或不下利，而但呕者，此种症候，似乎棘手。不知仲景盖谓汗剂，所惧者，伤津液

也。所尤惧者，伤阳明之津液也。今其积饮为病，是无内顾之忧，而病当其渗泄之药也。且上逆为呕，下奔为利，不开元府之旁门，则两头之走注不可止，故直任去津液之干葛，使之去饮，更妙在托于解表之桂麻汤内，使阳明之热饮，出为太阳之表汗，而成双擒之法也。半夏降逆，故不下利，而呕者加之，且不加半夏，又恐表药击动积饮，而成吐下不止，水药不得入口之逆也，二条宜颠倒为合。盖太阳与阳明合病，自下利者为主，故也。

葛根加半夏汤

葛根四两　麻黄三两，去节汤泡去黄汁焙干秤　桂枝二两　甘草二两　生姜三两　大枣十二枚　半夏半斤　芍药二两

以上八味，以水一斗，先煮葛根、麻黄，减二升，去白沫，内诸药，煮取三升，去滓，温服一升，覆取微似汗。

三条　**太阳与阳明合病，喘而胸满者，不可下，麻黄汤主之。**

喘而胸满，全是太阳麻黄汤症，且阳明尚未有利呕之应，是太阳主合之势大，故独任麻黄，不用葛根，以苛责无辜也。若以喘满而下之，必致结胸之变，故戒。上二条，是罪和合，故首从并严，此条是罪主合，故特严首恶，孰谓医法不可同兵法，医道不可通王道也。客有问于余者曰：“喘而胸满，是太阳症；麻黄汤，是太阳药，条中并不载阳明一症，而首揭之曰：太阳与阳明合病，何也？”答曰：“凡将患合病者，不必病合，而俱可先见者也。目眶如新卧起之状者，知阳明之间有积饮；忽忽善怒而巅疾，且善饥而不能多食，或胁下常微满者，知少阳之有积热。况于太阳邪盛，操必合之势者乎？故可直指之曰合病也。”

四条　**太阳与少阳合病，自下利者，与黄芩汤；若呕者，黄芩加半夏生姜汤。**

少阳有微邪，其气多热，以其为相火故也。然太阳未病，则其枢机常自调畅，故不为大害。及至太阳一病，中风之阳热，伤寒之化热，从胸入胁，而与少阳之积热相连，两热共炎，其热从少阳之气而化木邪，木邪乘其所胜，而侮脾土，故不能自守而下利。下文所谓负者是也，以苦寒之黄芩为君，直入少阳以泻其热，盖苦以坚之之义。少阳半得肝气，故以甘草缓其急也。佐以芍药者，不特酸以泻木，且脾为阴脏，并欲其引入阴分，以解其木邪耳。凡下利者，必虚。故又以大枣补之。此条虽曰太少合病，然太阳从合而化，故不责太阳者，以少阳之合热，如逢君之恶，其罪大也。诸注，肤陋不全。

黄芩汤

黄芩三两　甘草三两，炙　芍药二两　大枣十二枚，劈

以上四味，以水一斗，煮取三升，去滓，温服一升，日再服，夜一服。

黄芩加半夏生姜汤

于黄芩汤方内，加半夏半斤，生姜一两半，一本三两，余依黄芩汤法服。

五条　阳明少阳合病，必下利。其脉不负者，顺也。负者，失也。互相克贼，名为负也。脉滑而数者，有宿食也，当下之，宜大承气汤。

阳明少阳合病，有阳明宿病，而合少阳者，有少阳宿病，而合阳明者，俱致下利，故曰必下利也。土木之邪相合，而胃既下利，则木易胜，而土易负。负而不用黄芩汤，意者，负而利不止者，死乎？故曰其脉不负为顺，负为失也。此正言木不易胜土也。互相克

贼，犹言不但木不宜胜土，即土亦不易胜木。若互相克贼，而以土反克木，亦名为负。如土邪盛实，而脉来滑数，为有宿食之诊，是当用大承气下之，以抑其土矣。喻注格格未是。

六条　三阳合病，脉浮大，上关上，但欲眠睡，目合则汗。

浮为在上，大为在外。今上关上，则阳气皆上浮外郁，而阴无主令，故但欲眠睡也。阴无阳主则虚，故曰目合则汗，意者，其柴胡汤加桂枝之症乎？脉浮为太阳，脉大为阳明，脉上关上为少阳，以其气从上逆故也，故曰三阳合病。

七条　三阳合病，腹满身重，难以转侧，口不仁，而面垢，谵语遗尿。发汗则谵语，下之则额上生汗，手足逆冷，若自汗者，白虎汤主之。

腹满，身重难以转侧，是脾中之真阳，为热所伤，而不能运动之应；脾热化苦，故口不仁，而不知味；火盛化土，故面垢而不泽也；津竭于上则谵语，气浮于上则遗尿，皆极热极干之候。倘从表而汗之，则津液更枯，而谵语益甚；从里而下之，则孤阳无附，上冲而生额汗，暴伏而手足厥冷矣。若前症具，而自汗出者，则丙火焰烈，非清肃之白虎汤，何能救其涸辙也？上条自三阳来合，而直从太阳，此条是三阳和合，而共贼太阴。上条不出方者，脉浮、阴虚、汗出，太阳条中，已立桂枝之例。故前拟之曰：柴胡加桂枝汤。此条主白虎汤者，白虎为救肺之剂，脾肺同主太阴，故借之以救脾耳。

并　病

并病之名，即传经而本经未罢之谓。本经邪盛，如强秦兼并之义，故名。然篇中第一条，自言太正并病。三四条，是言太少并病。二五两条，虽有并病字样，却是本经已罢，而为并后传经之病，不宜入此也。夫风寒之邪，于三阳经内，将传未传，邪在两经搭界，俱有并病。本经一罢，即入传经正例，何必另立篇目耶？愚意以太阳并阳明，即宜次于阳明之首，并少阳，即宜次于少阳之首。倘本经不罢，不妨列于两经之界，本经一罢，即接后条传经正病故也。然终以不见原书之次第为痛恨耳。

一条　二阳并病，太阳初得病时，发其汗，汗先出不彻，因转属阳明。（五句是太阳并阳明之病）续自汗出，不恶寒。（二句是太阳已罢阳明之正传）若太阳病不罢者，不可下，下之为逆，如此可小发汗。（四句是并病之略轻者）设面色缘缘正赤者，阳气拂郁在表，当解之熏之。（三句是并病之重者）若发汗不彻，不足言阳气拂郁不得越（此洗发若太阳四句之轻并病）。当汗不汗，其人躁烦，不知痛处，乍在腹中，乍在四肢，按之不可得，其人短气（此洗发面缘缘三句之重并病）。但坐以汗出不彻故也，更发汗则愈（此又申言轻并病），何以知汗出不彻？以脉涩故知也。

二阳，谓太阳阳明，不知痛处，寒闭风因，烦热在脉中之应。按之，则风邪挪散，故不可得其处也。短气者，毛孔闭而气不充畅也。盖谓太阳并阳明之病，若病在太阳时，酌量轻重以发其汗，则病邪顿解，岂得复有并病乎？多以药不胜病，或发而不得汗，或汗而不得透，则太阳之邪，并及阳明，而为二阳并病矣。如并后，毛孔忽疏，微汗出而不恶寒，则太阳罢，而为传阳明之正病。其胃实者，可下也。若太阳未罢，总然胃实，亦不可下，下之则为结胸，及痞之逆矣。可酌量用葛根汤之轻剂小发之，以找足未出之汗，则愈。若太阳不罢，而面色正赤，此阳气盛而拂郁在表，全然不得越出，又非小发汗可愈，必解之、熏之，以大发其汗为合。盖汗不彻，是前曾发过汗，今特不彻耳，等不得阳气拂郁不得越。夫阳气拂郁，是当汗之症。从来未曾汗过，故当见种种之候也。其言当汗不汗者，至其人短气句止。若所谓但坐汗出不彻之故者，重与汗之，则愈。是可于浮涩之脉诊得之，更发汗。更字，喻氏读作平声，作更换解，非论原汤，该桂枝加葛根。若论更发汗，实照应上文发其汗句，更换之义无谓。

二条　三阳并病，太阳症罢，但发潮热，手足漐漐汗出，大便难，谵语者，下之则愈，宜大承气汤。

此并后之症，当入阳明，言并病者，特领其来路耳。以并病字样入此，不合。

三条　太阳与少阳并病，头项强痛，或眩冒，时如结胸，心下痞硬者，当刺大椎第一间肺俞、肝俞，慎不可发汗；发汗，则谵语，脉弦，五六日谵语不止，当刺期门。

头项强痛，为太阳症；眩冒，为少阳症，如结胸者。结胸，为表邪内陷，此从少阳之里邪上逆，故由胁而上心下，为痞硬也。刺大椎、肺俞、肝俞者，泄太阳之热邪也。伤寒治例，太少并病，禁发太阳之汗，以汗之，但可解太阳，而遗却少阳一半，是徒竭其津液，故谵语。且少阳不特不解，因邪以汗而更逆，故脉愈弦，而五六日之间，谵语不止矣。刺期门者，泻肝以泻胆也。此条及下条，不言汤而言刺，与小柴胡互发。盖谓此症除小柴胡汤外，惟有刺之一法，以见必不可汗也。

按大椎第一间，《素问》所谓背俞，即大杼也。在脊第一椎下两旁，各相去同身寸之一寸半陷者中，督脉别络，手足太阳三脉气之会，刺可入同身寸之三分，留七呼。肺之俞曰太渊，在掌后陷者中，手太阴脉之所注也，刺可入同身寸之二分，留二呼。肝之俞曰太冲，在足大指本节后，同身寸之二寸陷者中，动脉应手，足厥阴肝之所注也，刺可入同身寸之三分，留三呼。又按腑俞七十二穴，肝之腑为胆，胆之俞曰临泣，在足小指次指，本节后间陷者中，足少阳脉之所注也。刺可入同身寸之三分，留二呼。肺之腑，为大肠，大肠之俞，曰三间，在手大指次指，本节后内侧陷者中，手阳明脉之所注也。刺可入同身寸之二分，留三呼。

四条　太阳少阳并病，心下硬，颈项强而眩者，当刺大椎、肺俞、肝俞，慎勿下之。

心下硬，为少阳之逆气，上至心下也。头项强，为太阳症。眩，为风水交盛之应。下之，即如下条之逆，故戒。

五条　太阳少阳并病，而反下之，成结胸，心下硬，下利不止，水浆不下，其人心烦。

太少并病，汗下俱禁，而误下之变，更为甚也。盖太阳误下之结胸，止表邪内陷一路。太少并病误下之结胸，又多却少阳之逆气上贯，一路从胁注胸，而与外入之邪同结，是两路夹攻也。下利不止者，少阳里邪，以木横而乘胃土，故并水浆不下也。津液奔迫于下，邪火交结于上，其能免心烦之症乎？喻氏引结胸症具，烦躁者死一条，谓此条心烦，亦是死症，未是。盖结胸一症，热邪内炽，未有不烦者，故以大陷胸下其热邪，正所以救其烦也。彼条之死，但死于烦而且躁耳。盖躁为阳虚欲亡，肾气欲动之应，结胸非陷胸不下，而陷胸又非阳虚者所宜，是下与不下皆死也。若单烦者，岂至此乎？

坏　病（坏，音怪，病非自坏，医逆者为坏也）

坏病者，既非过经不解，亦非难治、不可治之症。盖风寒中人，即有内外症，症者，证也。如见证、干证之义，或经或腑，或首或尾，只在一经之中。或前后骑于两经之界，当病用药，譬诸剿贼，一鼓就擒矣。若不相病情，不知经络，乱用汗、吐、下针，将病情冲突，惊惶如鼠贼之状，不成片段，故曰坏也。然亦不可分卷，随其本经之坏而列之，为合。盖三阳之条，除却桂枝、麻黄、葛根、柴胡、五苓、承气、理中、炙甘草汤等正治外，余皆救坏之药。则论中诸条，除却太阳、阳明、少阳或经或腑，正病外，余皆论坏之条。此二条者，特其头耳。故曰知犯何逆，以法救之者，正欲人熟读前后论条，熟思前后方药耳。不然，岂《伤寒论》外，另有辨坏之条，另有未传之法也？

一条　太阳病三日，已发汗，若吐、若下、若温针，仍不解者，此为坏病，桂枝不中与也。观其脉症，知犯何逆，以法治之。

此当列太阳正治条后，以起种种误行汗、吐、下、针之逆，并诸逆之法也。

二条　太阳病不解，转入少阳者，胁下硬满，干呕，不能食，往来寒热，尚未吐下，脉沉紧者，与小柴胡汤。若已吐、下、发汗、温针，谵语，柴胡症罢，此为坏病，知犯何逆，以法治之。

本太阳病至柴胡汤，为太阳正传少阳之例，故遵正治。而与小柴胡汤，若已吐下至末，始为少阳之坏病，故当遵法以救其坏也。然此当列少阳正治条后，以起汗、吐、下、针之逆，并救诸逆之法也。伤寒中风，非阴经无坏病，而阳经有之，盖阴经之症，多从阳经坏起，亦只言阳经足矣。阳经，非阳明无坏病，而太少有之，盖阳明之症，又多从太少坏来，故只言太少足矣。举一反三，此圣人不与不能者复告也。

痰 病

喻氏既訾后人立类伤寒之名,为头上安头,而又自立痰病一门,则食积、虚烦、脚气、冬温、温病、寒痰、热病、湿病、风湿、霍乱、痉病、内壅、蓄等门,亦不可议矣。尤而效之,何其异耶?况所例三条,与痰病有何干涉?强将仲景原文"寒"字抹坏,改作"痰"字,一时自欺欺人语也。其如千古之明眼何哉?详本篇所列三条,并各经凡用吐条下。

一条　病如桂枝症,头不痛,项不强,寸脉微浮,胸中痞硬,气上冲咽喉,不得息者,此为胸有寒也,当吐之,宜瓜蒂散。诸亡血虚家,不可与。

此条为口鼻所感之风寒,伤其胸中之阳气者也。邪不在经表,故表不实,头不痛,项不强者,此也。邪在胸中,故胸中痞满,气冲上,不得息者,此也。且营行脉中,营不受伤,故脉止微浮。肺与胸中为表里,故肺气上而不得息。明明说是胸有寒,何得改作"痰"字耶?但太阳皮毛之感久,而既能入胸,太阳口鼻之感久,而亦能出表,故发热、脉微浮,如桂枝症矣。此而误认为汗症,而主桂枝,则徒虚其表,而胸中之寒不去也。高者越之,惟吐法为最便矣。瓜蒂,苦寒,而令胃系急而不下,故能致吐。吐则提其阳气,使之上涌,故能送寒与吐俱出也。动吐能动血,故亡血家不可与也。

瓜蒂散

瓜蒂一分,熬黄　赤小豆一分

以上二味,各别捣筛为散。已,合治。取一钱匕,以香豉一合,用热汤七合,煮作稀糜,去滓,取汁和散,温,顿服之。不吐者，少少加，得快吐乃止。

二条　病人有寒，复发汗，胃中冷，必吐蛔。

此条，从上条而申言之也。盖谓胸中感寒之人，不用吐法，而用汗法，不但汗发不能解病，亦且有害也。夫胸中阳气充满，断不受寒，则胸分之阳微可知。又发其汗，而泄胃中之阳，则胃中冷。蛔以暖为安，故上就胸分之阳位而吐出也。夫至蛔冷而不安于胃，则其熟谷之化亦危矣。当吐而用汗之害，又如此。

三条　病人手足厥冷，脉紧者，邪结在胸中，心中满而烦，饥不能食者，病在胸中，当吐之，宜瓜蒂散。

此是风寒从口鼻而伤其胸中，且由胸注胁，而有传入少阳之势者也。盖少阳厥阴，为阴阳之枢纽。气病，则不能畅达诸阳之本，故手足厥冷也。胸中结，心中满，与太少并病同义。少阳为热化，故烦而善饥。少阳有逆气，故不能食也。此为似小柴胡汤症，而不得主小柴胡汤者。犹之前条似桂枝症，而不得主桂枝汤。其理同。故其用瓜蒂散以吐之，亦一也。

太阴经总说

按太阴之阳气，亦从肾阳上贯，而为阳明赞腐化运行之妙。故太过，则与阳明同见癃闭、发黄；不及，亦与阳明同见闷满、吐利等症。其阴，则先根于肾，而后资利于胃，故肾胃病者，亦能反吸其津液也。仲景不言病脉，但曰阳微阴涩而长者，为欲愈，则阳盛阴滑而短之为病可知。详本篇二条下。其隧道之出于太阳皮部者，从足大指内甲角之隐白穴，由足内廉之前侧而上胸次，故外症，则见四肢烦疼而温热。内行，入肠络胃通膈，而上连喉舌，故内症，则见腹满，吐而自利，或腹时痛。丹溪并谓心烦，心下急通，舌本强痛也。其辖，亦主肌肉，脉气不行，则肌肉软而舌痿者，死。其署，为腹，误下以伤其阳，则腹中之症为多。又腹为肝肾所寄，且三阴俱属阴脏，同以阳气为贯。一脏受传，往往因阳虚而递及之，故能正传少、厥二阴也。其本乡为脾，脏形薄小，且以灌注四旁之故，而精气之受藏者未富，故汗下俱不得径情也。其人黄色粗理者，脾大，大，则膜肶痛而不能疾行。唇揭者，脾高，高则肶引季胁痛。唇纵者，脾下，下则加于大肠。脏若受邪，唇大不坚者，脾脆，脆，则善病消瘅而易伤。又脾病者唇黄，其见于面部者，左目内眦下三指，其本色与胃同候，如以缟裹栝蒌实者，吉。又曰，黄欲如罗裹雄黄，不欲如黄土。又曰，黄如枳实者死。又曰，以太阴终者，腹胀闭，不得意息，善噫，呕。呕，则逆而面赤；不呕不逆，则上下不通，皮毛焦而终矣。大概唇中满而唇反，甲笃，乙死，其音宫，忌见角。

一条　太阴之为病，腹满而吐，食不下，自利益甚，时腹自

痛。若下之，必胸下结硬。

太阴为湿土，湿土之下，寒水承之，故其脏之为体，常湿常寒。而其性之所喜，在燥在温也。腹满而吐，食不下，湿气得邪而上升之应；自利，腹满，寒气得邪而下迫之应。此当如下文四条所云，四逆辈以温之，乃因腹满而用寒下之药，则误矣。结硬者，兼结胸痞硬而言，盖谓前症具而脉浮，且有表症如三条所云，宜桂枝汤者，而误下之，则表邪内陷，而为结胸。前症具而无表邪，如四条所云，宜四逆辈者，而误下之，则里阴上乘，而为痞硬矣。然仲景于太阴条中，偏重痞硬一边，结胸，不过带说耳。盖邪至太阴，表邪衰薄，结胸原少，而脾家最重真阳，误下而伤之，则痞硬一边，十居八九。故曰脏有寒。又曰当温之；又曰大实痛者，不过于桂枝汤内加大黄；又曰大黄宜减。其意可知矣。

喻氏单言表陷之结胸，而反遗上乘之痞硬，则漏矣。

二条　太阴中风，四肢烦疼，阳微阴涩而长者，为欲愈。

太阴之经，行手足之内廉上侧，故四肢烦疼者，太阴之表症也。阳，指脉之至者而言；阴，指脉之去者而言。太阴之真阳原微，大则为外邪，微则其本脉也。太阴之本性恶湿，滑当见积利，涩则其善脉也。于来微去涩之中，更见招招而长，则是其阳气调达充畅，故为欲愈。但四肢烦疼，为太阴之表症，意者，从长脉中知其能透为微汗乎。

三条　太阴病，脉浮者，可发汗，宜桂枝汤。

五经隧道，俱出而外附于太阳之皮部，故皆能发热，而皆有汗症；五经津液，俱入而内资于阳明之胃腑，故皆能胃实，而皆有下症。所谓皆有汗症者，太阳姑无论，阳明之葛根汤症，少阳之小柴胡汤症，太阴之桂枝汤症，少阴之麻黄附子细辛汤症，厥阴之当归四逆汤症，是也；所谓皆有下症者，阳明姑无论，太阳之大陷胸汤症，少阳之大柴胡汤症，太阴之桂枝加大黄汤症，少阴、厥阴之大承气汤症，是也。此条言太阴脉浮，明明浮为太阴之浮，非浮出太阳之谓。见太阴脉浮之表症，亦可以桂枝汤解太阴之表耳。喻氏谓邪还于表，乃用解肌之法，且引脉浮者与麻黄汤句，谓是此条互文，是认为浮出太阳，则误人无限矣。

四条　自利不渴者，属太阴，以其脏有寒故也，当温之，宜服四逆辈。

太阴脾脏，其症有寒热二者，与少厥二阴之传经直中颇同，以三脏俱重真阳故也。真阳实者，邪从热化传来，则燥其湿，反其寒，而不下利。若兼小便不利，则成发黄一症。故后文有大实痛，设当行，二条。真阳虚者，直中阴邪，则脾阳几绝，而湿与寒，俱不能运动。湿寒，故不渴。不能运动，故自利也。此宜四逆辈以温之矣。曰辈者，兼附子理中等汤而言，正欲酌量于湿气、寒气之轻重，而增减姜、附、苓、术之义。喻注将两症混成一块，而谓太阴湿土，热邪入而蒸动其湿，故不渴而多发黄。热邪入而消耗其水，故口渴而多烦躁。是言此条之自利不渴，系传经之热邪入之也，不必太少二阴。凡属传经热邪，自利之症少，故当温之法，亦少；直中寒邪，自利之症多，故当温之法，亦多。试问热邪入而蒸动其湿，将成黄症者，犹能自利乎？尤可温之四逆辈乎？旧注为是，喻氏之说有病。

五条　伤寒脉浮而缓，手足自温者，系在太阴。太阴当发身黄，若小便自利者，不能发黄。至七八日，虽暴烦下利日十余行，必自止，以脾家实，腐秽当去故也。

此条脾阳自足，而为传经之化热，入太阴之症也。太阳之手足，壮热；阳明之手足，热而不壮；少阳之手足，或冷或热；少阴之手足，直中者寒，传经者手足心热；厥阴之手足，逆冷。惟太阴之手足，温。今脉见浮缓而手足温，则知缓，为太阴之本脉，缓而浮者，为太阴之表热也。故曰，系在太阴。太阴本为湿土，邪热乘之，湿热相搏，蒸出脾土之气，发热，周身故当黄。若小便利，则湿热从溺而出，故不发黄。此种症候，本不该下利，况至七八日之久，寒气化热，尤不当下利。今暴烦，下利日十余行，则知暴烦，为脾中之阳气胜而自振，而日十余行，以邪负而腐秽当去，故知自止。

六条　本太阳病，医反下之，因而腹满时痛者，属太阴也。桂枝加芍药汤主之。

此太阳误下，而跳传太阴之症也。盖太阳之胸，与阳明之心下，旁与少阳之胁，再下与太阴之腹，俱有病机相引之路。其人脾脏之真阳，比阳明、少阳为较虚，故太阳下陷之邪，不从胸而传阳明之心下，及少阳之胁，而直传太阴之腹。此腹满而时痛者，脾虚而寒气下击之应，故曰属太阴。主桂枝加芍药汤者，因邪从太阳陷入，故仍主桂枝，加芍药者，太阴位低而在内，故加酸敛之品，引桂甘姜枣辛甘之性，下入脾脏而调畅之，则脾阳宣发，而腹之满痛可除。抑亦资其自汗，以解太阳之表热耳。

桂枝加芍药汤

于桂枝汤方内，更加芍药三两，连前共六两。余依桂枝汤法。

七条　大实痛者，桂枝加大黄汤主之。

此太阴之表未除，而又见实痛之里症者也。表未除，用桂枝汤以解太阴之表；里实痛，故随便加大黄以清其结热耳。或曰，诸经实痛之症，俱用大承，今太阴条中，既曰大实痛，乃但加大黄于桂枝汤内，何谓也？答曰：此正长沙之神妙处。脾为湿土，下承寒水，故其性喜温燥而易动。今于辛甘而调达脾气之桂枝汤内，略加苦寒之大黄，于是所喜之中，薄投所畏，故用泻而不伤正，药轻而功倍矣。

桂枝加大黄汤

于桂枝汤方内，加芍药三两，加大黄一两，以水七升，煮三升，去滓，温服一升，日三服。

八条　太阴为病，脉弱，其人陆续自便利，设当行大黄芍药者，宜减之，以其人胃气弱，易动故也。

当行，作当用解。与下文连读自见。大黄、芍药，即上条桂枝加大黄汤是也。言太阴用下，原当从轻，若脉弱，便利者，尤当减少，一则防夫脾为湿土，再则减于脉弱不胜也。

九条　太阴病，欲解时，从亥至丑上。

亥，阴极。子，一阳生，至丑则为临。临，大也。故解。非为解于亥也。

少阴经总说

按《灵》《素》等书，少阴一经有真阳、元阴二气。真阳者，从父母构精之际，一点温和元气，渐鼓渐长，于是积温和而成丙丁之妙，遂从命门上透，温胃储胸，其余气由太阳而包裹周身之表，所谓卫气是也。（此是少阴正气。）又其私下另开一径，从本脏外出太阳所管之皮部，由足内廉之后侧，以自通于表耳。元阴者，与真阳同禀于父精，而为潮润之气，静守本脏，以固恋其阳，且与四脏六腑之津液，随真阳之熏蒸而贯通于其会者也。其隧道自足小指斜走足心，历内踝后跟，上内廉下侧，贯脊属肾，又内行贯肝膈，络心肺，循喉舌之本，故正虚则见逆冷、怠惰、足软蜷，而背恶寒，并积饮、泄利、躁汗等症；邪实则见胫痠、热痛、烦渴、微厥、咽痛、咽疮并脓血等症也。其主周身之骨，故骨痠骨痛见焉。其署为腰，故正虚则如脱，邪实则如石矣。其本乡，为肾阳，病则不能自强，故喜寐。又与肝为子母，故能直传其脏也。其人黑色而粗理者，肾大，大，则善腰痛，易伤以邪。耳高者，肾高，高则常苦背膂痛。目后陷者，肾下，下则腰尻痛而为狐疝。耳薄不坚者，肾脆，脆则苦病消瘅而易伤。其见于面部者，颧下三指，面中央复外二指。经曰：肾病者，颧与颜俱黑，又其色如乌羽者，吉。又曰，生于肾者，如以缟裹紫。又曰，黑欲如重漆。不欲如地苍，大抵足少阴气绝，则大骨枯槁，肉软却。齿长而垢，面黑而发无泽者，不治。戊笃己死，其音羽，忌见宫。

169

少阴经前篇

《尚论》分少阴为前后篇。而谓凡直中少阴，为宜温之症者，列前篇，传经热邪，凡可汗下、合正治之法者，列后篇。识力最高，但其位置论条，既多互失，且于宜温及宜汗下之症，未能畅发，为可惜耳。夫凡属阴寒，皆直中三阴，凡属风寒，皆太阳传变，详已别见。至其所以宜温，所以宜汗下之理，当再辨之，以补所未逮也。盖风从太阳，历阳明、少阳，而传入阴分者，以风邪，既属阳邪，且其气挟阳经之化，遂变成大热。若自足后廉之后侧等隧道，由本经之私路而入脏，则阴寒既属阴邪，且乘本经阴脏之气，而为阴寒凝冱矣。阴寒之渗肌切骨，有驱阳绝焰之势，不用大辛大热，助火之阳光，以清惨毒，则真阳熄于阴寒而死耳。化热之亢烈燔灼，有沸河干海之势，不用甘凉苦寒，壮水之源头，以当消烁，则元阴绝于阳热而死耳。知此，则不特喻氏分篇之是处可见。而两篇中互失之条，亦昭著矣。

一条　少阴病，始得之，反发热，脉沉者，麻黄附子细辛汤主之。

发热者，足少阴及手之隧道，外见于手足内廉之后侧，而与表气相依也。脉沉者，寒邪入内之诊。此言直中少阴，而初得之病，反发热者，是邪气尚留少阴之表，虽脉见沉，而有入脏之象，便可因发热以攻表，因脉沉以救里也。主本汤者，少阴病，难得是发热，是其少阴之表阳不虚也。又少阴病所忌者脉沉，脉沉，是其少阴之脏阳不振也。表阳不虚，故可用麻黄以解表，脏阳不振，故必用附子以温里。解表者，拔其根而平其内入之势；温里者，益其力而助其外御之威。然后以细辛香利之品，半以开提肾阳，半以宣畅经表，真剿抚兼行、恩威并济之妙剂也。

麻黄附子细辛汤

麻黄二两，去节　　细辛二两　　附子一枚，泡去皮破八片

以上三味，以水一斗，先煮麻黄，减二升，去上沫，内药煮。取三升，去滓，温服一升，日三服。

二条　少阴病，得之一二日，口中和，其背恶寒者，当灸之，附子汤主之。

此条之症，初看似觉轻可，何以用此重剂，乃至加附二枚，而又佐以参苓术芍耶？不知长沙巨眼卓识，全从口和、背寒，看入微妙耳。盖背上恶寒有一，二则内有热邪，阴气逼出阳分，故其所恶者，为皮肤拘禁之寒，一则阳气几绝，背为胸之腑，故其所恶者，从腔内阴沁而出者也。长沙之意，谓口不和，而背恶寒，则为内热之应。今口中和，则所恶者，为真阳几绝之寒。且口和，则能饮食。背恶寒，而真阳几绝，则不化食运饮。寒邪搏之，必成十三条下利不止，十四条水气为逆等症。至此，投以白通、真武等汤，不亦晚乎？故用外火灸之，以急通其阳，然后大用辛热之生附为君，佐以人参之温补，以挽其将息之微阳，以芍药之酸敛者为使，引入至阴，而留连以生扶之。加白术以温土，茯苓以渗水，则阳气回，而背寒可除。水土平，而呕利不作。长沙盖千古见微知著之神人也，但言灸，而不言所主之处，论背恶寒，当灸中行督脉，论少阴肾寒，当主两旁二行太阳脉，以太阳为少阴之腑也。今并考之，以俟取用。按《素问·水热穴篇》王冰注曰，背脊中行，督脉气所发者五穴：曰脊中，在十一椎下，不可灸，令人偻；曰悬枢，在十三椎下；曰命门，在十四椎下；曰腰俞，在二十一椎下；曰长强，在脊骶端，督脉别络，少阴所结，俱可灸三壮。夹督脉两旁，去同身寸之一寸半，足太阳脉气所发者，五穴：曰大肠俞，在十六椎旁；曰小肠俞，在十八椎旁；曰膀胱俞，在十九椎旁；曰中膂俞，在二十

椎旁；曰白环俞，在二十一椎旁。俱可灸三壮。

附子汤

附子二枚，去皮　茯苓三两　人参二两　白术四两　芍药三两

以上五味，以水八升，煮取三升，去滓，温服一升，日三服。

三条　少阴病，得之二三日，麻黄附子甘草汤，微发汗。以二三日无里症，故微发汗也。

喻氏曰，不吐利，烦躁呕逆，为无里症。病尚在少阴之表，故以甘草易细辛以微发汗，又温散之缓法。愚谓此条，当编于第一条下，盖从其可汗之类也。第一条脉沉，故用细辛以开提阳气，宣发经表。此条，无脉沉字样，故只消易甘草，以缓麻黄发越之性，故曰微发汗。

麻黄附子甘草汤

麻黄二两，去节　甘草二两，炙　附子一枚，炮去皮

以上三味，以水七升，先煮麻黄一二沸，去上沫，内诸药，煮取三升，去滓，温服一升，日三服。

四条　少阴病，欲吐不吐，心烦，但欲寐，五六日自利而渴者，属少阴也。虚故引水自救。若小便色白者，少阴病形悉具。小便白者。以下焦虚有寒，不能制水，故令色白也。

有物为吐，吐则胃之权也。今肾中阴寒上逆，故欲吐，然究非胃病，故不吐也。心烦者，热邪移于手少阴之应。寐，为有阴无阳之象。然非真寐，但以阳微阴盛，故阴喜自用，而欲静寐耳。真阳不布，寒邪搏之，故五六日自利。渴，则化热入胃也，阴虚，故引水自救。此当看其小便。若小便色白，是下焦虚寒不能制水，则温阳资阴，两不相背，斯为善矣。此条是阴阳两虚之人，或从太阳，

或从少阳，跳传少阴之症也。以邪从阳经传来，故见化热之症。以其阴阳两虚，故谓之阴症，则引水自救，谓之阳症，则不能制水，然终当入后篇。次此者，失也。

五条 病人脉阴阳俱紧，反汗出者，亡阳也，此属少阴，法当咽痛而复吐利。

阴阳俱紧，是无汗之脉。而反汗出，则紧是阴寒内逼，而汗出为虚阳亡越也。又脉紧，为寒为痛。阳脉紧，故当吐而咽痛，阴脉紧，故当寒而下利也。

六条 少阴病，脉微，不可发汗，亡阳故也。阳已虚，尺脉弱涩者，复不可下之。

脉微，为无阳，无阳而汗之，则亡阳；尺脉弱涩，为无阴，无阴而下之，则亡阴。可知阳微者宜温，阴弱涩者宜润矣。

七条 少阴病，下利，若利自止，恶寒而蜷卧，手足温者，可治。

下利，恶寒，蜷卧，皆少阴无阳之症。利自止，则阳气还于里。手足温，则阳气通于表。虽有恶寒蜷卧二症，温之则复，故曰可治。

八条 少阴病，恶寒而蜷，时自烦，欲去衣被者，可治。

烦，为干热之症。寒邪内逼，而肾阳未服，故自烦而去衣被。温之，则阳自胜，故可治也。

九条 少阴病，脉紧，至七八日，自利，脉暴微，手足反温，脉紧反去者，为欲解也，虽烦下利，必自愈。

此从手足温上看出自愈之机也。盖脉紧为寒，七八日，自利，脉暴微，未始为愈兆也。惟下利脉微，而手足反温，则知下利非寒极之利，乃腐秽自去。脉微，非阳败之诊，乃仇解而自疲耳，故知为欲解而自愈也。曰虽烦，下利，必自愈，则知烦与下利并见，为重症矣。

一〇条　少阴病，身体痛，手足寒，骨节痛，脉沉者，附子汤主之。

身体骨节紧痛，手足寒冷，皆寒邪凝结，而无阳气以御之之应。脉又沉而在里，则纯是一片阴寒，故用附子汤以温之。大凡寒极则聚湿，阳光不布，而妖水为灾，上奔则呕，下奔则利，势所必至，故温阳补虚渗湿之附子汤当直任而无可挪移也。

一一条　少阴病，吐利，手足厥冷，烦躁欲死者，吴茱萸汤主之。

三阳，以少阳为枢；三阴，以厥阴为枢。枢者，门户之象，阖辟之机也。故其一脏一腑，性颇相似，病则其气喜逆。但少阳，以阳木挟相火之逆热，以侮阳明，故能吐利；厥阴，以阴木挟风木之逆冷，以侮太阴，故亦能吐利也。夫少阴为厥阴之母，半从子气，故少阴亦病吐利厥冷矣。肾中真阳，为寒所逼，不能自安，有欲与逆气上遁之势，故烦躁欲死。此时未当不宜姜附，但其逆气已动，纵用姜附回阳，烦躁及下利等症可减，其如吐与厥冷之逆气何耶？故以辛苦温降之吴茱萸为君，盖辛以散逆，苦以泄逆，温以顺逆，降以敛逆，然后以甘温之参、姜、大枣补太阴之气，而使之不受所侮，究之仍不失为温肝温肾之义，斯为神妙耳。

吴茱萸汤

吴茱萸一升，洗　人参三两　生姜六两，切　大枣十二枚，劈

以上四味，以水七升，煮取二升，去滓，温服七合，日一服。

一二条　少阴病，下利，白通汤主之。

纯阴无阳之症，逼微阳于无何有之乡，主此汤。而名之曰白通者，盖用姜附以大温之，又恐真阳微极，而其所居之位，为寒邪捍

格，而温药无可通之路，故以辛热之葱白，体空气利，为通阳之针线耳。

一三条 少阴病，下利脉微者，与白通汤。利不止，厥逆无脉，干呕烦者，白通加猪胆汁汤主之。服汤脉暴出者，死。微续者生。

下利脉微，用白通以通其阳，宜其利止脉起矣，乃反厥逆无脉，干呕烦者，是阴极格阳、水火不相入也。阴极格阳，故干呕反烦；水火不相入，故利不止。且温热之性，不能下通，反资其外逆之气，故厥逆。厥逆，故无脉也。仍于白通汤内，以咸寒而熟走其腑者，为使，则直至下焦，而为本家之说合，故加人尿。因温热之性格拒于上而呕烦，故加苦寒之猪胆汁，包裹姜附，而偷过上焦，且以苦而泄其逆也，故加胆汁。脉暴出，与除中之义同，故死。微续，则如火之始然，泉之始达，故生。

白通汤

葱白四茎 干姜一两 附子一枚，生用去皮切八片

以上三味，以水三升，煮取一升，去滓，分温再服。

白通加猪胆汁汤

葱白四茎 干姜一两 附子一枚，生用去皮切八片 人尿五合 猪胆汁一合

以上三味，以水三升，煮取一升，去滓，内胆汁、人尿和令相得。分温再服，若无猪胆，羊胆亦可用。

一四条 少阴病，二三日不已，至四五日，腹痛，小便不利，四肢沉重疼痛，自下利者，此为有水气，其人或咳，或小便利，或下利，或呕者，真武汤主之。

小便利，当作不利。盖利则不致有水气，并无下利等症，且可不必主真武汤矣。寒邪内盛，微阳畏服，而不能分布水气，故积至五六日，而寒水相搏，下而侵脾，则腹痛，侵小肠、膀胱，则转运之阳气阻塞，故小便不利，甚则水谷不别，总由大肠而下利，或其水气外侵四肢，则沉重疼痛，或上而侵肺，则咳，侵胸，则呕，总由肾中真阳消索，故阴寒上逆，以致昏垫之祸。用真武汤壮火以渗水，补阳以泄阴，而奠定之功，直与神禹同垂百世矣。

一五条　少阴病，下利清谷，里寒外热，手足厥逆，脉微欲绝，身反不恶寒，其人面赤色，或腹痛，或干呕，或咽痛，或利不止，脉不出者，通脉四逆汤主之。其脉即出者，愈。

此少阴寒邪，上犯胃阳，将阳气逼迫于外者也。脉中营气，起于中焦胃腑，胃因寒逆，故脉欲绝。此通脉者，通其胃中之阳也。条中总以"里寒外热"句为纲领。里寒，故下利清谷，手足厥逆，脉欲绝，腹痛，干呕。外热，故不恶寒，面赤，咽痛也。利不止，即下利清谷之甚者。脉不出，即脉欲绝之甚者。以辛热之姜附，而统于浮缓守中之甘草，则胃阳复，而阴气退安于下焦，故诸症可除。胃阳复，而营气得通于四末，故脉绝可出也。此条为有阳而格之在上在外，即出者，因通之而即通，如出亡反国之象，故愈。上条为表里无阳，暴出者，因通之而尽出，如失国出亡之象，故死。观或愈或死，止在阳气之有无。知阳气所关甚大，而伤寒之为法甚微矣。

通脉四逆汤

甘草三两，炙平　　附子大者一枚，生用去皮破八片　　干姜三两，强人可四两

以上三味，以水三升，煮取一升二合，去滓，分温再服。其脉

即出者，愈。

加减法

面色赤者，加葱九茎；腹中痛，去葱，加芍药二两；呕者，加生姜二两；咽痛者，去芍药，加桔梗一两；利止脉不出者，去桔梗，加人参二两。

面赤，为格阳于上，葱白，能引阳气下通，故加之。腹痛，为脾脏之寒，故加芍药以敛姜附者，取其内畅脾阳也。呕为胃脘之寒，故用生姜以散之。咽痛者，上焦之逆也，故加桔梗以开提其逆气耳。利止脉不出，是元气已虚，总然回阳，不能送出营分，故加人参之温以补之也。

一六条　少阴病，脉沉者，急温之，宜四逆汤。

喻氏曰，邪入少阴，宜与肾阳两相搏击，乃脉见沉而不鼓，其人阳气衰微可知。故当急温之，以助其阳也。

一七条　少阴病，饮食入口即吐，心下温温欲吐，复不能吐，始得之，手足寒，脉弦迟者，此胸实，不可下也，当吐之；若膈上有寒饮，干呕者，不可吐也，急温之，宜四逆汤。

此系少阴阳虚之人，寒邪从口鼻，而伤其胸分者也。盖少阴命门之阳，上熟水谷，则为胃阳，胃阳上蒸心肺夹空，则为胸分之阳，而与太阳之气相会。故少阴病虚寒之人，肾阳一衰，则胃与胸分之阳俱弱。寒邪从口鼻之呼吸而入，胸分无阳气以御之送之，遂不出为表热，而且有下侵胃腑之势，故饮食则吐。总不饮食，而欲吐不吐之候当在也。若略迟久，则能从太阳之胸，历阳明之胃，由太阴之腹，而下入少阴，此又另一传法。故当于其始得时，虽手足冷而不出表，脉弦迟而未入脏。盖其所以迟冷之故，则是肾阳衰弱，势必传入，故趁邪在胸间，宜吐以提之也。实者，邪实之谓，倘以饮食则吐，认为阳明病而寒下之，则掣其阳而招之入脏矣，故戒。若膈上积有寒饮，而且干呕无物者，是胸阳不能分运水气，而为肾阴上逆之应，吐之，则愈提其逆，故不可也。当急温之，以救其营脉之迟，手足之寒矣。

一八条　少阴病，下利，脉微涩，呕而汗出，必数更衣。反少者，当温其上，灸之。

此条喻注谓是阴阳两伤，不知系阴阳倒置，非两伤也。若果阴阳两伤，则灸后，当用药以补其阳。第二条灸背寒而用附子汤者，可证。且不得漏却补阴矣，何以灸其上，而并不出方乎？盖阳上阴下，天地自然之理，阴气逆于上，故脉微；而症见呕，阳气陷于下，故脉涩，而症见汗出。数更衣而反少，明明因下之故，而阳从下陷，又以阳陷之故，而阴从上逆，则所数更衣者，气也，非利也，故所出反少。灸其顶上，以提其阳，则阴自退安于下，故一灸而了无遗议矣。当主督脉顶心之百会穴。《素问》及《甲乙》俱灸五壮。

一九条　少阴病，吐利，手足不逆冷，反发热者，不死。脉不至者，灸少阴七壮。

此与前下利清谷一条，颇同而较轻，而与上条相反之症也。上条为阳陷于下，故灸其上以提之，此条为阳格于外，故灸其内以引之也。盖吐利为本脏寒逆之症，今手足系诸阳之本，不见逆冷，而表反发热，是有阳而特为寒邪外格之故，故不死。治宜灸少阴本经以引之内，反为合矣。（灸以引阳，此云龙风虎之从，各以类应也。）

按少阴络，别走太阳者。曰复留，在内踝上，同身寸之二寸，陷者中，可灸五壮；曰照海，在内踝下，可灸三壮；曰交信，在内踝外上，同身寸之二寸，少阴前、太阴后，筋骨间阴跷之郄，可灸三壮；曰筑实，在内踝上腨分内中，阴维之郄，可灸五壮；曰阴谷，在膝下内辅骨之后，大筋下，小筋上，屈膝而得之，可灸三壮。

二〇条　少阴病，恶寒，身蜷而利，手足厥冷者，不治。

恶寒身蜷，为表无阳，利而手足逆冷，为里无阳。纯阴症，不见一丝阳气，总用姜附以温之，而阳无根蒂，故不治。

二一条　少阴病，吐利烦躁，四逆者死。

吐利，为寒邪极盛。四逆，为阳气竭绝。更加烦躁，则些微之阳，有出亡之势，而不可挽，故死也。盖吐则上脱，利则下脱，躁则外脱，逆则内脱。内外上下之阳，将离脱而去，不死何待乎？

二二条　少阴病，下利止而头眩，时时自冒者死。

喻氏曰，下利既止，似可得生，乃头眩自冒，复为死候。盖人身阴阳，相为依附，阴亡于下，则诸阳之上聚于头者，纷然而动，所以头眩自冒，阳脱于上而主死也。可见阳回利止则生，阴尽利止则死矣。

二三条　少阴病，四逆，恶寒而身蜷，脉不至，不烦而躁者死。

此条重在"不烦"二字。盖烦为热症，少阴直中之病，总以见热症者为可喜。以其尚有一线之阳也。言少阴病，四逆，恶寒身蜷，脉不至，种种阴寒之症尽见，若更不烦，则毫无热气，且加肾阳已动而躁，则去不可留，虽用辛热以温之，已无及矣，故死。前条多吐利一症，虽烦亦死，以吐利而烦，为亡阴之烦，非阳热之烦也。此条吐利不见，若见烦症，尚可借此一点微热之根，以回其阳耳。是则诸症具，但得不吐利而烦者，不死，不烦而不躁者，亦未遽至于死也。

二四条　少阴病，六七日，息高者死。

直中少阴之症，气多微细，以阳气不足故也。今息高，是寒邪逼阳于上，不能下引气机，而短浮于胸分，则其气海已为阴寒占据，即经所谓胸中多气者，死也。

二五条　少阴病，脉微沉细，但欲卧，汗出不烦，自欲吐，至

五六日自利，复烦躁，不得卧寐者死。

此条之死，特死于自利而烦躁，至不得卧寐耳。盖自利之烦，是津液已尽之干烦，自利而躁，是阳所附之妄躁。阴阳并坏，故主死也。盖谓脉微沉细而欲寐，明系附子汤症，乃失用而至卫气失守，汗出不烦。寒饮屯积，而温温欲吐，则寒水相搏，至五六日而自利，所必然也。加之阴已竭而烦，阳欲去而躁，以至无阴而阳无所依伏，而不得卧寐，温之润之，两无根蒂，故必死也。

少阴经后篇

《尚论》谓凡少阴传经热邪正治之法，悉列此篇，然亦有应入前篇之条，而误入此者，见各条下。

一条　少阴之为病，脉微细，但欲寐也。

少阴本脏，为真阴真阳之根蒂。真阴足，则脉见滑细；真阳足，则脉见沉实。阴阳两足，即合滑、细、沉、实，而曰营、曰石也。今脉微为无阳，脉细为有阴，微而且细，是有阴无阳之诊矣。阴不能自强，当依阳气以为用，今有阴无阳，故止觉困盹而成暮夜之象，但欲寐，而非真寐也。喻氏引《内经》卫气行阳则寤，行阴则寐，是平人之寤寐，非少阴之为病也，谬。此条当入前篇，以其宜温之脉症也。且宜列前篇之首，以其为少阴之提纲也。

二条　少阴病，脉细沉数，病为在里，不可发汗。

细沉，为少阴之本。细沉而数，为少阴之热也。里，指少阴之脏而言。发汗，谓麻附细辛等汤也。此条总言传经直中之禁。盖风寒之邪，从外经传入，一见此脉，当在数一边着眼，用黄连阿胶汤，救真阴以御其热。汗之，则夺血而亡阴矣。若寒邪从本经足内廉之后侧，直入者，一见此脉，当在细沉一边着眼，用四逆等汤，温真阳以提其热。汗之，则泄气而亡阳矣，故曰不可发汗。

三条　少阴病，咳而下利谵语者，被火气劫故也，小便必难，以强责少阴汗也。

此亦当温之症，不误在用火，而误在用火以劫汗。盖少阴之症，寒逆于上则欬，寒逆于下则利。但此宜温之症，不当见液干谵语等症，故知以火劫汗，小便以液短而难也。若系传经热邪，用火劫汗，其为逆岂止如此？一部《伤寒论》，诊法微妙，全在此等夹空处着眼看出，喻注失之。

四条　少阴中风，阳微阴浮，乃为欲愈。

喻氏曰，阳微，则外邪不复内入，阴浮，则内邪尽从外出，故欲愈。愚谓尤重在阴浮一边，盖阳微犹为入阴之诊，惟阳微而阴浮，经所谓阴病得阳脉，故愈。

五条　少阴病，欲解时，从子至寅上。

喻氏曰，各经皆解于王时，而少阴独解于阳气胎养生长之时。阳进则阴退，阳长则阴消，正所谓阴得阳则解也。然则少阴所主在真阳，不从可识乎？细按此条，宜入前篇，盖以直中者方贵在阳气，若传经热邪，又当解于壬水王时故也。

六条　少阴病，八九日，一身手足尽热者，以热在膀胱，必便血也。

喻注，八九日，阴邪内解之时，反一身手足尽热，则是少阴之脏邪传腑，肾移热于膀胱之症。以膀胱主表，一身及手足，正躯壳之表故也。甚是，其谓膀胱之血，为少阴之热所逼。其出必趋二阴之窍，则有弊矣。盖膀胱之血，谓从前阴而出则可，谓从后阴而出，其谁欺乎？当是肾移热于膀胱，而膀胱亦移热于大肠耳。

七条　少阴病，但厥无汗，而强发之，必动其血，未知从何道

出，或从口鼻，或从目出，是名下厥上竭，为难治。

喻氏曰，强发少阴汗而动其血，势必逆行而上出阳窍。以诸发汗药，皆行阳经也。动阳明之血，则从口出；动太阳之血，则从鼻出；动少阳之血，则从目出也。厥，为阴阳不相顺接之故。今阳泄于上，则阴以无阳而下厥，阳以阴格而上竭，阴阳有绝离之势。且治厥则有碍于上，治竭则有碍于下，故难治。

八条　少阴病，得之二三日以上，心中烦，不得卧，黄连阿胶汤主之。

少阴肾脏，为阴阳之本。虚邪无体，当依脏真之气以为祟。真阳虚者，邪与阴合，而为阴寒以残贼其阳，既立辛温以救阳之法。真阴虚者，邪与阳合，而为阳热以剥削其阴，又立苦寒以救阴之法也。心中烦者，干也，又热也，不得卧，热邪逼伤真阴，而卫不能内伏之象，故用寒苦之黄连为君，而佐以苦寒之黄芩，所以解其热也。以甘温之阿胶为臣，而副以甘温之鸡子黄，所以滋其干也。然后以下引之芍药为使。藉其引入少阴耳。

黄连阿胶汤

黄连四两　黄芩一两　芍药二两　鸡子黄二枚　阿胶三两

以上五味，以水五升，先煮三物，取二升，去滓，内胶烊尽，小冷，内鸡子黄搅令相得。温服七合，日三服。

九条　少阴病，二三日至四五日腹痛，小便不利，下利不止，便脓血者，桃花汤主之。

此及下条，古注以为寒，寒则本病何以有便脓血之症也？喻注以为热，热则本方何以主温热之药也？二说皆是，而特不能会其全耳。盖寒邪初入少阴，先伤阳气。脾肾二阳，两相为用，肾寒则脾亦寒。故二三日，至四五日，腹痛也，阳气为阴寒所伤，不能分运水道，故并小便不利。及至郁寒成热，热则伤血。积水成利，利则泄气。气伤故便脓，血伤故便血也。是则此症，便血为标，便脓为本。便脓血为标，利不止为本。下利便脓血为标，小便不利而腹痛为本。试问先腹痛，因而下利不止，以及便脓血者，用辛甘温热之剂，为不合法乎？至于阳气治而本寒无化热之根，便脓止，而便血不久当自愈矣。此长沙探本穷源之妙，世人不但不能用其法，亦且不能明其理，而混为饶舌，是可哀也。愚当窃其意而治秋后之利红白者，其效如神。倘本寒尽化标热，无脓而但便血者，只消方中加黄连一味，则标本相当，真假互对矣。方论见本方下。

桃花汤

赤石脂一斤，一半生用，一半筛末　干姜一两　粳米一升

以上三味，以水七升，煮米令热，去滓，温服七合，内赤石脂末方寸匕，日三服，愈，余勿服。

以赤石脂为君者，其用有三，而固脱不与焉。盖石脂，为石中之髓，能填少阴之空，一也；性温体滑，温以聚气，滑以渗湿，能利气分水而利小便，二也。然后以辛热之干姜，温其气，以甘平之粳米，补其气，则气理而下利可止，气温而便脓可止。总有化热之便血一症，既以下利不止，而泄其热于前，又复分理水道，而清其热于后，则便血当不治而自愈矣。名之曰桃花汤，非止以赤石脂之汤色似桃花也，盖月令桃始华，则阳气转，而寒已去，为春和景明之象耳。

一〇条　**少阴病，下利便脓血者，桃花汤主之。少阴病便脓血者，可刺。**

下利便脓，是本寒，惟便血，是化热。虽无腹痛一症，亦用桃花汤以治其本也。若不下利，而但便脓血，则是单热以伤其气血，

便不得用此汤以犯其热，可刺少阴经穴以泻之。盖热可刺，而寒不可刺也。喻注"上文之互意"，非。按肾脏之俞穴，其井曰涌泉，在足心陷者中，屈足卷纸宛宛中，足少阴脉之所出也，可灸三壮；其荣曰然谷，在足内踝前起大骨下陷者中，足少阴脉之所流也，灸可三壮；其俞曰太溪，在足内踝后跟骨上动脉陷者中，足少阴脉之所注也，可灸三壮；其经曰复留，在足内踝上二寸陷者中，足少阴脉之所行也，可灸五壮；其合曰阴谷，在膝下内辅骨之后，大筋之下，小筋之上，足少阴脉之所入也，可灸三壮。又按足少阴肾之腑为膀胱，其井为至阴，在足小指外侧，去爪甲角如韭叶，足太阳脉之所出也，可灸三壮；其荣为通谷，在足小指外侧本节前陷者中，足太阳脉之所流也，可灸三壮；其俞为束骨，在足小指外侧本节后赤白肉际陷者中，足太阳脉之所注也，可灸三壮；其原为京骨，在足外侧大骨下赤白肉际陷者中，按而得之，足太阳脉之所过也，可灸三壮；其经为昆仑，在足外踝后腿骨上陷者中，细脉动应手，足太阳脉之所行也，可灸三壮；其合为委中，在腘中央约文中动脉，足太阳脉之所入也，可灸三壮。

一一条　少阴病，下利，咽痛，胸满，心烦者，猪肤汤主之。

此系津液下泄，阳气上浮，胃中空虚，客气动膈之症也。初因寒而下利，下利，则津液泄而胃空，于是客气以正虚而动膈，故胸满也。此惟润阴津，填胃气，为正治。故以甘寒之猪肤以润燥，甘平之白粉以益胃。润燥，则咽痛心烦可止。益胃，则下利胸满可止矣。猪肤谓毛根薄皮，喻氏谓猪皮之去肥白者。旧注非。喻说为是。但其云与熬香之说不符，则误也。盖熬香者，单将白粉炒香，非与猪肤同炒而香也。本方自明，识者鉴之。

猪肤汤

猪肤一斤

上一味，以水一斗，煮取五升，去滓，加白蜜一升，白粉五合熬香，和相得。温分六服。盖谓以猪肤煮汤成，去滓，后入蜜，并熬香之白粉和匀，分六服耳。

一二条　少阴病，二三日，咽痛者，可与甘草汤，不差者，与桔梗汤。

少阴初病而咽痛者，因邪入少阴，其脏中阳热之气，为寒邪所逆而上浮，故咽中紧痛也。与甘草汤者，以甘草生用，能清浮热，而散逆气，故咽痛可愈。若不瘥则是所逆之气不能宣畅，故于本汤加辛温之桔梗，盖辛以宣之，温以畅之也。夫寒邪始入少阴，当借脏真之阴阳以为寒热。脏中阴偏胜，则从阴而贼阳，阳偏胜，则从阳而贼阴。今二三日而但见咽痛，寒热未判，故但用空灵淡宕之甘草桔梗二汤，以为前驱，其不欲以大温大润，无端而喜功生事，可知矣。

甘草汤

甘草二两

上一味，以水三升，煮取一升，去滓，温服七合，日一服。煮一升而服七合。其余者，将零碎为漱耳。

桔梗汤

桔梗一两　甘草二两

上二味，以水三升，煮一升，去滓，分温再服。

一三条　少阴病，咽中痛，半夏散及汤主之。少阴病，咽中伤，生疮，不能言语，声不出者，苦酒汤主之。

此即上条之较重者，半夏散及汤，并苦酒汤，即甘桔二汤而更进之，非另一法也。盖前条曰咽痛，是咽则痛，不咽则不痛。此曰咽中痛，则无时不痛矣。故前条以甘草缓逆，此则易半夏以降逆矣。前条以桔梗宣逆，此则易桂枝以散逆矣。至于咽中不特痛而且生疮，以至痛而不能言语，更至声不出者，则是咽中与会厌俱受阴火之逆，而因疮肿重之故，彼辛热之桂枝，又在当禁，故少用降逆之半夏，佐以甘寒滋润之鸡子清，而以酸敛之苦酒煮之，则降阴火而滋干热俱得之药。满蛋壳煎止三沸服，宜少少含瞧，所谓补上治上，制宜缓小也。

半夏散及汤

半夏洗　　桂枝去皮　　甘草炙各等分

以上三味，各别捣筛，合治之，白饮和服方寸匕，日三服。若不能散服者，以水一升，煮七沸，内散一二方寸匕，更煮三沸，下火令小冷，少少咽之。

苦酒汤

半夏十四枚，洗破如枣核大　　鸡子一枚，去黄内上苦酒着鸡子壳中

上二味，以半夏着苦酒中，以鸡子壳置刀环中，安火上，令三沸，去滓，少少含咽之，不瘥，更作三剂服之。

一四条　少阴病，四逆，其人或欬或悸，或小便不利，或腹中痛，或泄利下重者，四逆散主之。

此条重在四逆一症，但逆虽似厥而微，其实大有分别。盖手足为阳气之充，胃中真阳为热邪所伤，于是阴阳格拒于胃，而阳气不充于四末，故四逆也。与厥阴，厥宜下之之热厥，颇同，而与宜温之寒厥大异也。故以芍药之走里，配以甘草之守中者，盖因阳气之

根，逆于胃故也。然后以柴胡解其邪热，以枳实去其结气，邪结平而真阳透出，故四逆自愈。不用汤而用散，正欲其留连胃中也。

四逆散

甘草炙　枳实破水渍，炙干　柴胡　芍药

以上四味，各十分捣筛，白饮和服方寸匕，日三服。

加减法

欬者，加五味子、干姜，各五分，并主下利；悸者，加桂枝五分；小便不利者，如茯苓五分；腹中痛者，加附子一枚，泡令析；（令析疑衍或曰当是冷淅之讹。盖战栗而泄利下重也，与韭白升阳之意，颇合亦通。）泄利下重者，先以水五升，煮韭白三斤，取三升，去滓，以散三方寸匕，内汤中，煮取一升半，分温再服；咳者，肺寒而气张，故以干姜温之，五味敛之；下利，胃寒而脾气散，故亦所宜也；悸者，心阳虚，故加桂枝。茯苓淡渗，故小便不利者加之。腹痛为寒，故加附子。泄利下重，为阳气下陷，故以韭白煮汤，取其升阳也。

一五条　少阴病，下利六七日，欬而呕渴，不得眠者，猪苓汤主之。

下利六七日，则阴虚。阴虚则阳气无所伏而上逆，故欬而呕渴，心烦不得眠也。猪苓汤，滋阴而利小水。滋阴，则上逆之阳下伏，而渴呕等症可愈；利小水，则水谷分而下利亦愈。此万全之计也。

一六条　少阴病，得之二三日，口燥咽干者，急下之，宜大承气汤。

此平日阳胜阴亏之人，故入少阴二三日，而热邪剥削真阴，便见口燥咽干之症。虽属上焦，而实则下焦阴精为邪热所伤，反吸太阴阳明之液故也。是宜急下其热以存阴。否则，肾水枯涸而莫救矣。

一七条　少阴病，自利清水，色纯青，心下必痛，口干燥者，急下之，宜大承气汤。

此条来路渊微，颇难理会，故诸家俱不得其真解。盖胃实，再无自利一症，利则脾实积去而愈矣，何至心下尚痛也？自利亦再无胃实一症，实则利当早止矣，何以心下痛，而尚利清水也？不知此条，却是阳经，或太阴经病时，胃中宿垢，已有热实之势，及邪传少阴，则又从肾中之阴化而自利矣。夫宿食已结而不能下，新食未入而无可下，惟所饮之水，从旁偷下，所利者，焉得非清水耶？且肝肾为子母，有互相犹助之应。胃中热，实于上，肾中阴泄于下。母借子气以应，自利色青者，肝木之气也。况口中干燥，是上中二焦已有取资于肾之势，而肾阴不立尽乎？故宜下其胃实以救阴为急也。喻注热邪传少阴，逼迫津水，注为下利，及阳邪暴虐，与阴邪无异等语，肤陋不堪。

一八条　少阴病，六七日，腹胀不大便者，急下之，宜大承气汤。

前条重在二三日，盖谓二三日者，津液不该伤，而干燥已见，久则愈无及矣，故急下之，以早救于前也。上条重在心下痛，夫利清水而色青，不该有心下痛等症，是前已失下，故宜急下以补救后也。此条又重在六七日，夫腹胀而不痛，人多不加意，而六七日不大便，为日既久，故宜急下之，以救于人所因循也。

一九条　少阴病，负跌阳者，为顺也。

此为少阴病，阳盛阴虚者，顺；阴盛阳虚者，逆。盖寒邪中人，当因人之阳气以为寒热。阳盛则寒邪从阳而化热，热气上炎，则胃家热实以吸肾精。为烦，为热，为渴，此即少阴负跌阳也。而大承、黄连阿胶、猪肤等汤，下之润之，为功颇易，且条中死症甚少，故曰顺也。阳虚，则寒邪从阴而化寒，寒气上逆，则胃家虚冷以积外饮。为呕，为利，为逆，为厥，此即趺阳负少阴也。然而附子、白通、四逆、通脉等汤，温之补之，取效颇难，且条中死症甚多，故不言逆，而逆在其中矣。当与合病中"其脉不负者顺"参看。喻注似是而非，其谓土不能制水，其水得以泛滥，岂肾中真有水以上泛乎哉？

厥阴经总说

按厥阴本气，亦分光于肾阳。但阳气亲上，原为阴脏所贵。而肝居至阴之下，比之太少二阴为尤甚也。经曰：肝藏血，其津液较他经略胜。故是经多血少气，而条中救阳之法，十居八九，救阴之法，十止二三者，此也。其体阴滞，而性喜温畅。故脉浮为欲愈，脉数为病退，脉微迟为未减，脉不还为死也。其隧道从足大指之大敦穴，历足正内廉，上阴器，入少腹，属肝络胆，内行连脾胃，过胁贯膈，通心肺，及喉舌，系目。故症则见足胫逆冷，阴囊缩，少腹冷结，及吐逆、胀满、自利、咽痛、目赤等候。其所属在筋，故厥则抽掣而好蜷。其本乡为肝，肝主生血，故邪实者，多见于或吐或便也。其人青色粗理者肝大，大则迫胃近咽，膈胁苦痛，广胸及骹者肝高，高则支贲，胁为息贲，合胁兔骹者肝下，下则迫胃，胁下空，易受邪，胁骨弱者肝脆，脆则善病消瘅而见伤。其见于面部者，在下极下一指，其本色则青如翠羽者吉。又曰：生于肝者，如以缟裹绀，又青欲如苍璧之泽，不欲如蓝。又曰：青如草兹者死，肝者，筋之合，筋聚于阴器，而络舌本，肝木不荣，则筋急，筋急则引舌与卵，故唇青舌蜷卵缩者，庚笃辛死。其音角，忌见商，商者，坚薄而上扬也。传经热邪，则兼征，直中阴寒，则兼羽，易则皆为欲愈。

厥阴全篇说

《尚论》将少阴传经直中，分为宜温宜清。作前后二篇，虽知非原书浑朴旧次。然其情理颇为恰当，似亦易麻冕以纯之俭也。夫三阴同例，既将少阴诸条分编前后，而于太厥二阴，却又夹杂混次，而皆曰全篇，岂以二经独无传经、直中之别耶？今将此经及前太阴篇各条下，俱分别注明，庶于尚论分少阴之意，不无小补，而于仲景原书，或鲜割裂之罪乎？

一条　厥阴之为病，消渴，气上撞心，心中疼热，饥而不欲食，食则吐蛔。下之利不止。

此由他经传入厥阴之症也。厥阴经之性，与少阳相似，而更甚，病则善逆，但传经之热邪，多上逆，直中之寒，邪多下逆。下逆，则挟虚寒以侮其所胜，故下焦为之下利。上逆，则夹实热以授其所生，故上焦为之消渴，上撞疼热也，气上撞心，心中疼热，即消渴之注脚。盖消水而渴，皆因厥阴之阴火乘热而上撞，故津液炙干，借资于水，而水为之消也。胃中津液不足，而邪火胜之，故饥状，木邪伤其胃中之真气，故不欲食，正与少阳之默默不欲食同。蛔性避寒就热，厥阴之症，上热下寒，故蛔皆上聚，食则闻香而上，故吐出也。此宜主黄连阿胶汤为合。若误下之，则利不止矣。盖木邪既横，义下之，以击脾胃之无辜。脾阳胃阳俱冷，木气下逆而愈凌之，故其利不止也。

二条　厥阴中风，脉微浮为欲愈，不浮为未愈。

此直中厥阴，先厥后热之症也，脉微浮者，微为邪退，浮为阳起，故为欲愈。盖厥阴有厥阴之表，厥阴脉浮，必厥去而发热，即下文厥热相应而自愈之理。若不浮，则微为无阳。非厥阴之所宜也，故未愈。

三条　厥阴病，欲解时，从丑至卯上。

四条　厥阴病，欲饮水者，少少与之愈。

此亦传经之病也，传经故热，热故引水自救，而欲饮水，少少予之，即太阳条中利胃气之意。

五条　诸四逆厥者，不可下之，虚家亦然。凡厥者，阴阳气不相顺接，便为厥。厥者，手足逆冷者是也。

此直中厥阴之症也。四逆与厥有辨。喻氏谓厥即逆之根，非是。盖四逆者，胃阳虚微，又为邪气闭住其微阳，不得畅于四末，故逆冷。比厥症少战及抽掣二候。厥则风木之性，其流动疏析处，为寒邪把住，遂与诸阳之气不相贯，冱阴外逆，则手足逆冷，微阳欲窜，故筋脉抽掣，而其治法，同在通胃阳为主，故四逆与厥，俱不可下之以伤其胃阳也。下之，则愈厥，而利不止，遂成死症矣。虚家阳虚，故亦禁下。下文四句，虽是解厥，却正是言厥之不可下处，言阴阳不相顺接而厥，下之则阳竭而愈不相接矣。

六条　伤寒脉迟六七日，而反与黄芩汤彻其热。脉迟为寒，今与黄芩汤，复除其热，腹中应冷，当不能食，今反能食，此名除中，必死。

除者，净尽之义，谓将阳气刨根而出于外也。如灯将灭而复明，日将落而返照，故必死。

七条　伤寒始发热六日，厥反九日而利。凡厥利者，当不能食，今反能食者，恐为除中。食以索饼，不发热者，知胃气尚在，必愈，恐暴热来出而复去也。后三日脉之，其热续在者，期之旦日夜半愈，所以然者，本发热六日，厥反九日，复发热三日，并前六日，亦为九日，与厥相应，故期之旦日，夜半愈。后三日脉之，而脉数，其热不罢者，此为热气有余，必发痈脓也。

厥阴伤寒，以阳胜为顺，但阳气有起伏。阳起则热，阳伏则厥。厥热相当，厥多于热为逆，为病进。热多于厥为顺，为欲愈。厥甚必利，热甚必痈。此厥热顺逆之例也。故其谓厥阴一起，发热六日。论厥热相应之理，厥亦宜六日。今厥九日而利，是寒胜于热，当不能食，而反能食者，反常也。故恐阳气离根入胃而为除中。索饼即面饼，除中者，阳气无根，食之必不胜而发热。若不发热者，如胃气素壮而能消谷，故知厥利将自止，而必发热以愈也。然又有暴热来出于胃，其热将复去者，又非即愈之症。后三日脉之，其热续在，则热非暴热，而为阳胜之热，故愈期可定。且日夜半，为阳气官旺生长之候故也。次非厥多于热而能愈。以后三日其热续在，与厥之九日相应，得厥热之常也。再至三日，脉数不减，热不罢。并前后之热为十二日。夫厥至九日，是热甚于厥，热甚则气血两伤，气伤而痈，血伤而脓。所必至也。痈脓当指咽喉口舌而言。如下文咽痛喉痹之类，非重症也。喻氏谓厥阴主血，热血久持，必至壅败，是谓肝伤之应，大失仲景厥阴重阳重热之旨矣。

八条　伤寒，**先厥后发热而利者，必自止，见厥者复利。伤寒先厥后发热，下利必自止，而反汗出，咽中痛者，其喉为痹。发热无汗，而利必自止，若不止，必便脓血，便脓血者，其喉不痹。**

喉痹即上文所谓痈脓者是。此条就厥、热、汗、利、喉痹、便脓血六症，分为三段。以辨析病机之上下内外耳。自首至见厥复利为一段。言厥利热止，紧紧相跟，以或阴或阳气并于一也。自伤寒先厥，至其喉为痹四句为二段。自发热至末五句为三段。二段三段总言除却厥而利不止之重症，故无论其发热而利止，汗出者是热郁于在上在外，故咽痛喉痹、发热无汗而利不止，是热逆于在下在内，故必便脓血，其曰便脓血者，喉不痹则知喉痹者，不便脓血。长沙启后之婆心，可谓谆切著明矣。

九条　伤寒一二日至四五日厥者，**必发热。前热者，后必厥；**

厥深者，热亦深；厥微者，热亦微。厥应下之，而反汗者，必口伤烂赤。

此条之厥，与他处不同。他处为冷厥，此为热厥故也。盖直中厥阴，则先厥后热，故冷，而禁下。传经，则先热后厥，故热，而宜下也。言厥阴伤寒，其直中、传经二症，除厥而不返死症外，余皆热厥相应。如先厥一二日，或四五日，后必热而与厥相应。此句是客，如前热一二日，或四五日，后必厥而与热相应。此种先热后厥之症，与寻常冷厥大异。盖其内既热，又与阴阳不相顺接，则是热逼阴气于外而厥。故将前后相应之理，变为内外，外厥冷至肘膝而深者，内热亦深，外厥冷止手足而微者，内热亦微。热厥与阳明胃实同治，以胃实而阻塞阳气，不得外通也，当视其热之深微，而量主大小承气以下之。若因厥冷而误为太阳恶寒症，反用汤药，以发其汗，则干以济热，而且提热于上，则不特咽痛喉痹，而且口伤烂赤矣。汗药且戒，况温药乎？喻注谓厥阴无峻下之法，亦未就热深厥深者，而细究其旨耳。

一〇条　伤寒病，厥五日，热亦五日，设六日当复发厥，不厥者自愈。厥终不过五日，以热五日，故知自愈。

此当与前第七条参看。盖厥五日，热亦五日，为厥热相应，已当愈矣，设热六日，当补厥一日。今不厥，是阳多于阴，故必自愈，然恐未免于咽痛耳。

一一条　伤寒脉微而厥，至七八日肤冷，其人躁，无暂安时者，此为脏厥，非蛔厥也。蛔厥者，其人当吐蛔。今病者静，而复时烦者，此为脏寒。蛔上入其隔，故烦，须臾复止，得食而呕，又烦者，蛔闻食臭出，其人当自吐蛔。蛔厥者，乌梅丸主之。又主久利。

此条是就厥中剔出蛔厥一种，而细辨之者也，前五句言脏厥是客，后十二句言蛔厥是主。厥者，脏中真阳虚微，寒邪又固蔽之。因与四末诸阳不通之应，脏厥则不特不通，而且有逼之出亡之势。喻氏谓即厥不回者，诚是也，蛔厥者，其人脏寒，故中下焦亦寒。胸为阳位，比他处较热，蛔性喜暖，故欲上入，膈为宗气之城郭。众蛔扰之，宗气乱而不与阴相接，故烦而厥矣。与脏厥不同，脏厥死，而蛔厥生也。主本方者，其神妙之用，真有不可思议者。君乌梅，酸以入肝也，余药少于乌梅，则从其性而俱为入肝可知。本为脏寒，故以姜附温之。本为脏虚，故以人参补之，夫厥为阴阳不相接之故。用细辛者，所以通其阳气也。用桂、归者，所以和其阴气也。蜀椒，辛热而善闭，盖温补其阳而更为封固之耳。至于以连、柏为佐者，又因脏寒而遽投辛热之品，阴阳相格，水火不相入者，常也，故用苦寒以为反佐，如白通汤之加人尿、胆汁者，一也。且少厥二阴为子母，厥阴阳微，其来路原从少阴，加黄连于乌梅之次，而尊于众药，且以黄柏副之，是温厥阴，而并分引其热，以温手足之少阴，二也。至其酸苦辛辣之味，为蛔所畏，而使之俯首，则又其余义矣。借之以主久利，其方义如壶天，又是一番世界。绝非主蛔厥之用意也。盖利起本寒，成于化热，始于伤气，久则脱血，故辛热以治本寒，苦寒以治化热。蜀椒固气，而以细辛提之，当归益血，而以桂枝行之，加人参合补气血，而总交于乌梅之酸温，所以敛止其下滑之机致而已。喻氏以肾阳胃阳之说，矜其独创。不知五脏六腑中，俱有精汁，俱有真气。精汁者，阴也；真气者，阳也。但六腑属阳反俱重精汁，五脏属阴，反俱重阳气，孰谓惟肾与胃才有之耶？故心阳微则悸，肝阳微则厥，脾阳微则泄利瞋胀，肺阳微则咳，而气不足息，肾阳微，则躁欲绝矣。

乌梅圆

乌梅三百个　细辛六两　干姜十两　黄连一斤　当归四两　附子六两，泡　蜀椒四两，去子　桂枝六两　人参六两　黄蘗六两

以上十味，各捣筛合治之，以苦酒渍乌梅一宿，去核，蒸之，五升米下饭熟，捣成泥，和药令相得，内臼中，与蜜，杵二千下，圆如梧桐子大，先食饮服十丸，日三服，稍加二十圆，禁生冷滑物臭食等。

一二条　伤寒热少厥微，指头寒，默默不欲食，烦躁，数日小便利，色白者，此热除也，欲得食，其病为愈。若厥而呕，胸胁微满者，其后必便血。

厥阴得邪厥逆，其逆气或上或下，与少阳同，热少厥微，而仅指头寒，则其逆气原不甚，但默默不欲饮食，则是热从上逆为多，而阻其下运之机故也。今上热而烦，下寒而躁，数日忽小便利，是上逆之气下通，其色白，是上逆之热解除也。再加欲得食，胃中下运之机已动，故为欲愈。若前症具，而小便不利且不欲食。但厥，呕，胸胁烦满者，是其上逆之热，久而不解，则热伤胃中之阴血。将来必从大便而出，可知矣。

一三条　伤寒发热四日，厥反三日，复热四日，厥少热多，其病当愈。四日至七日，热不除者，必便脓血。伤寒厥四日，热反三日，复厥五日，其病为进。寒多热少，阳气退，故为进也。

厥阴伤寒，以厥热相应，为阴阳起伏之常，故愈而无弊，厥少热多者，为阳太过，热少厥多者，为阴太过。阳盛虽愈，必便脓血，阴盛不愈，而且下利便脓血者，生，下利者，多死，甚矣。三阴之重，真阳也有是夫。

一四条　伤寒六七日，脉微，手足厥冷，烦躁，灸厥阴，厥不还者，死。

微为脉无阳，厥为症无阳，更加阴不足而烦，阳欲去而躁。阴不足，不宜服阳药以剥阴；阳欲去，灸厥阴而不还，则无回之之日矣。

按脏俞，肝之井曰大敦，在足大指端，去爪角如韭叶，及三毛之中，足厥阴肝之所出也，可灸三壮。其荥曰行间，在足大指之间，动脉应手陷者中，足厥阴肝之所流也，可灸三壮。其俞曰太冲，在足大指本节后二寸陷者中，动脉应手，足厥阴肝之所注也，灸可三壮。其经曰中封，在足内踝前一寸半陷者中，仰足而取之，伸足乃得之，足厥阴肝之所行也，灸可三壮。其合曰曲泉，在膝前辅骨下，大筋上、小筋下、陷者中，屈膝而得之。足厥阴肝之所入也，灸可三壮。又足厥阴之合曰曲骨，在脐下五寸，可灸五壮。其大络曰急脉，即睾之系也，在阴毛中阴上两旁二寸半，按之应指，甚按则痛引上下，中寒则上引少腹，下引阴丸，可灸，而不可刺，宜五壮。

一五条　伤寒发热，下利厥逆，躁不得卧者，死。

发热，是阳浮于外。下利，厥逆，是阴盛于内，加之躁不得卧，是些微之真阳，为阴寒所逼，有尽出以从表阳之势，阴阳相脱故死。

一六条　伤寒发热，下利，甚至脉不止者，死。

厥阴伤寒，但凡发热，则厥利便止。但凡厥利，则发热便止，以阴阳起伏之气，常并于一也。今热而利甚，厥不止，是阳脱于在上在外，阴脱于在下在内，虽比上条无躁症，其主死则同。以其比上条之厥利为甚也。

一七条　发热而厥，七日下利者，为难治

发热而厥七日，当作一句。盖七日之内，热而且厥，已见阴阳格拒，各自为用之应。尚至七日，是病发于阳之愈期，当厥止而愈为幸，乃反下利，是阳负而阴寒将胜矣。虽未至于遽死，而周旋于阳微阴盛之际，盖亦难矣。

一八条　伤寒六七日，不利，便发热而利，其人汗出不止者，死。有阴无阳故也。

厥阴不下利，最是好处。六七日是自愈之期，反发热而利，夫热与利不该并见。明是阳脱于上，阴脱于下之征，又加汗出不止，乃津液随微阳而外散，故死。

一九条　病者手足厥冷，言我不结胸，小腹痛满，按之痛者，此冷结在膀胱关元。

结胸为阳热，故结在阳位之胸分，而手足热，冷结为阴寒，故结在阴位之膀胱关元，而手足冷，曰冷结在膀胱关元，见按之虽痛，不得从结胸寒下之例也。

二〇条　伤寒五六日，不结胸，腹濡，脉虚复厥者，不可下，此为亡血，下之死。

三阳治例，结胸，宜陷胸。腹满，宜大承。今不结胸而腹濡，且脉不实而虚，加之手足厥冷，此必不可不下，不特厥，为阳微，以脉虚，是无血之诊，下之以泄其津液，则死矣，厥阴无结胸症，以其无表邪内陷也，然条中每每借言之者，以厥阴症中，有从阳经结胸未解，而传之者，非厥阴本症，不可不知也。

二一条　手足厥寒，脉细欲绝者，当归四逆汤主之。若其人有久寒者，宜当归四逆加吴茱萸生姜汤主之。

脉细，为阳虚，脉欲绝，为阴虚。手足厥寒，而脉细欲绝，是阴阳两虚之候，故与聚阳气之桂枝汤内，而君以补血之当归加细辛、通草以宣发其阳气耳。若脉已如彼，而其人内有久寒者，宜于本汤补阴之中，加吴茱萸之温，生姜之热，以兼理其寒逆也。要之，二汤俱系资阴阳，以启其自汗者也，至其用桂枝之变法，神妙莫测，真有上下九天九地之幻。夫桂枝汤之号召阴阳，其义已见本汤下，乃忽焉加芍药，则使下引内入以畅脾阳，忽焉加芍药，而并加胶、饴，则使之内引上托，而建中气，忽焉加当归，增大枣，只以细辛、通草为使，则使之深入肝肾，而为温之、润之之剂，长沙制方之意，可因此而悟其余矣。

当归四逆汤

当归三两　桂枝三两　芍药三两　细辛二两　大枣二五个　甘草二两　通草即木通，二两

以上七味，以水八升，煮取三升，去滓。温服一升，日三服。

当归四逆加吴茱萸生姜汤

当归三两　芍药三两　甘草二两，炙　通草二两　桂枝三两，去皮　生姜半斤，切　细辛二两　大枣二五枚，劈　吴茱萸二斤

以上九味，以水六升，清酒六升，和煮，取五升，去滓，温，分五服。

二二条　大汗出，热不去，内拘急，四肢疼，又下利，厥逆而恶寒者，四逆汤主之。

大汗，热不去，则是真阳虚而不能送邪外出，里阴盛而逼阳外越之汗也。真阳虚而不能送邪外出，故内拘急而四肢疼。裹阴盛而逼阳外越，故下利厥逆而恶寒。主四逆以温里，则回阳而阴邪自散矣。

二三条　大汗，若大下利，而厥冷者，四逆汤主之。

大汗，下利，原能两亡阴阳，但不烦而仅厥冷，则阴气有余而阳虚可知，故主四逆以救阳也。

二四条　伤寒脉促，手足厥逆者，可灸之。

促为阴不足之脉，厥为阳不足之症，阴虚者，不宜遽投姜、附，故但以灸法回之耳。

二五条　伤寒脉滑而厥者，里有热也，白虎汤主之。

血得热而流动，故脉见滑，厥则热甚而拒阴于外，故曰里有热也，甘寒之白虎汤，为最当矣，此传经之症也。

二六条　病人手足厥冷，脉乍紧者，邪结在胸中，心下满而烦，饥不能食者，病在胸中，当吐之，宜瓜蒂散。

此亦风寒之邪，从口鼻而入胸分，胸分之阳为邪所扰，而不能透于四末，故厥冷，脉紧。外为厥之应，内为结之应，脉乍紧，则知手足亦乍厥，而邪亦乍结胸中也。心下满，不能食，为寒。因饥与烦，为风。因外不在表，内不在脏，故可用吐以越之。此非厥阴病，系太阳之症，以手足厥冷似厥阴，故尚论误入此耳。

二七条　伤寒厥而心下悸者，宜先治水，当主茯苓甘草汤，却治其厥；不尔，水渍入胃，必作利也。

此条之悸与心阳虚而空悸者，不同，盖阳微则不能运饮，而积于心下，以致心中戚戚不自宁者，是也。与太阳饮水多而悸者正同，此亦非厥阴之症也，太少二阳俱有之。

二八条　伤寒六七日，大下后，寸脉沉而迟，手足厥逆，下部脉不至，咽喉不利，唾脓血，泄利不止者，为难治，麻黄升麻汤主之。

先以大下伤阴，阴伤则上焦清阳之气下陷，故寸口脉见沉迟，手足厥冷，泄利不止。又阴伤则下焦浊阴之火上逆，故下部脉不至，咽喉不利，吐脓血，然非无阳之比。不过因阴虚而下陷，故以补血之当归为主，滋阴之葳蕤、天冬为佐，而使以下引之芍药也。阳陷，故以提阳之升麻为主，佐以温气之干姜、桂枝，而使以补中之甘草也，阴火上逆，以致咽喉不利，而吐脓血，故加苦寒之知、芩，甘寒之石膏，以降之，水谷不分，以致并趋大肠而泄利，故加温渗之苓、术，以理之，然后总统于甘温之麻黄，则阴阳各得其位，而漐然汗解矣，注谓病惟表里错杂，药亦兼而调之，笼统肤陋，是不知本症，本方者也。此亦太阳误下之坏病，而非厥阴之症。

麻黄升麻汤

麻黄二两半　升麻一两一分　当归一两一分　知母　黄芩　葳蕤各十八铢　石膏碎绵裹　白术　干姜　芍药　天冬去心　桂枝　茯苓　甘草炙，各六铢

以上十四味，以水一斗，先煮麻黄一两沸，去上沫，内诸药，煮取三升，去滓，分温三服，相去如炊三斗米顷，令尽，汗出愈。

二九条　伤寒四五日，腹中痛，若转气下趋少腹者，此欲自利也。

腹中痛，为寒，寒为欲利之根，转趋少腹，为下坠，下坠为欲利之应，故知自利也。但此条是合论三阴，并太少二阳，非单指厥阴也，余试之屡矣。

三〇条　伤寒本自寒下，医复吐下之，寒格更逆吐下，若食入口即吐，干姜黄连黄芩人参汤主之。

吐能提气，气上则热，故吐家多烦，以膈中热，燥其津液故也。利能破气，气泄则寒，故利家多寒。呕以胃中虚冷，不受食故也。盖谓伤寒，寒邪入胃，而自下利，医家不行温法，而杂用吐下以误治之。吐则逆热于胸分而格，利之寒入于胃，故更吐更下也。甚至食入即吐。则利不止，而胸愈热矣，故用干姜、人参以温补其胃中之虚寒，所以救误下也。用黄连、黄芩以清理其胸中之逆热，所以救误吐也，究之虚火降而胃阳来复，则本自寒下之症亦愈矣。喻氏于伤寒诸方，颇有得长沙之旨者。至其论症，依愚鄙之见所以

心服者，十无二三也。此条固非论厥阴，亦并非论少阴之症，当是合论少阳、太阴二经耳。盖太正二阳，本自寒下之症甚少，惟协热之利居多。少厥二阴，虽有之，若一误行吐下，则厥躁立死，为逆岂止如此。惟少阳之邪下逆而腹痛，太阴脏中有寒，俱有本自寒下之症，且略能担得吐下故也，明者详之。

干姜黄连黄芩人参汤

干姜三两，去皮　黄连三两，去须　黄芩三两　人参三两

以上四味，以水六升，煮取二升，去滓，分温再服。

三一条　下利，脉沉而迟，其人面少赤，身有微热，下利清谷者，必郁冒汗出而解，病人必微厥。所以然者，其面戴阳，下虚故也。

汗出而解，是解郁冒，非诸症全解之谓。阴寒内盛，故下利。而脉沉迟，微阳外格，故面少赤而身发热。加之食不化，而至所利者为清谷，则阳气因里寒而不得内伏，故必怫郁于表分而冒。倘得自汗，则微热与郁冒俱解矣，但其里阳未温，郁冒虽解，汗后必微微见厥。盖因其面少赤，戴阳于上，而尚未下通，下阳虚，故厥，故曰下虚也。

三二条　下利清谷，里寒外热，汗出而厥者，通脉四逆汤主之。

喻氏曰：上条辨症，此条用药，两相互发，卓识绝伦。盖四逆以温理，加葱白以下引所戴之阳耳。

三三条　下利，手足厥冷，无脉者，灸之不温，若脉不还，反微喘者，死。

下利，厥冷而无脉，犹似阳气暴绝之应，此时不及用药，故以灸法急通其阳。若灸之，厥不温，脉不还，反微微发喘，则毫发之

真阳上散，而浮于胸分，是杂根矣，故死，此亦直中者也。

三四条　下利后脉绝，手足厥冷，晬时脉还，手足温者，生，脉不还者，死。

晬时谓终一个箇时辰也，阳气上炎，多从汗亡，然或乘阴气而下泄，则又有从利而下绝者，盖下而甚，则下焦空虚，在上之阳暴陷于下，则脉暴绝，在外之阳暴陷于内，则手足暴厥，然阳气终必通于上与外，故一时之后，脉必渐还，手足必温，否则，是一去而不返，故主死也，此亦直中之症。

三五条　下利腹胀满，身体疼痛者，先温其里，乃攻其表。温里宜四逆汤，攻表宜桂枝汤。

此亦统论三阴经脏之治法，不宜单入厥阴也。盖下利腹胀满，是脏中真阳虚冷，身体疼痛，是经络邪气实满。惟脏中真阳虚冷，故先虽服桂枝汤，亦不能去邪于经络，且徒虚其表阳，而愈疼痛矣，故当先服四逆以温里，再用桂枝以攻表，则利满疼痛，表里俱释矣。阳明等五经，各自另开门户，以通于太阳之表气，故皆可用桂枝汤以汗之。太阳等五经，俱共一炉灶而食于胃气，故皆可用四逆汤以温之。特三阳先表后里，三阴先里后表，此常例也。

三六条　下利清谷，不可攻表，汗出必胀满。

此亦统论三阳，及太阴之治例，入厥阴，误，并不可入少阴也。盖少厥二阴，凡下利清谷，绝无攻表之症，且攻之之逆，岂止胀满而已也？喻氏曰：阳从汗出，而阴气弥塞，胸腹必致胀满，精切。

三七条　伤寒下利，日十余行，脉反实者，死。

下利日十余行，则脉宜虚微。今反实者，是邪气有余，有合脏腑之气，尽并于利而下绝之应，故死。即《内经》泻而脉实者死之旨。然亦是总论六经，不宜单入厥阴也。

三八条　下利，有微热而渴，脉弱者，今自愈。下利，脉数而渴者，令自愈。设不瘥，必圊脓血，以有热故也。下利，脉数，有微热汗出，令自愈，设紧，为未解。

利本寒，因总以见热为可喜，以见热则变阳症故也。第一段重在脉弱二字，利变热渴，恐为热邪内炽之应。今见脉弱，则内邪已退，故可俟其津液自还，而热渴自愈矣。二段重在脉数二字，寒利所惧，冷泄不止耳。今见脉数而渴，则症已。阳静保其阳，而利当自止。若不止，则化热太盛，而伤阴血，故必圊脓血也。三段又重在"汗出"二字，利与发热并见，变忌，今脉数，微热，而汗出，则外热，当解于汗，而里利，必至于脉之数也。设汗出而脉犹紧，则汗为亡阳之汗，而紧为内寒之诊，故未愈。

三九条　下利，寸脉反浮数，尺中自涩者，必圊脓血。

寸脉浮数，是气寒化热之诊，尺中自涩，是血得热而凝着之诊。明系气热伤血，故必圊脓血。凡脓血并言，俱脓为本寒，血为化热也。

四〇条　下利，脉沉弦者，下重也。脉大者为未止。脉微弱数者，为欲自止，虽发热，不死。

沉为在里在下，弦为急重之象，故合沉弦而知为下重也。脉大则中芤，正洞洞亡阴之义，故未止。脉微弱数，犹言脉微微见弱，而且数也。盖脉弱，为邪减，数，为阳复，故为欲自止，即前条汗出自止之理也。喻氏谓脉大，即沉弦中之大，亦通，其谓微弱数，即沉弦中之微弱数，则背理矣。以弦弱不兼见，且未有下重不解，而利为欲止之候者也。至云脉大身热者，其死可知。嘉言真善悟者欤。

四一条　热利下重者，白头翁汤主之。

就天地之虚邪而言，曰寒。就人身之冬不藏精者而言，曰伤于寒。就冬月之即发者而言，曰伤寒。若夫伏邪在身，担延日久，乘春温而变温病，乘夏热而变热病，乘秋凉而变或喝或利者，俱曰伤寒病。盖以人身之病机，与天地之气机。同为化象也，热利，即脏中本寒，尽化为热，而奔迫下利，及暑热伤其正气，并血分者皆是。下重者，乘下利之机，致清阳之气下陷也。白头翁得阳气之先，而直挺单花，具升举之性，且味苦气寒，能清火分之热，取以名汤，其意可知矣。然后以黄连，清心脾之火，黄蘗清肾火，秦皮清肝火，则热除而血中之清阳上举。其利与下重，宁有不止者乎？

白头翁汤

白头翁三两　　黄连三两，去须　　黄蘗三两，去皮　　秦皮三两

以上四味，以水七升，煮取三升，去滓，温服一升，不愈，更服一升。

四二条　下利欲饮水者，以有热故也，白头翁汤主之。

喻氏曰：下利欲饮水，与脏中寒利二不渴者自殊，故亦宜以前汤胜其热也。

四三条　下利谵语，以有燥屎也，宜小承气汤。

下利不得有谵语，以谵语属胃燥，故知利自利，而燥自燥也，宜小承气者。喻氏曰，下利肠虚，兼之厥阴脏寒，故宜但用小承，微攻其胃耳。愚谓厥阴传经者固有之，然亦统论三阴之法，非单指厥阴也。

四四条　下利后更烦，按之心下濡者，为虚烦也，宜栀子豉汤。

下利后更烦，大似热邪未解，而欲为胃实之候。但按其心下濡而不硬，则是阴虚之火，浮于胸膈，而为虚烦。故降之润之之栀豉汤，与阳经同用也，此亦传经之热症。

四五条　呕而发热者，小柴胡汤主之。

厥阴之逆气上浮外出于其表，上浮故呕，外出故热，以肝胆之气相通，故用少阳之治治之。此直中厥阴，而有表症，如少阴麻黄附子细辛汤之理也。

四六条　呕而脉弱，小便复利，身有微热，见厥者，难治。四逆汤主之。

呕而脉弱，小便利，是真阳里虚，而寒邪凝冱之应。微热，是微阳外格之应，加之见厥，则阴盛阳微，而不相顺接。阴盛则恐见利，阳微则恐见躁，故曰难治，是宜温之以四逆，而先通其厥矣，此亦泛论三阴也。

四七条　干呕，吐涎沫者，吴茱萸汤主之。呕家有痈脓者，不可治呕，脓尽自愈。

干呕、吐涎沫是肝肾阴寒之气上逆，故用吴茱萸汤。盖苦以降逆，温以救寒也。呕有痈脓，又是阴火上逆，便不可以此汤犯其热矣，曰脓尽自愈，夫亦以不治治之也。盖阴寒以变热为可喜，痈以脓出为无患，故七条热多于厥而发痈者，亦不出方，即甘桔苦酒等汤，亦是治其未成痈之先，而非既成痈之后也。喻注以辛凉开提其脓之说，恐属蛇足。

过经不解

喻氏以七日为候。过七日，即谓之过经，大误。盖过经，即传经而本经全能之谓。其所以分别传过之名，只在缓急之间耳。夫经气虚而邪气重者，太阳始病。一日间，有兼程飞渡之势，如邮传之速者曰传。故太阳中篇三条云：一日太阳受之，颇欲吐，若躁烦、脉数急者，为传；二三日，阳明、少阳症，不见者，为不传，是可证矣。若邪较轻，或经气素壮之人，不能速传，则停于太阳七日，或十四日，甚至二三十日不等。阳明少阳之气始衰，于是太阳之邪，始得从而过之。如过关过渡之义。故曰：过是过者，从容担阁之谓也。故阳明中篇二十四条云：过经，乃可下之，又其证也。是则传经之势重，传后尚多贯革之威，过经之势轻，过后，不过蒿矢之末，故易愈。过经不解，是过后不遵正治之法，而误用吐下，以致与坏病同也。但五经中，惟少阳，易犯而善逆。阳明，多藏而厚亡，故两经之症居多。喻注中如太阳症未罢，邪尚在太阳等语，真梦梦耳，详各条下。

一条　太阳病，过经十余日，反二三下之，后四五日，柴胡证仍在者，先与小柴胡汤。呕不止，心下急，郁郁微烦者，为未解也，与大柴胡汤，下之则愈。

太阳过经之正例，于阳明、少阳二者，当看过在何经。总以在经，宜葛根、小柴。在腑，宜调胃大柴。经腑兼病，亦从先表后里，斯为合法而易解。阳明条中，过经，乃可下之。单就表解者而言之耳。此条，谓太阳病久之人，过于少阳，原以小柴为正，乃二三下之，则虽柴胡症仍在，不得单任小柴，当以小柴先试之。其间多有尽解者，倘或呕不止，心下急，而且烦者，盖因四五日前，二三下之，则少阳之邪，因下而下陷，且因陷而上逆也。何以下陷，而又上逆？以其陷在中焦。何以知陷在中焦？以其无腹满痛等症也。下陷，故和解之小柴，不能解其表。上逆，故非小柴症，而如小柴症之呕、急且烦也，是则下之者，下其所陷之邪。大柴下之者，下其仍在之似柴胡症也。喻氏谓，太阳症有未罢，如果未罢，何得谓之过经？且二三下之，当结胸矣，谬甚。

二条　太阳病，过经十余日，心下温温欲吐而胸中痛，大便反溏，腹微满，郁郁微烦，先此时，自极吐下者，与调胃承气汤。若不尔者，不可与，但欲呕，胸中痛，微溏者，此非柴胡症，以呕，故知极吐下也。

此太阳病久，全过于阳明而不解。因其见症，而断为误行吐下也。心下温温欲吐，胸中痛，似胸中热结，大便反溏，腹微满，又似胃中虚寒，郁郁微烦，津液伤残之应。症候参错，先必用极吐以伤其阴，故烦而胸中痛，并欲吐也。必先用极下以泄其阳，故大便溏而腹满也。吐下，而胸中、胃中之寒热不调。与调胃承气者，调其干热，而救其津液也。若不经吐下者，则欲吐等症，为寒逆。烦，为液短，当用先温后润之法，与此汤不相宜矣。至此语气已完，下文是长沙自注。盖谓何以知先此极吐下乎？夫呕，原似柴胡症，但少阳上下不并逆，故柴胡症不悉具。今呕痛而便溏，则知因吐而逆其气，且伤其胸中，故欲呕而更痛也。因下而泄其气，故胃寒而微溏也。上文已备言之矣，此以呕而概其余，犹言以呕痛微溏，故知之也。喻氏注谓，岂但调胃不可用？即柴胡亦不可用，以邪尚在太阳位高云云，不但不知过经，为太阳之邪全罢，并不解此条之文气矣。

三条　伤寒十三日，胸胁满而呕，日晡所发潮热，已而微利，此大柴胡症，下之而不得利，今反利者，知医以圆药下之，非其治也，潮热者，实也，先宜小柴胡以解外，后以柴胡加芒硝汤主之。

胸胁满呕为少阳上逆之症。日晡潮热，为阳明胃实之症。虽已微利，此当以大柴两解为合，乃服之而不利，过后而利者，知医先以丸下之。而今始发其性也，夫服汤则过而不留。丸，则缠绵日久，故曰非其治。然既以圆药下之，则少阳上逆之表邪，一半下陷，一半尚在，以微利，故知一半下陷，以胁满，故知一半尚在，故不得仍用大柴，当先以小柴解外，而后再于本汤中加芒硝，以解内矣。

柴胡加芒硝汤

于小柴胡汤方内，加芒硝六两，余依前法，服，不解，更服。

四条　伤寒十三日不解，过经，谵语者，以有热也，当以汤下之，若小便利者，大便当硬，而反下利，脉调和者，知医以圆药下之，非其治也。若自下利者，脉当微厥。今反和者，此为内实也，调胃承气汤主之。

十三日不解，谓太阳不解。过经者，是太阳解，而过于阳明，故有热，谵语也。以汤下之，谓酌量于诸承气之义，且与下文圆药正对也。若小便利，大便当硬，而为大承气之症，乃反下利，而脉调和，则非变症可知。故知医不用汤，而以缠绵之圆药下之也。夫脉调和，何以圆药下之耶？盖自利者，脉必阳虚而微，症当见厥。今不厥，而脉和，故知下非自利，而为误下之故，其谵语之胃实自在也。不主大承而主调胃者，亦因以圆药下过，而利下之机犹在，虽内实而易动故也，汤性从胃便发，丸则不易消化，故胃实自在。

瘥后劳复阴阳易病

方注作女劳复，漏。喻氏曰，"起居作劳，复生余热之病"，诚是也。又曰：病伤寒之人，热毒藏于气血中者，渐从表里解散，唯藏于精髓者，无由发泄，故瘥后，与不病之提交接，男女互传，所以名为阴阳易者，交易之义也，确切不磨。或曰：阴阳易病，不病者感之尚病。病家既有是毒，何以差耶？余曰：骨髓之热毒，伏而不动故差，交感则乘欲火而起，两火相煽，两热相乘，故自差，而毒能传人也。又曰：病家差后，不交接，犹能为后病否？曰：天地燠躁之热，郁为雷霆，畅为风雨，原有自散之机致。观长沙只以烧裤散，治受病者，而于病家不赘一词，或庆幸于不言之表，未可知也。

一条　大病瘥后，劳复者，枳实栀子豉汤主之。若有宿食者，加大黄，如博棋子大五六枚。

大病瘥后，阴气虚而阳气新复。阴气虚，则易于动热，阳气新复，则易于致逆。劳则神气浮而热逆。热逆于上，故表热。热逆于下，故里结也。然正惟大病瘥后，阴阳未实。故在上而表热者，只宜用泄热之枳实为君，佐以降逆之栀子，使以滋阴之香豉但资其自汗，而余热自沉伏矣。在下而兼里结者，只消于本汤中，少加大黄，以润下之，则热清而内外俱释矣。清浆水即今之清酸米汤水也，以其能清火而益胃气，故用之。旧注谓清水熬熟，取其下趋，无谓。盖水性生鲜，才能下趋，故古方用无根水，千里长流水者，此也。焚熬煎炼而杀其性，反能速于下趋者。吾未之前闻也。喻氏之英雄欺人，每如此。

枳实栀子豉汤

枳实三枚，炙　栀子十四枚，劈　香豉一斤，绵裹

以上三味，以清浆水七升，空煮，取四升，内枳实、栀子，煮取二升，下豉，更煮五、六沸，去滓，温分再服。覆令微似汗。

二条　伤寒瘥已后，更发热者，小柴胡汤主之。脉浮者。以汗解之，脉沉实者，以下解之。

此非劳复也，不宜入此。盖瘥后更发热，是隐伏之余热，挟少阳相火而上逆者，居多。故以小柴主之。脉浮、沉、实二句，是就上文而申言之也。盖谓脉弦而浮，则固主小柴以汗之。脉弦沉实，

则宜大柴以下之也，俱有弦字为合。喻氏谓汗用枳实、栀、豉，下用枳实、栀、豉加大黄，误，以上条，因劳而神浮火动，故复热。此条是阴分伏匿之余邪，因阳经瘥后，复出而挟少阳之本气以发热耳。果如喻言，则上条夹空中间，亦可主小柴胡汤矣。

三条　大病瘥后，从腰以下有水气者，牡蛎泽泻散主之。

此条汗解后，而失用五苓之症也。太阳中篇，伤寒汗解后，渴者，用五苓散，不渴者，用茯苓甘草汤。已详其义。今因失用五苓，而小便热闭，故致腰以下有水气也。夫小便不利，则衬托上、中二焦，而俱成热象，故以镇重之牡蛎，疏泄之泽泻，取其咸寒润下之性，而以之名汤，然后以栝蒌止渴，蜀漆通气，葶苈去火，商陆逐水，海藻破结，丝丝入扣矣。喻氏谓"脾土告困，不能摄水"，请问方中有理脾之药否耶？徐氏谓，阴邪下从汗解，故滞而为水，试问治阴邪者，宜苦寒酸寒之药否耶？

牡蛎泽泻散

牡蛎熬　泽泻　栝蒌根　蜀漆洗去腥味　葶苈熬　商陆熬　海藻洗去盐，各等分

以上七味，异捣筛，为散，更入臼中治之，白饮和服方寸匕，日三服，小便利，止后服。

四条　大病瘥后，喜唾，久不了了者，胃上有寒，当以丸药温之，宜理中丸。

病后喜唾，是脾肺与胃俱寒，脾肺不能传送，则胃家不能运渗，故清淡之唾上泛。曰胃上者，可见矣，病后不胜急温，故用丸以缓之也。人参之补，干姜之热，白术之温，而和以调中之甘草，则胃阳四达，而上泛之唾，乘阳气而化为津液，以滋脏腑，则不了了者亦愈矣。

理中丸

人参　甘草炙　白术　干姜各三两

以上四味，捣筛为末，蜜和丸，如鸡子黄大，以沸汤数合，和一丸，研碎，服之，日三服，夜二服，腹中未热，益至三四丸，然不及汤，汤法以四物依两数切，用水八升，煮取三升，去滓，温服一升，日三服。

加减法

若脐上筑者，肾气动也，去术加桂四两。吐多者，去术，加生姜三两。下多者，还用术。悸者，加茯苓二两。渴欲得水者，加术，足前成四两半。寒者，加干姜，足前成四两半。腹中痛者，加人参，足前成四两半。腹满者，去术，加附子一枚。服汤后，如食顷，饮热粥一升许，微似汗，勿发揭衣被。桂伐肾邪而填宗气，故脐上筑者加之。生姜辛散而去积恶，故吐多者加之。两症去术者恶其上壅也，下多还用之，又取其下壅也。悸为水气乘心，故加茯苓。生术性滋，故渴者加之。腹痛为虚，故加人参。术性壅，故并非腹满者所宜，以其为阳虚而阴痞也，故加附子服汤如食顷，而饮热粥，正欲其助药力，以四布阳气也。微汗勿揭衣服，以大病瘥后，恐易于重感云尔。

五条　伤寒解后，虚羸少气，气逆欲吐者，竹叶石膏汤主之。

此虚热伤其胸中真气。气伤，不能运津液以充于周身，故虚羸。气海不能上供其宗气，故少气。热乘少阳而上逆于胸分，故气逆欲吐也。以清心胞络之火之竹叶，清脾肺之火之石膏，为君。然后以半夏降逆，参甘补气，粳麦滋津，则热降而真气得舒，且蒸其津液而四布矣，此即白虎加人参汤去知母，加竹叶、半夏、麦冬耳。

夫白虎加参，为凉肺滋肺之剂，已见本汤下，则此汤之意，不晓然可见乎。

竹叶石膏汤

竹叶二把　石膏一斤　半夏半升，洗　人参三两　甘草二两，炙　粳米半斤　麦冬一斤，心去

以上七味，以水一斗，煮取六升，去滓，内粳米，煮米熟汤成，去滓，温服一升，日三服。

六条　病人脉已解，而日暮微烦，以病新瘥人，强与谷，脾气尚弱，不能消谷，故令微烦，损谷则愈。

微烦为胃液略短，胃火略动之应。凡食物入胃，阴以滋之，阳以化之。略多食，则胃中阴津以润食下送，而一时未还，胃中阳气，以消谷告困，而一时浮动，故微烦。与多食而积滞者不同，故捐谷则愈也。

七条　伤寒阴阳易之为病，其人身体重，少气，少腹里急，或引阴中拘挛，热上冲胸，头重不欲举，眼中生花，膝胫拘急者，烧裈散主之。

喻氏曰："烧裤裆为散，以其人平昔所出之败浊，同气相求，服之，小便得利，阴头微肿，阴毒仍从阴窍出耳。"

烧裈散

取妇人中裈近隐处，剪烧灰，以水和服方寸匕，日三服，小便即利，阴头微肿，则愈。妇人病，取男子裤裆烧灰。

《伤寒尚论辨似》药品性味及主治大略表

桂枝　性温味辛，无毒，主通阳而疏卫。

芍药　性平，微寒，味苦酸，有小毒，主破阴，而和营。

甘草　性平，味甘，无毒，主寒热邪气，解百药毒。

生姜　性微温，味辛，无毒，主头痛，鼻塞，咳逆上气，止呕吐，能解表。

大枣　性平，味甘，无毒，主安中养脾，补中益气，和百药。

猪苓　性平，味甘苦，无毒，主解毒，利水，却湿，化湿气，为生气。

泽泻　性寒，味甘咸，无毒，主风寒湿痹、消水、养五脏、益气力。

茯苓　性平，味甘，无毒，主胸腹逆气、利小便、止消渴。

桂　性温，味辛，无毒，主养精神，和颜色，为诸药先骋通使，今称肉桂。

白术　性温，味苦，甘，无毒，主风寒湿痹、除热、消食、化痰。

附子　性温，大热，味辛甘，有大毒，主治风寒咳逆、破癥坚积聚，温中。

人参　性微寒，微温，味甘，无毒，主补五脏、安精神、定魂魄、除邪气。

干姜　性温，大热，味辛，无毒，主咳逆上气、温中止血、肠澼下利，能守中。

葛根　性平，味甘，无毒，主消渴大热、开腠理、生根汁、大寒、疗壮热。

黄芩　性平，味苦，无毒，主诸热、黄疸、肠澼、疗皮热、小腹绞痛。

黄连 性寒，味苦，无毒，主热气目痛、肠澼、调胃厚肠、妇人阴肿痛。

厚朴 性温，味苦，大温，无毒，主风寒、头痛寒热、消痰下气、止呕止痢。

杏仁 性温，味苦，甘，有毒，主咳逆上气、喉痹、头痛、解肌。

桃仁 性平，味苦，甘，无毒，主瘀血、咳逆上气、消癥瘕、通月水、止痛。

大黄 性寒、味苦，大寒，无毒，主下瘀血、破癥瘕积聚、调中化食。

芒硝 性大寒、味辛苦，无毒，主五脏积聚、破留血、通经脉、利二便。

水蛭 性平，微寒，味苦咸，有毒，主逐瘀血、破血瘕积聚、利水道。

虻虫 性微寒，味苦，有毒，主逐瘀、破积聚坚痞、利血脉、九窍。

芫花 性温，味辛苦，有小毒，主咳逆上气，咽肿，消胸中痰水。

甘遂 性寒，味苦甘，大寒，有毒，主大腹癥瘕，留饮宿食，利水道。

大戟 性寒，味苦甘，大寒，有小毒，主十二水、腹满、急痛、皮肤肿痛。

葶苈 性寒，味辛苦，大寒，无毒，主癥瘕、积聚、结气、通水道。

麻黄 性温，味苦，无毒，主中风、伤寒、发表去热、出汗、止咳逆上气。

胶饴　性微温，味甘，无毒，主补虚乏、止咳、去血，如蜜而稀者，名饴。（干者，名饧，抽白而坚，名糖。）

禹余粮　性寒，味甘，无毒，主咳逆、寒热烦满、血闭癥瘕、小腹痛。

五味子　性温，味酸，无毒，主养气、咳逆上气、强阴、益男子精。

石膏　性微寒，味辛甘，大寒，无毒，主中风寒热、口干舌焦、腹痛。

半夏　性平，味辛，有毒，主寒热下气、咽喉痛、咳逆、消痰（生，微寒，熟，微热）。

赤石脂　性大温，味甘酸，无毒，主养心气、疗腹痛泄澼、下痢赤白、小便利。

柴胡　性平，微寒，味苦，无毒，主心腹、去肠胃结气、饮食积聚、寒热邪气。

枳实　性寒，味苦酸，无毒，主大风在皮肤，苦痒，除寒热结，止痢。

旋覆花　性温，味咸甘，有小毒，主结气、胁下满、惊悸、除水、去五脏间寒热。

代赭石　性寒，味苦甘，无毒，主贼风、腹痛邪气、除五脏血脉中热、止赤沃。

栝蒌实　性寒，味苦，无毒，主胸痹，悦泽人面，除结痛痹阻，逆抢。

龙骨　性平，微寒，味甘，无毒，主咳逆、泄利脓血、养精神、定魂魄、安五脏。

牡蛎　性平，微寒，味咸，无毒，主伤寒寒热、营卫虚热、止汗、止渴、固带。

铅丹 性微寒，味辛，有毒，主吐逆，反胃，惊痫癫疾，除热，下气，止小便利。

生地 性寒，味甘苦，无毒，主伤中，逐血痹，除寒热、积聚，补内伤不足。

阿胶 性平，微温，味甘，无毒，主心腹内崩、腰腹痛、女子下血、安胎。

麦冬 性平，微寒，味甘，无毒，主心腹结气，伤中伤饱，胃络血绝，定肺气。

麻子仁 性平，味甘，无毒，主补中益气，中风汗出，利小便，复血脉。

酒 性大热，味苦甘辛，有毒，主行药势、杀百邪恶毒气。

栀子 性寒，味苦，大寒，无毒，主五内邪气，胃中热气，心胸大小肠大热。

香豉 性寒，味苦，无毒，主伤寒头痛寒热、烦躁、满闷、喘吸。

赤小豆 性平，味甘酸，无毒，主下水肿、止泄痢、利小便、下腹胀满。

连翘轺 性平，味苦，无毒，主寒热、鼠瘘、瘰疬、痈肿、恶疮、结热，即连翘根。

梓白皮 性寒，味苦，无毒，主热、去三虫。

茵陈蒿 性平，微寒，味苦，无毒，主风湿寒热邪气、热结黄疸。

柏皮 性燥，气寒，味苦，无毒，主五脏肠胃中结热、黄疸、肠痔，止泄。

蜀漆 性平，微温，味苦，无毒，主疟及咳逆、寒热、腹中癥瘕痞结。

细辛　性温，味辛，无毒，主咳逆、头痛、风湿痹痛，能提出依附津液之风寒。

芫花　性寒，味苦，有毒，主伤寒、温疟、去十二水、疗痰饮咳嗽。

知母　性寒，味苦，无毒，主消渴热中，除邪气，肢体浮肿，下水。

粳米　性平，味甘苦，无毒，主益气，止烦、止泄。

吴茱萸　性温，味辛，大热，有小毒，主温中下气，止痛，去痰冷，逆气。

滑石　性寒，味甘，大寒，无毒，主身热、泄澼、利小便、荡肠胃中积聚、乳难。

蜜　性平，味甘，无毒，主心腹邪气、止痛、解毒、养脾、除烦、和百药。

猪胆汁　性寒，味苦，无毒，主伤寒热渴，解斑猫，芫青毒，滑润大肠。

栝蒌根　性寒，味苦，无毒，主消渴、身热、补中安虚、绝续伤。

瓜蒂　性寒，味苦，有毒，主大水，咳逆上气，及食诸果，皆吐下之。

葱白　性平，味辛，无毒，主伤寒寒热、能出汗。

人尿　性寒，味咸，疗寒热头痛、温气，童男者尤良，能通水道、止吐血。

桔梗　性微温，味辛苦，有小毒，主胸胁痛如刀刺，腹满肠鸣，疗咽喉痛。

鸡子黄　性微温，气厚，味咸，有涵淹孕育及安定神魂之功。

猪皮 性寒，滋润，能治上焦虚浮之火，且有滋肾清胃之功。（即猪肉之皮，去外垢及肉脂。）

白粉 性微寒，味甘，微苦，无毒，主益津，除肠胃中瘤热。（即栝蒌根、磨粉，一名瑞雪。）

苦酒 性温，味酸，无毒，主痈肿、散水气、杀邪毒、能软坚（即米醋）。

鸡子白 性微寒，有解散浮阳之效。

薤白 性温而滑，味辛苦，无毒，主开胸痹、泄痢下重。

乌梅 性平，味酸，无毒，主下气、除热满、安心、止肢体痛、偏枯不仁、死肌。

蜀椒 性温，味辛，大热，有毒，主邪气、咳逆、温中、能降胃升脾。

当归 性温，味甘，辛，大温，无毒，主咳逆上气，温中止痛，止客血肉塞。

黄蘖 性寒，味苦，无毒，主五脏肠胃中结热，黄疸，肠痔，止泄利。

通草 性平，味辛甘，无毒，主去恶虫，除脾胃寒热，通利九窍。

升麻 性平，味甘苦，微寒，无毒，主解百毒，中恶腹痛，头痛寒热，风肿。

葳蕤 性平，味甘，无毒，主中风暴热、跌筋结肉、诸不足（即女萎）。

天冬 性平，味苦，甘，大寒，无毒，主诸暴风痹，强骨髓。

白头翁 性温，味苦，无毒，主温疟，狂易，寒热癥瘕积聚，逐血、止痛。

秦皮 性微寒，味苦，无毒，主风寒湿痹，除热，男子少精，妇人带下。

商陆 性平，味辛酸，有毒，主水胀、疝、瘕、痹、疗肠中邪气。

海藻 性寒，味苦咸，无毒，主瘿瘤气，破散结气，下十二水肿。

竹叶 性平，味苦，大寒，无毒，主咳逆上气，除烦热、风痉、喉痹、呕吐。

烧裈 主阴阳易病，女病易男，用女子裤；男病易女，即须男子裤也。

上列药物为《伤寒尚论辨似》中所应用者也。因医者欲明本书处方之理法，必先明药物之性味及主治，然后对于各药之所以配合成方与处方之所以能治各病者，始得一一相吻合而无错误，故附以此表以便稽核云。

王邈达 识

高注金匮要略

目 录

脏腑经络先后病脉证治第一 凡十七条

夫人禀五常，因风气而生长。风气虽能生万物，亦能害万物，如水能浮舟，亦能覆舟。若五脏元真通畅，人即安和。客气邪风，中人多死。千般疢难，不越三条：一者，经络受邪，入脏腑，为内所因也；二者，四肢九窍，血脉相传，壅塞不通，为外皮肤所中也；三者，房室、金刃、虫兽所伤。以此详之，病由都尽。

若人能养慎，不令邪风干忤经络；适中经络，未流传脏腑，即医治之；四肢才觉重滞，即导引、吐纳、针灸、膏摩，勿令九窍闭塞；更能无犯王法、禽兽灾伤；房室勿令竭乏，服食节其冷热苦酸辛甘，不遗形体有衰，病则无由入其腠理。腠者，是三焦通会元真之处，为血气所注；理者，是皮肤脏腑之纹理也。（旧本列本篇第二条，余玩其文义，确是开章语气，且有内外因及不内不外因之病由，然后有上工之问，并启色脉诊法，如后文所云，今僭移篇首。）

五常，即五行，其名本《内经·五常政论》来。东方生气，动而为风，人禀东方之生气而生，故曰"因风生长"。风又为六淫之首，百病之长，故曰"亦能害生"。生害而广言万物者，见人在万物之中而不可逃也。观于浮舟、覆舟之水，其理益可信矣。元真者，五脏元阳真气也。此句为养生治病之要，学者当吃紧着眼。盖元真通畅，卫气自固，经络自不受邪，岂入脏腑？是无脏腑之内因。又元真通畅，而神机流贯，四肢九窍、血脉不致壅塞，是无皮肤之外因。言欲避风气之害，惟有珍重元真，养生者可以保其不病，治病者可以救其已病。不特为后文二十五篇之纲，亦且为本篇一十七条之大纲也。客气，谓《五常政》《六微旨》中加临之气；邪风，谓天

235

地虚邪之风也。二句仍合内外因而言，犹言不知珍重元真，则内气不充于外，外邪深入于内，而必死矣。直者为经，横者为络，经络外通皮毛，内通脏腑，脏腑之元真不充，中邪必致入脏，故曰"内因"。手、足谓四肢，耳、目、口、鼻以及二阴为九窍，俱以元真通畅，而使血脉相传。倘血脉壅塞，则是外邪中之，遂使元真不贯。故曰"皮肤所中"，是不言外因，而实为外因可知。房室，女色也。金刃，非杀戮之谓。如古之宫腐、刖足者是。玩下文"病由"字自见。虫兽，指爪牙角毒而言也。言除却脏腑元真之气不足，血脉元真之气不贯，惟有如此，则成不内不外病由，故曰"不越三条"也。今就内因而言，上之养元真，慎起卧，使邪不干经络；次之虽已受邪，预为医治，使之不流脏腑。就外因而言，受邪必由四肢而渐致九窍，才觉重滞，或摇动为导引以利其机，或呼吸为吐纳以清其气，或针以出其血，或灸以壮其火，或膏药以活其凝聚，或按摩以散其郁结，邪去气行，九窍焉得闭塞哉？治内外因者如此。王法即上文金刃而广之，如鞭扑、笞杖之类。禽兽，即虫兽，如今之云广所谓孔雀粪能致瘅者皆是。灾伤，指坠溺种种也，言不内不外之因，虽曰天数，亦可谨慎。若房室嗜欲之多寡，衣服饮食之冷热，五味之于形体，虽各有所喜，亦各有所恶，偏好则偏衰者理也，并能慎之，则病由安得入其腠理乎？语气已完，后三句又就腠理而自释其义耳。皮肉之窈冥虚空为腠，五脏之元真，各自开门，由其本经而出于皮肉之窈冥虚空。又三焦之阳，亦各从上中下，而氤氲于此，故曰"通会之处"。夫气之所注，血即随之，故为血气之所注也。理者，皮肤之纹，内与肉轮并其丝绺相应者皆是，然皆从本脏腑之形质化出，故曰"皮肤、脏腑之纹理"也。

问曰：上工治未病，何也？师曰：夫治未病者，见肝之病，知肝传脾，当先实脾。四季脾王不受邪，即勿补之。中工不晓相传，

见肝之病，不解实脾，惟治肝也。

夫肝之病，补用酸，助用焦苦，益用甘味之药调之。酸入肝，焦苦入心，甘入脾。脾能伤肾，肾气微弱，则水不行；水不行，则心火气盛，则伤肺；肺被伤，则金气不行；金气不行，则肝气盛，则肝自愈。此治肝补脾之要妙也。肝虚则用此法，实则不在用之。

经曰：虚虚实实，补不足，损有余，是其义也。余脏仿此。（旧本属第一条，今交互移于此。）

承上文言内外因，及不内外因之病由。凡后文二十四篇之证，俱宜如此治未病之法也。言一肝，而其余脏腑之补法可类推矣，故曰"余脏仿此"。言一补肝，而其余脏腑之泻法，又可反悟矣，故曰"补不足，损有余"。上工治未病，上古医经之文，仲景特为问答以发论耳。见肝之病者，如经所云"平旦慧，下晡甚，夜半静"，又"目䀮䀮无所见，耳无所闻，善恐，如人将捕之"之类。是肝气已虚，势必挟其虚木之气以凌脾土，将来脾必受病，法当实脾，以治脾之未病也。土寄王于四时之季月，人之脏气，与天地相应，逢季月，则脾气旺而足以自持，故不用此例。中下之工不知，故知之者为上工也。答语已完，此下十九句，又就实脾而自申其奥耳。肝实，如两胁下痛引少腹，或满，善怒及惊，气逆则头痛员员，耳聋等类。"肝虚"二句，与"四季脾旺"三句同意。上文言王月即不可补，此言肝实，断不宜补，否则违虚虚实实之经旨，而非补不足、损有余之义矣。按《素问》五味之于五脏，顺之者为泻，逆之者为补。仲景以酸补肝，以苦助心，以甘益脾，以顺之者为补，而与经旨相背矣。不知《内经》以逆为补，补其脏中之神志；仲景以顺为补，补其脏中之血气也。即以木论，木性之所喜者，阳和雨露耳，投其所喜，则气畅津荣，然而花叶外蕃，则精华之内蕴者鲜矣。又木之所畏者霜雪，克以所畏，则枝柯虽暂为凋谢，而根株之神自全。此大圣大贤之妙用，学者所当分别遵行者也。

问曰：病有气色见于面部，愿闻其说？师曰：鼻头色青，腹中痛，苦冷者死。鼻头色微黑者，有水气。色黄者，胸上有寒。色白者，亡血也。设微赤，非时者，死。其目正圆者，痓，不治。又色青为痛，色黑为劳，色赤为风，色黄者便难，色鲜明者有留饮。

此及下五条，俱暗承前条，言欲治未病，何以审知五脏之本病，而且先实其所胜也。是非望色、闻声、切脉不可，故又设为问答而言曰。鼻头为面王，于内属中土，望色者最为要紧。色青，是木凌土位，鼻为腹，又下文曰"青为痛"，故知其腹中痛也。所赖阳气燠土，生金子，以制木鬼，则青色可退，腹痛可愈。若更苦冷，则卫阳衰败，命门之阳，可知不能复温，故主死。黑为北方水色，鼻头微黑，是水反乘土，故主有水气。土气凭肺德而氤氲于胸中，以为宗气，则脾胃之气舒展。胸上有寒，则阻扼土气，不能上布，而郁中宫，亦遂于本位上现其本色。故色黄者，知胸上有寒也。脾胃为后天之精悍之原，夭然色白，故知亡血，而生机不荣也。非其时，兼秋冬而言。微赤为火气，凌金焦土，其死于所不胜之春夏乎！若微赤而且目正圆者，鼻微赤为土无津液，目正圆为肝肾枯燥。夫精汁短少而得风热者，则病痓。痓病在经，宜开玄府以发散；在腑，宜驱胃实以攻下。鼻微赤而目正圆者，两治皆不可，故曰"不治"。痛则阳气不通，而阴寒切责，故色青应之；劳则神气虚耗，而精气外薄，故色黑应之；风为阳邪，气从上炎，且能化热，故于色赤者，知其中风也；脾胃之气不下通，则火土之光外浮，故于色黄者，知其便难也。此句与"胸上有寒"句同义，盖中焦之气，总以上舒下畅为运化之妙。上不舒，故现黄色；下不畅，亦现黄色。合而详之，则庶几矣。留饮者，饮入膈中，或因风寒湿热不能流行而停蓄者是也。然留饮久必成热，故色则红白鲜明者，水火之兼色耳。以上俱跟鼻头而言，推广而言，则自庭与阙上，以及阙中、下极等处，各可类诊矣。此望而知之之上工也。

师曰：病人语声寂然，喜惊呼者，骨节间病；语声喑喑然不彻者，心膈间病。语声啾啾然细而长者，头中病。

成文为语，不成文为声。寂然者，久而不闻也。惊呼，忽然如受惊而呼叫之状。盖骨属少阴肾脏，节者神气游行出入之所，少阴性沉，故病则喜寐，语声寂然。喜寐之应，故知其病在骨也。神气者，火也。忽然惊呼者，是游行出入之火，有以致其忽然疼痛，故知其病在骨之节也。喑喑，不明之象。不彻者，呻吟才出而即回，犹言不透彻也。夫病人痛楚，声唤以开泄其气者，心为之主令也。今喑喑不彻，是心膈有剥肤之痛而不暇声唤，故中道而自抑耳。啾啾，尖浮之义，加之声出细长，是从下而上托其疾苦之象，故知其头中病也。明以寂然之突呼，言肾家之下部；以喑喑不彻之短声，言心膈之中部；以尖而浮细之长声，言头中之上部。由此推之，夫亦可从五音之阴阳凌替，而神会其脏腑之玄机矣。此闻而知之之上工也。

师曰：息摇肩者，心中坚；息引胸中上气者，咳；息张口短气者，肺痿吐沫。

息兼呼吸而言，息之吸气，从口鼻而入，先由肺管，而遍历肺叶之小窍，复还胸中，而下历肝肾，以应命门之伏机。伏机者，真息之吸也。命门之伏机鼓还，则息之吸气，乃应鼓动之机，而送出为呼气，呼气由胸中而历肺窍者亦如之。命门伏机之鼓还者，真息之呼也。然必胸中之阳气充满，则如晴明太空，高远无暨，而息道裕如矣。倘胸中之阳气亏损，而下焦肝肾之阴气上乘，则心下痞塞，痞甚而心中遂坚。息摇肩者，气道狭而气机滞，假摇动以行之也，故知之。心中非有形之物可坚，旧注谓邪实，误甚。息引胸中上气，谓气粗而有声也。肺性喜温喜燥，肝肾中有寒湿之气上冲者，则肺管不清，而气粗有声矣。肺管不清，故知其必咳也。肺为呼吸之门户，门户清窈，则出入细而长且远矣。今张口短气，是肺无关锁之权。譬之吹竹筒者，窍大则吹短，故知肺痿而不为息道用也。肺得乾温之养，而转布之化始成，然后行其津液于脏腑。今肺痿，故并知津液上浮，而吐涎沫也。

师曰：吸而微数，其病在中焦，实也，当下之即愈，虚者不治。在上焦者，其吸促；在下焦者，其吸远，此皆难治。呼吸动摇振振者，不治。

中焦胃腑，为息道之所经。呼不数，则鼓动之真呼无病，且无摇肩上气等候。则肺与肝肾又无病，而吸独微数，是吸为中焦所经之胃腑热实，而不容下入之故，故知下之而愈。盖胃实去，而气机相安于下引也。虚者，即指胃不实而言。吸微数而胃不实，是命门鼓伏之机伏气偏短，元阴大损之胗，故不治也。上焦吸促，谓呼长于吸，伏机不能引气下归根。下焦吸远，谓吸长于呼，鼓力不能载气上报息。挽回上绝下脱之候，十中不得二三，故曰"皆难治"。呼吸动摇至振振者，经所谓以肩息者死，喘而其动应衣者死，故不治。此与上条，又合言望闻二诊，以为上工也。但上条兼言呼吸之病在上焦者皆生，此条单言吸气之病在中焦者易愈，吸气之单病在上下二焦者多死，呼吸之兼病上中二焦者，万不得生也。

师曰：寸口脉动者，因其王时而动。假令肝旺，色青，四时各随其色。肝色青而反色白，非其时色脉，皆当病。

此言色脉之互词也。先言脉以互色，次言色以互脉，故结则合言色脉也。寸口，指手太阴之三部而言。动非动来摇去之谓，指春弦、夏钩、秋浮、冬营，因时而变动之义。寸口脉动，古医经之文。仲景解之曰：寸口脉之变动各有其时。上工因其王时，而察其变动之色脉，则病情见矣。夫色与脉之变动相同，言色而脉即可概见。假如春月，肝木气王，色宜青如翠羽，如苍璧之泽，如以缟裹绛，并其脉之变动，宜应青而弦。弦者，濡弱、轻虚而滑，端直以长也。春肝之色脉如此，推而至于夏月，心火气王，色宜赤如鸡冠，如以缟裹朱，并其脉之变动，宜应赤而钩。钩者，来盛去衰也。秋月肺金气王，色宜白如豕膏，如鹅羽，如以缟裹红，并其脉之变动，宜应白而浮。浮者，来急去散也。冬月肾水气王，色宜黑如乌羽，如重漆色，如以缟裹紫，并其脉之变动，宜应黑而营。营者，沉以搏也。四季之月脾土气王，色宜黄如蟹腹，如罗裹雄黄，如以缟裹栝蒌实，并其脉之变动，和柔相离，如鸡举足。又《难经》曰：太阴之至，紧大而长也。此谓四时各随其色脉而无病。若肝色宜青而反白，白，金色也，是木当王时，而犹受金之克，则木至休囚，而肝必病甚，至所不胜之时，而必死于秋令矣。三时仿此。但此句单言色也，其动脉又可类推矣。比如肝之动宜弦，而反得浮涩脉，其理一也。"非其时色脉"句，又合色脉而推广之。不但春不得青者为肝病、青不及春者为脾病，而且不如翠羽、苍璧之润泽者为本脏之血病，不如缟裹绛之明透者为本脏之气病，甚至青色侵他部位者，即以各脏腑之病断之，盖非其地与非其时同诊也。又如濡弱轻虚而滑，端直以长，合为弦脉。夫濡弱，为脾土之气，木之所养也；轻虚，为肺金之气，木之所成也；滑为肾水之气，木之所滋也；然后端直以长，自露其条达畅茂之本性。故不特春不弦、弦不春为非时，而且不濡弱为脾病，不轻虚为肺病，不滑为肾病，不端重则轻浮而为上焦晕眩胀满等病，不正直则横肆而为中下二焦沉坠切痛等病，不匀长则短滞而为本脏郁结等病。故曰"皆当病"者，其旨深矣。此又合言色脉二诊之上工也。

问曰：有未至而至，有至而不至，有至而不去，有至而太过，何谓也？师曰：冬至之后，甲子夜半少阳起，少阳之时阳始生，天气和。以未得甲子，天因温和，此为未至而至也；以得甲子而天未温和，此为至而不至也；以得甲子而天大寒不解，此为至而不去也；以得甲子而天温和如盛夏五六月时，此为至而太过也。

此条承上文"非其时色脉"句来言非时之色脉，虽为人病，实为天气使然。上工负裁成辅相之任，所贵知天时之变，而补救其偏弊之色脉也。夫天以从温而热，以至大热；复从清而寒，以至大寒，一岁凡十二月，以统二十四节。人亦由少阳历阳明而至太阳，复由厥阴历少阴而至太阴。手足凡十二经，以应二十四气。天之初温，起于冬至后之甲子。则人之微阳，应于足少阳之胆经，历冬至后之四节，而终手足少阳之气焉。天之初热，交于雨水后之甲子，则人之正阳应于足阳明之胃经，历雨水后之四节，而终手足阳明之气焉。天之大热，交于谷雨之甲子，则人之亢阳，应于足太阳之膀胱经，历谷雨后之四节，而终手足太阳之气焉。三阴仿此。仲景假古经之文，而设为问答者，盖谓除却冬至后之甲子天气温和，所谓时至而气即至者为平气。天气平，则人之色脉亦应，而病者少矣。若夫早至、迟至、寒气不去、热气太过，皆为天地乖舛之气，而生人遂多非时之色脉。大乖舛则大不应，小乖舛则小不应。知此则寒热之宜、五味之用施之各当，业此者其可忽乎？举一冬至后之甲子，则夏至后之甲子可反悟矣。举一冬至后之甲子，则雨水、寒露等节后之甲子，又可类推矣。旧注不特肤陋，且将此条注为本经闲文，全用不着，以致如来放五色毫光之佛手竟同赘疣息肉，悲哉。

师曰：病人脉浮者在前，其病在表。浮者在后，其病在里，腰痛背强不能行，必短气而极也。

上文所言之脉，因四时非时而见，从未病而诊其将病。此后言脉，是从既病而寻其病处，并诊其生死也，故曰"病人"。前后，指关之前后而言。关前为表，关前见浮，是表气为风寒所伤，或暑湿燥火犯之，故表气不内附而脉浮也，故曰"病在表"；关后为里，关后不当浮而见浮，是阴精内伤，阳无所附而浮之象，故曰"病在里"。腰为肾之府，背为足太阳膀胱之经，而五脏之俞穴附之。虚阳上炎，直逼腰俞，故腰痛背强也。足胫者，肾气之所作强者也，肾气虚故不能行也。真气生于真精，真精内伤，故短气。极者，急切之义。但言在里而不言在表之病，另于太阳伤寒论中详其症故也。

问曰：经云厥阳独行，何谓也？师曰：此为有阳无阴，故称厥阳。

此合下条俱言厥症。神昏气阻，猝不知人者为厥。厥阳，犹言厥于阳也。肝肾之阴血虚于下，而阳气以无附而上浮胸膈，故曰"有阳无阴"。但胸膈者，心君出神明之治，肺气司百脉之全，心肺之气实，则神明塞而百脉阻，故不知人而厥，即下文实气相抟之脉是也。然气有升降，气暴聚，则厥；气渐散，则厥自回矣。不言生死者，以有下条入脏入腑之论也。

问曰：寸脉沉大而滑，沉则为实，滑则为气，实气相搏，血气入脏即死，入腑即愈。此为卒厥，何谓也？师曰：唇口青，身冷，为入脏，即死；如身和，汗自出，为入腑，即愈。

此条即上文厥阳之脉证也。沉为在里，大为阴虚，滑为气并于上，而血热随之之诊。今见于寸口，寸口应膻中、胸中之部，膻中为心神之所出入，胸中为真气之所氤氲，神气一时闭阻，故猝然而厥。脏指心肺而言，腑指三焦而言，膻中、胸中内逼心肺，外通三焦，厥气入脏，则神气不能复通，故死。厥气入腑，则阳热可以涣散，故愈。唇口者，内应脾胃，脾胃为后天之阳气之根蒂。青为肝色，又为冷，厥逆不论寒热，俱起于肝，而极于脾胃，木邪克土之义。故除却寒厥，尽见色青之外，其阳厥之重症，亦见色青者，阳极似阴之理也。身冷者，卫阳解散之象。内外之阳俱绝，故知其为入脏而即死也。身和者，卫阳无病之诊。汗为胃中之津液，运于三焦之阳气，是厥气入腑，而腑力足以送之出表也。夫卒厥，为实气相抟，而并于上之候。玄府自开，则实气散而厥自平矣，故知即愈。"寸脉沉大"七句，亦古经文也。

问曰：脉脱入脏即死，入腑即愈，何谓也？师曰：非为一病，百病皆然。譬如浸淫疮，从口起流向四肢者可治；从四肢流来入口者，不可治。病在外者可治，入里者即死。

脉脱，与《伤寒》条中之脉伏不同。脉伏有二，一则阳明胃腑之热实太甚也。脉之荣气生于胃，荣气不能灌注，故热深厥深。而脉伏者，下之以通其胃气则出矣。一则少厥二阴之肝肾，寒邪凝闭也。脉之来去，根于命门之鼓伏，成于脾阳之易动，是灵火之神机，以为不息之妙。寒邪直入肝肾，阴凌阳气，微明欲熄之象。故一时寒战厥逆而脉伏者，温之以回其脏阳，则出矣。本文之脉脱，既非寒极热极之伏，盖因上文入脏入腑之类而连及之耳。旧注大谬。脉之来去，如贯珠循环，自是不断。脉脱者，一时断而不续，如脱落之义，故曰"脱"。然仲景之意，除上文卒厥外，当就不内不外因而言也，盖内因而至脉脱，百不一生，何得有入腑即愈之候耶？此言脉脱者，除腹痛、蛔厥等症外，是就跌扑、笞杖种种重伤一时昏迷脉绝者而言。入脏则气血内并，脏中之神志自去，故死。入腑则气行瘀散，故愈。此下文浸淫疮，亦止就皮肉伤损者而言，其不指内因可见矣。浸淫疮，俗注为今之黄水疮，非，以黄水疮并无入口不治之禁故也。大概湿热流烂，俗所谓白蛇缠之类是已。

问曰：阳病十八，何谓也？师曰：头痛，项、腰、脊、臂、脚掣痛。

阴病十八，何谓也？师曰：咳、上气、喘、哕、咽、肠鸣、腹胀、心痛、拘急。五脏病各有十八，合为九十病。人又有六微，微有十八病，合为一百八病。五劳、七伤、六极、妇人三十六病，不在其中。

清邪居上，浊邪居下；大邪中表，小邪中里，谷饪之邪，从口入者，宿食也。五邪中人，各有法度。风中于前，寒中于暮，湿伤于下，雾伤于上。风令脉浮，寒令脉急，雾伤皮腠，湿流关节，食伤脾胃，极寒伤经，极热伤络。

头为诸阳之首。项指后发际及肩而言，为太阳并督脉所经之部。腰指脊下中行之皮腠，非谓两肾之腰眼也。腰脊痛，亦即经络之板强酸痛而言，非两肾中及脊内刺痛之谓。盖腰脊内中刺痛，即后文劳伤等之阴病，而非阳病也。臂脚为阳气之充，掣痛谓手足之外廉经络所行之处牵引而痛也。夫头痛、项腰脊臂脚之掣痛，俱风寒等气中于经络之症，其病在表，故曰"阳病"也。咳为肺脏病，咳而上气，为肝肾之气虚而上浮，即前条胸中上气而咳者是也。喘，见吸促吸远下。哕，呃逆也，但有二因。经谓新旧食不相浃者，言平人之哕也，今儿童饭后常有之；病人呃逆者，是命门真呼之气自虚，不能送呼满部。中道伏还之象。咽者，饮食噎塞，是脏中之津液枯槁，故胃中之涩滞耳。脏腑之阳虚，而外气客之则肠鸣。又脏腑之阳虚，而下阴乘之则胀满。肝肾之贼阴，违犯心位，则切痛而拘急。六者，俱脏腑之病。脏腑视经络，则为里为阴，故曰"阴病"也。夫三焦之治，以火为用，内与五脏之元阳相通，外与十二经之表阳相会。阴阳六症，各从上中下为三变，三六则十八也。下文一百八病，又从阴阳各十八病而申之。盖五脏之元阳精汁，除自荣本脏外，其余绪亦旁出，而与三焦交会。则阴病十八，各脏俱有之。合五脏而计之，总得九十病。此申言上气等之阴病十八也。六微者，六腑之气，外行本经经络之末。行远力微，故谓之微。但六微之气，亦与三焦相贯，腑各一微，微分三部，故亦有十八病。此申言头痛等之阳病十八也。李氏旧注谓六微取之于合，引《内经》胃合于三里等穴。见以针而刺微之病，非六微之气病。且微各一穴，无十八之数矣，肤陋。五劳者，心劳神损，肺劳气损，脾劳食损，肝劳血损，肾劳精损。七伤者，大饱伤脾，大怒气逆伤肝，强力举重、久坐湿地伤肾，形寒饮冷伤肺，忧愁思虑伤心，风雨寒暑伤形，大怒恐惧伤志。六极者，肝伤筋极，心伤脉极，脾伤肉极，肺伤气极，肾伤骨极。脏腑气衰，视听已卸，为精极也。妇人三十六病，旧注谓《千金方》载十二症、九痛、七害、五伤、三痼，于理颇顺，未知是否。不在其中者，谓一百八病为内因外因之正病，五劳、七伤、六极，及妇人三十六病，以首条房室、灾伤、服食等按之，仲景俱为不内不外因之病，故不入正病之例。清浊大小，兼下文之风寒雾湿热，所谓五邪者是也。风雾为清邪。天之阳气动而为风，地之阳气升而为雾，故其邪属阳。阳主轻清，故曰"清邪"。凡动而升者，其性炎上，故清邪居人之上焦，以极于头面也。寒湿为浊邪。天之阴气凝而为寒，地之阴气结而为湿，故其邪属阴。阴主重浊，故曰"浊邪"。凡凝而结者，其性流下，故浊邪居人之下焦，以极于足胫也。大邪者，兼清浊邪之风寒而言。风为百病之长，寒为生阳之害，故曰"大邪"。然风寒之邪善伤营卫，故曰"中表"。小邪者，兼清浊邪之雾湿，并下文之热邪亦在内。盖雾横于太虚，于人为胸中，湿流于坎泽，于人为骨节。以视风寒之伤营卫者，则为中里。故曰"小邪中里"。下文曰：极热伤络。视经亦为里，故曰"热邪亦在内"。㯟字无所考。成无己作穀字，亦无所据。或曰当是馨字之脱去其半也。然以象形会意按之，上半为古馨字，器之象也。禾为稻属，以器覆稻。其为饭类可知，饦，饼属也。五谷原以养生，冷热饥饱，经宿不行。则邪生矣。以上七句，为末段之纲领。盖谓除宿食外，不过风寒湿雾热之五邪为病耳。法度，非治病之法度，言五邪中人，如有规矩绳墨之义。前，日前也。风为木邪，木气望于寅卯，日前之风邪自盛，故风中于前也。暮则人身之火气入墓，寒邪易入，故寒中于暮也。湿伤下，雾伤上，注已见。风令脉浮，寒令脉急，别详《伤寒论注》。雾者，土气也，人身以皮腠为土；湿者，水气也，人身以关节为泽，故各以其类应也。食伤脾胃，即宿食也。经血多而恶寒，寒则经血泣，故寒极伤经。络血少而恶热，热则络血燥，故热极伤络。自"五邪中人"十三句，或言其时，或言其处，或言其脉，或言其害，错综反复，正所以言阴阳十八病之因，且开后文二十四篇之治法也。

问曰：病有急当救里、救表者，何谓也？师曰：病，医下之，续得下利清谷不止，身体疼痛者，急当救里；后身体疼痛，清便自调者，急当救表也。

此条与《伤寒》之文相似，入此则迥别矣。盖伤寒三阳传变，重在急救其表，故治法宜先表后里也，恐阳邪外盛，而阴津内伤也。此为治内因之法，当重看前半条。救表，特杂症中之带说耳。下利清谷，因医下之者，尚宜急救，则未经误下者，更可知矣。夫卫气根于胃中之精悍，下利清谷者，则卫气衰薄，而六淫易犯。虽亦有身体疼痛之表症，必俟救里后议及者，恐早则更伤表气，而为上下两脱之候也。注详《伤寒》本条下。

夫病痼疾，加以卒病，当先治其卒病，后乃治其痼疾也。

痼疾者，坚固之义，经久之宿病。卒病者，猝然之病。如风寒之类，凡新感者皆是。不特痼疾之根深，法当缓取，猝病之气锐，势必蔓延。且譬之积薪，后来者居上，而易于搬运，故当知先后之治也。

师曰：五脏病各有得者愈，五脏病各有所恶，各随所不喜者为病。病者素不应食，而反暴思之，必发热也。

各有得，心病得肝气，肝病得肾气，肾病得肺气，肺病得脾气。脾病得心气者，一也；五脏各乘其王时，二也；心肝脾肺肾之各有所喜者，三也。此单指得其所喜而言，得其所喜者而愈。《伤寒论》谓渴欲饮水者，少少与之。令胃气和则愈，是其义也。所恶，谓心恶热、肺恶寒、肝恶风、脾恶湿、肾恶燥，并各脏之所不胜者，皆是不喜，即所恶。谓心恶热，热乘之，则心病；心不胜肾，肾乘之，则病且危矣。余脏仿此。不应食，指五味而言。人于五味中，素有所偏恶者，所不胜之脏气虚也。忽反暴思之，则是此脏因邪气实之，故知其必发热也。首言得五脏之性则病者愈，次言失五脏之性者则不病者致病，末言变其素不喜为暴喜，则可以占病。然则变其素所喜者，为暴不喜，大非细故也。

夫诸病在脏，欲攻之，当随其所得而攻之。如渴者与猪苓汤。余皆仿此。

所得。即五脏之各有得。详上条随所得而攻之者，因所喜之气味，而各寓以攻病之药，则直走其脏，所谓"将欲取之，必姑与之"之道也。古法古方中用之甚多，猪苓汤之治渴特其一耳，故曰"余皆仿此"。汤义别见《伤寒注》本汤下。

痉湿暍病脉证治第二

痉

痉，窒也，拘也，有窒塞拘牵之义。前人俱谓"痉"字之讹，以《内经》但有"痉"而无"痉"，且与"痉"颇似，故后人传写致误耳。鄙见以为不然。尝按古人名病，或抉其病由，或肖其病状，不必尽仍从前之旧。即如仲景伤寒之名并其症之传变，原从《热病论》来，而现易其名为伤寒。然则以仲景伤寒等字，为热病之讹也得乎？当曰痉病即《内经》痉病为合，不必抹却"痉"字。但其病由，殊多疑窦，几令后人不知所守。如《内经》痉为湿因矣，《尔雅》注痉为风强病，则又为风因矣。及按本文诸条，并《伤寒》内所问及者，则又皆燥因也。反复思维，神明告我，始知《内经》言湿，《尔雅》言风，俱言外来之因，而尚有所未备。仲景言燥，是言本身之因，而实总痉病之全也。盖人身以阴阳相得，则柔和通畅。即或中邪，尚赖阴阳滋息，以为捍御。若津液素短，一遇风寒暑湿之邪中之，则邪从太阳阳经之性而化热，阳热相搏，津液不足以供其残暴，则窒塞拘牵而痉矣。甚至反张抽掣者，风火燥万物之变动也。或曰：子以古人为湿因、风因是矣，仲景并不言燥，而子以为燥者，敢问何说也？答曰：以因致痉之变病，遂以知痉家之本病，且有本方三道可据也。夫本篇四条曰"发汗太多因致痉"，是痉因汗多而液燥也；五条曰"风家下之则致痉"，是痉因误下而液燥也；六条曰"疮家汗之则致痉"，是痉因冒下而液燥也。其余除一条、二条、三条、七条为正痉，不列方外，十条泄营卫之邪热以救津液，十一条泄分肉之邪热以救津液，十二条泻胃腑之邪热以救津液，则病痉之因，治痉之用，不照然可想见乎？

太阳病，发热无汗，反恶寒者，名曰刚痉。

太阳病，指头项强痛而言。太阳为寒邪所伤，邪从阳经之性而化热，故发热。寒邪凝闭，则毛窍实，故无汗恶寒者，太阳被邪之本症也。曰"反恶寒"者，正就痉病而言。痉病因津液短少，而阳热在经之症，理宜不该恶寒，故曰"反"也。发热无汗，其经络之拘强，更甚于有汗者，故曰刚痉也。此条所论之三症，全类伤寒，却是"刚痉"者，当合后文伏坚之脉而言。盖痉与伤寒之外症颇同，惟伏坚与浮紧之脉为辨耳。此寒邪化热之痉，痉之正病也。

太阳病，发热汗出，不恶寒者，名曰柔痉。

太阳病同上。太阳为风邪所伤，风为阳热，故发热。风性疏洞，故汗出。不恶寒者，阳热在经，而无阴气在上在外故也。名柔痉者，以汗出而经气之劲直，少逊于寒邪也。此条全是太阳伤风，略并阳明之候，而曰"柔痉"者，当合后条沉迟之脉而言。盖痉与伤风之外症颇同，惟沉迟与浮缓之脉为辨耳。此风邪阳热之痉，亦痉之正病也。

太阳病，发热，脉沉而细者，名曰痉，为难治。

太阳病发热见上条。不言有汗无汗者，兼上二条之风寒而言，言太阳见发热之表症，其脉多浮者，以阴阳之气两出，而邪与搏故也。若见表症，而脉又沉，是里阴短少不出而附其阳，而经络独得干热之应，故痉。然治经表干热之邪，非发表不能散其势。若沉而更见细，细为无阳之诊，发表以去邪热，刚柔之阳痉或解，而厥逆泻利之阴痉将复作矣，故曰难治。阴痉，即俗所谓慢惊风者是也。详见后注，并有方治，拟补此，亦痉之正病也。

太阳病，发汗太多，因致痉。

此及下文三条，俱非痉病，因误治以伤阴，遂以成痉者也。发汗太多，不特火熨等治令其大汗，表药过剂及发汗后更发汗者皆是。汗虽阳液，而经隧络脉，实赖之以为和软，因致痉者，木出津而劲，土去水而板之象。

夫风病，下之则痉，复发汗，必拘急。

风家不特原燥，且疏泄而多自汗。其液已伤，下之则津液更伤，亦上条因致痉之义也。复发汗，当承风病言，非下后成痉而复发汗也。盖谓风家津液已伤，下之固痉，不下而复汗之，亦必拘急。拘急者，痉之渐也。

疮家虽身疼痛，不可发汗，汗出则痉。

疮家素多脓血。脓血者。津液之所化也。夫身疼痛者，为邪在经络，法当发表。然其津液素伤于脓血，若再汗出，则其经血益枯，亦上文因致痉之义也。

病家身热足寒，颈项强急，恶寒，时头热，面赤、目赤，独头动摇，卒口噤，背反张者，痉病也。若发其汗者，寒湿相得，其表益虚，即恶寒甚。发其汗已，其脉如蛇。暴腹胀大者，为欲解；脉如故，反伏弦者，痉。

此症须先详太阳隧道，则丝丝入扣，否则极力强解，终属隔靴搔痒。夫太阳者，从目内眥，上头角，复下经牙车，上绕脑后，历颈项，循背部之夹脊，而下走足外廉之后侧者也。此条系太阳经血不足之人，寒湿浊邪两中于下，于是郁寒郁湿而两化为热，化热循太阳而上冲，太阳之经血不足以御之，故见种种干热之症而痉也。身热足寒者，本寒标热之应，玩下文寒湿相得，则言寒而湿在其中，故曰寒湿之浊邪两中于下也。颈、项、头、面、目与牙车，下至背部，俱太阳之所经，故颈项强急、头热、面目时赤、独头动摇、牙关卒噤、并背反张者，俱经血不足，而干热逼之之应，故知为痉也。恶寒为太阳之本症，时头热"时"字，与口之"卒噤"相应。盖化热之邪，终不若风热之盛实，故但时热、时赤、时动摇、卒噤、卒反张也。以鄙见拟其方，或当主桂枝倍芍药汤外加花粉、术、附为合。盖桂枝本汤以解标热，加花粉以滋其经血之干，术、附以逐其本寒标热；倍芍药者，使之直走足胫以上散也。若以为太阳表热，不顾寒湿之本病，但发其汗，则寒湿之本气，以汗空而相得于表；表阳之气虚，以汗疏而益虚于上。寒湿与虚阳，相搏于在上在表，故恶寒益甚也。此发汗而病不服之变动如此。其脉如蛇，谓伏而坚直之脉，已如如有外出之势。暴腹胀大，是寒湿之邪，入腑为即愈，其愈于自下利乎。夫痉之为病，如盛夏之时，阳热酷于上，逼阴气于下，而不得上升之象。若阳光少薄，则地气自腾矣。发汗以散其在上在表之热，则下阴之液，有上滋之势，故脉起如阴蛇之外出，腹胀如岚雾之上浮。殆阴阳交泰之渐乎！人气与天地之道相同，其欲解也宜矣。此发汗而病服之变动又如此。脉如故，即下文之伏脉也，犹言脉伏如故，而反加弦之谓。夫弦为紧滑之合脉，紧为寒，滑为湿，寒湿伏于下，则阳热之不解于上可知。故曰"痉"者，言痉病之已成也，此发汗而病不理之变动又如此。全条总言寒湿病之常变，亦痉之病也。

痉病有灸疮，难治。

灸疮之人，先受外火，次伤脓液，愈热愈干，故难治也。

《脉经》曰：痉家，其脉伏坚，直上下行。

伏者，潜伏在下。坚者，凝敛之象。上下，指尺寸而言。直上下行，敛单从傍骨而直行，尺寸并无浮起之意。盖痉之为病，虽在经络之阳热，而其所以为病却在阴，不与阳俱，而自沉伏也。若阴起而阳应，则入风寒暑湿之正例，而非痉矣。大概痉病象盛夏，责在外无阴也；痉病象隆冬，责在里无阳也。其天地之不交，水火之未济也。若阳中有阴，则阳随阴精而下降；阴中有阳，则阴随阳气而上升。左右，阴阳之道路，故痉病之死，多死于左肝右肺之不能升降也。此总言痉病之脉，盖就痉之正病及因致痉之兼症而两言之也。

太阳病，其症备，身体强几几然，脉反沉迟，此为痉。栝蒌桂枝汤主之。

栝蒌桂枝汤方

栝蒌根_{二两}　桂枝_{三两}　芍药_{三两}　甘草_{二两}　生姜_{三两}　大枣
十二枚

上六味，以水九升，煮取三升，分温三服，取微汗。汗不出，食顷，啜热粥发之。

太阳病，其症备者，如头项强痛而恶风发热之谓，非指上文之痉症备也。"身体强"三句，始入痉病。身体，指后发际及夹脊而言。几几，惊禽伸颈之象。伤寒之阳明病，亦以此为状。但阳明之经脉在前，人迎以下邪盛，故颈项支于前而几几然；太阳之经脉在后，风池以下邪盛，故颈项强于后而几几然也。见如此太阳症，脉若见浮，则脉症相对，而为太阳中风正病。乃反见沉迟，沉为在里，迟为无阳，里无阳气，则不能领津液以上滋，而此太阳诸症为干热可知，故曰"为痉"。主栝蒌桂枝汤者，以桂枝本汤能解营分之热邪，使不至热枯阳液，一也；且太阳之阳热从汗涣散，使在下之阴津吸起，二也；栝蒌蔓生，性走经络，而气清滋润，且根善上行，是从里阴而引其精汁于太阳之经脉者也，以之治有汗之柔痉，宜矣。

太阳病，无汗而小便反少，气上冲胸，口噤不得语，欲作刚痉，葛根汤主之。

葛根汤方

葛根四两　麻黄三两，去节　桂枝二两，去皮　芍药二两　甘草二两，炙　生姜三两　大枣十二枚

上七味，㕮咀，以水一斗，先煮麻黄、葛根，减二升，去沫，内诸药，煮取三升，去渣。温服一升，覆取微似汗，不须啜粥。余如桂枝汤法将息及禁忌。

太阳病，同上条。无汗者，寒邪伤营而疑闭其卫气也。小便反少者，正照痓病而言。盖谓伤寒化热之痓病，热邪盛于表分，逼阴气于下，理宜小便清利，而今反少也。气上冲胸者，人之毛窍随呼吸而暗为阖辟，今毛窍为寒邪所闭，气机塞于旁引，但争胸分出入之路故也。口噤者，太阳经道，循牙车，寒邪能令筋惕，故口噤而不语也。以上俱太阳伤寒之症。而曰"欲作刚痓"，必其脉不浮紧，而见沉伏，或且紧直可知矣。但以全症而论，似当主麻黄以发表，加茯苓以利小便，加半夏以降逆气矣。即合沉伏之痓脉而论，宜于麻黄汤中，加升阴之品，如胶、麦、归、地，重以升麻等类矣。况痓之为病，原系化热之邪在经，而津液不供之症。葛根轻浮渗泄，最为燥邪所忌，乃竟主葛根汤而无所顾忌者神哉，仲景几令人不可思议矣。不知当日一眼看定小便反少、气上冲胸二症，随便用此借水行舟、因粮杀贼之妙而已。盖痓之所以为病，所虑者天地不交、水火未济耳。今小便反少，气上冲胸，其里阴之机尚在向表，主葛根汤以发汗，则泄其上者下气必从，疏其表者里阴自动，将津液之气可升，而沉伏之脉自起矣。且攻邪之法，自有层次。寒伤营分为太阳之第二层，二门之象也，则太阳卫气为第一层大门，阳明分肉为第三层之堂陛。与其就第二层即贼以驱贼，不如从三层堂陛之间振臂一呼而贼易去耳，此不用麻黄汤而用葛根汤之深意也。至于直任葛根而不畏其疏泄者，以有无汗并小便反少二症故也。无汗而小

便少，胃中必有积饮，借积饮以为汗，既不虞其损伤津液，且内饮去而表热解，故曰借水行舟、因粮杀敌之妙也。汤意详《伤寒论》太阳条下阳明合病条下，参看自悉。

痉为病，胸满口噤，卧不着席，脚挛急，必齘齿，可与大承气汤。

此太阳病，痉从胸中移热于胃腑而热实，凡太阳之表症俱罢者也。胃腑热实，故与大承气以下之。表症俱罢，故不曰"太阳病"，而但曰"痉为病"耳。胸满者胃实，而实气上浮之应。口噤者，胃系络唇口并齿中，实气上浮，则胃系急，故口噤也。卧不着席者，反侧不宁之貌，胃实而神气不能归伏土中也。下焦足胫之气，尝休养于大肠之空处。胃实而大肠亦实，肠实则脚下之气血不容转舒，故挛急也。齘齿者，即口噤之义。与大承以下之则热实去，而上下通和矣。或问曰：此条之症，子何以知其不属传经，而为胸中移热，且云太阳表症俱罢者也？答曰：若系太阳传经，则阳明必有经络表病，何得单见胃腑内实？故曰此胸中移热也。若有头痛、发热、恶寒表病，必不径情攻下，致犯下早结胸之戒，故曰太阳表症俱罢者也。

附录：仲景具菩萨之慈，泄神仙之秘，著此痉病方论，以垂万世。后人不知为金科玉律之文，置之覆瓶。及遇此症，妄立惊风之名；世人除一切香燥药外，惟是蜈蚣、全蝎之大毒，朱砂、金箔之重坠，巴豆、牵牛之猛悍，射脐、冰片之犀利而已。讹以传讹，杀人无算。呜呼，痉病一灯，千年尘土，谁复知有净瓶甘露、玉液还丹也？夫痉之为病，小儿十居其九，产妇十居其一者。以小儿纯阳之体，津液未充；产妇亡血之余，津液未复。一遇风邪等犯其太阳，则化热伤经，筋脉因干热而短缩，反弓抽掣，所自来也，其犹能胜此香燥并一切大毒等药乎？余尝按仲景痉病方法，以治俗名急惊、慢惊之症，无不应剂而起。揭明篇后，盖欲同志者共遵之，则所活无穷矣。但刚柔二痉，即今人所谓急惊者，皆阳痉也。其病脉症治，已详本篇。另有阴痉一症，即世所谓慢惊者，本篇不具论条方药，或以散见于《伤寒论》故耶。今不揣鄙陋，窃《伤寒》之旨，拟论五条，移方四道，皆屡试屡验者，高明者万勿以僭妄而漠视之也。

痉病，寒热往来，寒则泻利厥逆，热则呕渴烦惊者，柴胡加龙骨牡蛎汤主之。方见《伤寒论》中。

无太阳症，乳食如故，但呕吐，面色微黄，或泄青绿者，将作阴痉也。小儿素灵慧，忽目迟而神机阻滞者，痉。

病人身不热，时反弓，或抽掣而厥，卒口噤不得出声者，当归四逆汤主之。惊者加龙骨、牡蛎。乳食急不到口，膻中干热而烦悸故也。当归四逆合黄连阿胶汤主之。方见《伤寒论》。

痉病，小便色白，厥不止者，死。

湿

太阳病，关节疼痛而烦，脉沉而细者，此名湿痹。湿痹之候，小便不利，大便反快，但当利其小便。

太阳病，详已见前。二经交通之处为关，两骨相续之处为节。关节者，人之坎泽也，故湿气多入于此。湿气入关节，则气血滞而不利，故疼痛。烦者，郁湿化热之应也。沉为在里，细为阳虚。人身为阳气充足，则湿不能伤。今在里之阳虚，则关节烦疼，明系湿邪滞其气血，而太阳之头痛发热等症，又明系湿邪化热，上冲经表之候，故知为湿痹也。痹者卑也，湿着关节，有不能举动之义，故曰"湿痹"。里阳既虚，则不能分布水气，故小便不利。关节之湿气，内淫肠胃，故大便反快也。利其小便，则湿去而关节疼痛等症自止矣。

湿家之为病，一身尽疼，发热，身色如熏黄也。

凡言家者，俱指夙病，如酒家、风家、亡血家之类。上条是初病湿，此系湿久而成家者，故曰"湿家"也。湿流关节，故初病则关节烦疼；湿久化热，而热充经表，故一身尽疼而发热也。黄为土色，身色如熏黄者，湿热伤脾，在上之汗孔不疏，在下之小便不利，故蒸其湿土之色于外也。

湿家，其人但头汗出，背强，欲得被覆向火。若下之早则哕，或胸满，小便不利，舌上如胎者，以丹田有热，胸上有寒，渴欲得水而不能饮，则口躁烦也。

头汗出者，湿热上冲，而蒸其气血于上之义。背强者，湿持经表而不得汗也。欲覆被且欲向火者，太阳被伤之本症。湿家俱阳气不足，故不能以汗送湿。若更以寒药下之，则元阳更虚，而真呼于中道自伏，故哕。胸为阳气之署，阳气以寒下而虚馁，则下阴上乘阳位，故胸满也。小便不利者，气机夺于后阴之故也。舌胎，当指白胎而滑者。丹田以湿化之热在下，胸中以攻药之寒在上。下热，故渴欲得水而口燥烦；上寒，故不能饮也。此条言湿家误下之小逆。如此条中"下早"，"早"字疑是衍文，以湿前后禁下故也。

湿家下之，额上汗出，微喘，小便利者死，若下利不止者亦死。

湿家化热上冲，症见头汗、微喘者，常也，但在下之之后则逆矣。盖下之则里空，而在上之阳液、阳气理当下陷，今阳液反上而额上汗也，阳气反上而微喘，故逆也。小便利，亦湿家去湿之一路，特见于误下而额汗微喘之后，则逆甚矣。盖下后则液夺于后阴，小便之不当利者，一也；额汗微喘，气机已经上浮，而不应下逆，此小便之不当利者，二也；兼见，则上脱下绝之势已成，而中无所蕴，故主死也。下利不止，当承微喘以上等因，盖谓下后而前症具，纵小便不利，若大便下利不止者亦死。言与小便利者，同为下绝也。此条言湿家误下之大逆，又如此。

风湿相搏，一身尽疼痛，法当汗出而解，值天阴雨不止，医云此可发汗。汗之病不愈者，何也？盖发其汗，汗大出者，但风气去，湿气在，是故不愈也。若治风湿者，发其汗，但微微似欲汗出者，风湿俱去也。

风湿，即后文八条所谓汗出当风者是也。盖津液已离经络，化而为汗，即如天地氤氲之气，已化成雨之象。雨着地而为水，与汗伏皮而为湿，同一义也。汗出当风，汗之将出未出者，即便伏住，加之汗出，而毛窍已开，风邪袭其玄府，则风与不出之汗湿相搏矣。不必中风，而复中湿之谓也。劳热取冷。亦能落汗，汗客为湿，湿生热，热生风，此虽湿风，亦可名为风湿，故八条并及之。后凡言风湿者，俱仿此。无着处而烦热者曰疼，是为风因；有着处而沉滞者曰痛，是为湿因；若单湿化热以生风，则疼痛亦有时而互见者。一身，指手足太阳之部而言。湿从当风而汗不出，故其法仍宜出汗以解湿，并解其风也。阴雨不止，是天地湿胜之时，乘此而以汗去湿，是腾一内湿之空，而仍为外湿入之之地也。况汗大而不得其法乎，其不能尽解，宜也。盖风性轻浮，理或可以骤泄，湿性凝滞，势必燥于熏蒸，此汗大而愈风不愈湿之道也。故治风湿者，乘晴明之日，以应天地之燥化，又微微似汗，则得熏蒸之法，而湿自去，湿去而风亦与之俱去者，湿本而风标故也。意者主桂枝加术汤乎？亦即八条之麻杏薏甘或九条之防芪加桂汤耶？

湿家，病身疼，发热，面黄而喘，头痛鼻塞而烦，其脉大，自

能饮食，腹中和无病，病在头中寒湿，故鼻塞，内药鼻中则愈。

此条当是裹湿枕湿，而湿中于头之症。故无事于发汗及利小便，但内药鼻中，使湿从嚏涕而出也。身，指太阳之夹脊而言。身疼痛者，湿中于头，湿性将下流，而太阳之经气阻滞也。发热者，湿虽在头，然已阻滞其经气。皮毛为经气之合，郁湿化热，故发热也。面黄者，阳气不充之应。若面色红而不黄，则阳气力能蒸湿外解，而身疼发热，便不得谓之湿因矣。喘者，湿滞太阳之皮毛，皮毛内合肺窍，而不能通畅也。头痛者，太阳之经上聚于头，今为湿所把持而闷冒也。鼻塞者，湿滞气机，即上文喘症之义。亦单指鼻而言，盖谓鼻因塞而烦热也。脉大者，湿持其上。太阳之经气，欲浮不得而闷，为旁鼓之象。"自能饮食"六句，谓湿在头，而腹中无病。若发汗及利小便，则徒伤中下二焦之气，是反招头上之湿，使之下流也。岂如内药鼻中，因涕以去其湿，得高者越之之旨乎？不列方者，或失之耶。王氏谓：宜瓜蒂散为细末，如大豆许，缩入，则出黄水。夫瓜蒂入鼻以出黄水，未验，且云忌吹，当令缩入，似与本文内字之旨有碍。

附录鼻渊一方：凡头痛鼻塞，而稠黄浊涕不止者，用鹅不食草一味，干为细末，纳鼻中少许，令嚏出秽物，数次则愈。虽非汉时古方，而鼻渊一症，颇似久湿在头，而化为风热之候，用此甚神，故并记之，以资同志者之会悟云。

湿家，身烦疼，可与麻黄加术汤发其汗为宜，慎不可以火攻之。

麻黄加术汤方

麻黄二两，去节　桂枝二两，去皮　杏仁七十个，去皮尖　白术四两　甘草一两，炙上五味，以水九升，先煮麻黄，减二升，去上沫，内诸药，煮取二升半，去滓，温服八合，覆取微似汗。

天地当五六月时，地气上浮，阶潮础润，不得天气泄而为雨，则燥蒸郁冒者，湿之象也。天地之燥蒸郁冒解于雨，与人身之烦疼解于汗，其理同也。外火攻之，则经络关节之湿，因火逼而内入于脏腑矣。此晒物之湿聚于下，蒸物之气浮于上之义也。主麻黄加术汤者，湿气能塞毛窍，故湿家每皆无汗。用麻黄者，所以疏卫表之云翳也。桂枝善行营气，得东方风木之正，所谓风以燥之也。五脏惟肺最恶湿，且其脏与毛皮相合，故皮毛受湿，肺管先为之不利。加杏仁者，所以通肺窍也。白术性温，与甘草同用，则善理脾肺土气，土得甘温，则蒸湿于上而为汗，此治外湿之正药也。

病者，一身尽疼，发热，日晡所剧者，名风湿。此病伤于汗出当风，或久伤取冷所致也。可与麻黄杏仁薏苡甘草汤。

麻黄杏仁薏苡甘草汤方

麻黄半两，去节，汤泡　杏仁十个，去皮尖，炒　薏苡仁半两　甘草一两。炙

上剉麻豆大，每服四钱匕，水一盏半，煮八分，去滓，温服。有微汗，避风。

病者，即湿病也。一身尽疼，发热，详已见。日晡为阳明经气之旺时，有自振以推湿出表之势，而湿邪不受其驱逐，遂相持于太阳阳明之界，故剧也。"风湿"三句，见本篇五条注。主麻杏薏甘汤者，甘草属土，为内主脾胃。外主肌肉之药，以之为君，盖欲其由脾胃以达肌肉之意。薏苡甘温，善燥中土，且趁甘草浮缓之性，则能从下从里，而熏蒸其湿于在上在表也。杏仁通利肺窍，以引其机，为薏甘熏蒸之接应。麻黄发越毛孔，以开滞郁之障。譬之驱

贼，薏甘为内室之传呼，杏仁为中途之援引，麻黄直开大门以放其去路耳。与前条麻黄加术汤同意，特其制之大小略殊，并少桂枝一层症候也已。上条曰"湿家"，则为病既久，非小剂可愈者，故大其制。此条曰"病者"，则其湿尚浅，故不必用大剂以过伤其气。且麻黄加泡，杏仁加炒，止用其轻清之气而已，足矣。又本条较前条，多日晡而剧一症。日晡而剧，为肌肉当王时而有自振之气，则营分尚未受湿，故不必用桂枝也。

风湿，脉浮身重，汗出恶风者，防己黄芪汤主之。

防己黄芪汤方

防己一两　黄芪一两一分，去芦　白术七钱半　甘草一两，炒

上剉麻豆大，每抄五钱匕，生姜四片，大枣一枚，水盏半，煎八分，去滓，温服，良久再服。喘者，加麻黄半两；胃中不和者，加芍药三分；气上冲者，加桂枝三分；下有陈寒者，加细辛三分。服后当如虫行皮中，从腰下如水，后坐被上，又以一被绕腰以下，温，令微汗，瘥。

此条病则双名风湿，症则颇似单风，汤意却又全治单湿。仲景心细如发，学者透得此关，则入木三分矣。盖汗出当风，是汗郁于风湿。如上条所云，故曰"风湿"。则风湿之病，湿为本而风为标矣。夫郁湿化热，湿热与虚阳相并于外，故脉见浮。虚阳外并，则阴无健主而坤呈地象，故身重。脉浮身重，系虚阳为湿热熏蒸，故汗出。汗出则毛窍疏洞，故恶风也。湿家必由汗解，汗出而湿自去者，常也。今脉浮、身重、恶风如故，则知汗出为虚阳自越，而湿邪自在也。湿邪自在，故主防、术、甘草以燥之；虚阳自越，故君黄芪以敛之耳。双言风湿者，兼及其标也；脉症颇似单风者，得标之病也；单治湿邪者，专治其本也。按四分为一两，一分当是二钱

半，方中黄芪一两一分，为一两二钱五分也。方后加减之三分，即正方白术之七钱半。以铢数计之，一分得六铢，古人以二十四铢为一两也。后仿此。五钱匕，谓以一钱之匕首，五抄其药也。喘为湿邪伤肺，而肺窍不利之应，故加麻黄以发之。胃不和者，湿气滞脾，能使胃中膜胀，或雷鸣溏泄之类。芍药酸敛，下行入脏，能引防、术温燥之性，下入脾中，使之温中以燥土，故加之。气上冲者，胸中阳气虚馁，而下气乘土之应。桂枝甘温，能填胸分之阳，故加之。细辛辛温而香细，善达下焦气分，寒能召湿，陈寒者必积湿，加此者，亦犹加芍药之义也。如虫行，言上身；如冰，言下身。坐被、绕被，总以温暖为熏蒸去湿之法耳。微汗差，当兼小便言，盖腰上之湿解于汗，腰下之湿解于小便利故也。

伤寒八九日，风湿相搏，身体烦疼，不能自转侧，不呕不渴，脉浮虚而涩者，桂枝附子汤主之。若（《伤寒论》多其人二字）**大便坚，小便自利者，去桂**（《伤寒论》多枝字）**加白术汤主之。**

桂枝附子汤方

桂枝四两，去皮　甘草二两，炙　生姜三两，切　大枣十二枚，劈　附子三枚，炮，去皮，切八片

上五味，以水三升，煮取一升，去滓，分温三服。（《伤寒》作水六升，以后方诸药减半之水数计之，则此方之三升一升恐为错误，当从《伤寒》为是。）

白术附子汤方

白术二两　附子一枚半，炮，去皮　甘草一两，炙　生姜一两半，切　大枣六枚

上五味，以水三升，煮取一升，去滓，分温三服。一服觉身

痹，半日许再服，三服都尽，其人如冒状，勿怪，即是术附并走皮中逐水气，未得除故耳。

此条头一症系风寒兼湿，第二症系单寒兼湿，然俱在太阳经表，而不干脏腑者也。身体，指躯壳而言。烦疼为热，因以风为阳热，寒湿二邪，又俱能化热故也。阳主健用，湿主沉滞，阳虚而湿邪中之，沉滞而失其健用，故不能转侧也。不呕者，内无寒也。不渴者，里无热也。盖谓伤寒至八九日，已过六土日自愈之期，即宜见表邪入里之候，乃外不见解，里不见传，加之脉浮为在表，浮而且虚，则虚从浮断，是为表无阳气。更兼涩脉，涩为湿诊，明系表阳虚微，不能送邪出表，以致湿与风寒相搏，故日久不解，而亦不传也。是则表阳虚微，为病之本，风寒与湿，为病之标。故君附子至三枚者，一以温阳，一以散寒，一以驱湿也。加于桂枝汤中者，桂枝行营卫之气，风从汗解，而寒湿亦与之俱去矣。独去芍药者，以病在经表，不欲其酸敛也。下文三句，紧顶"伤寒八九日"六句，犹言前症具而脉既如此之人，若大便坚硬，又为寒燥津液，如水冻冰之象，《辨脉》所谓阴结者是也。小便自利，为肺与小肠气微而不能提守之应。桂枝行津泄气，故去之。白术苦温，能滋脾胃肌肉之阳液以消客湿，故加之。冒者，躯壳浮虚散大之貌，详《伤寒注》。减诸药于前方之半者，前方注意在汗，犹之以风雨解潮湿，利于疏爽，故大其制；此方注意在温，犹之以旭日解寒湿，义取熏蒸，故半其制耳。

风湿相搏，骨节疼烦，掣痛不得屈伸，近之则痛剧，汗出短气，小便不利，恶风不欲去衣。或身微肿者，甘草附子汤主之。

甘草附子汤方

甘草二两，炙　　附子二枚，炮，去皮　　白术二两　　桂枝四两，去皮上四味，以水六升，煮取三升，去滓，温服一升，日三服。初服得微汗则（一本有"解能食汗出"五字）复烦者，服五合。恐一升多者，宜服六七合为妙。

此条当重看风字，症则以汗出恶风为主，盖以风为本，而湿为标者也。故方意君桂枝者，一则取其行营卫之汗以解风，随便令其领术附以解湿也。湿流关节而能化热，风又为阳热之邪，两热相持于骨节，故烦疼也。风火之性，以动而张，故掣痛。风湿鼓满于骨节之上下，故不得屈伸，并不可近也。风邪疏卫表，故汗出。湿邪滞肺窍，故短气。小便不利者，风湿以热相得，而气浮壅也。恶风者，汗出表疏，畏风所袭也。表疏恶风，故不欲去衣。微肿者，风湿阻滞其经气之应，此风因为重，故于甘草、术、附温脾燥湿之外，不得不遵桂枝以解其风湿耳。

暍

太阳中暍者，发热恶寒，身重而疼痛，其脉弦细芤迟。小便已，洒洒然毛耸，手足逆冷；小有劳，身即热，口开，前板齿燥。若发其汗，则恶寒甚；加温针，则发热甚；数下之，则淋甚。

暍即下条所云中热是也。人身之阳气，托根于命门，分光于脏腑，各从其本经。而熏蒸于在上、在外，乃于皮腠之间，与太阳之气汇成一片，而包裹于躯壳之表，是为卫气。卫气周密，不特以阳拒阴，寒邪不能入，即热邪亦不能入者，里气充而外气不敢犯故也。今西洋人常于酷暑时设一火盆于房门外而室中自凉，盖以火气而格流热于外之理也。此条是脏腑之阳虚，而卫气衰薄，故暍邪得以热伤其表气也。热伤其气，故发热；卫气衰薄而受伤，故恶寒也。

阳主轻清，阳虚而且见伤，故身重。疼痛者，热邪逼其经气，而不得上浮外鼓之应。夫太阳之脉宜浮，夏月之脉宜洪。今见弦细芤迟，弦细为减，减者瘦削之义，是阳气之不能充其脉体也。迟为在脏，是脏阳气微，故不能健应于脉者也。芤者，无阴之诊，阳生于阴，明系阴精短少，而暍热之邪中之，故以芤见。阳气因之而弱，故以弦细与迟同见也。太阳外主皮毛，内通小便，小便已，则膀胱气空，而皮毛之气，争赴空处，故洒洒然毛耸也。手足，为阳气之充。阳虚且病，故不能贯于四末而逆冷也。劳则神浮，神者火也，火浮，故身热。口开者，虚阳为暍邪所逼，有下陷而不能收摄其唇口之象。板齿为督脉之所入处，督脉两界于太阳，而与之为合，太阳伤暍，故督脉热于所入而燥也。发汗，则阳益虚，故恶寒甚。温针，则外火与暍邪相衬，故热甚。数下之，则气机夺于后阴，而膀胱之治化不能传送，且暍热因虚下沉，故淋甚者也。本经不列方，以鄙意拟之，炙甘草滋阴以实其芤，合四逆汤扶阳以益其弦细与迟之脉，阴阳充畅，暍邪或解于自汗乎？

太阳中热者，暍是也，汗出恶寒，身热而渴也，白虎加人参汤主之。

白虎加人参汤方

石膏一斤，碎　知母二两　甘草二两　人参三两　粳米六合

上五味，以水一斗，煮米熟，汤成，去滓，温服一升，日三服。

大热在内，故蒸其液出而为汗，又逼其阴出而恶寒也。身热者，暍热外蒸皮腠之应。渴者，暍热内铄阴津之应。此系太阳阴精短少，而大热伤其津液之症，故主白虎以救大热、白虎加人参以救大热所伤之津液耳。汤意见《伤寒》本汤下。

太阳中暍者，身热，疼重，而脉微弱。此以夏月伤冷水，水行皮中所致也。一物瓜蒂汤主之。

一物瓜蒂汤方

瓜蒂二十个，剉

以水一升，煮取五合，去滓，顿服。

此亦阳虚而暍热伤气之症也。身热，为太阳中暍之本症。疼重，即下文水行皮中之候。盖疼为热因，重为湿因，湿热相搏，故疼重也。微弱为阳虚之诊，若阳气充足，暍邪不能相犯，即或犯之，便于渴饮凉水中，送为汗解矣，岂有身热疼重之症乎？今以脉微弱审之，则知身热疼重，始以阳虚而受暍热于前，复以阳虚而不能运凉水于后之应，故直断之曰：夏月伤冷水，水行皮中所致也。主瓜蒂者，瓜蒂苦寒，苦则能令胃系急而不下，寒则能拒暍热之邪内侵，且此药善涌，涌则开提阳气，能使微弱之脉自振，将水气运为自汗，而身热疼重，俱可尽解。是去暍行水之权，只用一涌而提其阳气而已足矣。其言一物者，不欲以余药牵制其性耳。

百合狐惑阴阳毒病脉证治第三

百　合

论曰：百合病者，百脉一宗，悉致其病也。意欲食，复不能食，常默默然，欲卧不能卧，欲行不能行。饮食或有美时，或有不欲闻食臭时，如寒无寒，如热无热，口苦，小便赤。诸药不能治，得药则剧吐痢，如有神灵者。身形如和，其脉微数。每溺时头疼者，六十日乃愈；若溺时头不疼，淅然者，四十日愈；若溺快然，但头眩者，三十日愈。其证或未病而预见，或病四五日而出，或病二十日、或一月微见，各随症治之。

百合病者，宗气、血脉百不合之病也。以百不合之病，而合之以百合，以药名病，犹云柴胡症、桂枝症之义，故曰"百合病"也。百脉者，百骸之血脉也，就上中下三焦而言；一宗者，一身之宗气，就心肺间之夹空而言。然气主乎血，血抱乎气，尝有夫妇唱随、君臣令供之妙。若阴血一伤，则其气自为涣散，而气血失合一之用，故悉致其病也。是则气原无病，所病者，惟是血不足以副之，故见夫若无家、君几失国之象。下文欲食、欲卧、欲行、欲饮食或有美时，及无寒无热，一半俱阳气未病之候，而不能食、不能卧、不能行、或饮食有不用，而且食闻臭，及如热等，一半症候俱阴不能为阳以赞厥成耳。默默，神机以失依而有消阻之状。口苦者，阳浮于上也。小便赤者，阳陷于下也。药不对症，故不能治。盖行诸药者，以脾胃之阴阳相得，然后能使之内走脏腑，外达经表耳。今阳有余而弛，阴不足而纵。阳弛，故得阳药则剧吐；阴纵，故得阴药则剧利也。如有神灵，指预知暗识之类，盖阴不能宅阳，而魂离神荡，往往有在家而预知行人之至，静卧而潜通窃议之言者是也。此系神机不守，为百合之病之最重者。俗解顶上文之得药吐利为言，则谬甚矣。身形如和者，阳气无病之应；脉微数者，阴血干热之应。阴短阳长之人，每当溺时，则膀胱一空而阴气下流，其阳热愈浮于上，故头痛。六十日为六气转换之候，五行之鬼气，满则必移，而平气接之，是为子制其鬼也，故期其愈。若头不痛，但淅然及溺快而但头眩者，其阴虚阳浮之候递减，而愈期亦各较速也。其症统指欲食至头眩等症而言。未病而见，谓不因他病而自成百合病者，即下文第五条百合地黄汤症是也。病四、五日三项，谓不论新旧，先因他病而致虚阴气以成此病，即下文二条之百合知母汤、三条之百合滑石代赭汤、四条之百合鸡子黄汤等症是也。或有问余者曰：子何以知此症之阳气无病，但病阴虚而阳自涣散耶？答曰：以本篇方意知之，诸方中用药，俱就上中下而峻补其阴，至于阳气，本方但用百合一味以招来收摄之而已矣。见诸方下。客首肯而去。

百合病发汗后者，百合知母汤主之。

百合知母汤方

百合七枚，劈　知母三两，切

上先以水洗百合，渍一宿，当白沫出，去其水，更以泉水二升，煮取一升，去渣；别以泉水二升煎知母，取一升，去渣，后合和，煎取一升五合，分温再服。

百合病发汗后者，犹言发汗之后，因而成百合病也。发汗，则心肺之阴液大伤。而上焦神气有懒散不完之象，故见首条诸症。知母滋阴清热，善走肝肾。肝为心之母，肾为肺之子，合子母而两补心肺之阴精。然后以形象心肺、瓣瓣朝宗之百合，收摄其神气而抱拢之，则知母滋阴以调百脉，百合敛阳以归一宗，针锋逼对矣。先必别煎者，各完其性也。然后合和者，相与有成也。煎用泉水者，取其上浮而流长，盖上泛之性归宗，流长之性贯脉也。

百合病下之后者，滑石代赭汤主之。

滑石代赭汤方

百合七枚，劈　滑石三两，碎，棉裹　代赭石如弹丸大一枚，碎，棉裹

上先以水洗百合，渍一宿，当白沫出，去其水。更以泉水二升，煎取一升，去渣；别以泉水二升煎滑石、代赭，取一升，去渣，后合和，重煎，取一升五合，分温服。

百合病下之后者，犹言因下后而成百合病也。下后，则脾与肝肾之津液大伤，而下焦神气有懒散不完之象，故见首条种种等症也。滑石甘寒镇重，甘能聚气，寒能养阴。镇重，则能令招摄神气之百合下敛三阴散亡之气，分别水谷，又其治下后之余事也。下后，必多阴气上逆，故加代赭以镇之耳。

百合病见于吐之后者，百合鸡子黄汤主之。

百合鸡子黄汤方

百合七枚，劈　鸡子黄一枚

上先以水洗百合，渍一宿，当白沫出，去其水，更以泉水二升，煎取一升，去滓，内鸡子黄，搅匀，煎五六沸，分温服。

百合病吐之后者，犹言吐后而成百合病也。吐后，则脾胃之阴液大伤，而中焦神气有懒散不完之象，故见首条种种诸症也。鸡蛋黄血液浑全，且色黄而居中，为大补土液之圣药，能使百合收摄中宫之气，聚为一宗，故主之。

百合病不经吐、下、发汗，病形如初者，百合地黄汤主之。

百合地黄汤方

百合七枚，劈　生地黄汁一升

上以水洗百合，渍一宿，当白沫出，去其水，更以泉水二升，煎取一升，去渣，内地黄汁，煎取一升五合，分温再服。中病勿更服，大便当如漆。

百合病不经吐下发汗者，犹言不因吐下发汗而成百合病也。病形如初，具首节全症之谓，不因汗吐下之误治，而自成其症，则其人之上中下三焦阴液皆虚，阳气以无偶而参错故也。生地黄体直味重，气厚液全，通补三焦十二经之血脉，用汁一升，以为之主，而令完神聚气之百合为佐，是补百脉，而通其气，以辅一宗也。中病勿更服，恐地黄甘寒之性，过伤阳气也。大便如漆，所以验中病之法。盖液短者则地黄之汁渗走百脉，故大便无所见。大便如漆，则百脉不受地黄而自下，故知中病。时解瘀血行下，未是。

百合病一月不解，变成渴者，百合洗方主之。

百合洗方

百合一升

上一味，以水一斗，渍一宿，洗身。洗已，食煮饼，勿以盐豉也。

百合病为宗气涣散之症，气散则阴液与之俱散，而为汗者理也。况一月不解之久，其变成渴也宜矣。以百合之收摄真气者，渍水以洗之，则外散之气内抱，而阴液得全，渴将自止矣。麦形象心，为少阴之谷，性能聚液，故可作煮饼为食也。盐能令器津泄，非洗毛窍以收津气者之所宜，故戒食盐也。豉为养阴之味。盐豉且戒，况其他乎。

百合病渴不差者，栝蒌牡蛎散主之。

栝蒌牡蛎散方

栝蒌　牡蛎_{熬，等分}

上为细末，米饮服方寸匕，日三服。

不差，承上文而言，用百合洗方，而渴仍不解之谓。洗之而渴不差，是中焦之营阴涣散，不能上供喉舌，而阳热独亢之应。牡蛎静藏水底，有收摄真壬之象。栝蒌滋阴清热，且根性上蔓，是又升其清润于廉泉舌本间者。加之服以米饮，则引入胃中而胃液立起，其主之也，不亦宜乎？

百合病变成热者，百合滑石散主之。

百合滑石散方

百合_{一两}　滑石_{三两}

上为散，饮服方寸匕，日三服。当微利者，止服，热则除。

膀胱之化机不运，则阳热由小肠而上浮胸膈，故上条见渴症。又从胸膈而外浮于表分，故此条见热症也。滑石分理阴阳，为中下二焦清利之品，配百合以收摄其气，则水道下泄，而阳热自除矣。微利即止服，阴虚不得过以分消伤津液也。首条言本症曰，欲饮食或有美时，或有不用，是百合病原无渴症。又曰如热无热，是百合病原无热症。则前条之渴，此条之热，俱因一月不解变出，故两曰"变成"也。

百合病见于阴者以阳法救之，见于阳者以阴法救之。见阳攻阴，复发其汗，此为逆。见阴攻阳，乃复下之，此亦为逆。

见于阴，谓百合病之成于下后者。盖下后则真阴损伤，而真阳涣散。阳法救之，即滑石代赭，及百合洗方之类。其意在敛气归宗，故曰"阳法"也。见于阳，谓百合病之成于汗吐后者。盖汗吐后，则阳液损伤，而阴气涣散。以阴法救之，即百合知母及栝蒌牡蛎之类，其意在添精润脉，故曰"阴法"也。反此则逆。总见百合病之始终不可汗下，况用吐乎？李氏旧注，以阳亢阴盛解见阴、见阳，大谬。试问：本篇盖阳亢之说，犹于变热变渴三条，影射得去；至阴盛一边，试问本篇诸条治法，将何所指乎？皆以不知百合一病，尽由伤损阴阳二液，以致或阴或阳，为之懒散浮荡故也。

狐　惑

狐惑之为病，状如伤寒，默默欲眠，目不得闭，卧起不安；蚀于喉为惑，蚀于阴为狐；不欲饮食，恶闻食臭；其面目乍黑、乍赤、乍白；蚀于上部则声喝。甘草泻心汤主之。

甘草泻心汤方

甘草四两　人参三两　半夏半升　黄芩三两　黄连一两　干姜三两　大枣十二枚

上七味，水一斗，煮取六升，去滓再煎，温服一升，日三服。（以日三服计之，则"再煎"下当有"取三升"三字。）

此虚邪阴火逼伤胃中真阳，而为上浮下陷之症也。狐性善疑。惑，炫惑也，言或眠或起，或上或下，或前或后，令病者自疑，医者炫惑之意。状如伤寒，指头疼发热而言。默默欲眠者，胃中真阳为虚邪阴火所伤，不能自振而有遁伏少阴之象，故下文不欲饮食、恶闻食臭二症，同一根蒂也。目不得闭，卧起不安者，虚热上冲，而阳气又有虽疲而不能自伏之势也。蚀者，非真有虫蚀之义，谓阴热败物，有湿朽烧烂之象，如虫之蚀物者然也。盖虚邪阴火之气由中焦而上冲，则历胃脘及肺，而喉嗓为结聚之处；下陷则历小肠至膀胱，或由大肠，而前后二阴为结聚之处，故皆所蚀也。面目为神气之所会，火升则烘然而赤，阳伏则黯然以黑，气陷则夭然以白，邪热有升降，气机有起伏故也。喝者，声出自闭，如呃喝之状，盖所以自禁其上冲之气耳。上部，凡喉、舌、牙花皆是。主甘草泻心汤者，甘草甘能守中，重用之以为君，则干姜之温在胃阳，人参之补在中气，半夏降上逆，芩连清标热，则中焦之真阳复，而虚邪阴火自熄矣。或曰阳与火似为同类，今曰虚邪阴火，逼伤真阳，敢问其所以异？且既曰火，而复用辛热之干姜，何也？答曰：真阳者，体温用醇，不焦不杀，三春太和之气也。虚邪阴火者，不特与真阳不同，亦与实邪阳火有辨。阳火有根有焰，生于木而死于水，故天地之酷热，可以风散，可以雨解。阴火无起无止，生于水而伏于金，故雷电之火光，阴雨则见，晴明则藏。干姜辛温，辛为金之味，辛温又为晴之象。此古圣人本先天庚金伏丙火之理以定方也，于干姜又何疑焉。

蚀于下部则咽干，苦参汤洗之。

苦参汤方
苦参一斤
上以水一斗，煎取七升，去滓，熏洗，日三。

下部，凡前阴及腿缝皆是。阴火毒于下，则阳液干于上，以少阴上系咽喉故也。夫阴热朽烂，皆属气血弛纵所致。苦参味苦气寒，苦以坚之，寒以敛之耳。

蚀于肛者，雄黄散熏之。

雄黄散方
雄黄

上一味为末，筒瓦二枚，合之，烧，向肛熏之。

雄黄气重，能排邪而引正，加之火烧烟性，又能驱秽燥湿故也。二条俱承首节诸症，及面目之或赤或黑或白而言。

病者脉数，无热，微烦，默默但欲卧，汗出，初得之三四日，目赤如鸠眼，七八日，目四皆黑。若能食者，脓已成也，赤豆当归汤主之。（"汤"字当作"散"。）

赤豆当归散方

赤小豆三升，浸令芽出，曝干　当归十两

上二味，杵为散，浆水服方寸匕，日三服。

此阴火之结于下焦血分者，营行脉中，血热而短，故脉数。气不病，故无热也。胸中液短者必烦，然因无表热，故虽烦而亦微也。默默欲卧，少阴受热之应，下焦阴血中结热，故移其热于少阴耳。汗出者，血得热而蒸其液于外，犹之地得热而潮其湿于上也。肝之为脏，开窍于目，肝统血，故血热者目赤如鸠眼。赤为火之色，黑为烬之气，初得之为初炎之火，故赤。七八日四皆黑者，火亢甚而呈烟煤之象也。下焦血热而短，血热甚，则上移其热于胃；血短甚，又借资津液于胃，故善饥杀谷而能食也。夫以血热、血短之故，以致善能杀谷而食，岂非气壅血败而成脓，何以见此抽吸胃精之症耶？故知之。赤小豆味甘，脐黑而色正红，甘则解毒，脐黑则走下焦阴分，色正红则其入血可知，加之浸令出芽，芽性上锐而走气，与补血之当归相配，明系欲其直走下焦之血分，既补其血，并解其毒，且使之上锐而行，提其血中之结气。服以浆水者，浆水味酸性寒，酸则取其入肝，寒则取其解热也。下卷十六篇，下血而在大肠之近处者，亦主此汤。则其从下焦而补之升之清之散之之义。可并见矣。

阳毒之为病，面赤斑斑如锦文者，咽喉痛，吐脓血，五日可治，七日不可治。升麻鳖甲汤主之。

升麻鳖甲汤方

升麻二两　　鳖甲手指大一片，炙　　当归一两　　甘草二两　　雄黄半两，研　　蜀椒炒去汗，一两

上六味，以水四升，煮取一升，顿服之，老少再服，取汗。

此阴火之郁于上焦气分，而残暴其血中之清阳者，气分属阳而受毒，故曰"阳毒"，与俗称阳火亢热之毒不涉。阳气受阴火之毒，不能载血流行，面为诸阳之合，故独赤，斑斑如锦文，气病而不与血相入之象也。咽喉，为清气上冲之道，气从阴火之化，故痛。气伤则脓，气伤而血亦有与之俱伤者，故吐脓吐血也。五日可治，五日以内尚可治。七日不可治，谓七日以外则不可治矣。见急宜治之，迟则必死，警惕之词也。盖此及下文二条，邪火销铄真水之症。五日以内为五行之生数，生而未成，则邪火尚易扑灭，故可治。七日为火之成数，燎原之势，便不可向迩矣，况七日以外乎？故不可治也。所云五日可治而主升麻鳖甲汤者，妙哉！仲景直是梵天帝主，高视九十九地之下。而秋毫不遗者也。夫此症，原为阴邪之火郁于上焦气分，而残暴其血中之清阳，故用鳖甲为主。以鳖为水族介虫，得金水之正，后天之水能制火，先天之丙伏于庚，合先后天而两治阴邪之火，焉有不服者哉？且鳖性属阴，而其甲属天象，是为阴中之阳，与补血之当归相配，则峻补残暴之阴，而尤能行血中之气矣。雄黄、蜀椒，俱属味辛气重之品，味辛则能制伏阴火，气重则又能专引当归、鳖甲而入于气分矣。且雄黄之气重于散，而不使阴火之毒内郁于气机，蜀椒之气重于敛，而不使阴火之毒上炎于喉咽。然后以甘缓守中之甘草，兜托诸药之性，高理于上

275

焦。以轻浮疏泄之升麻，薄引阴火之邪，分散于玄窍。顿服者。取其力并也，老小再服，非老人小儿另行作服，盖一升分作再服之义，旧注谬甚。

阴毒之为病，面目青，身疼如被杖，咽喉痛，五日可治，七日不可治，升麻鳖甲汤去雄黄蜀椒主之。

此阴火之郁于上焦营分，而残暴其血中之清阳者，营血属阴而受毒，故曰"阴毒"，与伤寒阴邪中脏之毒，不涉。营血受阴火之毒，色不上华，故面青。又肝藏血，而开窍于目，营血伤于阴热，而肝气外应，故目亦青也。营行脉中，营血热而脉络之气不舒，故身疼如被杖也。膻中为阳腑而多热，其别络则内通心主之血，而外络咽喉，阴火逼营阴，而膻中更热，故上逆于咽喉而刺痛也。五日以内可治，七日以外不可治。以阴火之毒，如宦官宫姜，其阴狠忍酷，不问中气中血，俱不得因循养祸以待毙也。即主本汤而独去雄黄、蜀椒者。以阴火热邪，其中伤血分而耗血，与中伤气分而耗血颇同，故只消去其气分之使药，而已足矣。旧注牵扯疫热阴寒，以释阴阳二毒，略无是处。

疟病脉证治第四

师曰：疟脉自弦，弦数者多热，弦迟者多寒，弦小紧者下之差，弦迟者可温之，弦紧者可发汗、针灸也。浮大者可吐之，弦数者风发也。以饮食消息止之。

李氏旧注曰：疟者，虐也，寒热暴侵，有虐政之象，故名疟。或曰疟，谑也，寒去热休，与平人无殊，其病有如戏谑之状之义。考之《内经》，皆由风寒暑湿之邪客于太阳背部，及督脉诸穴中，而发为此病者也。其症先寒后热者居多，盖因阳气逐邪而内并于阴，则阳分外虚，而阴内盛，阳虚阴盛，其寒栗也宜矣。至于阳窘而极，则怒将奋发，此剥极必复之道，且以卫外虚而吸之，则阳气引阴，而复并于外，阴虚阳实，阳实故热，阴虚故渴也。阳者，正气也，正起则邪伏，故热退而疟渐解矣。此先寒后热，及热而后解之理也。疟邪常格阳而顺阴，人身阳气，日则行为卫而在外，夜则伏于脏而在内。太阳背部及督脉诸穴者，阳气出入之所经也，阳与邪搏，邪胜则寒，阳胜则热，热则阳已过邪所据之地，而热遂解。然气机之流行有常度，而疟邪之占据无那移。故明日至此则又作，而时刻不爽者，此也。若邪气已离背部及督脉，而其头则内薄五脏，尾尚横连募原，募原者，内为五脏通卫气之冲，而外为背部督脉行阳之驿。夫诸脏属阴而行迟，且道远气深，故其微阳，尝以两周而始得从募原以与卫气相值，是卫气如天行之速，一日一周，脏气如月与日之行迟，而以月会、岁会之道也。然脏气既出而与卫会，则邪亦随之而与卫阳相搏矣，故间日又作，凡此皆疟之大概也。阳气削弱，其脉则弦，又少阳之主脉亦弦，病疟之人，受邪而不能推出，阳气既已削弱，况少阳系三阳之枢，为卫气起伏升降之路，是卫与邪相交于少阳之部，而寒热、渴、呕之诸症见焉，故疟脉自弦也。热势躁急，故弦数之脉多热，寒气痿顿，故弦迟之脉多寒。二句是主，以下十一句俱从此而抽出言之也。小即细脉，有敛束之象；紧即弦脉之急者，言弦而细且紧之脉，是敛束其饮食而至有急切之状，如脾约里急之义。此足阳明、太阴饮食积于中焦，悍气不能充周则寒，精气不能滋息则热，下之则积滞去，而精悍贯通，故差也。此承"弦数多热"句来，犹云弦而小紧之谓，盖弦而不数，虽小紧不可下故也。弦为脉体不充，迟为动机不续，俱阳虚之应。阳虚则气机内并而寒，外并而热，或但寒而无热，如五条之症者。温之而阳气自满，使有升降之冲和，而无起伏之偏弊，故可愈。此足少阴及三焦之疟。"温之而大气一转，其病乃散也"二句，承"弦迟多寒"，本文自明。"弦紧"四句，凡两段，又双顶弦数、弦迟而兼言之也。盖谓弦数而紧者，紧为寒诊，数为热应，是本因感寒而标则化热，故寒热迭见。而且先寒后热者，从标本之性也。夫祛寒固宜发汗，祛寒之化热者，尤宜发汗，故曰"可发汗"。如邪在太阳阳明之经，日久不传，针之既夺其传路，复泻其余邪，如伤寒三阳经之例，故并亦可针也。至若弦迟而紧者，紧为寒邪凝敛，迟为真阳衰息，弦又为卫气削弱之诊，是三阳部竭，而寒邪中之，不能依据脏腑经络之阳以化热，即经所谓牝疟、寒疟之类。灸之者，以外火暖其真阳，如伤寒三阴经之例，故曰"可灸"也。但言灸而不言药者，以上有用温之法，故仅灸言以互之耳。脉浮为邪欲上涌，脉浮而大为邪欲外泄，弦数而浮大，以吐能散气，故可吐之以解其热。弦迟而浮大，以吐能提气，故可吐之以去其寒也。弦数为热，热则风生，故不曰"中风"，而曰"风发"者。盖指风从内热而生之谓，风邪发乎肝胆，而其气善逆，故寒热交作而疟矣。饮食消息，如积饮而为湿热者，其消息必渴，可去其热饮以止之。积食而为实热者，其消息必能食而不大便，可去其实热以止之也。

病疟，以月一日发，当以十五愈。设不差，当月尽解。如其不差，当云何？师曰：此结为癥瘕，名曰疟母，急治之，宜鳖甲煎丸。

鳖甲煎丸方

鳖甲一十分炙　柴胡六分　人参一分　半夏一分　黄芩三分　桂枝三分　芍药五分　干姜三分　阿胶三分，炙　丹皮五分，去心　桃仁二分　厚朴三分　赤硝十二分　葶苈一分，熬　瞿麦二分　大黄二分　乌扇三分，烧　蜣螂六分，熬　蜂窠四分，炙　紫葳三分　鼠妇三分，熬　䗪虫五分，熬　石韦三分，去毛

上二十三味为末，取煅灶下灰一斗，清酒一斛五斗，浸灰，候酒尽一半，着鳖甲于中，煮令泛烂如胶漆，绞取汁，内诸药，煎为丸，如梧子大，空心服七丸，日三服。（清酒一斛五斗，犹云以五斗斛一斛之谓。）

此言疟邪之在下焦血分者也。病疟之人，假如以月之初一日发，月之初一，为逐渐生明之候，是其邪在阳分矣，至十五则将魄而属阴矣。阳分之病气，满而将移，则阴分之平气，更而用事。此二十四气中之一气为病，气尽则邪无所凭，而所承之治气，又格而驱之，故当愈。设此期不差，则又以疟为阴邪，月属阴象，故疟尝依月之明晦以为聚散。且十二经与月，各有所属，此月既尽，则次经之治气伐，故当月尽解。是十五日愈者，则云一经中之气分为病。月尽解者，则云一经中之阴阳俱病。如其再不差，当云此邪在何地乎？癥者，征也，如往迹未化，而可征验之象。瘕者，瑕也，如美玉未纯而有瑕疵之象。夫疟邪中人，不离气血，气血胜则流行无滞。譬之风之飘叶，水之流花，终归乌有，而风与水无着也。若

其人气血不胜，则疟邪沉于下焦阴分，寒热交煎，则大肠之络血及肠外肝肾所管之经络血，有为邪所结，而无流行之妙。比之大化中有未化之迹，纯粹中有未纯之疵，故曰"结为癥瘕"。疟之所以自愈者，以血气流行，而能托邪外出故也。今血与邪相结而为癥瘕，不特不能外托，而且有卵翼之义，故曰"疟母"。是疟母者，本身下焦孙络中之死血为之也。夫疟为外邪，外邪内薄，以气血为之关隘，故阳疟不逾阴分，经疟不传他经，而有十五月尽自愈之例。疟之母为内邪。内邪外薄，则本身败血之气，与疟并行为祟，复何气候经络之限乎？故虽月尽不差也。治之或缓，则死血老而坚不可破，疟将与死俱休矣，故宜急治之。但细按鳖甲煎丸，连灶灰、清酒，凡二十五味，为《伤寒》《金匮》中第一大方，品类既繁，冷异复夥，致使庸陋者望而畏却，间或有以知味自居，称赏诠释，亦止大口嚼江瑶柱，而于仲景制方之精意，无有是处也。不知其妙想入微，以为血结癥瘕一症，合男妇凡三处，而攻去癥瘕。诸法，合前后凡两路，其间攻血者，非理气则偏，故辅之以辛温、攻血者，非补血则弊，故佐之以滋润，然后兼以治疟之例。则疟之母去，而疟自无所容矣。至其用药，纵横错杂中却条分缕细，而眼光处处不离下焦血分。真如鸿门剑色，人第惊其掣电翻虹，而不知其微芒注意，俱在沛公也。何谓血结癥瘕，合男妇凡三处乎？一则大肠之络血是也，大肠为多血之腑，疟邪烧之，则干热下结，干则从络而吸血，热则从络而伤血，吸而伤之，其结在络，故以性喜推粪，而善走大肠之蜣蜋为主，而以咸寒破血之赤硝佐之，则其用意在大肠之旁络可见矣。一则肝肾孙络中之幽隐血是也，肝肾属阴脏，孙络为细窍，幽隐之血在隙缝中，疟邪以寒热结之，则其血先泣而终败，故以湿土中善藏善穴之阴类，而又能续筋活血之䗪虫为主。而以形则扁生、功则消瘀之乌扇，根行石缝、性复通利之石韦佐之。则其用意在阴窍及扁缝中，又可见矣。此二者，男子与妇人之所同也。其一，则妇人之子宫及血室之血是也。子宫清窍，非受胎则血室之血不注，而但有朝会之候，疟邪乘之，则血得邪热而结滞，故以多管多子而形似子宫血室之蜂窠为主；而以聂聂潜行，性能动血之鼠妇佐之。则其用意在系胞等处，更可见矣。何谓攻去癥瘕，合前后凡两路乎？除桃仁动血破血为两路公药之外，其用逐瘀之大黄者，则直从肠中而下血于后阴，此一路也。其用利窍之瞿麦，佐以削坚瘦结之葶苈者，则旁从血管而下血于前阴。此又一路也。然后以下走之芍药，监行阳之桂枝、丹皮而并入阴分，所谓理气以攻血。领养阴之阿胶、紫葳而深滋其津液，所谓补血以治结者是也。至于攻击下焦之药，其性阴翳，反而上乘，必生膜胀。济之以开痞之干姜、厚朴，又所以防其渐而已。以上六队，凡十八味，俱治疟之母，而未及于疟。疟之寒热呕渴，必由少阳，故但以少阳之例，用小柴胡轻轻引之，则疟邪自散。小柴胡汤论，见《伤寒注》。独去甘草者，以邪在下焦，欲其从下以升发，故于甘浮者无取焉。鳖甲滋阴，配以咸温之灶灰，盖取咸能润下，温能破结之义。煮以清酒者，既用其善行，复用其滋润也。以鳖甲煎包裹诸药而为丸，运穷工极巧之迹，降为甘露和风。其潜滋默化之妙，能令穷泉之枯槁，乘春而复动矣。所结之癥瘕，宁有不散者哉？

师曰：阴气孤绝，阳气独发，则热而少气烦冤，手足热而欲呕，名曰瘅疟。若但热不寒者，邪气内藏于心，外舍分肉之间，令人销铄肌肉。

凡五邪中人，阳气御其寒，阴气御其热者，常也。若阳不足以御寒，而阴外乘之，则恶寒；阴不足以御热，而阳下从之，则发热。然恶寒，则阳气作势而热胜寒；发热，则阴得主令而正胜热，是阴阳相抱之妙也。若其人平素阴气，原自孤绝，及疟邪中之，阳气与邪独发，而无阴以济之，则一发便热，且胸中正气，为亢热所伤，比之三伏晴干，田禾之生意，有垂头卷叶之象，故不足以息而少气也。心有所亏，气有屈者，冤之义也。今阳伸阴缩，火长水短，皆内亏里屈之象，故殊觉干烦而如有所冤抑矣。手足，指手心足心而言。盖劳宫、涌泉，为手足少阴之经穴。热则阴气孤绝之征，欲呕者，火性上炎，阳气独发之症也，名曰瘅疟。瘅者，单也，热也。阳气单病而独热之谓，与《内经》之所谓瘅疟同义。但其症因邪而不因人，人身阴液一虚，不论风寒暑湿之邪中之，俱能从其有余之气而化热，热邪相搏，而阴气不足以济之，则瘅疟成矣。然就下文"若但热不寒"观之，则瘅疟多先热而后寒者，盖阳气自盛，既不遁邪而内并，且无阴气出而夹呈于阳分，故不先寒而先热。至于气盛则满，满则必衰，此盈虚自然之道。故热后生寒者，病瘅疟者所必至之势也。况《内经》所论温疟，以为阴虚而阳盛，阳盛则热，热衰则气复返入而寒。夫瘅疟之名，就人身之阴虚言之；温疟之名，就天时之化气言之，其实则一也。不寒，指热之前后而言，承上文阴气孤绝，阳气独发，而见种种等候之瘅疟。若是既不先寒而热，复不热后生寒，是但热不寒矣。夫瘅疟与温疟复有辨，以五脏各能藏邪，肝肾固多逆寒，而脾肺主气，气起则热，而伏则寒。惟心为阳脏而属火，热后不寒，是火熄尚有余热之象，故知邪气之内藏于心也。又疟之作也，不外乎出三阳之舍，太阳则寒热并见，少阳则寒热往来，惟阳明不恶寒而恶热。分肉为阳明之部，故知邪气之舍于阳明分肉间也。津液不足御邪热，而以肌肉当之，则其消铄也宜矣。

温疟者，其脉如平，身无寒，但热，骨节疼烦，时呕，白虎加桂枝汤主之。

白虎加桂枝汤方

石膏一斤　知母六两　甘草二两　粳米六合　桂枝三两

上五味，以水一斗，煮米熟，汤成去滓，温服一升，日三服。

此申言上文但热不寒之病脉症治也。温疟，上条所谓瘅疟，而但热后寒者即是。阴虚阳盛之人，冬中风寒诸邪，深藏骨髓，至春则其气感而化温，至夏则其气感而化热。此盖铜山外崩，钟声遥应，木华于春，栗芽于室之理，因时序之变，而邪亦随之，故有牝疟、温疟等名，其实皆阴虚阳盛之瘅疟也。温疟之热邪，在阳气中两火不相照曜，且比之大暑大热之天象，其暑热之气，在太虚而不可见，非若清冷阴寒之化，有云物风雾之可凭也。故其脉除当发时数大之外，未发及发后之脉如平人也。身无寒，但热者，亦兼前后而言。骨节为人身之坎泽，阴液之所注也，邪热客而鼓之，故疼。津液供之不给，故疼而且烦也，阳无阴以制伏，而时时有上炎上冲之势，故呕。主白虎加桂枝汤者，前条不曰"舍于分肉之间"乎？分肉属阳明，故以辛凉而走胃之石膏为主，使浮缓之甘草以托之，而佐以甘温而善补胃液之粳米以滋胃中之阴，然后凭润肺之知母，徐徐上引之，则白虎本汤是凉雨如酥而润稿，加桂枝是秋风扫热以除烦，至其所谓邪气内藏于心一半，则合下条蜀漆散以治之，另有粤义。仲景之心法，真于渊微莫测之中，却又一丝不紊者矣。

疟多寒者，名目牝疟，蜀漆散主之。

蜀漆散方

蜀漆洗去腥　云母烧二日夜　龙骨各等分

上三味，杵为散，未发时以浆水服半钱，温疟加蜀漆半分。临发时，服一钱匕。

寒时长而热时短，寒多于热，故曰"多寒"，非但寒不热之谓也。按《内经》寒疟论，夏伤于暑，汗出而腠理开发，因遇凄怆之小寒，藏于皮肤腠理之中。秋伤于风，而盖其寒，则病成矣。夫寒者，阴邪也。风者，阳邪也。先伤于寒，而后伤于风，故先寒后热。愚谓寒里风表，是寒主而风客，故其寒多于热也。《金匮》之名牝疟，即经所谓寒疟者是也。俗解硬将多寒"多"字抹煞，而以但寒无热为牝疟，谬矣。盖疟邪未有不见热者，特有热多热少之异耳。况牝牡雌雄，禽兽之阴阳，犹人之曰男女也。诚如所言，因牝疟之名，便谓有寒无热。则将谓女人身中，全无阳气温热也得乎。主蜀漆散者，其意以谓心气出而御夏，肺气出而御秋，此五脏与四时，各以类应之道也。今夏伤于暑，是心阳为热邪所伤。秋伤于风，是肺气又为风邪所伤。心阳肺气，两伤于上，故不能推散风寒，而致寒多热少之牝疟也。其治例只消将命门中之阳气，升而上之，使其气匀满于心肺之间，则大气一转，其邪乃散。故以云母、龙骨，体质沉重之石类，将蜀漆监至下焦，使之温温上通下吸，而已足矣。盖云母之性，遇阴晦则吐气生云而善升，遇晴明则吸气归云而善摄，烧至二日夜，是以火力夺晴明之造化，迨不用其善吐而升阴晦之云，特取其善吸以摄风寒之气者也。龙骨，前人俱误认为龙蛇之蜕，其实乃龙脉之石骨，所以通山川之灵道者，用以入药为手少阴心主，敛神聚气之专品焉。蜀漆，东垣称其上补心气，有飞针走线之功，盖言其神速也。明明先以沉重石类坠下蜀漆，然后俟龙骨、蜀漆本天亲上之性，从下焦升发其阳神以充心部，所以治其多寒之标也。俟云母本地亲下之性，从上焦吸取其阴邪以归子虚，所以治其牝疟之本也。各用等分者，使势均力敌，不相牵制，可以各行其性也。未发先服者，乘风寒之阴翳未起，而使阳光升满膈中，逼阴邪于下。俾云母之就近吸之者，尤易易也。至于温疟亦主此散，特加蜀漆半分，直是壶天胜境，恍惚间另是一番世界。吾不知仲景当日，从何得此妙用也！盖温疟之邪气内藏于心，服白虎加桂汤以治其分肉之所舍，而未及其所藏也，故以飞走心经之蜀漆，用至折半而为君，龙骨之入手少阴原属本性，又得蜀漆之兼力以趋之。则其入心，更与之同速矣。夫蜀漆、龙骨，同心合德，以奉心主，则云母亦因之而上浮，于是云母则倒吸阴精以上滋，龙骨则通提肾气以相济，而所谓阴气孤绝，阳气独发者，可得其平矣。然后蜀漆以飞走之性散其所藏，则少气烦冤之诸症亦解。一汤一散，合表里而两治之，则瘅疟中之但热不寒，而名温疟者，宁有不冰释者哉？临发时服，以发则所藏尽出，而去之无所留遗故也。

中风历节病脉证治第五

夫风之为病，当半身不遂，或但臂不遂者，此为痹。脉微而数，中风使然。

本经之中风，与《伤寒》中之中风，其不同者有二。以《伤寒论》之所谓中风者，单是冬月之寒风，故其遗暑湿燥火，而独入寒门者此也。寒风两袭经络，而交争于营卫，故立见发热等之表症。此则三时之风，以其不兼寒气，故但觉营血微烦，而卫气不密，因循时日，而不即发者，一也。又《伤寒》所言之风寒，单见外邪，故外邪一散，了无余事，本经所言者，又是三时之风，平素袭入，风气通于肝，因而外邪与肝脏之虚相结，及上焦之阳亦虚，不拘经络脏腑，随其虚处，而肝以阴脏之气变动生风，且挟外邪而暴中之，如二条之症矣，是比《伤寒》所言之风，多一肝脏之虚邪，二也。知此二者，则《伤寒》《金匮》，其中风之名同症异，并迟速微甚之机，俱洞彻矣。此阳虚之人，外风中入经络，而营卫痿顿，未经勾结脏邪，而为中风之轻症者也。盖谓人身肢体，惟是卫阳外密，营阴内主，故得乾健坤顺之用，而轻便灵动者此也。若阳气原虚，外风中入，则风邪持阳而耗阴，阳气受持，则失其健用而软弛；阴液渐耗，则失其顺正而硬强，此不遂之所由致也。但风属阳邪而善走，不拘或左或右，中则从巅至末，而半边之身，俱不遂者势也。若或但见一臂不遂，则是痹着之病，另见痹门，不可误认为阳邪善走之风因矣。下文又言不遂之脉以证之。夫风性疏洞而善汗，且属阳热之邪，善汗则汗泄而卫阳益虚，故脉微。阳热则液伤而营阴自短，故脉微而且数也。言半身不遂之症，诊其脉又微数，则确为中风使然，而非痹病无疑矣。微数，就营阴卫阳而言。则脉亦当指寸口，与下文二条、三条同一诊法。然则主桂枝汤以散风，加人参、附子以补其微，加当归、阿胶以滋其数，或不失仲景之意乎？

寸口脉浮而紧，紧则为寒，浮则为虚，寒虚相搏，邪在皮肤，浮者血虚，络脉空虚，贼邪不泻，或左或右，邪气反缓，正气即急，正气引邪，喎僻不遂。

邪在于络，肌肤不仁；邪在于经，即重不胜；邪入于腑，即不识人；邪入于脏，舌即难言，口吐涎。

此平时外风中入，而与肝脏之虚邪相结，于是皮肤经络腑脏，各随虚处，而外鼓上浮以暴中之者也。上条是未经勾结脏邪之风，故直曰"风之为病"，又曰"中风使然"，此则已经内通肝气，变动而出，故但曰"邪"而已矣。脉之寸口在表，应皮肤经络；在上，应口鼻头目；在内，则腑应膻中，脏应心肺者也。今其脉举之得浮，按之而紧，紧则寒气凝敛之象，浮则阴血空虚之象，寒虚两相搏于寸口，以寸口之在表者断之，则先是皮肤之大血空虚而见浮，肝木之阴邪外鼓而见紧，故知邪在皮肤也。此时若主桂枝汤以走皮肤，外加补血之当归以平其浮，加祛寒之附子、麻黄以缓其紧，则贼邪犹可泻也。夫浮者，分肉之大血虚也，大血既虚，则托于皮肤中之络脉，其营血之虚更可知。彼皮肤猝暴之邪，如同流贼，经久不泻，则乘虚而贯入络脉，于是从络而或左或右，各随所注而上头目。邪胜，则正不能束邪，故受病一边，反觉宽缓。正不胜，则邪反乘，故不受邪一边，便觉紧急。邪满正亏，常相侵犯，如正气之引邪以自就者，然则口鼻反向不受病一边而喎僻，且莫能自主而不能遂矣。"邪在于络"四句，又补言浮者血虚一段，以申明首条当半身不遂之意，盖谓血虚而络虚者，不特一喎僻已也。或左则左俱病，或右则右俱病。小络少血，而以气通肌肉者，故受邪，则捍格而气不通，此不仁所由见也。盖善行数变之风邪，病则半身不遂，有必至之势者，此耳。下文入腑入脏两段，又从浮紧之脉推广而言其重症也。夫即寸口而诊其内，左寸之腑属膻中，膻中如政府，为心君出入之灵道，浮则心气上虚，紧则寒敛而神明内闭，故邪入其腑，即不识人。右寸之脏属肺，肺金主声音，系灵机出纳之橐籥，浮则肺气内虚，紧则寒切而管籥劲急，故邪入其脏，舌即难言。且此脏主游溢精汁之权，浮则有升无降，浮而紧为寒液上泛之象，故口吐涎。左寸不言心而独言其腑者，以入心则死，无症可言故也。门人问曰：中风为脏邪，各因虚处而外鼓上浮以中之者，既闻其义矣。夫入脏入腑之症，并见皮肤经络等候，是从下焦而上入脏，因而由腑脏之胸分，溢出于经络皮肤之表，其理可以神会，每见皮肤经络之症，识人能言，则肺脏之未病，凿凿可据。若谓上从太阳之胸分而外出者，则膻中及肺，一腑一脏，皆属胸中，邪既从此经过，则腑脏安得不病，而独卧皮肤经络乎？既不从胸分而外出，敢问何由而中于表，竟与腑脏不涉耶？答曰：太阳管皮肤经络，固矣，其阳明等五经之气，各另开门而自出其经络以附于太阳之表，此盖由本脏之经，而出之太阳者也。

寸口脉迟而缓，迟则为寒，缓则为虚，营缓则为亡血，卫缓则为中风。邪气中经则身痒而瘾疹，心气不足，邪气入中，则胸满而短气。

迟，就至数之不及四五至而言。缓，就体状之懈弛松宽而言。阳气微，而鼓动之机不能贯珠连续则迟，故曰"迟则为寒"，精悍衰而不能充满脉体，则缓，故曰"缓则为虚"也。夫寸口之外应者，则主营卫经络，今其部位见缓，若系中取之而在营分，则精血衰而不能充于脉中，故为松宽不饱之象，则知缓为亡血所致矣。此句是客。若系浮取之而在卫分，则是悍气衰而不能令于脉外，故为懈弛不挺之象，则知缓为中风所致矣。此句是主，以下文单言气而不言血故也。营卫属经表，是邪已中其经矣，于是经气自虚之因，则经大气小，而串动如虫行皮中，故身痒。中风之因，风为阳邪而善化热，则伤其络血，而发为忽起忽落、半含半露之瘾疹矣。又寸口之上应者，则主心肺胸膈，今其部见缓，则是心肺夹空之气不足，以致风邪入于其中。胸中为真气氤氲之位，邪气乘之，则相犯而不容，故满。又胸中为息道游溢之乡，邪气实之则机滞而艰涩，故短气也。此承首节而言，阳虚之人，外风中入经络，而为未勾结脏邪之症也。但细按本篇前后，共论九条，计方二道，除下文等六条俱论历节外，而论中风者，止此三条。又除第一条及第三条，言单中外风之外，其言兼中脏邪者，仅有第二一条，且后文两方，俱确系历节治例，而中风一门，并无方药，残缺无疑。嗟乎！照妖之宝镜失圆，垂世之鼎彝折足，真令人饮恨无穷也！海内藏仲景全书之古太，或原文具在，或论条方治，有坊本所遗失而未经载刻者，倘能赐教示知以广鄙陋，是有望于博雅之君子焉。

寸口脉沉而弱，沉即主骨，弱即主筋，沉即为肾，弱即为肝。汗出入水中，如水伤心，历节黄汗出，故曰历节。

寸口，当指左心右肺而言。右寸之脉属肺，肺主气而配天。天者，高远之象也，故其脉常浮，今反浮为沉，是肺气下郁之应。又肺肾为子母，肾藏精而主骨，肺脉下沉，是肺以金母之气而下伏于肾子之骨间矣，故曰"沉即主骨"。沉即为肾也，左寸之脉属心，心主血而应夏。夏者，开张之象也，故其脉常来盛去衰，今反盛为弱，是心血内滞之应。又心肝为子母，心脉内弱，是心以火子之液而内结于木母之筋脉矣。故曰"弱即主筋"，弱即为肝也。夫诸筋皆属于节，节者，神气游行出入之所，又阳气者，柔则养筋，今神气内郁下伏，不能游行出入以养筋，其故何也？惟是夏月及用力而汗出，则心肺之气血正在发扬，若乘此入水，则水寒之气束肺抑心而下结，内伏于筋骨之节缝，故历节黄汗出者，郁水寒而成湿，郁气血而生热，湿热交并于历节之外故也，此言历节之成于寒湿者。

跌阳脉浮而滑，滑则谷气实，浮则汗自出。

此即汗自出之脉，而概言受病之因，不提历节者，以汗自出之人，有成中风，如本篇之一条、三条症者，有成风湿，如湿门之五条、八条症者，不止一历节，而历节亦在其中。故但言其脉出，以为受病之地而已。盖谓汗出入水，其病历节，固如上条所云矣。但几汗多之脉，便宜自防，不但不得入水，并亦不可被风也。倘若跌阳之胃脉，浮而且滑，滑为津液完聚之象，滑见于胃，则胃中水谷所化之气自实可知。浮为在表，滑从浮断，则其津液不输他脏别腑，而上蒸外泄以为表汗，又可知也。夫胃中之津液，自实而不输脏腑，则筋骨内失所养，加之汗出，则卫气必衰，而风邪易犯。此与劳汗当风，及汗出如水，同具受病之地。虽中风、风湿、历节等候，未辨所成，然皆不可不防微杜渐者也。按李氏旧注云：前节汗出则腠理开而受风，入水则寒气胜而透骨，故湿流关节，历节而痛，是外因也。此节跌阳脉浮滑，胃中水谷湿热之气蒸发于外，以致汗出受风，亦历节而痛，是内因也。汗即是湿，汗出受风，是亦风湿相搏之症。全注中如此等议论，不可多得。但按本经第一篇，仲景以从内出外者为外因，从外入内者为内因，李君倒置言之，未免从俗而失本经之旨。当分别观之。

少阴脉浮而弱，弱则血不足，浮则为风，风血相搏，即疼痛如掣。

少阴，指尺部而言，谓足少阴肾经也。浮脉即瞥瞥如羹上肥之谓，非蔼蔼如车盖者。盖少阴浮而有力，则当浮出表分，不合见筋骨之历节痛故也。弱，如弱水不能载羽之象。掣痛，即掣肘之义，谓痛如把持而不得屈伸也。足少阴肾脏，其所主在骨，其经脉则由本脏出脊，下行足内廉之后侧，而终于涌泉。且是经气尝不足，而血尝有余者也。其脉如石投水中，泛泛而悠扬下沉者为正，今其脉如羹汤上之油珠，瞥瞥然而上浮，及少按之，则如弱水之不能载羽而又见弱。夫脉之所以不弱者，以气能载脉，而血能载气故也。则气不能足以载脉而弱，谓非血不足以载气之所致乎。且从浮见，则知弱非脏中之精不足，而为本脏经脉中之血不足无疑矣。风为阳邪，尝欲外洞，故浮。且浮从弱断，则是因经脉之血短，而风邪乘空入之，以致正气从邪而上浮，故曰"浮则为风"也。以阳热之风，与不足之血，两相搏结于经脉，于是从少阴之经脉，而溢入骨节，则风热烦疼，血虚干痛所必至矣，此历节之因于少阴血虚而风中之者也。

盛人脉涩小，短气，自汗出，历节疼，不可屈伸，此皆饮酒汗出当风所致。

盛人，兼肢体魁梧，肌肉丰厚而言。盛人，当阴阳两足为合，乃其脉涩小，涩则气虚，小则气弱，是脉不充形矣。且验其外症，呼吸屡而短气，则与脉小之气弱相应。自汗出而液伤，则与脉涩之血虚相应。合之历节疼而不可屈伸，则因疑可以生悟矣。夫现是盛人，则脉症不该虚弱，现病虚弱，则其人不合尚盛，是知为饮酒汗出当风所致之暴病矣。盖盛人原自烦热，加以浮热之酒性，两热相灼，则蒸出脾胃心肺之液而汗出，汗出则血伤，故脉乍涩。又汗出则气泄，故脉乍小。且汗出而气血两虚，故当风而风得以袭之，而成历节耳。暴病于盛人尚无所损，盛人非饮酒安能暴病？仲景之诊法，何细密至此哉。

诸肢节疼痛，身体魁羸，脚肿如脱，头眩短气，温温欲吐，桂

枝芍药知母汤主之。

桂枝芍药知母汤方

桂枝四两　芍药三两　知母四两　防风四两　麻黄二两　附子二两，炮　白术五两　甘草二两　生姜五两

上九味，以水七升，煮取二升，温服七合，日三服。

此总承上文四、五、六、七诸条，而言其症治，故不曰"历节"，而曰"诸肢节疼"者。犹云寒湿、风湿、中风诸样肢节疼痛之谓。魁羸，肌肉瘦削也。六经之用，经络外走，骨节内通，然后使水中之壬上升，火中之丁下降。骨节病风湿，则阳液不升，故身体魁羸。阳气不降，故脚肿如脱也。风湿巅疾，故头眩。湿淫滞，故短气。温温欲吐者，风湿交持，而阳明中土，有化雾上腾之象。主桂枝芍药知母汤者，真功极穷泉，用周天表者之所经营而得者也。夫四条之汗出入水，是水寒抑其汗而成湿，以入骨节者。五条之胃实自汗，虽不言湿，而于言外，见自汗者为风所袭，必将郁其汗而成种种病症者。七条之酒汗当风，是风邪蔽其汗而成湿，以入骨节者，则历节之候，除六条血虚而单言中风之外，余皆湿因。以肾为水脏而主骨与湿相召，故直入其所主之骨节，则治例当注意在肾家矣。但肾中阴阳自足，则虽中风湿，势必外推于自汗，下推于小便，而令其邪自去，何得安然遗于骨节，而成历节等候乎？则肾气之衰弱，已凿凿可据，虚则补其母，离桂枝芍药知母汤，将谁任乎？知母色白，而味淡气薄，色白应西金，气味淡薄，则轻清应在天之象，故为肺家第一专药。此救肺之白虎汤用知母，补肺之百合知母汤用知母，又其确证。以辛温之桂枝与之平配，则桂枝因知母而直入肺家，是以桂枝之辛挑动肺气，而以其温通和肺神也。又恐辛甘之性，从上发汗，而不下入肾经之骨缝，故又佐以酸敛之芍

药，少少下引之，而使辛咸温热之附子，一直接入肾脏。然后君以燥湿之白术、散湿之生姜。臣以甘缓之甘草，使培骨节之土气。总交与发越之麻黄，又从筋骨间而徐徐透为微汗也。殿之以防风者，防风能密卫气，恐风湿去，而复为风所袭耳。然则以附子为入肾之向导，以白术、生姜、甘草为除湿之中军，以麻黄为班师之首领，以防风为留镇之善后。以桂枝、芍药、知母，原为后军之督率，而不意便中，却收去风之奇捷矣，神哉方也。六条之少阴血虚，单中风而成历节者，虽无郁汗之湿，其肾气之虚，与中风之宜从汗解俱同，以鄙意拟之，于本方去除湿之白术、生姜，换补血之当归、补肾血之生地。则易一主将，而全军俱变矣。故其曰"主之"者，是以此方为主，原与人以神明进退之用，而与他处之曰"宜某汤"者，其文例不同也。

味酸则伤筋，筋伤则缓，名曰泄。咸则伤骨，骨伤则痿，名曰枯。枯泄相搏，名曰断泄。营气不通，卫不独行，营卫俱微，三焦无所御，四属断绝，身体羸瘦，独足肿大，黄汗出，胫冷。假令发热，便为历节也。病历节，不可屈伸，疼痛，乌头汤主之。

乌头汤方

川乌五枚，㕮咀，以蜜二升，煎取一升，即出乌头　麻黄三两　黄芪三两　芍药三两　甘草二两

上五味，㕮咀，四味以水三升，煎取一升，去渣，内蜜煎中，更煎之，服七合不知，尽服之。

五行各具阴阳，如甲乙壬癸等类。而其性情好恶，常相反而不相同者。以阳生则阴死，阴生则阳死，故也。比如甲木生于亥，乙即死于亥，乙木生于午，甲即死于午，壬水生申，癸即死于申，癸水生于卯，壬即死于卯之类。夫肝为木脏，木中甲阳而乙阴，甲主

阳神，外流其余气以应筋，故性喜调畅，而《内经》以辛补之，以酸泄之是也。乙主阴象，内固其形脏以应肝。故性喜敛束，而《金匮》以酸补之者是也。然甲生则乙死，过辛而伤其形脏之肝；乙生则甲死，过酸而伤其余气之筋矣。盖酸则敛肝之血者，并敛其养筋之阳气，筋失阳健之用，故缓，名之曰"泄"者，肝血不与筋俱，而其气亦渐散泄也。肾为水脏，水中壬阳而癸阴，壬主阳神外流，其余气以应骨，故性喜镇静，而《内经》以甘补之、以咸泄之者是也。癸主阴象，内固其形脏以应骨，故性喜降润，而《金匮》以咸补之者是也。然壬生则癸死，过甘而伤其形脏之肾；癸生则壬死，过咸而伤其余气之骨矣。盖咸则抑肾之阴精者，并抑其强骨之阳气，骨失阳健之用，故痿，名之曰"枯"者，肾精不与骨俱，而其气亦渐枯槁矣。骨之阳病而枯，筋之阳病而泄，两相搏结，则是肝肾断其所养，而筋骨之气渐泻，名曰"断泄"，不亦宜乎？以上言肝肾筋骨之自为病也，经络之营气，虽化于胃中之水谷，然实与肝肾之精血相贯通者也。肝肾病断泄，则营气以不通而渐微，其胃中所化之悍气，又乘营阴而出为外卫者。营气既微。则卫不能独行而自盛，故营卫俱微矣。此言肝肾病于内，因而营卫亦病于外也。御，如执御之义。上焦胸中之阳，中焦胃分之阳，下焦命门之阳，皆以精血为车，而御之以周行者也。肝肾之精血，内敛下伏，则三焦之气，无所乘驾，而渐冷之意，亦在言外矣。此言肝肾病于下，因而胸中胃分，亦病于上矣。四属，即指上、下、内、外也，承上文而言酸收咸降，使精血内敛下伏，以致肝肾之阳，内病下病，于是营卫外微，三焦上弱，而上、下、内、外之四属，俱捍格而有断绝之势矣。经络之营卫俱微，故身体羸瘦。肝肾之精血，为酸咸之味所敛伏，故独足肿大、黄汗出也。阴气自伏，则阳气自微，故胫冷。即上文筋缓骨痿之理也。假令发热，则是阳气不独行，而郁于筋骨之缝，其为历节无疑矣。此言历节之外症，以证其四属断绝之意。主乌头汤者，以通阳透节之乌头为主，而用蜜熬以为煎者，取其留连胃中，以为内通外达之地。然后以甘缓之甘草，破芍药之酸敛，而特令其引乌头之阳气，内入筋骨。以实表之黄芪，监麻黄之发越，而特令其引乌头之阳气，外行营卫，将肝肾之伏阳一起，则蒸其精血，而与三焦营卫，复得交通矣。至其纯用辛甘之味，不特辛以破酸，甘以救咸，且病机发于补阴而贼阳，故方意专于升火以运水也。

血痹虚劳病脉证治第六

问曰：血痹从何得之？师曰：夫尊荣人骨弱肌肤盛，重困疲劳汗出，卧不时动摇，加被微风，遂得之。但以脉自微涩，在寸口，关上小紧，宜针引阳气，令脉和紧去则愈。

皮肤及经络中之血，凝而不流者为血痹。痹者，卑也，着也。正气卑弱，而血液有沉着之象，故曰"痹"。仲景设为问答，而言尊贵荣显之人养厚而欲多，则精耗髓空，故其骨软弱。养厚，则气热薄浮，故肌肤丰盛。骨弱，则不能内强，肌肤盛，则不胜外任，皆不堪疲劳之应。若困于鞅掌及房室等事，疲其筋骨，劳其形体，则烦热而其气益浮，故汗出而倦卧也宜矣。然精虚气浮，因疲劳而致烦汗者，其虚阳未及安插，而诸节烦疼，不能安卧，故不时动摇者常也。动摇则生微风，谓不乘汗出之空而被之也得乎？夫所以行血者，气也。今风邪所被之处，则其气遗血而内缩，血以不得气导而欲凝，遂得此血痹之病矣。以上言初得之因也。微者，阳衰气弱之应；涩者，血流迟缓之应。人身精悍之气，充满流行则血液随之而轮转无滞。脉自微涩，则其阳气之鼓动，原自浅软，因而阴血之流行亦是迟谩也。此句言其脉之大概。小紧，即弦脉之细而微急者。弦脉属木，于邪为风，又弦而细小，为阳衰之诊。夫寸应表而关应里，今从寸口至关之上，则不表不里为营分。于营分而得风贼阳微之脉，则其血之痹可必也。以上二句，犹云但看六部大概本脉。原自微而阳虚，因之涩而血谩之人，又加寸口至关以上弦而小紧者，便是风贼阳微，而为初得血痹之候也。针法，以毫针作三刺入穴，候一、二呼或三、四呼，则本经真阳之气以护穴而裹针，使针尖坚重而不可转，然后从紧处缓缓推运，则针之引阳，如裹丝卷线而至穴下，故曰"针引阳气"。然阳者正气也，正复，则风邪自散，而所痹之血，仍从气而俱行矣，故曰"脉和紧去则愈"。然则针之而脉未和、紧未去者，其亦下条黄芪桂枝汤外加甘草之互词耶。此言初得之治法，一则以所痹之血未老，故引本身之阳气迎而夺之，而其痹复通。且此条重"寸口关上"四字，以寸口关上，为在上在表之应。在上应肩背肘臂，在表应经络皮肤。其痹浅，故可用针以引其气耳。经穴不能备载，另详《铜人图注》。

血痹，阴阳俱微，寸口关上微，尺中小紧，外症身体不仁如风痹状，黄芪桂枝五物汤主之。

黄芪桂枝五物汤方

黄芪　桂枝　芍药各三两　生姜六两　大枣十二枚

上五味，以水六升，煮取二升，温服七合，日三服。

"血痹"二字，具上条"尊荣人"八句在内。盖谓痹症之已成者，故直谓之曰"血痹"。阴阳，指关之前后而言。微者，上文微涩之互词也。犹言六部之脉，大概俱是微涩，而寸口关上犹微，则其精悍之不充可见，独于尺中，仍从微处，兼见小紧，小紧为痹脉。尺中小紧，则为在里在下，而其痹当应胸腹腿足矣。身体不仁，详别见。风痹与血痹，邪同而受伤则有辨。盖风邪伤气，气因避邪，挟血而缩入者为风痹。风邪伤气，气因避邪遗血自缩者为血痹。是血痹之为病，委人民父老退避三舍而去之之象；风痹之为病，让空郊以与敌人之义也。如风痹状，但指不仁一症而言，故"外症"十字当作一句读，以血痹较风痹多掣痛故也。主本汤者，盖因此症原属气虚血慢，风邪被之，正气自卑，而血液凝着之所致，则补气为第一义，祛风为第二义，行血为第三义。故以补气之黄芪加于祛风之桂枝汤内而行阳活血，各得其妙矣。倍辛温之生姜者，所以行黄芪之性，而使虚阳收恢复之功也。于桂枝汤内独去甘草者，以小紧见尺中，痹在抱阴之胸腹，及下部之腿足，故不欲使甘缓者浮之中上也。不啜热粥，如桂枝汤之服法者，原以气虚血滞而致痹，恐因汗而反泄其气血故也。

夫男子平人，脉大为劳，极虚亦为劳。

平人，指无故者而言，如伤暑、酒后等类。俱能使一时之脉浮大，是其人不平，故脉亦以不平见也。若其人平平无故，而脉以大见者，则知其为劳也。盖肾为作强力之官，所以藏精而为气者也。精满之人，用力，则精能鼓气于饱满而外施。不用力，则精又能摄气于虚无而内伏，故劳而不觉其为劳也。若精衰气馁，勉强任劳，既不能鼓以充之，复不能摄以伏之，则神浮气张，而脉大矣。此句是就其脉之外面上面而言极虚句。失精，十四条曰"梦失精"，则其无男子字样者，而所论者亦男子也。虽九条曰"女子梦交"，十三条曰"妇人则半产漏下"，正惟提出妇人女子二症，则其俱论男子益可见矣。门人问曰：夫子将以谓劳仅男子之病也，则今之妇人女子之病劳而且死于劳者，何多耶！若谓同禀天地之阴阳，父母之精血而生之者，其病机当无所区别矣。仲景何独忍于妇人女子之劳且死乎？答曰：渊乎哉问也，此阴阳之奥府，轩岐之玄窍，仲景独于仰观俯察中得之，而著为金科玉律之文。后之君子，虽东垣、丹溪辈，犹未之或知，况其他乎？子姑坐而语汝，夫立极于阴，而其用在阳者，天之道也。立极于阳，而其用在阴者，地之道也。男子得天之化，故立极于肝肾，而以心肺为用。心肺者，神气之所托也。根蒂之阴虚于下而不能纵送，则神气之阳馁于上，强力而用之。凡曰支、凡曰持、曰鼓、曰努者，皆气也。气不胜，则为劳，是劳之为病，其机虽伏于肝肾，而病实成于上焦气分者也。妇人得地之化，故立极于心肺，而以肝肾为用。肝肾者，血液之所注也。根蒂之阳空于上而不能提携，则血液之阴泻于下，不禁而用之。凡曰崩、曰带、曰漏者、淋者，皆血也。血不继，则名为枯。是枯之为病，其机虽发于心肺，而病实成于下焦血分者也。然则劳为男子之气病，枯为女子之血病，其初症各不相蒙，故言劳而每冠以男子者此也。至于枯之为病，发于心肺之不能上提，而阴血下脱，久则又以阴脱之故而阳气益虚，则下阴之浊质上乘，而见烦热上乘、痰涎喘咳等候，始与男子之劳症颇同。劳之为病，发于肝肾之不能下固而阳气上空，久则又以阳空之故而阴精愈脱，则残阳之虚气下陷，而见亡血、失精、盗汗、清谷等候。始与女子之枯症颇同，故论男子之劳，而兼曰"女子梦交，及妇人半产漏下"者此也。且子亦知妇人女子之所以无劳，并其病且死者，似劳而实非劳之故乎？夫劳以气言，妇人女子，本坤地之顺承，其气常主静而不用，故虽多欲而无房室之劳者一也。不观青楼之有望者乎？日易一夫，而无宁夜，经数十年而未有劳且死者，可证矣。又妇人女子无用气之任，如所谓支持鼓努以伤其气者，二也。即山乡穷谷，亦有操井臼之劳，然其心思愚朴，肺气完固，则又不能为劳所病矣，此妇人女子所以无劳也。然则子之误认为劳者何因乎？推原其要，皆责之手少阴。而分之，则有顺逆两境。逆境二因，曰灰悔，曰嗔怒。顺境二因，曰媲妮，曰不夫。二者皆仓公所谓"欲男子而不可得"之类也。夫逆境二因，如先富后贫，先贵后贱，以至事去莫追，此生难挽诸境，男子犹不能堪，况胸期逼窄之女子乎？于是神息则如心之抱悔，神息则如火之渐灰，神气日消，而不能上提，则下泄之诸症见矣。若夫妇姑反唇，黄紫竞色，伯姊多乖，良人不德，齿上锋芒，眉头戈戟，情理外持，懊恼内积，伏嗔噎怒，木郁成火，马刀悬瘿，腋下乳左，坚肿切痛，此犹外苦。怒鼓嗔横，气不中聚，阳上晕眩，阴下流注，阴阳决离，良工之所莫愈者也。至于顺境二因，其机皆发于男女，但淫火之有，有内外之别。从内出者，并无见闻感触，因肾精充足而自奋壬水之气上交，而心中丁火，始有洋溢飞走之象。是阳道阴庭，先已动跳于下，而淫心后觉者，比之冬至之管灰吹动，而渐蒸为大地阳春之义也。从外入者，心肾本自空寂，因目见耳闻，入通心主，君火之爱慕热于上，则由心系之络肾者，如邮传马递，而交通命门。命门者，相火也。君相合德，则风行雷令而下颁。男之阳道，女之阴庭，以火气吹之，而动且跳矣。是所谓外入者，尤自上而下者也。仙家以外入者谓之种莳药苗，内出者谓之天然药苗。其逆则成丹，另有奥旨不论。外而顺则成人之道，男女一交，则火从水去，气逐精消。譬诸天地媾而云行雨施，则烦热躁湿之郁气顿解，而清宁各得其所矣。若夫白昼清虚，绿窗深奥。风流夫婿，撩鬓画眉，轻薄郎君，簪花匀面，甚至镜前搂抱，衣底扪摩，在男子以为乘一时之调笑，而不知受之者，早心烊神荡，而飞驰外入之淫机矣。夫君相之火，交煽于两肾间而无所事，则其火既不能下泄，复不能上回，而横流于带脉。带脉得火气之吹嘘而作胀，故初症则两腰沉坠而疼痛，且如欲大小便之状而不得，继则化为白淫而下注者，真气推而送之也。然而一波未平，一波复起。初以心气乍动，而肾精乍泄。久则心起虚于上，而肾精之带下者成路矣。推而广之，同床御女，明火焚妻，隔被调妻，暗刀刃妾，而于天命何尤哉？此媲妮之流毒如是也。若乃火胜血热，气薄精稀，其人好淫而易泄，好淫则多无端而勾引其生春，易泄则每有未合而抛捐于中路，此致蕙死兰枯，较之媲妮者为尤速，谓之不夫。不亦宜乎？凡此二因，比之天气下施，地气上应，云稠阴重，雨脚正悬，尔乃天气忽收，地气下应，淫光烛空，虹环青紫，燠热塞气，潮湿欲流，民物躁扰，脏腑乌能堪此乎？况带淋之所注者，阴血之变相也。血泄则气衰，故月事不以时下。旧血不去，新血不生，其不成枯症而死也得乎？夫仓公所谓"欲男子而不可得"者，是言无夫而生内出之因，不知有夫无事之媲妮，及有夫有事之不夫者，其外入之因理同，而病机则一，故曰"皆其类"也。门人曰：妇人女子，无劳症而但有枯症。且其所以致枯之因，千古未闻。夫子发此精鉴之奥，请记之注后，以与男子之劳症相为发明。余不能违，故并附于此。

男子面色薄者，主渴及忘血，卒喘、悸，脉浮者，里虚也。

此言劳之根源，先由于阴虚之故。一句言色，二、三、四句言症，五六句言脉，皆一意也。盖谓面者，脏腑精华之所聚，而其色者，阴阳气血之所荣也。但气为外充，血为内衬，如以素缟而裹朱紫之状。殊觉蕴藏之无尽者，此气血深厚之善色也。若面色单薄者，在女子，因其有血室盈虚消长之妙，故不在例内。若男子，则自少至壮，俱以阴血为根蒂，而无所盛衰者。今面色单薄，是但有气而血不足以衬之之象也。夫色薄既为血虚，而血虚之不足以自润者，必借滋于外水，故知其主渴也。男子之血不当虚，而面色以血虚见。故知其必从或吐或衄而忘血也。渴与忘血，是就"色薄"句推出；喘悸，又就"忘血"句推出。盖吐衄而忘血者，皆因心肺间之宗气虚馁，而下焦之气上冲，故血亦随冲气而出上窍耳。冲气上突，故知其卒喘；宗气上虚，故知其卒悸也。诊其脉，若以浮见，则确为里虚，而与色症相符矣。夫为浮浮出在外，而中无蕴藏之象，是先因上焦之气空，而致忘血，今又忘以血之故，而血虚于里也。若非上服桂枝龙牡及建中等汤以填宗气，下服泻心汤及肾气丸等方以救阴血，其能免于成劳而死乎？细按此条初起之病机，原发根于宗气上空，因而喘悸忘血，以致作渴而色薄。是当责在上焦之阳虚，而愚谓此言劳之根源，先由于阴虚者何也？盖仲景之意，以为宗气上虚，原非重症，凡惊骇忧思以及大吐，俱能使心肺间一时神损气削而病此。倘填以桂枝龙牡及建中等汤，则实上以御下，复何冲气下发，致吐衄忘血乎？惟是血既忘去，则气无根蒂而气益虚，气虚而不胜任，此正劳之所由初也。是宗气上空为轻症，失治而致忘血为重症故也。色薄脉浮，两头是言诊法。中间三症，是从色脉之诊处而逆推其病情，故曰"主"。"主"字直贯三句，犹言主渴、主忘血、主喘悸之谓。

男子脉虚沉弦，无寒热，短气，里急，小便不利，面色白，时目瞑，兼衄，少腹满，此为劳使之然。

人身上下两焦，即易之太极图也。上焦之阳气具白象，而心脏之血，阳中之阴极也。下焦之阴精具黑象，而肾脏之气，阴中之阳极也。黑白不相为用，而其牵引控制者，惟是两极互胎而相为消长于其际耳。比如男子以肾精为根蒂，肾主水而色黑，肾精下足，则癸黑充腴。而其中壬白之阳极，积厚流光，由肝木之上升，而化为丙丁盛大之气，轻便健立，施应无穷，复何病劳之有？若精衰极渺，则心肺间之宗气，遂致短浅亏空，此树木之根株不植，而枝叶自萎之理也。将一身之肢体犹或不能自支，而况被之以劳乎？此病劳之所由作也。但劳之为病，其症多端，而其道路不外乎四者。盖劳则残阳馁气反浮张于在上、在外而作烦热，以致咽干喉痛者，一也。劳则中气内虚，不能鼓努传送，因而大便艰难，小水不利，且两便下停，而逆气上乘胸中之空，遂致痰喘、咳逆、吐血、衄血等候者，二也。又劳则心气上虚，欲得肾气以自实者势也。肾虚不能从肝而顺生，睡则由肺而逆责以吸之。夫心火之见肾水为夫之象，心火之见肺金为妻之象，因而梦接鬼交，每致遗泄者，三也。且劳则上焦之天气，失包裹提挈之权，而精汁虚脱。更因泄注下空，而上中二焦衰薄之气乘机下陷，而为失气洞利者，四也。悉此四者，则自本条及后文十四条，其序症立方，针锋逼对之精意，昭如日月矣。脉虚就微按而言，上面犹有一"浮"字在，于下"沉弦"字，便可见矣。夫虚脉为阴精内耗，弦脉为阳气外削之诊，今浮虚是上焦之阳气，空于无阴。沉弦，是下焦之阴精，馁于生阳，可知也。别以男子者，以妇人女子之浮虚沉弦，为行经及经后之脉，则血虚于上，而气削于下者，平脉非病脉故也。但此浮虚、沉弦之脉，又与少阳受风邪而下逆以致心下悸而腹痛者相同，然系少阳，当往来寒热矣，而今又无此，则其非少阳之邪可必矣。然则其所以短气者，上虚逆动，而吸气不能深入也。里急，如有大便而不得，有小便而不利者，中气虚而不能鼓努传送也。面色白者，精血虚于内，而气薄于诸阳之会也。时目瞑者，气机之根蒂内疲，而神光时欲掩伏也。所以兼衄者，二便俱闭而不下通，则冲气上逆，而逼经血于巅顶也。少腹满者，即里急小便不利之义，而知关元、气海之转运无权矣。谓非房劳而下伤元精，上伤宗气之所致乎？故曰"劳使之然"也。

劳之为病，其脉浮大，手足烦，春夏剧，秋冬瘥，阴寒，精自出，酸削不能行。

此前条注中，所谓因劳而残阳馁气，反浮张于在上、在外而作烦热者也。浮为无底，大为无里，其脉浮大，皆阴虚而微阳浮越之诊也。手足，指手心、足心而言，以手足之心为心肾之内应故也。烦则阴精虚耗，不能胜劳热之自焚耳。春夏为天地生发之时，精竭者，根株不足应枝叶之畅茂，故剧。秋冬为万物归藏之候，气劳者，因力役，今始沐余闲之暂息，故瘥也。阴者，指男子之前阴而言，前阴为宗筋，阳气之根蒂也。劳则阳浮而不下贯，故阴寒。又劳则气张而不下提，故无事而精脱自出矣。夫足胫为肾之府，而所以强立健行者，以精气能充之故也。今阴寒，则阳气不下通而削弱可知。精自出者，则髓不内实而酸软又可知，既酸且削，其不能行也可必之矣。

男子脉浮弱而涩，为无子，精气清冷。

夫人之所以有子者，分阴阳有余之化，而盛满流行以种之者也。浮为阴不能固，弱为阳不能充，加之以涩，脉体短神散而机滞，故为无子之诊。所以然者，因浮主阴虚，阴虚则精清而不厚。弱主阳虚，阳虚则气冷而不温。又涩则射精少气，常不及子宫故也。此条因病房劳其精清而无醇厚之生气，故推广言之，而并及天生之精冷者，非论劳之正文也。盖病劳者竟能有子，但殇于痘者十之七，殇于痦者十之三，有子与无子同耳。惟天生精冷之人，形如被宫刑而色青夭，脉果浮弱而涩，则真无子者也。余诊视三十年中，试之屡矣。冠以男子者，因妇人女子浮弱而涩，为行经后三四日之善脉，正宜子之诊故也。盖经后三四日，其少火生气之势初还于上，故浮。旧血去。而新血未复。故弱而涩也。

夫失精家，少腹弦急，阴头寒，目眩，发落，脉极虚芤迟，为清谷、忘血、失精。

人身之阴阳，尝相须以为用。阴为阳之根蒂，阳为阴之主令，阴虚则阳失根蒂而上衰，阳虚则阴无主令而下脱。精血者，阴也，忘血失精，则阴伤而气馁，不胜则劳矣。故劳之为症虽多，而其大概不越乎四种：曰房室劳，曰动作劳，曰想劳，曰失血劳而已。房室劳者，用药御女，或腾那勒马，经久不泄，宗气劳热，汗淋胸背，已而元精下丧，则上气又因下泄而益卑，是精与气之标本两伤矣。以妄为常而不知节，则精日损而气日削。此一节赶成，又名女色劳者，十居其半焉。动作劳者，大抵俱根于房劳，但精气虽虚，尚未至于枯竭耳。尊荣以簿书鞅掌等类而伤其神气，卑贱者或以支持鼓努等类，而伤其隔气，焦痛逆动，而致痼痰久嗽者，亦十之三也。想劳者，目有所见，心有所思，魂荡神扬，一往不返，甚至叫真真于画上，幻见容颜；拟燕燕于怀中，虚闻鬓发。初则心驰而气亡，因而关开而精泄，及阴虚于下，而上气之不可复原者，亦十居其一也。失血劳者，其人之精气，原无亏损。因一时之惊恐忧思，以及大呕大吐等类，损削其胸中之神气，则上焦以空虚而招下焦之来侮，于是风起水涌，血随冲气而上行，从肺管胃脘而直出浊道者，则见于吐；从两胁及经络而旁出清道者，则见于衄。成盆成碗，而不可遏者，以虚吸实张，两就之势使之也。然精血俱为阴类，以养阳气者，亡血以泄气。与失精而泄气者相同，故其致劳亦一者，亦十之一也。前第四条，所谓亡血之劳也；下条所言，想劳也；此特言房室之劳耳。家，指夙病而言，犹风家、淋家、疮家、衄家之义。失精家，凡多欲及梦遗滑脱者皆是。少腹应天地之黄泉，阳气虚于上，而肝肾之虚寒，凝敛于黄泉之下，不得阳气以自和，故殊觉切责而弦急也。阴头寒者，阳虚而不能下充外贯也。目为水火之双苗，故流动光明并见焉。眩者，水虚不能摄火，而微明几几有上脱之象也，发生于血而固于气。血短气脱，故落也。脉极虚，即芤迟是也。芤为有表无里，血虚之应，迟为去不易来，气虚之应。芤而兼迟，血气两虚，故曰"极虚"也。清谷者，完谷不化之谓。亡血兼吐衄而言。此条原是专论失精之脉症，而并及清谷亡血者，以泄泻日久，胃中精汁消亡，而悍气日削，既与失精家之脉症相同，且精血之在人身，其象如天地之水，精为地轴中之暗泉，血为江河中之明脉，原有贯通依辅之妙。此亡血家之脉症，亦与失精家同，故推广言之耳。

脉得诸芤动微紧，男子失精，女子梦交，桂枝龙骨牡蛎汤主之。

桂枝龙骨牡蛎汤方

桂枝　芍药各三两　甘草二两　生姜三两　大枣十二枚　龙骨　牡

蛎各三两

上七味，以水七升，煮取三升，分温三服。

此言两寸口之脉也。水葱名芁，即今之野菩荠草也。上下两旁俱有脉。按之中空，如芁草状，故曰"芁"。左寸见芁，是心中脏血虚短之诊。动者，以实乘虚而击撞之，则虚者自动。左寸见动，是心血短而心气上虚，下气逆乘而击撞之之象也。微者，阳气虚馁，不能鼓满之应。右寸见微，是肺中真气衰颓之诊。紧即弦紧，其脏应肝，其气应木。右寸见紧，是胸中之阳不足以御下，而肝木以阴寒之气上侵阳位也。夫心藏神，肺藏魄者也。脉得芁而心血虚，则神不安于其宅；脉得微而肺气虚，则魄不宁于所居，又得动紧之下气凑之。凡五脏之气，相见于魂梦，除虚劳无生我、我生之顺境，其所胜、所不胜，以及比和者，皆夫妻子女之象也。况因动妄情，缘生幻境，如影随形，此男子失精，女子梦交之道也。主本汤者，以号召阳精阳气之桂枝汤，填心肺之空，所以责其芁脉、微脉也。加龙骨者，取其镇重而通山龙之灵脉，所以安宁其心神、肺魄也。加牡蛎者，以动脉、紧脉为下阴上乘之诊，故以沉潜招摄之性，敛伏其冲气耳。不啜热粥如桂枝汤之服法者，恐汗泄下焦之阳精阳气故也。七味药中，凡鬼交梦接，而致下泄下脱者，九转还丹不足以拟其神妙，真圣人之奇制，而其如千百年之不识何哉？

男子平人，脉虚弱细微者，善盗汗也。

平人，注见前。脉虚，为阴血不充；脉弱，为卫阳不实；气消于外，则细；阳衰于里，则微。夫既为无故之平人，而见此虚弱细微之脉，则其命门之火，既虚于里，而其卫外之阳，复衰于表，合之无故血虚，岂非气不能外固，因而汗越之所致乎？故知善盗汗也。盖阳气者，昼行于表，夜行于里。寤则里阳犹有把持之势，寐则尽情内伏，而护卫之气解散，且阳气内伏，又蒸其虚阴于外，故汗出如盗矣。

人年五六十，其病脉大者，痹侠背行，苦肠鸣，马刀侠瘿者，皆为劳得之。（背行之行，音杭。）

脉大，即前第三条脉大者为劳之义。女以七七为期，男以八八为期，人年五六十是天癸已里之候，其脉渐当微小为顺。若病脉大，则与五六十不相符矣。此必精血竭于里，而虚阳以无辅而外鼓之所致也。痹病，注见胸痹、血痹，皆阳虚之候。背行者，除中行督脉外，其左右凡四行，俱太阳之经也。夫阳胎于阴，气根于血，里虚则表气亦虚。今虽以无辅而虚阳外鼓，然其卫气终不能匀满。太阳者，卫气之所会，故知其背行必有痹处也。凡人饮食，必得呼吸之气以压之，而后能下于喉嗓。中气充足者，饮食既下，托住客气，而还为饱嗳者常也。今气虚于胸分，不能上送客气，而与饮食同入于胃，而下历于肠。客气走注于空虚之腑，故苦肠鸣也。马刀者，尖长而形似之，故名。侠与侠同，言夹于腋下也。瘿者，如槐柳楷木，舒发之性不畅，而凝结为繁丝乱绺之瘿瘤也，言尖长如马刀之瘿瘤，夹于腋下之谓。盖气劳则生虚热，而肝胆之逆气无阳神冲和以化导之，则结为顽核，久而破溃，不可完合矣。皆字，指痹及肠鸣，并侠瘿而言，三者皆气虚之症，故曰"皆为劳得之"。此及上文盗汗一条，言虚劳之先见，而为轻症外症者。

脉沉小迟，名脱气。其人疾行则喘喝，手足逆寒，腹满，甚则溏泄，食不消化也。

气微于里，则脉沉；气消于外，则脉小；气衰于伏而不能续鼓，则脉迟。脱气，非与里阴离脱之谓。如水干脱岸、果干脱壳之义。盖气在人身，充周遍满，如粘连于四塞者，常也。今其脉里微外削，而几几有不易连续之势者，则其气短浅，而不及于躯壳之四塞，如水脱岸、果之脱壳之象，故名脱气。夫疾行之所用者，宗气也。气脱于胸中而不及下接，故疾行则喘声如喝矣。此就脉沉者之不能上充而言。手足为阳气之充，气脱于四末而不及外贯，故逆寒也。此就脉小者之不能旁鼓而言。脾气虚而疲于运化分布，故腹满。失分布之甚者，则水谷不别而溏泄；失运化之甚者，则食不消化而清谷矣。此就脉迟者之不能健运而言。仲景之言脉症相对处，其细密每如此。

脉弦而大，弦则为减，大则为芤，减则为寒，芤则为虚，虚寒相搏，此名为革。妇人则半产漏下，男子则亡血失精。

注见血门，此条凡三见，入血门者重亡血，入此者重失精，入妇人门者重半产漏下，其义则一也。

虚劳里急，悸衄，腹中痛，梦失精，四肢痠疼，手足烦热，咽干口燥，小建中汤主之。

小建中汤方

桂枝三两，去皮　芍药六两　甘草三两，炙　大枣十二枚　生姜三两　胶饴一升

上六味，以水七升，煮取三升，去滓，内胶饴，更上微火，消解，温服一升，日三服。

精血虚于里与下，则阳气馁于上与外，气不能胜劳，此病劳之因也。自第一条"骨弱，肌肤盛，重困疲劳"三句，言劳之由来，除却一条、二条，被微风而言血痹之外，其三条言劳之脉；四条言失血以致劳之色；五、六两条，又兼言劳脉劳症；七八两条，推言所以骨弱而致劳之故；九条言失精之治例；十条、十一条，言劳之外症；十二条，言劳之里症；十三条，又广言男女上虚下脱之脉；自此条至后文十五、十六、十七、十八，共五条，杂言三焦因虚成劳之症，并其治例，故俱直序之曰"劳"也。里急者，呼吸喘急

于里之谓，盖上虚而逆气乘之，故使吸气不得深入而喘急也。悸，详惊悸；下衄，注见血门；并本第四条面色薄，注皆上虚下实之候也。腹中痛者，上中二焦之阳气虚微，不能冲和化导，故致急迫之疼也。梦失精者，详九条注。以上四句，凡五症，就阳分气分之标，着劳字一边而言。四肢痠痛者，阴气暴虚，阳失所辅而不能独行，停阻于四肢骨节之缝，故生虚热而痠疼也。手足烦热，亦指手足心而言，以劳宫、涌泉为手足少阴之应，虚阴不足济膏火之自焚耳。咽干口燥者，真阴大亏，脾肺无游溢之化也。以上三症，就阴分血分之本，着虚字一边而言。小建中汤义，虽见伤寒门桂枝汤，及本汤下，但其方意微妙，后人不得整片神理，徒将逐味药性，刻舟求剑，致使寿世金丹，活人甘露，如同泥沙袜线，毫无粘连控制，因令弃而不用，良可悲悼。故不避饶舌，重复剖之。所祈同志仁人，细认虚劳一症，初则起于阴虚而阳馁，继则成于上空而下脱，再将此方原属填上气以控下阴、蒸阳精以滋阴液之意，大声疾呼，俾千万人知而用之，得天下后世之病此而鲜夭折者，是仆之所深愿也。夫人身之宗气，比之碧落真阳，其盛满流行之运，所以中主寰区，包裹宇宙，提挚地轴，镇静妖氛者也。此气以六万年为历劫，先则水土下脱，大地深陷，而不可数计；后则妖水突泛，载土上浮，地阘天位，则气迫而散矣。故宗气于人，为有生之大宝，空虚则为善饥，为心跳及动摇，为忙乱无奈者，皆所谓悸也。上空而下气乘之，轻则为晕眩，为胃脘膨闷，为两胁䐜胀，为二便不干而难，不癃而短，为耳聋目赤而齿痛损落；重则为善惊，为上气喘促，为吐衄亡血。凡此，皆不足以御下之候也。其或为气利，为泄泻而完谷不化，为便血、尿血，为失精。妇人为崩淋带漏，为小月，此又不能以气上提之变也。仲景穷理格物，深知木中之桂，辛甘而温，得天地东方生气之正，而其嫩枝尤具尖颖锐发之势，而为少火生气，温暖轻灵之妙药也，取以填补胸中之阳，允为至品。但以辛甘而温，其性飘忽，走而不守，故倍加酸敛而内行下走之芍药监而制之，使不得任性发越，而留之在中矣。然芍药之力，既藉之以内行，又恐乘之而下走，则失胸中阳位之部，故佐甘草之甘以守中者，犹为未足，复重加胶饴之甜，托住其下走，则确在中焦以上，而无可挪动矣。然后佐以辛温而通神明之生姜者，所以扩充桂枝之量，而使匀满心肺之夹空也。佐以甘温而多津液之大枣者，所以补救枝之偏，而使滋润胸中之阳液也。夫气充则能送形质之便溺于下行，而尤能提神气之精汁而下固矣。津生则能游溢其精气而上作甘泉，而尤能远被其恩膏而外通手足。六味药中，具彼此串插，如鱼鳞之相错，如云锦之互旋，岂逐味散解者所能尽其奥也。本方之建中气，犹为易见，以所用多阳药故也，至其并主四肢痠疼、手足烦热、咽干口燥三症，皆系阴虚之候。夫以阳药而治阴虚，大是奇创，不知大枣甘黏润燥，胶饴为米麦之真液，得桂姜辛温之性，以呵嘘蒸发之，则其阴津以阳液之化导，而流行鼓动矣。

虚劳里急，诸不足，黄芪建中汤主之。

黄芪建中汤方

桂枝三两，去皮　芍药三两，炙　大枣十二枚　生姜三两　胶饴一升　黄芪一两半

上七味，以水七升，先煮六味，取三升，去滓，纳胶饴，更上微火消解，温服一升，日三服。气短胸满，加生姜。腹满者去枣，加茯苓一两半。及疗肺虚损不足，补气加半夏三两。

里急有三候，皆阳气亏空之故，一则中气上虚而下乘之，以致吸气不能深入而喘急也；一则腹中为阴位，不得阳气以温和化导之，而殊觉弦急也；一则上气不能传送，因而大便不畅，尝若有坠急之

象也。诸不足者，俱就阳气而言，盖指胃分之悍气、胸分之宗气，及表分之卫气，诸样不足之谓。主本汤者，建中之义也。凡加黄芪者，以黄芪之走气分，其功用有三：住气一也，提气二也，固气三也。以建中之全力，得黄芪为主，而温胃蒸胸以及走表而固密之，不特本条里急等之三症，并诸气虚馁者，俱可愈于温和匀满之治，且前条所云马刀侠瘿及盗汗者，亦可化导而提摄之矣。仲景以末后一方，而总补诸条之有脉症而无方治者，其变幻之文例每如此。气短胸满者，胸中之气虚，而下气冲之，故胸满。胸满则吸气艰于下引而短也。生姜能填宗气而安下逆，故加之。枣性浮腻而实中气，故腹满去之。然腹满者多系脾湿，故加渗湿之茯苓也。疗肺虚损不足，用此汤以补气者加半夏，非以半夏功能补气之谓也，盖肺虚不足，下气必乘虚而上逆，不加降逆之半夏，则药气与所冲之客气互争胸分，而膜胀喘促之候见矣。

虚劳，腰痛，少腹拘急，小便不利者，八味肾气丸主之。

肾气丸方

熟地黄八两　山茱萸四两　桂枝一两　附子一两，炮　薯蓣四两　白茯苓三两　泽泻三两　丹皮三两

上八味，末之，炼蜜和丸如梧桐子大，酒下十五丸，加至二十五丸，日再服。

腰为肾之府，肾精竭而肾气虚，不能自强，故痛也。少腹拘急，小便不利，俱有二义。盖少腹为阴位，肾气虚而无阳和以化被之，则阴气凝切而拘急。膀胱为肾之腑，肾气虚而主令传化之机自滞，故不利也。又胸中宗气，其先天受之于肾，其后天养之于胃，肾精短而气自馁，即不能受气于胸。胃无命门之底火，而其腐熟水谷之化，又不能生悍气以上供之，则胸中之阳光衰薄，不能温照九

地，故少腹拘急；不能分布黄泉，故小便不利也。细按方意，始知其名虽肾气，实所以补气源而上引之，以填心肺之夹空者也。仲景之意，盖谓诸气之虚，由于命门之火衰薄，而命门之虚，又因精血枯竭之所致。故用熟地黄为君以补肾精，山茱萸为佐以补肝血，缩用炮附、桂枝于精血药内者，先则取其从阴以下行，终则资其蒸水以化气也。佐薯蓣者，尤有妙义，盖峻补下焦之精血，而并益其气，苟不培中焦之土以镇之，则肝肾之贼阴冲起，而喘咳等候必见。譬诸天地，上气下水，其间惟大地为之中隔，故癸水安于黄泉之下。而癸中之壬，方能化气以与太虚之清阳，氤氲充塞之理也。至于茯苓、泽泻，又所以佐薯蓣之功，而渗泄癸水之渣质耳。牡丹花当谷雨，得从厥阴而透达少阳之正性，其皮更为行津走气之路，用以为使，是欲其领桂附之阳神阳液，而上嘘心肺之空也。丸则取其下行，酒服欲其升发，相为体用者也，盖胸中之气，其先天受于下焦之肝肾，其后养于中焦之脾胃，先天之气下削而不能上蒸者，既立肾气一丸以资其化源后天之气，中虚而不能上育者，故又立薯蓣一丸，以大其培养耳，夫阳生于阴，气藏于血，脾胃之阳气所以中虚者，以脾胃之阴精，先经枯竭也，故用甘温之薯蓣为君，甘浮之甘草为臣者，所以定脾胃之大车巨舰也。以培土之白术，投其所喜，以渗湿之茯苓去其所恶以为佐，则又大车之骒马，巨舰之绳缆也。然后先装地黄、当归、阿胶以为君，芎劳、芍药、麦冬以为佐，则其所以补阴补血者，确在脾胃中之阴血，可必矣。次装生气之豆黄卷、行气之曲以为主，提气之人参、温气之干姜以为佐，则其所以补阳补气者，又确在脾胃中之阳气，可必矣。于是以甘浮之大枣上托之，利气之杏仁疏导之，开提之桔梗上透之，辛散之白蔹外引之，则其所补之阴阳，从中焦而氤氲蒸被，贮之胸中，而充行经络矣，治诸不足之精意也。至其以辛温而散邪之桂枝为主，芬芳清膈之柴胡为佐，又殿之以密表之防风者，所以怯内与建中汤为一上一下，一男一女，一标一本，相济相成之妙方也。

虚劳，诸不足，风气百疾，薯蓣丸主之。

薯蓣丸方

薯蓣三十分　人参十分　茯苓五分　白术六分　甘草二十八分　干地黄　当归各十八分　芎䓖六分　芍药六分　阿胶七分　麦冬六分　杏仁六分　桔梗五分　柴胡五分　桂枝十八分　防风六分　干姜三分　白蔹二分　豆黄卷　曲各十八分　大枣百枚为膏

上二十一味，末之，炼蜜和丸如弹子大，空腹酒服一九，一百丸为剂。以大黄豆为芽，蘖生便干之，为豆黄卷。

诸不足，与上文不同。上文就三焦及经络之阳气而言，此则兼上中下焦之阴津阳气而两言之也。细按方意自见，风气有二因。脾胃之精悍中虚，则胸中之阳气上馁，而在表之卫气，亦因之而外虚矣，故外风容易袭入者，一也。脾胃之土衰，不能生肺金清肃之气，则肝木横肆而内生虚风者，二也。风气百疾，凡眩冒、麻木、疼痛皆是。主本方者，又与上条肾气丸外之风气百疾，而尤防其复袭也。肾气以小丸吞服，欲其难化而下至于肾。本方以大丸嚼服，欲其易发而中尽于胃也。空腹，则胃有余力而易化；酒服，则药有助气而速行也。此于《金匮》中，除鳖甲煎丸外，为第二大方，计药二十一味，用意凡十一层，真旋转造化之奇制也。豆黄卷、大豆色黄象中土，浸令蘖生，干而卷之，则其芽性具锐发生气之势，与赤小豆卷异用而同义。曲即酒曲，其性温暖，具呕发之用，不特取其行药，且使腐化谷食以生精悍也。白蔹辛甘而生蔓，辛甘走气，蔓生则具经络之象，是行气于经络之品也。余药别见，故方论中详略不同者此也。

虚劳虚烦不得眠，酸枣仁汤主之。

酸枣仁汤方

酸枣仁三升　茯苓　知母　川芎各二两　甘草一两

上五味，以水八升，煮酸枣仁得六升，内诸药，煮取三升，分温三服。

人之所以得眠者，以阳伏于阴，气藏于血，而得覆庇之妙也。阴血虚于里与下，则阳气艰于伏藏，而浮扬于上，其上焦之津液又虚，不足胜阳气非时之扰，故烦而不得眠也。是其治例，不外乎润而降之之理矣。但润药皆阴，降药趋下，苟非抬高下引，则失神气浮扬之位而无益矣。夫枣性最高，为胸分之药，酸能敛气归根，仁能伏神守宅，故重用而先煮之以为主，然后以川芎滋心血，以知母润肺气，以甘草浮缓之，而使徐徐下行，且以解虚烦之躁急也。以茯苓降渗之，而使少少下引，以领枣仁之敛伏也。譬之亢旱之天，大地干燥，太阳既没，红尘高扬，黄埃飞布，太虚役役，不得瞑合。若非露下天清。乌能夜凉气润而静伏乎？此仲景之方药，与造化相为始终也。

五劳虚极羸瘦，腹满不能饮食，食伤、忧伤、饮伤、房室伤、饥伤、劳伤、经络营卫气伤，内有干血，肌肤甲错，两目黯黑。缓中补虚，大黄䗪虫丸主之。

大黄䗪虫丸方

大黄十分，蒸　黄芩二两　桃仁　杏仁各一升　干地黄十两　芍药四两　甘草三两　干漆一两　虻虫一升　水蛭百枚　蛴螬一升　䗪虫半升

上十二味，末之，炼蜜和丸小豆大，酒饮服五丸，日三服。

此条为虚劳之变症，与上文诸条之候不同。上文诸症，大概精

血虚于下，则神馁于上，而成虚劳者，此则阴虚而阳火独长，阳煸残阴，因而血干于内者。五劳，注见首卷，虚极，当指阴血枯竭而言，非兼气言也。阴血枯竭，故属阴之分肉，损削而羸瘦，且方中纯用血药，而不略带气药者可证也。又阴血枯竭，则肠胃干涩而多结滞，故腹满。宿垢占据手足阳明之腑，故不能饮食也。伤于食则气滞，伤于忧则气结，伤于饮则气浮，伤于房室则气孤，伤于饥则气陷，伤于劳则气张，伤于经络营卫则气阻，俱能生烦热，而为膏火自煎之候。夫气以火动而见有余，血以气热而受炮炙，则内有烙干之血，各因所伤而凝于其部矣。人身惟气调血畅，则气血融和，浑成无迹。今其肌肤中之可共见者，隐隐如鳞甲之相错，此非里有干血，而败气外呈之证乎？又气调血畅，则水火交光，精明有神，今其两目中之所自见者，蒙蒙如黯黑之旋转，此非下有干血，而神境生尘之一证乎？夫阴阳之道，相宜于配偶，而相残于偏弊者也。阳长阴短，则阳气常于弓弯外，而阴气常弦急于中矣。攻其干血而补其新血，是续阴以缓阳，故曰"缓中补虚"。主本汤者，诸症由于血虚，补血固为要着，然干血不去，则生气常以恶鬼而消阻，是逐瘀更于补血为要着矣。故以性喜吸血之虻虫、水蛭为主者，取其直入血分也。漆为木液，其象犹血，则具干血之状，以之为使，又令其引入干血之所也。然后以行瘀之桃仁，破而动之。以利气之杏仁，疏而泄之。总交于缓攻慢取之熟大黄，徐徐击散，而收平贼之功矣。地黄色黑而滋肝肾，蛴螬浆多而补津液，䗪虫活血而续伤，以养肝之芍药、养脾之甘草为之使，盖又以肝脾二脏，操藏血、行血之大权故也。但血之所以内干者，原因阳火独长之所致，苟非带用凉血之品，诚恐干血既去，而新血不虞其复干乎？故又于诸血药中，加黄芩一味，则攻击者为救焚之兵，而润泽者为清和之露矣。蜜丸加润，酒饮善行，五丸三服，劳伤羸瘦者，攻补俱不能骤胜也。

肺痿肺痈咳嗽上气病脉证治第七

问曰：热在上焦者，因咳为肺痿，肺痿之病，从何得之？师曰：或从汗出，或从呕吐，或从消渴，小便利数，或从便难，又被快药下利，重亡津液，故得之。曰：寸口脉数，其人咳，口中反有浊唾涎沫者何？师曰：为肺痿之病。若口中辟辟燥，咳即胸中隐隐痛，脉反滑数，此为肺痈，咳唾脓血。

"热在上焦"二句，当是古医经之文，仲景特借为问答以发其奥耳。从何得之，谓是因何而得此热在上焦、咳而肺痿也？下文七句，凡四症，正答问词，盖谓或从汗出，则阴伤于外泄，而阳独亢，一也；或从呕吐，则阴伤于上涌，而并提其虚热于上，二也；或从消渴，则阳热在上，而逼真阴于下趋，且下焦又以无阳而不能上蒸滋润以供燔炙，三也。或从便难，则太阴脾家既干，而上吸手太阴之肺液，若又以便难之故，而用快药下利之，则真阴又大伤于后阴之泄泻，而阳热独亢于上，四也。凡此皆重亡津液，而孤阳不得与阴为倚附，则浮动于清虚之府，而肺管作痒，故咳。且咳多则津液愈伤，而肺金有叶垂花卷之象，故得此肺痿之病也。"寸口脉数"三句，因上文言肺痿，得之重亡津液，则肺干者不宜有浊唾涎沫矣，故举此脉症以辨之耳。殊不知寸口为肺之部位，数为阳热躁疾之应，又脉至来去之空属阴，数者空窄，亡阴之象，合而断之，此正肺家阴虚阳亢之脉也。阳不得阴为偶，则其气常动，动则火扰清虚，而肺管作痒，故咳。肺中阴阳自和，则下降清华以应甘露，火气独盛，则炎上而挟残膏以共升，故口中反有浊唾涎沫。此又肺家阴虚阳亢之症也，故曰此肺此症即为肺痿之病云。"口中辟辟"五句，及下条二句，又就肺痿而辨肺痈之脉症，以痿与痈之辨甚微，而其治悬绝故也。辟辟，闭塞坚实之声。燥咳，对肺痿之浊唾涎沫而言。胸中隐隐痛者，即四条血为之凝滞，而肺痈之渐也。脉，亦指寸口而言。滑为气聚血结之诊，滑而且数，则气聚血结，由于邪热燔炙所致。谓非肺痈而何？故咳唾脓血可必也。

脉数虚者为肺痿，数实者为肺痈。

脉，亦就寸口而言。数虚、数实，指寸口之浮沉也。真阴不能养阳，故阳自数而阴虚者，为肺痿之脉；邪热内凌血分，故阳既数而阴实者，为肺痈之脉也。

肺痿吐涎沫而不咳者，其人不渴，必遗尿，小便数。所以然者，以上虚不能制下故也。此为肺中冷，必眩，多涎沫，甘草干姜汤以温之。若服汤已，渴者，属消渴。

甘草干姜汤方

甘草四两，炙　干姜二两，炮

上㕮咀，以水三升，煮取一升五合，去滓，分温再服。

此与前条之痿不同，前条为重亡津液，阳气独胜，故热在上焦，而为肺火自刑之热痿；此则先因肺虚，虚则气削而生阴翳，譬之花痿春寒、叶垂秋冷之象，而为金寒水冷之痿也。吐涎沫者，肺无呵嘘下润之权，且不能收摄其津液而上泛也。无邪火以扰其肺管，故不咳，而亦不烦渴也。肺为水之源，且其气象天，尝有提挈黄泉、传送浊道之妙。肺虚不能提挈，故遗尿；肺寒不能传送，故小便又数也。此非上虚不能制下之故乎？肺中虚冷，天失阳健之德，地必起而上犯清虚。肝以木气上乘，故眩；肾以水气倒注，故多涎沫。虚则补其母，非温脾胃之中土以温肺金，无他法也。重用甘以守中之甘草，使之径趋脾胃，佐以辛温之干姜，是直从中土，升其生金之化。且辛为脾肺所喜之味，温为脾肺所宜之气，明明土息泥香，乘春蒸发，而东风动荡，却化为太虚晴热矣。至于虚则平肝以降眩，甘则制肾而镇涎，又其余事，而味药中，斡旋造化，烘染阴阳，其妙用乃如是也。若服汤已而忽然作渴，是肺中素有伏热未发，故见种种不摄不传之症，得辛甘以挑动之，则伏热顿起而作渴，此属另门之消渴，而非上虚不能制下之肺痿矣。

问曰：病咳逆，脉之，何以知此为肺痈？当有脓血，吐之则死，其脉何类？师曰：寸口脉微而数，微则为风，数则为热，微则汗出，数则恶寒。风中于卫，呼气不入；热过于荣，吸而不出。风伤皮毛，热伤血脉，风舍于肺，其人则咳，口干喘满，咽燥不渴，多唾浊沫，时时振寒。热之所过，血为之凝滞，蓄结痈脓，吐如米粥，始萌可救，脓成则死。

条端旧本作"师曰"，当是"问曰"之讹，今以首条及他卷之例改正之。首条因辨肺痿而分别肺痈之症，二条因辨肺痿而分别肺痈之脉，三条又言肺痿之变症，此及下文共四条，才是辨肺痈之脉症治例也。肺痈有脓血，"吐之则死"当是古医经之文，仲景借为问答以申其义。曰：咳嗽气逆，同一肺病，切脉之下，何以知其独为肺痈？当有脓血，吐之则死，必其脉有确据，方可谨守此禁，其脉是何类乎？师曰：右手寸口，所以候肺，其脉浮之则体微，沉之则至数。风邪能令真阳飘忽，故微则知其为风；热邪能令真阴消烁，故数则知其为热。真阳外微，而卫气不摄于皮毛，故微则汗出；数脉内燔，而营阴逼呈于阳分，故数则恶寒。呼吸，指营卫之阖辟而言，即上文汗出恶寒之义，非口鼻之呼吸也。盖谓疏洞之风邪，中伤卫分，则毛窍张而汗尝出，譬之有呼出之气而不返入；燔炙之热邪，传过营分，则血液驰而脉道空，譬之有吸入之势而不推出。风伤皮毛于外，热伤血络于内。夫皮毛血络，为手太阴肺部之所荣，由表而入里，风热之内舍于肺者可禁乎？肺热，则火邪熏扰其清虚，故痒而作咳；肺热，则甘泉不升于灵道，故口干而且咽燥也。肺管半贮痰涎，呼吸之游溢肺中者，不能深入，故满，满故喘也。渴根于胃，胃不病，故但咽燥而不渴也。肺热，则自剥其津液以送邪外出；且肺热，又不能收摄其津液以分布四旁，故多吐浊沫也。时时振寒，即上文数则为热之义。夫皮毛之风热，过于肺中而舍之，则肺叶之血，因热而凝滞，久久蓄结，则痈而脓矣。色从金化，故稠自如粳米所作之粥。始萌则真气未伤，而风热之邪可散可泻，故可救。延至脓成，则肺叶烂而气管已漏，呼吸之游溢者，不能并入气源，故喘满而死矣。

肺痈，喘不得卧，葶苈大枣泻肺汤主之。

葶苈大枣泻肺汤方

葶苈熬令色黄，捣丸如弹子大　大枣十二枚

上先以水三升，煮枣取二升，去枣，内葶苈，煮取一升，顿服。

喘，即上条热舍肺中，血壅气滞，而肺管为之肿塞之候。不得卧，谓不能卧倒，以卧则肺叶横施，而息道更艰更曲故也。主本汤者，以葶苈味苦气寒，且孟夏凋谢，其性主降阳分之气，而尤能驱水逐湿。夫喘则肺满，苦以坚之；喘则肺热，寒以敛之。又喘则肺气上浮而痰涎阻塞，则降浮祛沫，又所必需矣。然则舍葶苈其谁属哉？但苦寒降散之性，其势易于趋下，恐失肺家部位，故以甘浮黏缓之大枣，先作汤液，而内丸其中，其意欲抬高葶苈，而使徐徐坚收下散耳。又岂止以甘缓之性，坚制其刻削而已乎！葶苈熬黄捣研，则香同芝麻，投肺之所好也。纳药枣汤，合煮而连渣顿服，使胃中药满，而易输于肺也。仲景之精意何如哉！此言肺痈始萌，可

319

救之正治也。

咳而胸满，振寒，脉数，咽干不渴，时出浊唾腥臭，久久吐脓如米粥者，为肺痈，桔梗汤主之。

桔梗汤方

桔梗一两　　甘草二两

上二味，以水三升，煮取一升，分温再服，则吐脓血也。

肺在胸中，痈则肺页肿而肺气满，故但觉胸满耳，振寒、脉数、咽干不渴、浊唾腥臭、脓如米粥等候。注见本篇首条，及三四条下。桔梗色白，味则苦辛而甘，其性微寒而善开提。色白故为肺金专药，苦则泄热，辛则散热，甘则缓热，微寒而善开提，则能解散其热闭之邪，而使之上疏也。然后倍用浮缓之甘草，不特高提上载，使桔梗留肺中，而得效其熏蒸宣发之用，且得甘草之甘能泻热、缓能舒紧之性以为后助，则清风荡漾，积热潜开，王政和平，奸谋自败，其所滞之脓血，有不徐徐渐出而自愈者乎？此言脓成则死之救法也。或谓本篇四条，一曰"吐之则死"，又曰"脓成则死"。夫脓成者既死矣，又何必立桔梗之治例？且汤后明缀曰"分温再服则吐脓血"，何以自犯其吐之则死之禁乎？答曰：脓血既成，包藏败血，溃烂日甚，管漏气泄，息无关锁，呼吸洞直，一往而散，是脓成曰死者，着意在"脓"字，盖死于包藏其脓血，而使墙垣有尽坏之势也。若夫苦寒窘胃，咸寒涌泄，肺气已伤，何堪再责？且吐则耗上焦之气，上空而下阴逆凑，则喘促莫支；吐则亡胸中之阴，阴伤而阳毒更炎，则烦乱欲绝，是吐之曰死者，着意在"吐"字。盖死于逼劫其脓血，而致阴阳有立尽之势也。知此，则本汤之熏蒸开托，既非因循养祸之计，而又与瓜蒂散及盐礬诸汤之有心责吐以速倾危者，自不同矣。

肺痈，胸胀满，一身面目浮肿，鼻塞，清涕出，不闻香臭酸辛，咳逆上气，喘鸣迫塞，葶苈大枣泻肺汤主之。

此就前条喘不得卧，而申言肺痈之全症也。胸胀满已见，肺主周身之气，肺肿而治节不行，故一身及面目浮肿矣。鼻塞，指息道而言，谓肺肿而息道不能从鼻呼吸之义。肺中之阳金属庚，其气常外出，而主提挈运行之用。清涕出者，失提挈之权也。肺中之阴金属辛，其神常内守，而主感通气味之妙。不闻香臭者，失感通之应也。酸为肺金之所胜，辛为肺金之所喜，且五味中惟二者之气为触鼻，并此而亦不闻者，甚言之也。声深而连续者曰嗽，声浮而单见者曰咳。咳者，肺之遁声；逆者，肺之窘气。肺窘而遁，则逆且咳矣。上气与吐衄血门不同。彼处之言上气，因上焦虚馁，肝肾之下气乘之而直上，以致阳位逼窄，而炫闷喘急，气上而血亦随之，是实实有气上冲者；此处之言上气，谓肺叶肿重，肺管不能纳气以下运，如有气上塞之象，犹云气高气浮之谓。故葶苈大枣泻肺之外，无余药余义及于中下二焦者此也。况后文八条，推开肺痈，单就上气二字而广言其变症变治，故不可不细认者也。气阻则喘，痰壅则鸣，气道侠则迫，肺管肿则塞。全症如此，葶苈大枣汤之泻肺，可缓乎哉？

上气，面浮肿，肩息，其脉浮大，不治，又加利，尤甚。

此下，又就上文之上气而推广言之。盖谓上气一症，其候多端，生死悬绝。肺痈固在其中，然不特肺痈为然也。但凡上气而面浮肿，肩息，脉浮大者，皆不治。盖面者，五脏六腑诸阳之会，阳气最充，浮则气虚，肿则气滞，是阳气最充之地，而虚且滞矣，其脏腑之不流通可知也。气促而息道艰，以肩之上下迎导之则少顺，是肩息者，气机浮浅，而不能以气海、关元为根蒂矣。加之脉浮则底无根，脉大则里无神，皆有出无入、有散无收之象，故皆不治。

又加下利，则阴阳之离绝者更速，故尤甚。此言中下二焦，脱帮脱底而上浮，为上气之最重者。然必三者全具，方为死候。否则下文三条之脉浮主小青龙汤、七条之脉浮主厚朴麻黄汤者、四条之脉兼浮大主越婢半夏汤者，何为又治之耶？岂非以面无浮肿之故乎？

上气，喘而躁者，属肺胀。欲作风水，发汗则愈。

肺不能纳气以归元，故喘。肾将欲蒸湿以为汗，故躁。上气而喘躁并见，是肾欲输水气于肺，将作汗而上蒸，肺已自受风邪，不能为肾分布以外泄，则肺肾以子母相持，而风水合为一片，肺之胀也宜矣。欲作风水，与《内经》"水热穴论"及"热病论"之言风水者不同。盖指肾言，以水脏之气上熏肺，以风邪盖之，风水相搏，于是肺不运水，肾不纳水，聚湿成饮，久而溢出经络，致成胕肿腹大等候。发汗，则肺之风邪、肾之水气可两解矣，故愈。此言肺肾两相排挤，中间无所发越之上气也。

肺胀，咳而上气，烦躁而喘，脉浮者，心下有水气，小青龙加石膏汤主之。

小青龙加石膏汤方

麻黄　桂枝　芍药　甘草　干姜　细辛各三两　　五味子　半夏各半斤　石膏二两

上九味，以水一斗，先煮麻黄，去上沫，内诸药，煮取三升。强人服一升，羸者减之，日三服。小儿服四合。

此承上文欲作风水之肺胀，而详其症治，故直接之曰"肺胀"也。咳而上气，烦躁而喘，为风水之全症。但此五症中，除却躁之一症为肾中水寒之气上腾之应，其余四症俱系肺受风邪，为肾湿所闭，于是不能分布水饮，肺气欲下而不得下，肾气欲上而不得上，两相挤靠之应也。夫聚水之脉宜沉，今验其脉又反浮，浮为心肺之应，心下有水气无疑矣。譬诸天地，地气已上而成雨，特悬于太虚而未下耳。所以咳者，殷雷也；上气者，云蒸雾涌也；烦者，郁热也；躁者，础润阶潮也；喘者，气湿风滞，而不能鼓撼万物也。小青龙之轻风疏雨以泄之，有不云开气爽，而天地复还其高远乎哉？但本汤之主风水肺胀，比《伤寒论》中之治水，另是一番世界。盖芍药、甘草透微汗以去风，已见《伤寒注》。加石膏者，因症中之带烦也。余皆肾家之药，其意以为肾中不温，阴水之气断不上升，故用干姜、细辛之辛温者，温之所以燥之也。然后以半夏降逆阴之上冲，五味敛黄泉之倒涌，其悬于肺肾之夹空，而已成雨形者，使麻黄一泄而旁散矣。肺胀而发汗则愈者，此其一也。

咳而上气，此为肺胀，其人喘，目如脱状，脉浮大者，越婢加半夏汤主之。

越婢加半夏汤方

麻黄六两　石膏半斤　甘草二两　生姜三两　大枣十五枚　半夏半升

上六味，以水六升，先煮麻黄，去上沫，内诸药，煮取三升，分温三服。

此承上文风水之肺胀而言。肺胀一症，又有不因肺风肾水，但以阳明胃气太过，近从中焦上冲肺管，肺受热闭，又不得从皮毛发越，而肺实胀满者。此但看其咳而上气，无上条之躁症者即是。"此为肺胀"，犹云"此亦名为肺胀"也。肺既无外发之路，胃又以太过之气乘之，两相鼓吹，胃土以母气乘肺子，与肾水以子气乘金母同义，故亦喘也。手阳明之经终于鼻旁之迎香穴，足阳明之经溜于目下之承泣穴，俱与目近，经腑之气交盛，故其目之外胀，有如欲脱之状也。越婢名义见《伤寒论》本汤注。君麻黄而加石膏三分之一者，其义有三：肺盛，不得不以麻黄泄之，恐其发越太过，而以重坠之石膏镇之，使麻黄发扬之性，欲前且却，如婢女羞涩之状也，一也。肺实由于胃实，则胃热可知。石膏气味辛凉，凉则解热，辛见利气，二也。且其镇坠之余力，犹能衰阳明上冲之热，三也。以守中之甘草为使，尤有妙义，盖取托住二者之性，令麻黄得石膏留余之气，而利肺者优柔；石膏合麻黄疏泄之功，而平胃者松泛。然后以辛温之生姜，挑肺胃之真阳，以甘黏之大枣，滋两家之津液，似乎无弊矣。不知越婢一汤，终是发肺家之汗，假令上焦一空，中焦之气乘虚袭之，遂同解斗者捆甲之臂，而令乙殴矣。故加降逆之半夏，而重用之者，使协同石膏，压下麻黄之余性，以疏散胃气，俾不得上干，盖即惊悸条中半夏麻黄丸之义也。夫中黄数寸之地，肺胃交争，而咳喘等之诸症杂见，主越婢本汤则肺家因外泄而内让，加半夏则胃家因下退而上让。其文王虞芮之化耶，方云乎哉。

咳而上气，喉中水鸡声，射干麻黄汤主之。

射干麻黄汤方

射干三两　麻黄四两　半夏半升，洗　细辛　款冬花　紫菀各三两　五味子半升　生姜四两　大枣七枚

上九味，以水一斗二升，先煮麻黄两沸，去上沫，内诸药，煮取三升，分温三服。

此即前二条小青龙并越婢之兼症也。小青龙一条，为肾中水寒之气上泛；越婢一条，为胃家燥热之气上蒸；此条却因手太阴之阴阳两虚，合子母而两吸之，遂致肾之浊阴、胃之浊阳，双起而乘肺。水土之邪，交并于清虚，而成稠黏黄滞之痰，云合于肺胃会通之息道，而呼吸激之，则有声矣。此咳而上气，喉中水鸡声之应也。咳而上气，当包前条"肺胀"句在内，与下文咳逆上气条同义。以上气而咳，未有不肺胀者，但有水胀、气胀之异，故省文言之

耳。至其主本汤之义，则又另有壶天广大，游览不尽之妙。盖因手太阴之阴阳两虚，故以凌冬努芽，从大寒中具生阳之气之款冬花，挑动其阳神；以润软柔宛而善于补血之紫菀，深滋其津液。因肾家之贼阴上泛，故以细辛、五味温敛其下焦之逆阴。因胃家之热气上侵，故以半夏、麻黄降散其中焦之动气。射干多节，形同肺管，叶则扁生横开，而其性尤专于祛湿，用以名汤，是取其走肺。而令两旁开拓其痰气之意明矣。再加辛甘发散之姜枣为佐，则肾胃之逆下消，肺中之满外泄，其咳而上气，及喉中之水鸡声，有不贴然自静者乎？此比前小青龙条无躁症，故去干姜；无风因，故去桂芍及石膏耳。肺胀而发汗则愈者，又其一也。

咳逆上气，时时唾浊，但坐不得眠，皂荚丸主之。

皂荚丸方

皂荚八两，刮去皮。用酥炙

上一味，末之，蜜丸梧子大，以枣膏和汤，服三丸，日三服，夜一服。

此条又借咳逆上气，而广言肺痈之治例也。本门第四条曰"多唾浊沫"，第五条曰"喘不得卧"，俱肺痈之症，已见前注。盖谓咳逆上气之人时唾浊沫，但可靠坐而不能卧倒者，无论痈与未痈，皆属肺页外肿，肺管内塞之候，邪气过实，便宜皂荚丸主之。以皂荚之性，外能软坚削形以消肿，内能搜风利窍以通气。蜜丸而兼枣膏和服，取甘缓者，升浮其性于肺中也。门人问曰：本条皂荚丸，与五条葶苈泄肺汤症颇相同，且俱作丸子，俱用大枣托起，而取定喘下气之效，敢问二药之同异，并其所以分主之症，一也。又首条言肺痿之症，亦曰"口中反有浊唾涎沫"，今于皂荚丸下，夫子但引四条之文，而谓独广肺痈之治例，何以知其不兼肺痿而言，二也。答曰：葶苈苦寒降散，盖取降以止逆，散以舒气而已。若夫皂荚，其味辛咸，其性犀利。辛咸，则外收内散，故能削形泄气以消肿；犀利，则裁阳攘阴，故能斩关突入而夺壅。是葶苈之性少平，而皂荚之性较峻矣。观方后葶苈服至弹子大一丸，皂荚仅服梧子大三粒，且彼曰"顿服"，此曰"日三夜一服"，则当日仲景之意，不昭然如见乎？大概葶苈泻肺，是主初起之痈，皂荚一丸，是主将脓之候者也。至于浊唾涎沫，痈痿虽同，独不思痈鼓风邪，痿惟夺液。治痈如驱盗，纵使破财盗去，而余资犹得半全。治痿如救荒，假令纵粜尽粮，而残喘何能苟活？皂荚削气剥津，惟痈为富家之被盗者，任之可以无虞；彼痿为穷邑之遭荒，当之岂能无弊乎？我故谓广肺痈之治例，而不兼言肺痿者，非漏也。

咳而脉浮者，厚朴麻黄汤主之；脉沉者，泽漆汤主之。

厚朴麻黄汤方

厚朴五两　麻黄四两　石膏如鸡子大　杏仁半升　五味子半升　半夏半升　细辛二两　干姜二两　小麦一升

上九味，以水一斗二升，先煮小麦熟，去渣，纳诸药，煮取三升，温服一升，日三服。

泽漆汤方

泽漆三升，以东流水五斗，煮取一斗三升　人参　桂枝各三两　半夏半升　黄芩三两　甘草三两　生姜　白前　紫参各五两

上九味，咬咀，内泽漆汁中，煮取五升，温服五合，至夜尽。

咳字，包前文上气在内，并贯下文脉沉而言，此即十二条射干麻黄汤症，而变言其治例也。十二条之症，因肺中阴阳两虚，于是胃之浊阳，肾之浊阴，两起而乘之，两浊相搏，则成稠黏黄浊之

痰，积于肺胃会通之地，而呼吸扇之，此喉中水鸡声，及咳而上气矣。故彼方以款冬生阳，紫菀滋阴，使肺中之主人先回，次以平胃安肾之品佐之，则占住者当避去矣。此条之前症，却又因心之膻中，肺之胸中，其阳气独虚，而胃肾之气两乘之之候也。夫胸中膻中，为上焦之地，中下之气上乘，故脉浮。脉浮，则知其单在气分，故以小麦为君而填之，与彼方用生阳之款冬同义。且脉浮，又知其不关血分，故较彼方去滋阴之紫菀者此也。其细辛、干姜、五味之安肾，半夏、麻黄、石膏之平胃，已见前注。至厚朴之开拓胸中，杏仁之疏通肺窍，明系夺射干之兵符印玺者也。又咳而上气，于脏为肺，于腑为胸中膻中，其症最高，症高则脉浮者理也。若其脉不浮而反沉，夫沉为阴象，阴病应水，阴分应血，则咳而上气。又因水寒沉伏血分，而上射其气于肺，肺性恶寒、恶湿之所致也，故以迅利逐水之泽漆为君；煮以东流者，取益其行性而不与伏水同滞也。又恐峻药多伤，故以补气之人参、行阳之桂枝、温胃之生姜、培土之甘草佐之者，不特以辛甘之性，赞其行水之功，且以群阳之恺弟仁人，参制监制，使强兵悍将，不得纵好杀之手滑，而成王师堂正之旗矣。夫水寒之邪，虽伏根于下焦阴血中，而其气之已射于肺，致现咳逆者，非半夏之辛燥下降不足以祛之，用以为臣，犹兵家后军之扫荡也。至于白前，味则辛甘，形则直长，辛甘走气，直长趋下，一气直行，下焦之大向导耳。紫参色紫入血，性急逐瘀，又借白前而为下焦阴分之使，殆向导中之精细者乎。此又从"欲作风水"句，而单言水症，为厚朴麻黄变中之变症也。细按前后二汤，蜂房蚁穴，未足比其深微，虹闪霞朱，乌能仿其变幻？而泽漆一汤，尤为奇创。骆宾王江浦黄帆，匡复之功何远？差足拟其气象，不意汤液中，有如此之水师也。客有问余者曰：《素问》以麦为心之谷，属火；郑玄以麦有孚甲，应属木；许慎又谓麦当金王而生，火王而死，宜属金。楚医李时珍辨之，未有确据。而子注厚朴麻黄汤中之小麦，独遵《素问》为心之谷者，果有所见也？答曰：小麦之于八月酉金，止算得胎，非生也。麦实生于十月之亥耳。夫水火互胎，金木互胎，自有现成至理。诚如许氏之说，以胎酉者为金，则将以胎午之壬为火，胎子之丙为水乎！况今小麦实生于酉，则又当属丁火矣。许慎属金之说谬也。至若胎酉养戌，生亥王卯而死午，实系麦之始终，郑玄属木之论近是矣。不知苗死而麦正成，是麦苗死于五月，而麦实何曾与之俱死耶？则属木之性，以之论麦秸则得，以之论麦实，是亦五十步之止耳。夫天地自然之序，春残则神气畅为朱明，木终则精华发为光焰，以属木之麦秸一死，而属火之麦实继成，正合生生之序，又岂止以熟时在午，赤色应离，形圆象心之证乎？故知名为心谷者，真上古神人之定评，而用为心药者，实中古圣人之合制也。客为之首肯而退。附记于此，以正高明。

大逆上气，咽喉不利，止逆下气者，麦门冬汤主之。

麦门冬汤方

麦门冬七升　人参二两　半夏一升　甘草二两　大枣十二枚　粳米三合

上六味，以水一斗六升，煮取六升，温服一升，日三服，夜一服。

此虽承前四条越婢加半夏汤而言肺胃交病之症，然其病机之微妙，章法之变幻，几令人不可寻绎。无怪乎千古以来，善读《金匮》者之寥寥也。盖前四条之症，是肺为胃热所蔽，既不能外泄而自为转移，复不能下临而相为防御，则肺胃之气两实。两实者宜两责之，故主越婢以责肺，加半夏以责胃也。此条之症，是肺液欲枯，子困而取资于母，故大吸胃液以自救。其如胃中之土液亦干，不能以精汁上供，但悉索其干热之浊气以奔之，则所应者非所求，而大逆上气矣。咽喉不利者，如有燥物阻滞之状，既液干而浊气乘之之应也。譬诸天地，太空晴干，下吸大地之灵阴以自润，应则甘露生焉，苟无所应，而渣质乘之，日则浮尘高扬，夜则黄埃上布，重浊郁冒，阻滞清虚者，此天地之大逆上气，咽喉不利之象。倘非及时甘雨，远被深滋，其能使两相润泽，各还其清宁之位乎？故以色白补阳液之麦冬为君，而用至七升者，以小水不足以灌溉也。粳米甘温入胃，以之为佐，欲令麦冬之润，独注中州也。然后以甘草托其下泄，大枣提其上蒸，总交于补气而善行津脉之人参，以之为龙，而云行雨施之化普矣。独是大滋胃中之津液，且以甘浮之性，提之上润肺金，恐如水激红炉，气冲灰起，则大逆不更甚乎？故又以降气平胃之半夏，安之缉之耳。是此条为肺胃之阴两虚，两虚者宜两补之，故以全汤先补胃液，而次补肺液也。所谓病机之微妙者此也。卷中列痿、痈、上气凡三门，其上气一门，连本汤共方七道，而治全矣。肺痈连皂荚丸，虽止方三道，其于痈脓前后，似亦无漏。独肺痿一门，于寒痿之变症，反出甘草干姜一汤，而于重亡津液，娓娓言之，至正经热痿，反无方治，岂以热痿为不药之症乎？而前后并无难治、不治字样。反复思维，神明告我，始知仲景之意，以为重亡津液，有竟成肺痿者，有但成大逆上气咽喉不利者，俱宜此汤。救胃以救肺，故省文互言之耳。世之读《金匮》者，请将首条热痿之症，与本方药品汤意，细细较之，便见针锋逼对，而知愚鄙之论非牵强也，所谓章法之变幻者此也。

奔豚气病脉证治第八

师曰：病有奔豚，有吐脓，有惊怖，有火邪，此四部病，皆从惊发得之。

病字，贯下文四部而言。豚，即猪畜。奔豚者，足少阴肾水之癸气，寄位于亥，动则上冲，如惊猪奔突，故以之为名。肰心阳照临，而胸分中氤氲之气，能逼下阴静伏，惊则神散而上虚，故奔豚之气，得以乘虚而突犯之矣。吐脓者，肺属金而主气，又心之神为火，神火因惊而出，如电光石火，则肺金受克，而败其阻滞之金液故也。惊怖之惊，指惕然自警。如儿童病风热及神虚之人睡梦惊跳之义，与下文惊发之惊不同。盖下文之惊，凡一切奇险境遇，及耳目之所猝然见闻者，皆是怖合恐惧而言。盖恐属血虚，似乎内无凭依之主；惧属气削，似乎外有凌驾之疑；怖则阴血内空而虚神外张，常有不遑设备之象，故曰合恐惧而言也。盖惊则神明涣散，而其中之精汁，亦与之而从空俱耗。惊气如釜甑，而湿润随之以飞越之义。及心君复辟，而内外之仓库已虚矣。火邪者，外火也。外火逼出心液而为汗，则心神已在孤危，而外火已有乘虚之势，加之以惊，则灵明出舍，而为外火腾内入之空矣。故曰"此四部病，皆从惊而发"，遂致得此病也。吐脓等三症，虽与奔豚同得于惊，故类及之。然亦可借彼以明奔豚一症，有气虚、血虚，并气血两虚之别也。

师曰：奔豚病，从少腹起，上冲咽喉，发作欲死，复还止，皆从惊恐得之。

此叙奔豚之正病也。上下二焦，譬之天地阴阳，各相当而无所侵犯。于是上焦以天之阳气，从西肺而下降；下焦以地之阴精，从东肝而上升，故曰：左右者，阴阳之道路。若上焦之心气一空，则下焦少腹之阴，不由左右升降之道路，而于中冲直上以犯清虚，且更至于咽喉矣。夫上焦胸分，为心肺之城郭，奔豚之气迫肺，则气道几阻；迫心，则神机将窜，故发作欲死。但上极必复。冲极必还，下焦之贼阴，复还于下，则上焦之神气，亦复还于上矣，故止。凡不测之事，猝然临之于意外，则惊；凛然持之于意中，则恐。皆能销铄其阳神阳液，而招奔豚之上突，故曰"皆从惊恐得之"也。张子和谓惊为自不知，恐为自知，确甚。

奔豚，气上冲胸，腹痛，往来寒热，奔豚汤主之。

奔豚汤方

芎䓖二两　当归二两　芍药二两　半夏四两　黄芩二两　甘草二两　生姜四两　生葛五两　甘李根白皮一升

上九味，以水二斗，煮取五升，温服一升，日三夜一服。（以四服各一升计之，当作煮取四升，否则宜云温服一升二合为是，其当日传写之小误耶？）

此平日阳明胃气、少阳膈气素壮，乍受惊恐，心阳既驰，而心血尤短，以致阳明少阳二腑之气，同上而争赴空处，而为奔豚之变症也。夫奔豚之义，原因北方亥气，冲突上焦，故名。不知三焦臣伏之用，从上制中，从中制下者也。上气因惊而虚，则上不能制中，于是阳明、少阳之气，就近而两争之，故气上冲胸，亦如奔豚之象，故亦曰"奔豚"也。阳明、少阳之气素壮，则中有以制下，而少腹之气，不能假道于胃与膈，而跳冲胸中，故方绝不责下焦之有余，而但以黄芩清少阳之膈，生葛凉阳明之胃而已矣。其三焦滋息之源，则又从下化中，从中化上者也。心血因惊而亏于上，则中吸、旁吸胃与膈之精汁以自润。阳明液伤，故腹痛；少阳液伤，故往来寒热。以补血之芎、归、芍为主，而以浮缓守中之甘草佐之，盖浮缓则托高血药以上补心脏，守中则持平血药以还补胃阴。然后以辛温之生姜并填胸分之阳，以降敛之半夏奠定二经之逆。殿之以甘李根之白皮者，甘李春花夏实，得少阳、阳明之正气，其根皮尤为升发生阳之路，是又欲升其下焦之气，以中实阳明、旁实少阳耳。夫气上冲胸，而见腹痛及寒热二症，故知所冲者为少阳、阳明之气。以李根白皮升下焦之阳，故知其非肾阴之上动。百世而下，当有以余言为不谬者。

发汗后，烧针令其汗，针处被寒，核起而赤者，必发奔豚。气从小腹上至心，灸其核上各一壮，与桂枝加桂汤主之。

桂枝加桂汤方

桂枝五两　芍药三两　甘草二两，炙　生姜三两　大枣十二枚

上五味，以水七升，微火煮取三升，去滓，温服一升。

此心阳、心血两虚，而招肾阴之上冲也，故方意单责上虚，而不责下实耳。盖以桂、甘、生姜补心中之阳神，而以芍药、大枣滋其心液也。余详《伤寒注》，本经与《伤寒》之文小异，且方亦少更加桂一层，而其意则一也。

发汗后，脐下悸者，欲作奔豚，茯苓桂枝甘草大枣汤主之。

茯苓桂枝甘草大枣汤方

茯苓半斤　桂枝四两　甘草二两，炙　大枣十五枚

上四味，以甘澜水一斗，先煮茯苓减二升，内诸药，煮取三升，去滓，温服一升，日三服。甘澜水法，取水二斗，置大盆内，以杓扬之，水上有珠子五六千颗相逐，取用之。

悸者，跳动之状也，与心下之虚悸不同。此条着眼在"发汗后、脐下悸"六字，故知其欲作奔豚也。盖汗为心液，发汗后则上虚，上虚而脐下跳动，是下焦将匀其有余，以上赴空处之渐，故知之。但脐下动悸是脐下之实者，当责也，故君淡渗之茯苓，以肾脏不可泻，泻膀胱之腑以泻肾阴耳。桂树嫩枝，辛温而柔软，且少火生气之妙，甘草以浮之，大枣以托之，是使桂枝生阳之性，确乎在心肺之夹空，而填其上焦，如雾之氤氲矣。夫桂甘大枣，意在补上，而且降奔豚之上逆者，亦须凭高弹压。水性下趋，况与茯苓先煮，则尤渗泄易下，恐失上焦之部，故扬作甘澜，以乱其下趋之性，使少少留连，以完全其补高治上之功用而已。真穷工极巧之方也。此篇当与惊悸门方论参看。

胸痹心痛短气病脉证治第九

师曰：夫脉，当取太过不及。阳微阴弦，即胸痹而痛。所以然者，责其极虚也。今阳虚，知在上焦，所以胸痹心痛者，以其阴弦故也。

脉有伦类，盛则俱盛，衰则俱衰，此大较也。故凡诊脉者，当取其既有太过处，又有不及处，则不及者自为病，而有余者将乘之，而尤为不及者之病矣。即如其脉，关以前之阳部得微，关以后之阴部得弦。夫关前之阳脉微，则自胃脘上至胸中，其真阳卑弱而不能奋鼓，故病名曰"痹"。关后之阴脉弦，则自胃腑下至肝脏，其浊邪弦急而从上弹射，故症则见痛。所以然者，责在胸中阳位之极虚，故招下焦之上凌耳。二句就主一边说，即后文栝蒌薤白及人参诸汤，填阳之案也。关前应胸分，关前之脉微，故知胸分之阳虚而病痹也。二句是自主，所以知其为胸痹之故。弦脉于脏为肝，于气为阴，于邪为寒，于症为痛。病胸痹而心痛者，正弦脉以肝脏阴寒之邪，上乘阳虚之所致也。二句就客一边说，即后文栝蒌薤白加半夏及薏苡附子等汤，并乌头赤石脂丸，兼责中下二焦逆阴之案也。此与腹满寒疝第一条寸口脉微弦，文虽同而大有分别。彼处之微弦，在寸口一部上见，盖浮之得微，而沉之微弦也。此处之微弦，是寸口与关上，或下与尺中两部分见，故三条曰寸口脉云云、关上脉云云。九条乌头赤石脂丸一症，虽未尝言脉，然就其症与方意细审之，又确为尺弦之候也。又彼处心肺间，其无形之宗气虚馁，与此处同，而胸痹一症，净多当心之膈膜，其有形血肉中之气虚，故痹着而痛，且从孙络而痛彻于背也。大概无形之宗气，虚于大惊大痛，或忧恐所致，其病顿，略久而上不能御下者，则成惊悸。或便难而见吐衄等血，其不能提下者，又成半产漏淋、亡血失精之候，并传变为本门之胸痹者亦有之。当心之膈膜，其有形血肉中之气，又虚于形寒饮冷，及伤心诸事者居多，其病渐而在心后之脉络，故其曰"心痛"者，谓当心而痛，非心脏中之自为痛也。

平人无寒热，短气不足以息者，实也。

短气者，宗气上虚，而逆阴凑之，则吸气艰于深入，入浅则出亦浅，故殊觉短而不足以息也。寒则肺拳，热则气闭，俱能短气。今外则似无病之平人，既无寒热之症，则其所以短气者，岂非上虚而邪凑之，以致气机不能深入之故乎？夫邪之所凑，其气必虚，留而不去，其病乃实。即第五条所谓留气结在胸中者是也，故曰"实"也。上照前条之极虚，故使客邪逗留而反实，下伏后方之攻实，故用橘、枳、厚朴以散痞也。

胸痹之病，喘息咳唾，胸背痛，短气，寸口脉沉而迟，关上小紧数，栝蒌薤白白酒汤主之。

栝蒌薤白白酒汤方

栝蒌实一枚，捣　薤白半斤　白酒七升

上三味，同煮，取二升，分温再服。

此言胸痹之全症也。喘息及短气者，胸中之本气虚，而胃邪实之，以致呼吸之气不能深入远出之义。肺气逆，故咳，肺液与气俱逆，故咳而且唾也。胸背痛者，胸中阴维、阴跷之脉，其孙络与督脉，及阳维、阳跷之在背者相实，其痛从胸透背，故胸背阴沁而切痛也。"寸口"二句，又即首条阳微阴弦而深细言之。盖寸口为胸之应，沉为阳不能上鼓，迟为气不能连续，是沉迟为微脉之根蒂。寸口外微而内沉迟，故知胸中之阳气虚而病痹也。关上为胃之应，紧即首条之弦脉，与伤寒之紧脉不同。伤寒之紧脉，因寒气凝敛，脉从两头中缩而紧，其体常短，故曰形如转索，转索者，以中缩而紧也；弦脉之紧，因阴弛阳急，脉从两头扯拔而紧，其体较长，故曰状如弓弦，弓弦者，以绷急而紧也。胸膈上虚，下吸有力，以致中焦之气奔之，吸张乘两就之势，故其脉数也。小紧数，犹言略略紧数之谓，盖终不比有余者之上射也。关上小紧数，故知胸病虚，胃以阴弛阳急之气赴之，而致痛矣。夫胸膈象天，常喜轻清。薤白气味俱薄，而性辛温，薄则应在天之气而走胸分，辛温则能迎夺其阳气而发越之。佐以蔓生甘润而善于通窍之栝蒌，蔓生则走经络，甘润而通窍，则又能入络脉，而行其阴中之气矣。然后以性之酒托之，取气味俱薄之白酒者，一则以轻清应天，再则以少火生气，将阳回春满，从胸温络，而痹自愈矣。薤独取白者，以白取上行之性故也，且南方种之以供蔬，常留白而就地刈之，不数天而苗长如故，则尤见其上行之最速者矣。此胸痹之正病正方，单责胸分之阳虚，而未责中下者也。

胸痹不得卧，心痛彻背者，栝蒌薤白半夏汤主之。

栝蒌薤白半夏汤方
栝蒌实一枚　薤白三两　半夏半升　白酒一斗

上四味，同煮，取四升，温服一升，日三服。以四升日三服计之。当缺夜一服三字。

胸痹二字，包上条之脉症在内，后仿此。前条之症，因胸中自虚，下吸胃气，胃家本无上犯之意，犹胸中之谩藏冶容，贿其淫盗耳，故以填阳通气之外，略无余议之及者此也。本条之症，胸中之虚未甚，却以胃家之浊邪方实，以盛凌衰而贯注之浊气，上浮而不下沉，故不得卧。且胸分虚而客气上乘，犹之盗贼所经，于墙垣门径之低小者缺者，则一往趋之。心后之络，外通于背。阳虚而痹，墙垣之低小，门径之残缺是也。浊气从胸之心后而贯，故痹痛如在心，又从痹之络脉而贯背，故痛彻背矣。于前汤中减辛温填气之薤白，故知胸中之虚未甚；君平胃降气之半夏而用至半升，故知以盛凌衰，为胃中之邪过实也，是此汤即第一条太过不及而两责之者。盖以栝蒌薤白本汤，责胸分之阳虚者十之三；加半夏为君，而责胃中之气实者十之七也。岐黄论卧与不卧，明明说是气伏于阴分，则神明收藏，故得卧；气出于阳分，则当醒。发越，故不得卧。半夏秫米汤主之，覆杯即卧者，以半夏乘春发生，入夏将半，即归根复命而苗便枯，故名。是圣人取半夏之性降，能伏其气以入于阴分故也。佐粳米者，滋胃中之阴津液以覆庇阳神，犹之衣被之用而已。李氏旧注，引《甲乙》本《灵枢》之意，而以半夏治不眠，谓半夏入少阳经，已乖仲景用在阳明之旨。至其谓为转运阴阳之药，阴阳得通，其卧立至，则平人之白日不欲卧者，其阴阳俱不通者耶？冤哉。

胸痹，心中痞，留气结在胸，胸满，胁下逆抢心，枳实薤白桂枝汤主之，人参汤亦主之。

枳实薤白桂枝汤方

枳实四枚　薤白半斤　桂枝一两　厚朴四两　栝蒌实一枚，捣

上五味，以水五升，先煮枳实、厚朴，取二升，内诸药，煮数沸，分温三服。

人参汤方

人参　白术　甘草　干姜各三两

上四味，以水八升，煮取三升，温服一升，日三服。

胸分之阳虚而下阴上凑，故心中痞。但痞之为病，常随阳气之起伏以为消长，故腹满时减者，痞之候也。今其气逗留而结在胸，以致胸满不减者，此留气也。譬之天地，寒云断脚，冷雾横拖，逗留于太虚，而不收不散之象，是从胃脘中路上浮，而已据胸中矣。加之胁下以肝胆之逆，从旁抢心，而争空处。此虽胸中阳虚之所招致，填膈之品固宜重以降逆阴。然其留气结胸，犹之贼据城郭，扫除之法不得不与抚绥兼施矣。故以散气之枳实、开痞之厚朴为主，而先煮之者，其意以微风荡云雾而去留气也。然后以薤白、桂枝之辛温而甘者填阳以引其气，以栝蒌实之甘寒而润者走络脉以入其痹，犹之人尿、猪胆及柏叶等之反佐也。于是留气散而胸阳上复，则不治逆而逆将自靖矣。至于枳实、厚朴，欲并用其苦味以泄土邪，故久煮之以取其重浊。薤、桂二味，欲单用温阳以通天气，故略煮之以取其轻清耳。人参汤亦主之者，盖人参补气，白术填胸，干姜散结开痞，甘草浮缓上托，使一团太和之气氤氲胸中，上则旁导阳气而治痹，下则照阴氛而消逆，其于留气之结胸者，舞干羽而有苗格化矣。或曰前汤是治全症之方，后汤是单治胁下逆抢之方。又曰服前汤而留气已散，痞结已开，后汤所以愈痹，而为善后之剂也。二说虽与仲景一条而主两汤之文例不合，然皆近理，故俱存之，以俟有识者之鉴定焉。

胸痹，胸中气塞，短气，茯苓杏仁甘草汤主之，橘枳生姜汤亦主之。

茯苓杏仁甘草汤方

茯苓三两　杏仁五十个　甘草一两

上三味，以水一斗，煮取五升，温服一升，日三服。不差更服。（以煮五升，服一升按之，则日三服之下，当缺"夜二服"一语。

盖"不差更服"是更作一服之谓，若谓即服此二升，《金匮》前后诸汤，并无一剂分作数服，今日服一半，至明日服完，便为更服之例故也。）

橘枳生姜汤方

橘皮一斤　枳实三两　生姜半斤

上三味，以水五升，煮取二升，分温再服。

胸痹上虚而中下之逆邪有二，湿与邪是也。肺性恶湿复恶寒，湿则肺滞，寒则肺敛，俱能使膈膜之痹处作痛外，而又能令其气塞且短也。湿气上逆者，以茯苓之温胸燥湿者为主，佐杏仁以利肺窍，而以浮缓之甘草，托之上行而留恋之，则湿去滞通，而气之塞且短者可愈矣，故主之。寒气上逆者，以辛温之橘皮为君，温则暖膈，辛则散结也。生姜祛寒止逆，而性复宣通，与犀利之橘皮相济，则成和风爽气之象。然后佐以破留气之枳实，则寒去而肺畅，气之塞且短者亦愈，故曰"亦主之"，然二汤皆微、弦两责之方也。

胸痹缓急者，薏苡附子散主之。

薏苡附子散方

薏苡仁十五两　大附子十枚，炮

上二味，杵为散，服方寸匕，日三服。

此即前条茯苓杏仁及橘枳汤之合症合方也。缓急统胸痹之全症而言。凡喘息咳唾、背痛短气、及不得卧等候，有时而缓，有时而急者，以其人之脾胃素有客湿客寒之邪，上冲下伏之所致也。夫阴阳五行，生扶囚谢之化，人身之脏腑，与天地准，故火土之气衰，而水木为妖者，得丙丁、戊己而持，得壬癸、甲乙而甚，持则病缓，而甚则病急者，一也。且湿气浸淫，寒气劲迫，是湿邪为害尚缓，而寒邪为害则急者，又一也。故其谓病痹之人，其诸痹症，或缓或急，此湿寒之气在中焦，以上窥胸阳之往复，而为更迭入寇之象。故主祛湿利水之薏苡者，即上条茯苓甘草杏仁汤之义；配温中行阳之附子者，即上条橘枳生姜汤之义，而进之者也。至杵为散而连服其渣质，则留连胃中，使寒湿既去，而其干温之化，还浮于太虚，则填胸贯络，而痹自愈。此虽似乎单责阴弦之脉，注意在讨贼一边，不知荡平之后，阳微大振，而贺太平者，却正在朝廷也。噫，神矣哉。

心中痞，诸逆，心悬痛，桂枝生姜枳实汤主之。

桂枝生姜枳实汤方

桂枝　生姜各三两　枳实五枚

水数、煎服法缺。

痞及诸逆之由于胸阳虚馁者，详已见。心之所以如有依辅者，真气为之旁薄故也。真气上虚，则心无凭借，有如空悬之状，故曰"心悬"。胸为阳位，阴邪留之，则阴阳不相宜，而阴沁作痛，故曰"心悬痛"也。以辛温之桂枝、生姜填其气者，所以治其心之虚悬；以苦温开痞之枳实破留气者，所以除其痛耳。大概即五条枳实薤白之汤意而变易之者也。此及下文二条，又就胸痹之症而推广言之。盖谓胸痹者，见种种等候，固宜主之，然不必执定胸痹，凡上虚而下气上犯，以致留而不散者俱主之。故于条端既不冠"胸痹"二字，而且曰"诸逆"云尔。

心痛彻背，背痛彻心，乌头赤石脂丸主之。

乌头赤石脂丸方

乌头一分，炮　赤石脂一两　附子半两，炮　干姜一两　蜀椒一两

上五味，末之，蜜丸如梧子大。先食服一九，日三服，不知，稍加服。（梧子大者服一九，恐有误。）

细按症治，其脉亦当阳微阴弦，但微脉固在寸口，而阴弦之脉，当在关以下之尺中耳。人身心胸中之真阳，外为周身卫气之根，内为中下二焦之主，真阳上虚，而脾胃之邪就近犯之，则为四、五、六、七等条之症。若夫肾为牡脏，肝居至阴之下，其虚寒之邪，比之吴楚诸夷，周室既衰，而泽国蛮荆，亦来远窥王室矣。然肝肾之阴邪上犯，较之中土之逆为尤甚，故心痛彻背，与四条之症既同，而胸阳内亏，卫气衰薄，寒从背入，且与下阴之逆，起而贯痹者，同类而两相感召，故背痛而又内彻于心也。夫三焦之化，阳从底生，盖以命门之温热，蒸熟水谷而化悍气，然后上熏如雾而贮为胸阳者也。况本症又属下焦之寒逆乎？是非温下以温上不可也。故以乌头之老阳，壮先天之元气；以附子之生阳，发后天之化气；取蜀椒之辛敛者，所以补其阳而封之固之也；取干姜之辛散者，又所以种其根而升之举之也。总交于气重色赤之石中脂髓，以为使者，气重易致下行，色赤偏宜阴脏，石中之脂髓岂非欲其入精血中而温资始之化源乎？丸非汤散之仅行上中者可比，且先食服之，故知其责在下焦也。弦脉主痛，今心痛彻背，背痛彻心，皆由于肝肾之邪，故知其阴弦在尺中，而非三条之所谓关上脉云云者也。凡胸无痹病而乍中寒者，亦有心背彻痛之症，并主此丸，故曰此与上条俱就胸痹之症，而推展言之者。

腹满寒疝宿食病脉证治第十

跌阳脉微弦，法当腹满，不满必便难，两胠疼痛，此虚，寒从下上，以温药服之。

跌阳，足阳明脉也，其脉微弦，微为胃中之阳土虚弱，弦为肝木之脉，木乘弱土，而凌其所胜，则其气尝纵肆于中部，故法当腹满。若跌阳脉微，而腹又不满，则是微为中气不足，不能传送。弦为寒燥津液，故必便难。两胁曰胠，少阳之部也。微为中焦之膈气不足，不能捍御；弦为肝邪有余，上冲少阳，故两胠板疼而切痛。盖便难者，气机不下畅，故变为上逆矣。"此虚"二字，当少顿，犹云此因中虚，而下焦之寒气上冲阳位故也。温药，当指十五条之大黄附子汤，并理中四逆辈而言。门人问曰：弦脉气削，是为寒诊，夫子言之有素，颇闻梗概。然虚寒之脉，理宜泄泻，今又曰寒燥其津液而有便难一症，是何理也？答曰：阳脏得暴寒则下生泄注，阴脏得固冷则内结便干，此天地之化，当春夏之阴晦则云行雨施，入秋冬之严肃则冰坚水涸矣。又曰：同一跌阳之脉微而且弦，何以有腹满、胠痛之异乎？曰：胃中之腑气微，则弦脉下寒之邪从中行直上，故腹满；胃外之膈气微，则弦脉下寒之邪从两旁夹上，故胠疼痛矣。

病者腹满，按之不痛为虚，痛者为实，可下之。舌黄未下者，下之黄自去。

虚痞无形，故按之不痛为虚。热实有形，故按之痛者为实。承上文言寒气上冲而腹满者，当服温药。若实痛者，则又非温药之例，而为可下之症也。胃中热实，则火土之色上浮，故舌黄。未经下过者而下之，则热实下散，而火土上浮之色必消，故黄自去。则既经下之而黄尚未去者，是为虚热，其主竹叶石膏之候耶？

腹满时减，复如故，此为寒，当与温药。

腹满不减，固为热实，即或少减，亦有胃气渐复，而其热实之满亦渐次消下者，故犹不得直断为寒也，惟时减而复如故，则知人身之微阳有起伏，阳起则如阴晦欲霁，太阳一照而山岚海氛有卷藏之象，故其满时减；阳伏则又如方晴复晦，阴云郁蒸，故其满复如故。此非寒气上冲之满而何？是当与辛甘之温药，益阳光以消阴气矣，此又申明首条宜温之诊法。

病者萎黄，躁而不渴，胸中寒实，而利不止者，死。

承上文言腹满之人，阳气垂亡，又有温之而不受温之死症。病者，即上文所云腹满者是也。萎，指面无生动之神气而言。黄者，脾色外窜之应。躁则浑身毛窍，如有芒刺，亡阳之汗将作也。不渴，则内无阳热可知。胸为阳位，今寒邪固蔽，由腹满而上实胸中，于是寒气凭高鼓吹而下利不止。夫萎黄为脾阳中绝，躁为肾阳外绝，不渴为胃阳内绝，胸中寒实为胸分之阳上绝，利不止，为元阳下绝，总以大剂姜附温之，其能使既冷之灰复热乎？故死。

寸口脉弦者，即胁下拘急而痛，其人啬啬恶寒也。

寸口上应膈气，为肺金之部。寸口脉弦，则肝脉之寒邪上冲胸分之两旁，不但纵以乘其所胜而凌跃阳之胃土，并横以乘其所不胜，而犯太阴之肺金矣。故胁下拘急而痛者，肝邪上乘，肺气缩而不舒之应也。肝为阴脏，又寸口之部，亦外应表气，今其脉上乘寸口，则阴气外出以干阳位，故恶寒也。啬啬见《伤寒论注》，此申言首节"两胠疼痛"句。

夫中寒家，喜欠，其人清涕出，发热色和者，善嚏。

脏腑诸阳之气，其在人身也，如轻烟薄雾，周流匀满，故经脉安和。中寒，则脏腑之本气为寒所逼而内伏，经络之余气为寒所逼而上浮，上下薄引，则经脉乍弛，而络脉乍满。经脉乍弛，故喜实其气而腰欲伸；络脉乍满，故喜引其端而口辅呵欠也。李氏引《内经》"太阳司天，寒气下临，心气从上，寒清时举，瞋嚏数欠"，与此处之欠颇合；其引"阴气积于下，阳气未尽，阳引而上，阴引而下，阴阳相引，故数欠"，是平人卧起之欠，并非倦怠欲卧之欠，与本文中寒喜欠者何涉？至其云"欲入于阴"或"阴加于阳"二语，并不知《内经》所言阴阳上下相引之义，更误。《内经》之意，盖谓阴气将积于下，阳气未尽上浮，故阴阳各相引于上下。而中虚作欠，则"欲入于阴"或"阴加于阳"为何语耶？若倦怠欲卧之欠，则又系阳气将伏于下，阴气未尽上浮，阳引而下，阴引而上，阴阳相引而欠矣，故曰并非倦怠欲卧之欠也。其人中寒喜欠之人，肺脏恶寒而开窍于鼻，肺寒则自出其液，而推逐其所恶于上窍，故清涕。清涕者，金寒水冷之应也，肺合皮毛而主气，寒则气郁而不与皮毛相合，故发热。色和为阳气未服之应。嚏从搏击而出，其象为雷，盖肺能奋发而搏击，以出其郁寒之义也。仲景盖谓中寒喜欠之人，肺气不能震作而嚏，但出清涕则肺已受寒，而其气自阻，与皮之气两相拂郁，故必发热。若其人面色冲和，知阳气自胜，肺尚有权，故能奋发而搏击，以出其郁寒矣。然则中寒喜欠者，但得色和善嚏，其不发热可知也。此及下文三条，又论外寒中入而成腹满之症。本条言中寒而有嚏以出之者，有不能嚏出而发表热者，此虽非腹满正文，然实为中寒腹满之来路，故首及之，非泛言中寒之外感已也；二条正言中寒之腹满；三条言中风冷之人，本不腹满，因误下而致成腹满之症也。

中寒，其人下利，以里虚也，欲嚏不能，此人肚中寒。

中寒之人，但凡下利，则脾胃之阳气里虚，而腹中受寒，故不能分别水谷而下利也。脾肺同属太阴，脾阳不振，肺气可知，故不能嚏以出之矣。曰"肚中寒"，则腹之作胀已在言外。

夫瘦人绕脐痛，必有风冷，谷气不行而反下之，其气必冲，不冲者，心下则痞也。

肥人阴津不亏，瘦人阳气不亏，此定理也。今以阳气不亏之人而绕脐作痛，则知痛非下焦虚寒上乘，明系风冷从脐入腹，而为邪正相持之痛也。但风冷在腹，脾胃之阳失运动之用，故谷气不行者，常也。是宜桂枝加芍汤外加干姜、细辛以驱风散寒为合，乃误以谷气不行为积滞而反下之，则气机因下而陷者，必反浮而上冲胸膈，以致喘急矣！若不从胸膈上冲，则胃阳亏于寒下之药，而下阴上乘胃脘，遂致痞塞腹满矣。夫以阳气不亏之瘦人，误下之变尚如此，则肥人而阳气衰者，其害可胜言哉？前两条是从肩背所感之寒而言，此条又是从口鼻及腹脐所感之风寒而言也。

病腹痛，发热十日，脉浮而数，饮食如故，厚朴七物汤主之。

厚朴七物汤方

厚朴半斤　大黄三两　枳实五枚　桂枝二两　甘草三两　生姜五两　大枣十枚

上七味，以水一斗，煮取四升，温服八合，日三服。呕者加半夏五合，下利去大黄，寒多者加生姜至半斤。

此表热日久不解，热伤胃液，以致内实之腹满也。言病腹满之人，发热已十日不解，则津液热伤，是症已可据。其脉浮而且数，夫浮为在表，以应发热；数为在腑，以应胃热，是脉又可据。饮食如故，则所进不少，是水谷又可据。其腹满之为胃实无疑，然因发热十日所致，且其脉尚浮数，则又不得遗表热而单攻腹满，是宜主厚朴枳黄三物，援承气汤之例攻症之腹满，并责其脉之数；桂、甘、姜、枣四物，援桂枝汤之例解症之发热，并责其脉之浮也。于承气去芒硝者，因饮食如故，则知胃为经表之余热，而非邪入中土之候，故不使咸寒者损胃肠也。于桂枝去芍药者，因已有厚朴之降，大黄之沉，少留其走表之性，故不使酸敛者过牵其发散也。呕者，下气上逆，半夏降逆故加之。下利无积滞，而腹满又为虚痞矣。大黄伤胃肠，能令虚痞益甚，故去之。曰：寒多者加至半斤，则原方之桂、甘、姜、枣，不但解表，并亦填其中气，而助下运之机者乎？仲景之方，真常山之蛇也。此承六条中"寒喜欠，清涕出，发热"等句，而言其变症也。

腹中寒气，雷鸣切痛，胸胁逆满，呕吐，附子粳米汤主之。中，去声。

附子粳米汤方

炮附子一枚　粳米半升　半夏半升　甘草一两　大枣十枚

上五味，以水八升，煮米熟汤成，去滓，温服一升，日三服。

此承七条中寒下利而言，故直接"此人肚中寒"，而曰"腹中寒气"也。阴阳相搏，故雷鸣。寒邪凝敛，故切痛。胸为太阳之部，胁寒为少阳之部，实邪上凌阳位，故逆满也。呕吐者，胃中阳气为寒所逼而有欲遁之象。夫腹为阳明之署，雷鸣切痛，以及呕吐，是其本症，合胸胁而并见逆满，则太少二阳之署，几几乎有阴寒蔽塞之势矣。故主附子之大热，交于守中之甘草，温胃之粳米，而引至阳明之腹，盖以扶阳者胜阴也。然后以大枣填上焦，半夏泻阴气，而胸胁自平，呕吐自止矣。七条曰"寒，其人下利"，以里虚也，盖先以里虚，遂中寒而下利；后以下利，遂寒逆而里益虚，故见种种之候也。

痛而闭者，厚朴三物汤主之。

厚朴三物汤方

厚朴八两　大黄四两　枳实五枚

上三味，以水一斗二升，先煮二味，取五升，内大黄，煮取三升，温服一升，以利为度。

此及下条，当从上文作一节。盖腹中寒气之症治上文已完，此又因上文之症旁及风寒入腹而化热者，与下卷十六篇吐衄门病人面无血色一条同例。《金匮》之省笔，多用此法，细读前后三条之文气自见。言下利里虚固宜大温大补如彼，若雷鸣等症全具，其人痛而便闭者，则又以气不下通，而实热之邪势由上逆，故见种种急切之候也。厚朴降气，枳实泻气，大黄下气，则闭者下通，而诸症自息，岂止痛止云乎哉！

按之心下满痛者，此为实也，当下之，宜大柴胡汤。

大柴胡汤方

柴胡半斤　半夏半斤，洗　黄芩三两　生姜五两　大枣十二枚　大黄一两　枳实四枚　芍药三两

上八味，以水一斗二升，煮取六升，去滓再煎，温服一升，日三服。（以一升三服计之，则"再煎"下当有"取三升"字。）

若雷鸣等前症具，而按其心下满痛，心下为胃之应，按之满痛，是有形之积聚在胃，故为内实而当下之也。但不主大小承气，及调胃等汤，而独任大柴者，以前症之胸胁逆满及呕吐等候系阳明腑实，因而溢出少阳之部者居多。故以柴、半、黄芩为主，降少阳部署之逆，所以治胁满，并止其呕吐也。以姜、枣填太阳部署之气，使下焦不得上犯，所以治胸满并止其雷鸣切痛也。然后以大黄之寒下，枳实之消散，总托于酸敛之芍药，而并力下趋耳。此岂大小承气及调胃等汤所能胜任乎？

腹满不减，减不足言，当须下之，宜大承气汤。

大承气汤方

大黄四两，酒洗　芒硝三合　枳实五枚，炙　厚朴半斤，去皮，炙

上四味，以水一斗，先煮二物，取五升，去滓，内大黄，煮取二升，去滓，内芒硝，更上火，微煮一二沸，分温再服。得下，止服。

腹满时减，以阳气有起伏，阳起则阴伏，故其满有时或减，此为虚痞。若腹满昼夜并不减动，及些小减去而不足言减，犹曰算不得减，此为胃脘渐下渐实之应，故与腹满不减者同，宜大承下之而无疑也。李注大谬，方论见《伤寒注》本方下。

心胸中大寒，痛呕，不能饮食，腹中寒上冲，皮起，出见有头足，上下痛而不可触近，大建中汤主之。

大建中汤方

人参二两　干姜四两　蜀椒二合，炒去汗

上三味，以水四升，煮取二升，去滓，内胶饴一升，微火煎取一升半，分温再服，如一炊顷，可饮粥二升，后更服，当一日食糜，温覆之。

此亦口鼻及腹脐所中之寒也，寒从皮毛经络袭入，则先见表症，如头痛、恶寒、发热等类，而后入里，或止病而不入里者亦有之。详《伤寒论》中，寒从口、鼻、腹脐袭入，则先见里症，如腹满、呕痛、下利等类。而后出表，或止病里而不及出表，遂致不救者比比也。条中曰"心胸中大寒"云云，仅言里症而不及表症一语，故知为口鼻及腹脐所中之寒，而未及出表者也。痛呕当指胃脘而言，寒气切责阳位，故痛；胃阳不能自安，故呕。中土虚寒，失

运饮化食之用，故不能饮食也。腹中寒冷之气，上冲胸分，言病者之自觉也。阴阳相搏，腹皮鼓起，出见如有头足之状，言旁人之可外见也。阴寒之邪，上则抬高阳气，而令阳位逼侧，故上痛不可触近；下则直入少腹，而与浊阴凝冱，故下痛不可触近也。夫心胸中大寒，与上下痛而不可触近，由于腹中寒气，上充下满之外，而其余气犹见之于外股，而至皮起如有头足，则中焦脾胃之真阳虚极，故令阴寒上肆下横如此，是不得不大建其中气，而以扶阳者胜阴矣。诚以干姜、蜀椒大辛大温，大辛散寒，大温聚气，加之甘平峻补之人参，充满姜椒之性而鼓动之。然后以米汁所成之甘胶，微火煎配以为使，盖取米扶胃气，甘守中宫。遂觉辛甘温暖之神，融成一片，化工春气，其与惟王建中，妖氛自息者，同功合德，此仲景命名之深意也。至其汤后曰"如一炊顷，可饮粥二升"，又曰"当一日食糜，温覆之"，经曰：大气一转，其气乃散。所中之寒，其意欲如服桂枝汤之法，将解于阳回之自汗乎？若但云恐中寒挟食，故饮粥食糜；恐感寒复寒，故令温覆，则犹得其浅而未得其深者也。门人问曰：如法服大建中而不得自汗，所中之寒，将何所解散乎？并何变症耶？答曰：此问亦不可少。夫脏腑与经络相通，口鼻及腹脐所感之寒。脾胃先受之，及中焦阳气一转，则内邪托出经络，且从阳气之化而发为表症者，常也。此条之症，因中气虚微，不能载出，故不一见表症。服大建中而解于自汗，中气大振，一箭透重铠之力也。倘服此而不汗，如强弩之末不穿鲁缟，将内症消而发为表热，变桂枝加附子汤或麻附细辛汤等症居多，否则不发表热。脾家实，腐秽当自去，解于自下利者，亦十之一二也。本门是论腹满，每条当寻腹满处，腹中寒上冲，及上下痛而不可触近，俱有腹满在内，不可不知。

胁下偏痛，发热，其脉紧弦，此寒也，以温药下之，宜大黄附

子汤。

大黄附子汤方

大黄三两　　附子三枚，炮　　细辛二两

上三味，以水五升，煮取二升，分温三服，若强人煮取二升半，分温三服，服后如人行四五里，进一服。

此从首条"不满，必便难，两胠疼痛，此虚寒从上冲"等句，而申言之也。人身之心胸，即天之太虚，其两胠，即天之四垂也。心胸之真阳充满，有如日光暄赫，阴气自化，不特太虚清明高远，即天之四垂，云消翳净。古诗"晴川历历汉阳树"，颇能道出神境，复何胸满胁满之病乎？惟如首条趺阳脉微弦，微则阳光失德，弦则地气冒明，故曰"法当腹满"者，岚浮氛起，直上以塞太虚之象也。否则，微为乾健不施，弦为坤顺失正，故曰"不满必便难"。两胠疼痛者，云斜气横，旁分以阴四垂之象也。知此，则首节与本条及各条之症，其病机偏正高下，可会出全神矣。盖谓五脏中惟肝居至阴之下，其性阴寒善逆，本脏中阳神秉政，则冲和调畅，故动则主生，而化则为道；若其脏真之阳自虚，则阴寒之上性，上逆而为祸矣。阳明之气虚，从胃外而上犯胃脘，则为腹满等症。少阳之气虚，从膈旁而斜穿两胠，则为胁满等症。太阳之气虚，从胃外而上侵宗气，则为胸满等症。夫腹满、胸满，除实症用下外，凡下寒上冲者，已立附子粳米及大建中之法。其少阳之气虚，因而旁穿两胠，以致胁下偏痛，并膈气微而不能传送。先见便难，后则气浮于上而发表热。其脉紧弦，紧则为寒为痛，弦则主肝、主逆，紧从弦断，则寒而致痛者，由于肝脏阴寒之气上逆可知。故曰"寒也"。因便难而蒸为表热者，宜下之以通其便难之气，则经络之热可解。膈气微而招阴脏之寒逆者。宜温之而填其上焦之气，则逆痛可下，温药下之，两不相背矣。盖大黄之苦寒，与附子、细辛之辛热相偶，膈气喜附子、细辛之温，却暗得大黄以下泻其逆满；贼阴亲大黄之性，却误吞附子、细辛而自化其阴翳。譬之帝王，德礼相成，恩威并济。譬之天地，春雷不怒，伏雨长生之道也。至其煎法、服法，另开生面，与寻常略不相同。寻常利药，必先煎大黄以为主，而后入诸药，使随其攻下之性，此独同煎，其不注意用下一也；寻常作三服者，多曰"日三服"，此独令如人行四五里，即进一服，其不顾虑并力峻下二也。盖以首节"便难"二字，不过因阳微不能传送而难于便，与内实便闭者不同，又此方以温药牵制大黄之性，而不十分寒下故耳。门人曰：夫子以本文为申言首条之症，本文虽无"便难"字样，然以胁下偏痛及发热二症，便公然下以温药，其为申说首条似矣。但首条言脉曰"趺阳微弦"，此条虽亦言弦，却曰"紧弦"。而并不言微，恐作承首条之语，或失之牵强耶？抑其中另有奥旨乎？答曰：首条兼言主虚，故曰"微弦"；此条单言客实，故曰"紧弦"。且微弦，尚有主在；紧弦，则客代主人矣。由微而进于紧，即奥旨也。

寒气厥逆，赤丸主之。

赤丸方

茯苓四两　半夏四两，洗　乌头二两，炮　细辛一两

上四味，末之，内真朱为色，炼蜜丸如麻子大，先饮食，酒下三丸，日再夜一服；不知，稍增之，以知为度。（方内只四味，其曰"上六味"，则"六"字为四字之讹耶？亦本方失去二味耶？愚穷伤寒直中厥阴及少阴诸方之意而拟补之，或可加干姜、桂枝乎？盖干姜散寒愈厥，桂枝通阳止逆故也。敢存此以致高朋。）

厥，谓寒战，如头振、龂齿及浑身筋惕之类。此出于肝，肝中

阳气自虚，又或为外寒所逼，微阳深伏至阴之下，而逆阴自动。譬之严冬，真阳在泉，日光阴晦，阴风忽起，鸣条走叶之象。故厥还者必发热，以阳气伏而必起于胃，胃中饮食所生之精悍，由脾肺而贯手足之四末者为顺，胃为客寒所中，或肝肾之贼阴犯之，或停食贮饮等类，皆能使胃系塞，而其阳自伏，不能外贯手足而逆冷，故曰"逆"也。若各因其邪而分别治之，令胃中之精悍一通则愈，此厥逆之所由分也。然厥症必兼四逆，以肝木之阴邪能贼胃气，故言厥者，必曰"厥逆"。四逆之重症，亦有见厥者，以胃阳自虚而见伏，遂下招肝木之外侮，故言逆者，亦间曰"四逆而厥"云。要之，阴厥而逆，则重在厥，厥愈而逆自通；因逆而厥，则重在逆，逆通而厥亦自愈。然则成氏谓厥甚于逆，自是定论，王履乞乞议之，真盲人观剧，而妄述于妇人、女子之前也。盖谓肝肾之虚寒上冲，而真阳下伏，因寒战及头振、齿介等症而厥，遂致木邪乘土，又跌阳负于少阴，而胃气中阻不贯手足而逆。此责在肝肾之虚寒，故当以治厥为本，厥而致逆，不必责阳明之胃，前所谓厥温而逆自通也。赤丸温下焦之阳，其主之也，不亦宜乎？乌头为隔年之老阳，较附子之性颇缓，而为下行、旁行之品，且附子侧子，俱其所生，老阳之气坚定，性缓，则不致水火相激而厥逆愈张；下行、旁行，则直达肝肾；附侧为其所生，则又能通脏真之气，而生之、长之矣。阴气上逆，寒饮必升，故用茯苓淡渗之，且即从小便而下泻其逆也。半夏降上焦之逆，细辛通经络之阳，故用以为佐焉。真朱，即水银所烧之朱而不杂假者。水银为至阴之类，烧以为朱，则色红性重，取直走下焦而通阳气，故内此以为色焉。酒性温而通经，盖温以愈厥，通经以愈逆，故以之为下药之使耳。

腹痛脉弦而紧，弦则卫气不行，即恶寒。紧则不欲食，邪正相搏，即为寒疝。绕脐痛，若发则白汗出，手足厥冷，其脉沉紧者，

大乌头煎主之。

乌头煎方

乌头大者五枚熬，去皮不咬咀

上以水三升，煮取一升，去滓，内蜜二升，煎令水气尽，取二升，强人服七合，弱人服五合，不差，明日再服，不可一日再服。

腹痛，指脐之士下而言，即下文"绕脐痛"是也。脉弦而紧，就下文"卫气不行""不欲饮食"观之，当单指阳明，不概六部而言，以腹痛属阳明病，故就其部位诊之，是知篇首"趺阳"二字，一直贯至终篇也。弦从浮见，紧从按得，故以"而"字断之。且下文言紧，即曰"沉紧"者此也。疝者，气病也，五脏俱有之，然肾为水脏，肝居至阴之下，故二脏病此者独多。夫阴脏贵阳气，阳腑重阴津，此阴阳各喜配偶之性情。倘本脏之真阳自虚，则阴气与客寒外湿，两相暗召，而伏结于杳冥。若他脏及别腑之阳气各胜，则如太平之世，非无匪类，而潜踪乡曲，不为民害。倘阳明之气虚，则如本条之症，而入犯中州，故腹脐为病。少阳之气虚，则如次条之症，而旁据两辅，故胁下为病。太阳之气虚，则如三条之症，从腹及胁，而又外侵边鄙，故为手足不仁，及身体疼痛等症。甚至阴气上浮阳位，留连不去，变成假热。如四条之脉症，不下其寒，几几乎有怀宗流寇之祸矣。故其字从山，山之为物，阳上实而阴下虚，其卦为艮，阴下连而阳上断，其变为泽，故晴明之候，清泉白石艮止于覆盂；而阴晦之时，冷雾寒云兑张而吐气，此古人命名名疝，而从山之意也。仲景谓腹痛之人，诊其阳明之脉，举之见弦，而按之得紧。弦为肝脉，又为气削之应。夫卫气者，阳明腑中谷气所化之精悍为之也。今见肝脉，是土受木邪，其气削弱，不能行其精悍而出为胃气可知，故即当恶寒。紧为病脉，亦为寒诊，是虽应腹中之痛，而寒气之胃，则胃阳之不能化物又可知，故不欲饮食也。盖胃中正气略胜则阴脏之邪下伏，胃中正气略负则阴脏之邪复起，故邪正相搏者，是寒疝之所以为病也。胃当脐之内，故其症绕脐而痛，以下又从"邪正相搏"句而申言之，盖正胜则有时不发，若发，则阴邪上乘而虚阳上遁，故曰"汗出"。肝肾之逆阴起，而胃阳中伏，不但不行卫气而恶寒，且手足厥冷而逆矣。其脉沉紧，沉为在里，沉紧为在里之脏气阴寒，大乌头煎其可已乎？以老阳坚定之性，用甘缓之蜜，熬以为煎，而尽去其水气，不特柔以济刚，恐水气易渗，盖欲其留连胃中，独扶阳明之意也。白汗，诸经无此名，江浙乡语呼大汗为白浮汗。道家黑白者，阴阳之别名，亦太极之图像也。意者，黑满而白亏，其阴盛而格阳上浮之谓乎。录此备考，亦礼失而求诸野之意云尔。愚谓白与自颇形似，白汗者或自汗之讹耶？

寒疝，腹中痛，及胁痛里急者，当归生姜羊肉汤主之。

当归生姜羊肉汤方

当归三两　生姜五两　羊肉一斤

上三味，以水八升，煮取三升，温服七合，日三服。若寒多者，加生姜成一斤，痛多而呕者，加橘皮二两，白术一两，加生姜者，亦加水五升，煮取三升二合，服之。

寒疝、腹痛，详已见。少阳之气虚，疝气从腹而旁穿两胁，以致胁痛，并胀满而里气急切者，皆阳位不受阴邪之应。羊肉甘温补气，为胃家之所喜。佐以辛温之生姜，不特功能散寒，且温胃而提其气以温肺。然后使以苦温气重之当归，从胸注胁，盖又领肺金之暖气，以达肝胆之乡，因而逐消其寒疝者也。疝虽阴脏之邪，然必合客寒以为内结上冲之势。寒多，谓客寒独重也。生姜既能温脏阴而使下消，尤能散客寒而使外出，本方之外，加至十一两者，其亦通阳气以资自汗，而驱客寒外散乎？疝气逆甚，则痛多而呕，橘皮香细而气散，味辛而性温，为走肝消逆之品，故加之。凡逆甚者必由膈虚，白术填上焦之空，故亦加之耳。

　　寒疝腹中痛，逆冷，手足不仁，若身疼痛，灸、刺、诸药不能治，抵当乌头桂枝汤主之。

乌头桂枝汤方

乌头

　　上一味，以蜜二升，煎减半，去滓，以桂枝汤五合解之，令得一升后，初服二合，不知，即服三合，又不知，复加至五合，其知者，如醉状，得吐者为中病。

　　寒疝、腹痛、逆冷，详已见。若其人太阳胸分之阳虚，则疝气从腹上胸，且从胸而外出太阳之经络矣。夫手足为阳气之充，寒疝之邪逆之，则其中似有捍格，而为顽厚之状，是不仁也。身体有通畅之脉，寒疝之邪逆之，则其中如有阻滞，而为胀满之状，故疼痛也。以灸、刺治经，其如病之本在脏；以诸药治里，其如病之标又在经，故皆不能治也。惟抵当乌头桂枝汤主之者，以乌头及蜜合煮，即前条乌头煎之义，所以温胃阳，而消寒逆之疝，则腹痛逆冷内愈，此治其本也。以桂枝汤解而合服之者，桂枝本汤，为行阳走表之症，且以乌头煎为佐，则又能从手足身体而除寒解疝，其不仁、疼痛等症，焉有不外愈者乎？此治其标也。合标本内外而并治之，其主之也宜矣。如醉状，倦怠不宁之貌，盖将飞者翼伏，阳气缩而欲伸之象。得吐中病者，吐能提气，亦大气一转，其病乃散，阳胜而阴自化之理也。名之曰"抵当"者，与《伤寒》之抵当丸同义。盖《伤寒》之汤丸，为抵敌其热，而当住攻心之势，且泻热者宜下，故病去于利。此症之汤，为抵敌其寒，而拦当熄火之机，且温上者宜提，故中病于吐耳。乌头无枚数，以本方用蜜二斤，与乌头煎之用蜜二斤准之，当亦用五枚耶？或问"不仁"字，医经之言手足皮肤不等，古人何不从痹重板滞等名，取其一而状之，而独曰"不仁"者，是何义也？前贤既无确解，子又云似有捍格，而为顽厚之状，则与俗所云"麻木"者近似，而于不仁何取乎？答曰：少阴君主之官，深藏奥腑，而其所发之阳神，充周遍满中，复余灵醒昭觉之用。故虽麦芒隐刺，识痛楚于刀针；而蚤虱微踪，辨驰驱于车马，此心君之阳德，仁被要荒之象。譬之天地春无迹，而草根树杪皆通。譬之父母慈爱中悬，而儿隐女微必洞，此皆仁之为用也。若其素夙无病，而手足皮肤一时但觉捍格顽厚之状，则是心阳不贯，如人君之不能以仁远被，而天地、父母之阳春、慈爱，于此独薄者然，故曰"不仁"。是则不特痹重板滞，不可以名此，即麻木之似是者，亦不得取以相代。以痹重板滞及麻木等，皆一枝一体之自为病，故就病者一边言之；此则手足皮肤，本自无病，盖就心阳不贯一边而言也。古人状病之细密类如此。

其脉数而紧，乃弦，状如弓弦，按之不移，脉数弦者，当下其寒，脉紧大而迟者，必心下坚，脉大而紧者，阳中有阴，可下之。

若病疝之人，诊其阳明之脉，举之见数，沉之则如两头绷急而紧，此乃弦脉，名虽同紧，而非如转索之谓也。弦脉状如弓弦，往下按之而不下移，如两头绷急之象，故亦名为紧，其实是数而弦也。下文两"紧"字同义，盖形如夺索之紧，为真正阴寒，微明将熄之应，大温大灸，九死一生，况敢下乎？凡言弦紧、紧弦，俱"紧急"之紧，弦脉之劲疾是也。其谓数弦之脉，皆因阴寒之疝，上冲阳位，经久不消，以致微阳失下运之用，而大便不去，一则积成假热，再则胃液亦枯，故数也。又弦为肝脉，弦而如弓弦不可下按，则又木得寒而枝劲之象。夫热而液枯者当下，阴木之邪上乘而至劲急者，又非合温药以下其寒不可也。下文两脉，又从数弦而推广之，凡阳明之脉，实弦而似紧，又大而迟者，弦紧为肝气上乘之诊，大则中空而液短，迟则鼓谩而阳虚，心下为胃之脘，胃中阴阳俱虚，而肝木以寒疝乘之，谓非心下坚硬而何？又大为阳明之本脉，按之而见实弦似紧之紧，则阳腑中有阴脏之客气显然矣。曰"可下"者，犹言皆可以温药下其寒之谓。

问曰：人病有宿食，何以别之？师曰：寸口脉浮而大，按之反涩，尺中亦微而涩，故知有宿食，大承气汤主之。

此下三条，承前十三条之"腹满不减"，设为问答，而申言内实宜下之脉症也。胃为水谷之海，其所化生之津液，上之从脾以滋肺，下之从肺以灌肝肾者也。寸口为心肺之应，若其脉举之见浮大，按之见涩，夫浮为气机上郁之诊，大为阳明本脉，涩则津液不滋之象。且浮又底虚，大又中芤，以浮大之反面，与无阴之涩脉正合，则是阳明之气不下通，而上郁心肺之夹空，并无胃液上滋之应矣。尺中为肝肾之诊，浮之见微，而沉之亦涩，则是胃中无悍气下充，故微无精汁下润，故涩。即经所谓"二阳发病，有不得隐曲，女子不月"之理也。夫寸口，则逆热浮而土液不蒸；尺中，则悍气衰而精汁不灌，谓非宿食内结胃腑，阳液不暇自救，焉得有此干浮虚燥之脉乎？此从胃之上下两头，而知宜主大承之脉者，一也。

脉数而滑者，实也，此有宿食，可下之，宜大承气汤。

不言部位而但曰"脉"，盖亦指阳明而言，末后两言脉紧同义。数为在腑，又数为热，滑者，谷气自结，而不灌注四旁之象，夫在腑有热，而谷气自结，非胃实而何？从胃之本位，而知宜主大承之脉者，又一也。既曰"实"，而又曰"有宿食"者，非复也，盖以"实"言症，而以"宿食"句，还答问语耳。

下利，不欲食者，有宿食也，当下之，宜大承气汤。

此紧承上文"脉数而滑"句。盖脉不数滑，则下利不欲饮食，便不得断以宿食故也。言阳明之脉，数而且滑，倘然下利，则数为胃火自盛，而滑为谷气自还之应，便当能食。今不欲食，则系宿食占其胃分，而其所以下利者，为气滞旁流之故。犹云但不欲食，虽已经下利，亦不得为数滑者宽其下也。此从消息饮食而知宜主大承之症者，又一也。

宿食在上脘，当吐之，宜瓜蒂散。

瓜蒂散方

瓜蒂一分，熬　赤小豆一分，煮

上二味，杵为散，以香豉七合，煮取汁，和散一钱匕，温服之，不吐者，少加之，以快吐为度而止。亡血及诸虚者，不可与之。

脘即胃之管，自喉嗓下至胃，作三分，故有上中下脘之别。任脉之经穴以当之而外得名者，李氏援以注此，未是。若宿食在胃之上脘，而未入胃腑者，大承下之，则宿食高，而攻下之药，低不能及，且徒伤其胃气，不如越而吐之之便矣。瓜蒂蔓生，气味苦寒，且其性属上提，而不容下坠者，蔓生则走胃络，味苦则能使胃系急而自拳。凡气寒者，俱为胃之所恶，其性上提而不容下坠，故能令胃气上涌而致吐也。但吐则伤阴，而火气自浮，此吐家必生烦热懊恼之症，香豉滋阴降气，故煮汁和服者，盖为预防之计，以济其偏者也。

脉紧如转索无常者，有宿食也。

紧为寒，紧如转索，盖索具坚收，转呈短缩之象。夫阳明胃腑中因寒敛而见坚收短缩者，非宿食而何哉？

脉紧，头痛，恶风寒，腹中有宿食不化也。

脉紧，紧承上文转索而言；头痛，胃中结气上冲之应；恶风寒者，无精悍以行其卫气故也，故知有宿食不化。

此与上条，俱当着眼在"脉紧"二字，尤当着眼在阳明部中之脉紧。盖紧如转索，即是胃阳虚冷，不能运化，以致宿食停滞，与二十一等三条之下症大异。故前条但曰"有宿食"，此条亦曰"宿食不化"，而俱不出方，则其为宜温胃阳而资其自化，与不欲攻下之意，已在言外，即或不得已而用下，其亦宜大黄、附子之温药耶。又本文脉症，全是伤寒，而独断为宿食不化，以脉紧为阳明部中之脉紧，而头痛、恶风寒等之外症，又为阳明风寒症中之所绝无者，从两经经腑，其脉症之交错处看出。故知表非太阳伤寒之症，而里为阳明宿食之脉矣。以此二者，故曰当着眼在脉紧，尤当着眼在阳明部中之脉紧也。

五脏风寒积聚病脉证治第十一

肺中风者，口燥而喘，身运而重，冒而肿胀。

此篇就风寒之邪中于本脏而言其轻重之不同，以补《伤寒论》中之所未备也。盖《伤寒论》中，除直中三阴之经脏同病外，余俱先病经络，而后递入脏腑，故发热、疼痛等候，俱经络之症。此则三时之风寒，单为中脏，故其轻重生死之候，俱在本脏，而不及经络者，此也。五脏之经，各出而附于太阳之表，以与卫气相会。肺之经穴，外走手内臁之上侧，又肺附于脊，与背贴近，且肺主呼吸，故经穴脊背以及息道，俱能使肺中风寒也。风为阳邪，善能化热以伤津液，故精气不能游溢而口燥。又肺受风热，则自剥其膏液以塞清虚之管。"运"与"晕"同，风邪善动，而实至高之肺，故其气上旺下衰而身运。脾肺同主太阴，故轻灵旋转，尝有上下合德之妙。肺病，则天气不下交，而脾土失升降之用，故身重也。肺主气，气为风邪所抟，则上浮外鹜，而不与阴气相接，故头目躯壳，殊觉如两层而病冒。又肺病则不能转运阳气，故肿；不能传送水道，故胀也。

肺中寒，吐浊涕。

肺中寒，则叶拳而气结，不能蒸其津液于四布，而上泛为浊涕，且肺寒鼻塞者出气难，而入气较易，故常缩鼻中之浊涕而见于吐耳。

肺死脏，浮之虚，按之弱，如葱叶，下无根者死。

死脏者，脏中所藏之阴阳俱将死之候，与下文四脏同义。虚，就脉体之中空而言。弱，就脉机之鼓微而言。凡脉之形体，阴血主于内，故充实；里阴竭，则脉体中空而虚。又脉之鼓动，神气努于下，故内强；里阳竭，则脉机底软而弱。夫肺之精汁最高，浮之虚，是肺中之真阴将绝也；肺之神气在脾，按之弱，是肺中之真阳将绝也，合而状之，竟如葱叶。盖浮取之，则见上皮；沉按之，则得中茫之象也。"下"字指关部而言，凡脉之来，俱自下而上，平人重按寸口，本部脉虽不见，而关前隐隐有上引之势者，以脾胃之土气为肺金之根蒂故也。若得浮虚、按弱之脉，肺中本部之阴阳既竭，已为危诊，而关上寸下，又无上引之机，是无根也，不死何恃乎？古人状肺脉者，曰毛。毛者，非牛、羊、犬、马之毛，乃禽鸟之羽毛也。盖因按羽毛者，中既有主，而散见于两旁者，常若有不可寻其边际之状，是中实而外虚者，羽毛之象也。夫中实者，积阴而有质可凭；外虚者，积阳而无象可得之妙也。今如葱叶，则外有边皮，而中无主令，正与毛脉之中实外虚者相反，况更无土气以托根乎？故必死也。本篇言五脏风寒伤着者，共十六条，除第九条自愈不用药外，惟七条之肝着、十五条之脾约、十六条之肾着，立有治例，余则并无方药者，以五脏风寒及伤损诸候，俱不治之症故也。所以第一条言中风之死症，第二条言中寒之死症，此条合言其死脉耳。盖一条之口燥而喘属阴绝，与浮之而虚之脉相应；运重而冒以及肿胀属阳绝，与沉之而弱之脉相应；二条之吐浊涕属阴阳两绝，与浮虚沉弱之脉相应，细玩自见。

肝中风者，头目瞤，两胁痛，行常伛，令人嗜甘。

肝为木脏，与东方风气相通，故肝常出而应风也。脏中阴阳自虚，则肝因而中风矣。目皮之簌簌跳动者曰瞤，气虚之候也；头目俱瞤者，肝中风，则脏真之气自结，而失其疏畅之用，故不能上贯头目，而气虚瞤动矣，此与后文浮之而弱之脉相应也。肝惟多血，故能养其筋脉，使之调达，肝络内布于胁，风淫血燥，则胁络拘急而痛。伛者，腰屈不伸之貌。正因胁络拘急，故行常伛，而宽其脉以缓痛耳。甘为脾土之味，肝急而遗其苦于所胜，故脾因之而俱急。嗜甘者，纵其所好以自救也。其曰"令人嗜甘"，则因病而嗜而非平日之素性可知矣。三句一意，盖"两胁痛"句为主，而以"行伛"外诊其形，以"嗜甘"内诊其性也，此即后文"按之如索"及"不来，或曲如蛇行"之应，肝家之死候也。

肝中寒者，两臂不举，舌本燥，喜太息，胸中痛，不得转侧，食则吐而汗出也。

肝居至阴之下，阳气常虚，而与客寒相召，故中寒也。手厥阴心包，行手之正内侧，得足厥阴上浮之阳，与之交畅，故两臂轻便而能举。中寒，则肝气凝敛而不上充，故其内侧常板滞而不能举矣。肝脉络舌本，脏寒，则火不能蒸血以为津液，故舌本燥也。肝木苦急，故喜太息以伸其寒郁耳。肝之内络，上贯于膈，胸中痛者，寒邪阴沁而拘急也；不得转侧者，合两臂不举，及胸中痛而言。肝寒，则遗其祸于所胜，而脾胃受窘，故食则吐。吐则胃中之悍气愈虚，而不能摄其津液，故汗出也。此亦与下文死脉的对之症也。

肝死脏，浮之弱，按之如索，不来，或曲如蛇行者，死。

肝为多血少气之脏，故真阳最贵，真阳内固，则气温而脉体自和；真阳外充，则神完而脉机自满。今以木脉而浮之见弱，是枝叶之不能上荣者，知神去而机将息矣。索者，紧短之状，按之如索，是根株之已经下结者，知气削而质欲枯矣。此肝死脏之正脉，下文"不来"及"曲如蛇行"两句，又承"按之"二字而言，死脉中之渐变者也。按，非重按至骨，但比浮而轻取者，略略沉按之之谓。不来者，不特按时断绝，即再浮之，而亦不能乍还，残阳不胜六菽、九菽之重也。曲如蛇行者，伏而不鼓，但左右弯曲，如蛇之行走，即俗称屋漏痕者是，真气之有去而不复返之象也，故皆主死。然短期之法，大概浮弱而按之如索者，以月计；浮弱而按之不来者，以日计；浮弱而按之曲如蛇行者，惟以时计而已矣。

肝着，其人常欲蹈其胸上，先未苦时，但欲饮热，旋覆花汤主之。方佚。

肝以阳气为贵，木得春而枝叶融和，性情舒畅之理也。着者，留滞之义，脏中阳虚，而阴寒之气，不能融和舒畅，且肝络从少阳之胁而上贯于胸，故其黏滞之气，留着于胸也。夫肝之阴气，既着于胸，则其胸中常有似板似紧之候，重按之少可者，其理有三：盖按则以动而微开肝气之郁者，一也；按则以实而下驱着气之浮者，二也；又按则以他人手足之阳热借温至阴之寒逆者，三也。曰"常欲蹈其胸上"，甚言其欲得重按之意。苦，即胸中所谓扳紧者是。先未苦时，常欲饮热者，热乃阳类，胸将着而求救于外火也，不言食热而曰"饮热"，从木性之喜水，而尤宜伏雨也。旋覆花从春以及秋杪，丛生而繁花，得阴阳之气最胜，故为肝经之气药。且体轻味咸，体轻，则盘旋于上焦；味咸，则终覆为下润，故又为胸中之降药，以之主胸上之肝着宜矣。独是名存方缺，深为恨惜，以愚鄙拟之，或合桂、甘、姜、半及细辛等味，以为佐使乎？或问肝在下焦，何以病肝着者，其症却在上焦耶？答曰：肝木藏精汁于下，而浮神气于上，胸中者，神气之所荣也，木衰而巅顶之枝柯先见枯劲，此肝着之象也。

心中风者，翕翕发热，不能起，心中饥，食即呕吐。

手少阴经脉，外见于手内臁之下侧，又口鼻之息道，内络心包，故心中风寒也。心为火脏，以善于化热之阳邪中之，则风从火化，而脏中之真阴，不足以胜之，故浮而发为表热也。翕翕，见《伤寒》桂枝症注，风火交煽之象。风木之邪，实于君火之脏，则飘忽如运枢，故不能起矣。饥出于胃，曰"心中饥"者，真阴受伤，干热之燥化，而非真饥也。邪热剥心血于上，而中焦之阴，在悉索上供，而犹不敷之象，则连渣带质以上奔，故食即呕吐也。条中凡四症，前"发热"等三症，应下文四条"浮之实"之脉；食即呕吐一症，应"按之益躁疾"之脉。盖风火之邪上盛，故浮之实如麻豆，真阴之液下竭，故按之益加躁疾，亦死候也。

心中寒者，其人苦病心如啖蒜状，剧者心痛彻背，背痛彻心，譬如蛊注。其脉浮者，自吐乃愈。

心为君火之脏，体阴而用阳者也，中寒则阴邪剥阳。其一种阴沁克削之候，常有似疼非疼，似空非空，令人愦愦然无奈，而莫可名状者。蒜性辛辣耗削，多啖，则心中之非疼非空者似之，故以之为喻也。然此犹苦之未甚者，若夫剧，则寒邪已中于心，因而从心而痛彻于背，或寒邪先中于背，因而从背而痛彻于心，此中寒之最重，又非啖蒜之比，竟如蛊毒之虫，连心及背，走注穿啮之象。夫心部之脉，浮主心气，按主心血，心气中寒则邪实，故浮之实如麻豆；心血无阳则拘急，故按之益躁疾，与上条同为死症，但上条为心中真阴先死，此条为心中真阳先死之异耳。"脉浮"二句，又就中寒者之活症而抽言之也。盖谓中寒之症既具，倘其脉得上浮，则浮为阳热未服之应，又为大气上转之应，夫阳热未服，则能自振以驱寒；大气上转，则能高越而提气，故自吐而愈可必也。其曰"脉浮者，自吐乃愈"，则不浮者之不能愈，已在言外矣。

心伤者，其人劳倦，即头面赤而下重，心中痛而自烦，发热，当脐跳，其脉弦，此为心脏伤所致也。

此条当与虚劳及惊悸门参看。心伤者，指心气、心血两伤而言也。劳倦，因劳而倦，凡外而劳形、内而劳神者皆是。头面赤者，劳则生热，心血虚而不足以胜之，故浮其热于头面也。下重者，因劳而心气愈馁，不能上提，而有下脱之机所致也。气削则不能自温，故心中塞痛；血虚则不能内润，故干烦也。发热者，即头面赤之理，而外发为表热也。当脐跳者，心气虚于阳位，将下招浊阴之上乘，而当脐之气自动也。脉指左寸而言，弦者，气虚脉削、气寒脉急之应。夫症则阴阳两亏，脉则神气顿减，岂非心脏受伤之所致乎？细按此条，俱系活症，其不出方者，或以《虚劳》中已详之也。今援虚劳之例，拟之以小建中，而加参、芪、归、麦，其庶几耶。

心死脏，浮之实，如麻豆，按之益躁疾者，死。

心之为脏，于卦属离，常外阳而内阴。外阳则为气为火，其象有光焰而无形质，故其脉浮而举之，常似大而且散者，以心中阳气之充周也。内阴则为精为水，其性宜流利而尤喜安顿，故其脉沉而按之，常似滑而且缓者，以心中阴血之静镇也。若浮之实而如芝麻、小豆之状，是火无光焰而形质代呈，则知脏中之真阳外亡矣；按之而麻豆之形仍在，但觉益加躁疾，夫躁者浮散而不返，疾者坚搏而不和，是水源倾注而出之象，则知脏中之真阴内竭矣，故主死也。前中风、中寒之死症，配合此条之死脉，另是一种解法，非与此条之实脉及躁疾者，自相矛盾也。盖本条为正解，前二条从风寒之贼阴、贼阳而言，故实脉为邪实。躁疾为无阳无阴之诊，确有至理，识者辨之。

邪哭使魂魄不安者，血气少也。血气少者属于心，心气虚者，其人则畏，合目欲眠，梦远行而精神离散，魂魄妄行。阴气衰者为癫，阳气衰者为狂。

无因而哭，如妖邪之状，故曰"邪哭"。独言哭者，血虚则咽塞，气虚则卑陷，二者合并，故好为无端之哭泣矣。肝主阴血，血中之阳神为魂；肺主阳气，气中之阴精为魄，气血两充，则魂魄各安其宅，且相抱而入心，以神其神。反此，则魂魄不安，而妄哭如中邪矣，故曰"血气少"也。二句先言肝肺中之血气虚，心为离象，外阳而内阴者，气表而血里也。气表，故与主气之肺相属；血里，故与统血之肝相属，是肝肺血气之多少，与心相连属，故曰"血气少者，属于心"也。二句言肝肺虚而心气相因而亦虚。心为神脏，而神以气之虚实为盈缩，心血虚而致心气虚者，则神气损削，而灵道扩窈，譬之孤舟夜泊空江、孤身夜入荒山之象，故其人常自畏也。又气盛则神起而喜外用，旦昼之象；气虚则神倦而甘内藏，暮夜之象，故合目欲眠，即足少阴喜寐之候，以手足少阴之情性颇同故也。三句单言心气虚，是此条入心脏之正文。心血内虚，则神窘于所宅，有如国难出亡，家贫流荡之义，故梦作远行。夫心神之所梦者，要不出乎本身之脏腑经络，虽相去仅经尺寸，而神劳气阻，遂生关山间隔之境，至其虚幻泡影，却依金木水火土之相与恐惧、震怖之妄情相合，而各为类应者也。"精神离散"两句，又合心肾肝肺而言其俱虚，且自注梦远行之故。盖因心中之神，托根于肾精，抱一于肝魂、肺魄，而成合德之妙者。今精不根神而两相离散，魂魄不抱一而妄为上升下坠之行，梦则神明欲内伏而不得，故见种种之境也。"阴气"两句，又从正虚而推言客气之上并也。癫者，颠倒；狂者，狂悖之义。但癫属阴病，阴气惨毒，如官宦宫姜之上干国柄，率皆惊畏恚嫉，故妄言报雪杀戮者居多，贼阴之占据灵府也；狂属阳病，阳气高迈，如奸雄诈伪之明弄大权，率皆尊贵才智，故自称帝王神圣者居多，下阳之上乘神室也。盖心中之气血偏衰，自为病者如上文所云，若下焦肝肾之阴阳各因其类而并之，则神君逊位而出，故阴气衰者为癫，阳气衰者为狂矣。然亦有阴阳互并者，阴衰见阳并，则大笑大乐，好登高远行，而日夜不寐；阳衰见阴并，则大惊大畏，好深藏鬼避，而终不自安。此又癫狂之变症，不可不知者也。其互并而不病癫狂，即吐衄惊悸中之所论者，是矣。

脾中风者，翕翕发热，形如醉人，腹中烦重，皮目瞤而短气。

足太阴脾经，外走足内臁之上侧，故从经穴而内中风也。风邪化热，由内而外蒸，故翕翕发热。形如醉人者，就其面赤及肢体倦怠而言。盖面为阳明胃腑之应，脾移热于胃，故面赤如醉人。又肢体者，脾阳之所贯也，脾中真气，受伤于风热，则真阳痿顿，故肢体倦怠如醉人。热伤津液则烦，土气沉困则重，腹中为脾胃之应，脾热，故液干气滞耳。皮者，周身之皮肉；目，指眼眶而言。经气虚而灌注不匀，则移宫易位而瞤动，皮目俱瞤者，脾病而气馁于外也。脾肺同治手足之太阴，而相为呼应，故息道深长。今肺吸而脾中邪实，艰于纳受，故短气也。细玩全文，自是活症，亦不出方者。岂因风寒论中，已列所主桂枝之例乎？肝肺及心三脏中风条后，俱有中寒论，脾脏独不及者，盖因脾中寒之大法，已详《腹满》中，故不再论，同志者不得认为漏且缺也。

脾死脏，浮之大坚，按之如覆杯，洁洁状如摇者，死。

脾为黄泉之己土，其一种生物之善气，和柔相离，不可得而见者也。若其脉中空散漫而大，浮土灰尘之象，真阴之欲绝也；凝洹切责而坚，结土砂石之象，真阳之欲绝也。浮之，为在上、在外之应，浮之大坚，是阴阳不能蒸被之诊矣。如覆杯者，即上文大坚，而加形圆体短之象。盖形圆，则关下无来踪，关上无去迹；体空，则底面无根脚，按之如覆杯，是为离绝之土矣。夫离绝而犹见余动者，譬之全蟹已经熟食，而生遗腿足，其动机尚在之应，故必死也。洁洁，孤洁无与之貌。摇者，上下不见来去，底面不见鼓发，但觉从两旁摇动而已，状之覆杯，不亦宜乎？此句又仲景自注覆杯之义也。

趺阳脉浮而涩，浮则胃气强，涩则小便数，浮涩相搏，大便则坚，其脾为约，麻子仁丸主之。

麻子仁丸方

麻子仁二升　杏仁一升　芍药半斤　大黄一斤　枳实一斤　厚朴半斤

上六味，末之，炼蜜和丸如梧子大，饮服十丸，日三服，以知为度。

此条见《伤寒·阳明》篇，入此者，从脾病之类也，论条方意，详《伤寒》中，以脾家治例，不论风寒杂症俱同也。

肾着之病，其人身体重，腰中冷，如坐水中，形如水状，反不渴，小便自利，饮食如故，病属下焦，身劳汗出，衣里冷湿，久久得之，腰以下冷痛，腹重如带五千钱，甘姜苓术汤主之。

甘姜苓术汤方　亦名肾着汤

甘草二两　干姜四两　茯苓四两　白术二两

上四味，以水五升，煮取三升，分温三服，腰中即温。

肾着者，寒湿之邪着于肾而不去之义。盖肾为水脏，其气多寒，常与寒湿之外邪相召，故入则直着于肾中者，从其类也。肾中之真气上贯周身，而轻便干健者，以先天之丙火胎于水，而庚金亦伏于水故也。寒湿着之，寒则阳微，湿则气滞而不上贯，则失其轻便干健之用，故身体重也。腰为肾之府，肾着寒，故腰中冷，湿为水之渐，肾着湿，故腰以下如坐水中。三句言病人之自觉者，可从问诊而得之也。阳虚而寒着之，则浮肿如水状；气虚而湿着之，则黄润如水状，故曰"如水"，而非真水也。夫如水而知其非水者，盖因不渴，则水之入者既少，小便自利，则水之出者又多，而中无所蓄矣。三句言旁人之共见者，又可从望诊而得之也。脏腑之阳虚者，俱能病积滞痹着等症，身重如水，上焦之肺与膻中不能呵嘘水道，及中焦之脾胃不能分理，俱能病此，而何独知为肾着乎？盖以其人之饮如故，故知非属上焦；食如故，故知非属中焦，而属下焦之肾脏矣。二句言辨肾着之确切处，"里"字，当是"裹"字之讹。肾为强力之官，所以任劳者也，身劳汗出，则肾虚矣。衣冷裹湿，则冷湿之邪，乘虚而着之，况担延久久乎？二句推言肾着之病因也，冷痛者，阴沁切责，冷气逼阳之象；腹重者，坚癖沉坠，湿气下注之象；如五千钱者，正气不能上提，故愈久而愈觉其重耳。二症就上文之"腰中冷，身体重"，而甚言之耳。主本汤者，原为肾中冷湿，而所以温之、燥之者，其用药注意却又在中焦之脾胃。故君辛热之干姜以除冷，淡渗之茯苓以除湿，而以甘温守中之甘草、白术佐之，盖因暖土可祛寒，而燥土尤能胜湿故也。观夫阳春回于大地，而幽壑冰消，堤岸固于江乡，而浸淫患息，仲景制方之意，概可知矣。他脏之例，先言风寒，次及死脏，此独缺之者，以详少阴伤寒之直中也。

肾死脏，浮之坚，按之乱如转丸，益下入尺中者，死。

万物以阳火为软绵，胶饧糕饼之属于蒸烙，可证也。浮之坚，是水无阳而冰冻之象，按之如转丸者，按处仍见坚硬，更加无来无去，而形圆体滚，即脾脏如覆杯而微较数小之状。但彼则如两边动摇，故曰"摇"；此则如上下圆转，故曰"乱"。曰"转"，是水泡上泛，水气底散之象。下入尺中，则其气已尽，不能远出，常有就地涣散之义，故死。第他脏之死，俱合阴阳而两言之，肾脏独言阳绝者，以肾为水寒之脏，其阳气尤为贵重故也。

问曰：三焦竭部，上焦竭，善噫，何谓也？师曰：上焦受中焦气未和，不能消谷，故能噫耳。下焦竭，即遗溺失便，其气不和，不能自禁制，不须治，久则愈。

竭者，非竭尽之谓，盖指一时虚乏而言，观下文"未和"及"不须治"自见。噫，暖气也。《三焦竭部》当是古医经之篇目，仲景借为问答以发其奥。曰：《三焦竭》之篇，部中有云"上焦竭则善噫"

者，夫噫出于脾胃，似在中焦矣，而谓由于上焦者何也？不知谷食之在中焦，虽由脾胃之运化，而实成于上焦之呵嘘蒸被；二便之在下焦，虽由脾胃之提挈，而实成于下焦之关键纵送者也。故曰上焦氤氲之气，虽受于中焦腐化中，而其下炎之用，复能运饮熟谷，以为中焦之助。譬之太阳聚万物之晶光，而还以照万物。譬之人主，总万民之推奉，而还以君临万民之道也。若此气一时虚而未和，则不能助理消谷，而谷停于胃，谷停则败，败气上熏心主，故能噫耳。《三焦竭部》之所谓"上焦竭而善噫者"此也。夫胃腑如沤，化臭腐为神奇之气，从脾历肺而达于胸者，纯是一种温暖轻灵、虚无恬淡之妙，故上焦喜之。若谷停未化，其直从胃脘而上逆者，惟渣质滞浊之气，为清宁灵府之所见恶者，此噫而出之之所由来也。答语止此，推之下焦受中焦气，而以禁制助中焦之提挈者，与上焦同义。倘下焦一时虚乏，则前阴遗溺，后阴失便者，亦非单责之中焦也。当知因下焦之气不与中上相和，故不能自禁制耳。禁制，合守送两边而言。不禁，如热急后重之类；不制，谓传送不畅快也。"不须治"两句，是双承上文，非单指下焦也。盖上焦之气，如遇惊恐、嗔怒等类，则一时上虚下乘而不和；下焦之气，如遇泄泻、热淋等类，则一时后坠前结而不和。二者，俱常有之症，久则中气分贯之，而上下之不和者复和矣，故久则愈也。

师曰：**热在上焦者，因咳为肺痿；热在中焦者，则为坚；热在下焦者，则尿血，亦令淋闭不通。大肠有寒者，多鹜溏；有热者，便肠垢。小肠有寒者，其人下重便血；有热者，必痔。**

自篇首至"肾死脏"，言五脏病；自上条及此。言六腑病，言六腑而独详三焦者，以三焦虽属六腑之一，而其余五腑，俱丽三焦之部。如上焦如雾，虽单指心肺夹空之气，而其实膻中一腑，亦属上焦所管。且阳明之脘，少阳之系，其上半截俱穿膈上，而为上焦之所属也。中焦胃腑之外，下焦膀胱之外，可类推矣。此仲景以三焦该六腑之意乎。下焦独抽言大小肠者，以四腑之病，散详别见，而大小肠二腑，合《伤寒》《金匮》中曾论及，故备言之耳。上条以虚竭言三焦之轻病，此条以寒热言三焦之重病，不言死症者，以诸病入脏者死，入腑者愈也。热在上焦，火气逼清虚之管而作痒，故咳。咳多则肺劳，劳热相并，故肺气痿顿。热在中焦，则脾胃之液渐干，而糟粕结滞，故肠胃殊觉坚硬。热在下焦，膀胱之血分受伤，则吸入胂中，而血与尿并见，故尿血。若其气分受伤，自邪热燔炙而论，如煎饧成质，煮海成盐之象，而为膏、砂等淋。自真气不布而论，则传化艰涩而闭塞不通也。至下焦所属之大肠有寒，则不能以温化燥化，收摄渣质中之余水，故粪与清水两不融和，而便如鹜鸭之溏屎。如大肠有热，则燥火大过，刮下肠中之垢如白脓，其实即大肠所挂之津液也。又下焦所属之小肠有寒，则见下重便血，盖因人身之大气逐节相提，故宗气提脾胃，脾胃提小肠，小肠提大肠，而形脏不致沉坠者此也。小肠不能提，而大肠之气陷下，故下重也。气者，血之主令，气不升举，则大肠之血亦下脱而见于便矣。若小肠有热，除正传膀胱而为癃闭等症之外，其热气又随渣质而贯注大肠。肛门者，大肠之尽处也，尽则无所传卸，故结为瘿乳等类之痔矣。六腑之候，其统于三焦者如此。

问曰：病有积、有聚、有谷气，何谓也？师曰：积者，脏病也，终不移；聚者，腑病也，发作有时，展转痛移，为可治；谷气者，胁下痛，按之则愈，复发为谷气。诸积大法，脉来细而附骨者，乃积也。寸口，积在胸中；微出寸口，积在喉中；关上，积在脐旁；上关上，积在心下；微下关，积在少腹；尺中，积在气冲。脉在左，积在左；脉在右，积在右；脉两出，积在中央，各以其部处之。

积者，久积不行；聚者，暂聚未散之义。二者皆脏腑之阴液，因阳衰气寒而不能运动，故沉着于脏腑之内者也。谷气者，胃中饱食过度，或久停未化，于是胃实满，不从下行，而由胃络旁溢者是也。但积聚以及谷气，其症俱能作痛，而其名义，颇相似而难辨，故问其所以为积、为聚、为谷气之谓也。不知积为脏病，脏者，收藏之象，其精常住而不散，故积之为病，亦因其脏精之居守，而始终不移。聚为腑病，腑者，府库之象，其气既入而亦出，故聚之为病，亦因其腑气之流行而发作有时，展转痛移。夫发作有时，则未发者，为阳气犹有自振之机，展转痛移；则所聚者，为病邪已见腾挪之渐。投以辛甘，治以攻发，迎而导之，则聚者自散，宁与脏积之始终不移，正邪相服，而无隙可乘者比哉？故可治也。聚曰可治，则积之不可治者，在言外矣。胃之络脉通于胁，故实满之谷气溢于胁下，而作如刺如胀之痛也。按则其气复从络而还于胃，故其痛则愈。复发者，指按起而言，不曰可治不可治者，其意或以减谷则愈者乎。此所谓谷气之症也。下文二十一句，就五脏之积而言其脉，且广言积之在募原内络中者，其诊法亦准脏积之例也。盖谓五脏诸积之大法，俱属有阴无阳而其阴液沉着之候，故其脉来必细以应无阳，必沉以应脏，必伏以应阴液沉着，此细而沉伏附骨者，乃积脉也。若此脉见寸口，积在胸中，胸中者，心肺之所托也。微出寸口，积在喉中，喉中者，心肺上出之络之所经也。见关上，积在脐旁，脐旁者，肝脾之所托也。上关上，积在心下，心下者，心肺下行之络之所经也。微下关，积在少腹，少腹者，肝肾之所托也。见尺中，积在气冲，经名气街穴，《针灸大成》作“气冲穴”，在脐下横骨两毛际中，动脉应手者是，足阳明脉气之所发也。但于脏无取，未详其义，岂阳明之气，与阴会相合而通于肾脏者乎？脉与积应，其左右中央，各依其部者，如寸口左见，则积在心；右见，则积在肺；左右两见，则积在心肺中央之内络，而穿于前后之募原者是矣。又如关上左见，则积在肝；右见，则积在脾；左右两见，则积在肝脾中央之内络，而穿于前后之募原者是矣。下焦及寸关尺之微上、微下者俱仿此。以五脏之系及络俱能病积，故曰广言积之募原络中者，其诊法俱准脏积之例也，或曰条明列三病，仲景独言积脉，而不及聚与谷气者，何也？答曰：谷气为一时之轻病，减谷则气消而痛愈，故可不必言其脉也。然愚尝试之。其人尺寸俱平，关脉实而滑于右，弦而细涩于左者，乃谷气之脉也。若夫聚之为脉，已具积脉中，而俟善读者之自悟久矣，子何昧昧耶？如诸聚大法，脉细而于不浮不沉中见者，乃聚也。下文十九句，文则易积以聚，意则易脏以腑，而细按之，则三焦之所属，六腑之所经，左右中央之所寄托，与积脉同一彰明较著乎哉！

痰饮咳嗽病脉证治第十二

问曰：夫饮有四，何谓也？师曰：有痰饮、有悬饮、有溢饮、有支饮。问曰：四饮何以为异？师曰：其人素盛今瘦，水走肠间，沥沥有声，谓之痰饮；饮后，水流在胁下，咳唾引痛，谓之悬饮；饮水流行，归于四肢，当汗出而不汗出，身体疼重，谓之溢饮；咳逆，倚息短气不得卧，其形如肿，谓之支饮。

痰为脏腑之津液所化，譬之朝廷之良兵，因激变而为贼者也。而所以激津液之变者，大概不越寒热两因。如肺热而金有烁化之象则伤其阴，阴伤则喉嗓间如有物黏紧而不可出，微痛似喊破之状，一二日咳出胶稠黄色之痰，不过七日，以形稀色白为渐愈者，一也。肺受微寒，则阳郁而页紧，郁极怒发，寒邪又随阳气之变动而化热，寒热交蒸，则自剥其液以送之，咳出成块白色，状如米粥之痰，而外裹黏涎清水者，此寒本热标，两因并见者，二也。先从便难，渐致燥结，下气浮停，肠胃中热，衬托上蒸，肺干液竭，火熏作痒，因而致咳，大口稠黄，朝暮不绝，此为胃中之热痰者，三也。而诸症坏痰不与焉。若夫本篇之所谓痰饮者，虽与寒因之黏涎相似，而其实另是一种，不可不辨也。以其由于饮水所积，故曰"饮"。以其与痰同能致咳，故亦曰"痰饮"。以痰饮渗在胃脘之外，不走小肠膀胱等腑而悬于胁下，故曰"悬饮"；以痰饮久悬而经气虚者，遂乘虚而溢于经脉，故曰"溢饮"；以痰饮不旁渗两胁，而中屯心下，如有物支撑之义，故曰"支饮"。饮久曰"留"，饮深曰"伏"。饮以形质入脏，则猝死。其初症但以水气射之则病，故于五脏则直谓之水而已矣，要皆起于肺冷气结而不能呵嘘，成于脾寒气滞而不及分布者，与前所云津液所化之痰不同，故其阴冷似清水，黏滑似薄胶。药宜辛甘温暖，治宜发汗利水，此为定例。而间或参以苦盐寒润者，特其变症、变法焉尔。盛，指肉胜而言，看今瘦自见。凡阳衰者肉胜，素盛则阳衰可知，今瘦则并肠胃中之阴液亦虚，故内削而瘦也。阳衰则不能运饮，阴虚则借资于外水而留恋之。夫水走肠间而不下渗，故沥沥有声，而所谓痰饮者如此，四句当着眼"肠间"两字。饮后，犹言痰饮之后，非指饮汤、饮水也。痰饮不行，后必由肠而浸淫于胃，由胃而横鼓于胁，盖下衬则上浮，中满则旁注。以胃络通于胁，故水流肠胃之外而在胁下，胁下为少阳、厥阴之部，肝胆善逆，故咳唾，胁络得水而作胀，故咳唾则振而引痛也。夫胁下之水无去路，如悬阁之象，故谓之悬饮者如此，四句当着眼"胁下"两字。饮水与饮后同义，言悬饮之水久而不去，则从经络而流于四肢。夫经络之水，阳气运动，可从汗解，今阳虚而当汗不汗，于是身体中，水热则疼，水坠则重，而谓之溢饮者如此，五句当着眼在"四肢"两字。若夫咳而气逆，但可坐倚而息，且水饮屯心下，抬高膈气，以致吸不能入而短气，所以不得卧倒；又水浮则气迫而鼓于外，故其形如肿，而所谓支饮者又如此，五句当着眼在"倚息短气"四字。是则饮虽四名，理同一辙，先由痰饮、悬饮，终归溢饮、支饮，而四者之传变，亦视其胸胁经络之虚实，以为偏全迟速耳。

水在心，心下坚筑，短气，恶水不欲饮。

此合下文二条，俱是详言支饮。盖支饮屯积心下，故其水气得以上射心肺，而成水在心肺之症也。心下者，心之下，胃脘及脘外之总名，饮积于脘中，故坚硬如筑。吸气不能下引，故短也。但下条为水在胃脘之外，系悬饮之所传变，饮久化热而烫于外，故欲饮水。此条为水在胃脘之中，系痰饮之所抬高，水饮内顶，故恶水不欲饮也。

水在肺，吐涎沫，欲饮水。

饮支于肺下，而水气上逼之，则肺气不得展于下而上逆，故涎沫之上泛而见于吐也，余见上条注。

水在脾，少气，身重。

此详言溢饮之症也。凡痰饮悬饮，其传变俱能病此。盖痰饮则内从胃络而外传于脾，悬饮则旁从胁络而下传于脾，故皆能使水气在脾也。脾土之阳衰而至水气射之，则不能运布而溢于四肢者，势也。故曰此言溢饮之症，脾滞而精悍不升，故少气；脾湿而水土沉坠，故身重也。

水在肝，胁下支满，嚏而痛。

此详言悬饮之症也。胁下为肝络之所上，经饮悬于此，则从其络而下射于肝，故水在肝也。水饮实于胁下，如有物支鼓之状，故曰"支满"，即所谓支饮之义也。嚏出于肺，肝以水邪犯所不胜，肺恶湿而欲出之，故嚏。但嚏者，下实其气而始得奋为上进，则支满者，益满而且振痛矣，与咳唾引痛同义。

水在肾，心下悸。

此四饮之外另是一症，即后文十一条所谓"伏饮"之未发者。仲景于脏中列此，其为防微杜渐之意深矣。夫肾为水脏，犹之天地之海，与水原相感召，肾阳盛而小便利，则真阴固密，而外水流行，亦何伏饮之有哉？倘阳德虚微，则水灾祸伏，苟不见微知著而早图之，则平成无日矣。盖四饮为病，是从上而下积，有盈科后进之渐，其症缓而较平。伏饮为病，是从下而上突，有怒潮直决之机，其症急而尤烈故也。悸是水悸，与虚悸之跳摆嘈杂不同。水悸者，神境中戚戚然如有不测之患，又时时惕焉自警者是也。盖心肾同主手足之少阴，而其气尝相通于窈冥，肾中伏水，而心君恍惚譬之黄河未决，而洛城中之神机暗烛，未免不形诸筋惕内瞤间也。

夫心下有留饮，其人背寒冷，如手大。

自此合下文八、九、十共四条，言除却溢饮之外，其余三饮久而未去者，俱名留饮，此条言支饮之久留者也。心系附背，心下留支饮，则水寒之气从系而托于背，故其背寒冷如手大，内外形气所必应之道也。

留饮者，胁下痛引缺盆，咳嗽则转甚。

此言悬饮之久留者也。缺盆，足阳明经脉第十二穴，在项下膺乳间，气舍下，气户上，左右凡两穴，痛引缺盆，咳嗽转甚。注见首条悬饮，并五条肝水下。

胸中留饮，其人短气而渴，四肢历节痛。

此亦言支饮之久留者也，但七条曰"心下有留饮"，则饮当胃脘之部，此曰"胸中留饮"，则比心下又高而逼肺矣。逼肺，故气机艰于下引而短也。渴，详三条肺水下。四肢历节痛者，人身以历节为溪谷，痛则饮将外溢，而其气先为郁冒之候也。

脉沉者，有留饮。

此统言留饮之脉也。水性趋下，且饮留于中，则其气机重坠而不能浮，故凡脉沉者有留饮也。然诊法各从其部，如沉脉见寸口，饮留胸中，即上文九条之症；微上关，饮留心下，即前七条之症；微下寸口，而于或左或右单见，则饮留胁下，即前八条之症；其余脏腑，各以其部处之，而于十二篇积脉为准则也。脉沉，并于沉处见滑细为是。

膈上病痰，满喘咳吐，发则寒热，背痛腰疼，目泣自出，其人振振身瞤剧，必有伏饮。

此发明六条"水在肾，心下悸"之候也。夫伏饮者，伏而未见之谓，此其欲发而犹未全发，特比六条之但悸者较重耳。其曰"必有伏饮"，此仲景之独见若神，而人犹不及觉者也。膈上病痰，所以胸满而喘，咳嗽而吐也。二句是主，以其为上工之诊窍故也。发者，言有时而甚之谓。"发"字直贯下文五症。目泣，眼泪也。振振瞤剧，阳虚而上奔之象，详《伤寒》并别注。言寒热等五症，一时发作，大似阳虚而外中寒邪之候，但其膈上素病痰气，而为满喘咳吐者之所发，则知其非一时之暴病，而为肾中必有伏饮所致也。盖水饮虽伏于下，而其水寒之气，必凭虚而射于上。肺性恶湿而忌寒，故膈上病寒湿之痰，湿气上逆，故满而喘；寒气上逆，故咳而吐也。有时而发者，肺病寒湿，寒则持于丙丁，湿则持于戊己，而伏饮惟张于壬癸故也。寒热者，寒为饮之本气，饮气上张故寒。寒起而格微阳于外，故寒而且热也。背者，胸之府，胸满而咳，故其气彻于背而痛。腰为肾之府，肾中微阳，为寒饮所迫而外鼓，故腰疼也。目泣虽为肝液，饮寒上擗而不能摄，故自出也。寒气上浮，而诸阳奔避，故振振自战而瞤剧也。十八条之苓桂术甘汤并肾气丸二方，其可缓乎？盖苓桂术甘汤所以去伏饮，而肾气一丸，又所以补肾阳而不使饮之再伏耳。门人问曰：六条注云此"四饮之外另是一症"，即此条之伏饮是也。夫自二条至六条，明似列言四饮之传五脏者，何以知水在肾一条，独为四饮之外者？一也。又六条但曰"水在肾"，并无"伏饮"字样，此条言伏饮，并无"在肾"字样，何以知肾水即伏饮者？二也。且四饮传变，各有灌注道路，自肠胃而递及胸胁经络，皆饮汤饮水，从口而入者也。即如夫子之言，肾水便是伏饮，而谓在四饮之外，倘为亦从口入，则安得谓之四饮之外，敢问此饮是从何道而入伏肾中者？三也。又痰饮传变，其名则有悬饮、溢饮、支饮、留饮之不同，其症则有胸中、心下、胁下、四肢之各别，伏饮之传变，仲景并不详论，而夫子以为急而尤烈，将终伏而为病，仅如本条者，即谓之急烈乎？抑别有所为变症者乎？四也。请得而各闻其义。答曰：此问自不可少，夫水在心肺肝脾，俱是从四饮以后，传射入脏之重症。独水在肾家，是四饮以前之轻症，即后文十八条之微饮也。以肾为水脏，肾阳一微，即召水而伏饮，故曰在四饮之外也。凡伏而不见者谓之伏，脏腑中不特心肺肝脾四脏，即上中二焦诸腑俱不能容。伏饮非无饮也，以有饮则必明见外症，而不得谓之伏故也。惟肾与膀胱，一脏一腑，有河海之象，饮伏其中，颇能隐藏得住而少耽时日，故知水在肾，即所谓伏饮也。四饮皆从口入，伏饮亦何曾不从口入乎？但四饮之病，因上中二焦，阳气不能分运，故其水气渐积渐高，愈满愈鼓之候。伏饮之病，上中无恙，惟肾阳衰冷，而腑化寒停，膀胱之络通于脏，则水寒之气由腑络而入伏肾中者也。痰饮之变，至溢饮、支饮而其势已剧，若再传肾则死。盖水源从海出，而其横流，复淹没于海，为大地失陷之象也。若夫伏饮之变，大概不越三症：一则伏而未发，每遇羽水之运，寒水之气，及壬癸月日间发，而如本条之症；一则饮伏黄泉之下，而其寒气每上干太虚，俾肺气缩而不能运布，则水积肠间，而即为痰饮之症，我故曰是四饮以前之轻症，及水源从海出者此也；一则伏饮上射，而脾肺之阳交困，以致不能传送，而小便不行，饮从上突，日肿一日，皮肉青紫而死之症，即六条所注怒潮直决，其急症而尤烈者是矣。

夫病人饮水多，必暴喘满。凡食少饮多，水停心下。甚者则悸，微者短气。

此暴饮也，与前悬饮支饮之留饮不同。此暴饮之在上者，与前伏饮，并十八条之微饮又不同。凡两段，前二句为一段，言病人胸膈热而饮水多，则水不及渗而停于心下，于是水迫肺气而喘，水浮胸分而满。虽非四饮之已成者，而为病亦暂与支饮同也。后四句为一段，言不必病人，凡属胃虚而食少，膈热而多饮者，俱能病此。

悸及短气，详已见，其意以为虽属暴饮，倘不主猪苓、五苓等汤以止渴除饮，则渐成四饮等候矣。

脉双弦者，寒也，皆大下后里虚。脉偏弦者，饮也。

此及下文共三条，总言四饮之脉，而本条当是言悬饮也。夫弦为阳虚气削之诊，饮以阳气不能呵嘘下渗所致，故饮脉必弦。但两手双弦，阳气当虚于中，又另为中寒之脉。盖因大下后里虚，而其气中馁之故，不可误认为饮脉。唯一手偏弦，左见为左胁之悬饮，右见为右胁之悬饮也。然以十二篇积脉之例准之，则左右双见，饮在中央，支饮之在胸膈心下者，其脉未尝不双弦也，第以其症辨之耳。盖饮症则有喘渴短气等候，而下后里虚者无此也。十条言留饮之脉曰"沉"，此条言悬饮之脉曰"弦"，则饮脉其沉弦兼见者乎？然愚尝试之，大概饮之初病，其脉多弦；饮之久病，其脉多沉。仲景分别言之，岂无意耶？

肺饮不弦，但苦喘，短气。

肺饮者，支饮之上浮胸膈而肺已受伤者是。弦为气削之脉，水饮屯胸膈，则其气不得下展而自聚于饮上，故气削之弦脉不见也。喘与短气，详已见。言饮脉弦，而肺饮独不可以不弦自误，但凭其外症为合。

支饮亦喘不能卧，加短气，其脉平也。

支饮者，就支饮之在心下而言。盖谓同是支饮，却有高下。高者逼肺，故为肺饮。下者在心下，与肺较远，故以支饮概之。但胃脘聚饮，气机便艰于下引，故亦喘。不能卧者，卧则胃脘横，而注饮迫肺故也。短气一症，为肺饮之候，言饮支心下，其脉还弦，饮略高而见短气一症，则气亦高而聚于肺，气聚，故其脉平而不弦削也。

病痰饮者，当以温药和之。

此总言用药之治例。病痰饮者，当合四饮而言，以诸饮俱由痰饮传变，故以痰饮统之耳。夫饮之由来，大概起于肾及脾肺之脏阳衰冷，成于三焦之腑化虚寒。温药和之，则阳由气化而饮自去矣，盖指后文苓桂术甘、肾气及大小青龙等剂也。

心下有痰饮，胸胁支满，目眩，苓桂术甘汤主之。

苓桂术甘汤方

茯苓四两　桂枝　白术各三两　甘草二两

上四味，以水六升，煮取三升，分温三服，小便则利。

此言诸饮，除溢饮之外，俱以苓桂术甘汤为主方，盖痰饮是其总名。心下及胸支满，为支饮之症；胁下支满，为悬饮之症。目眩者，饮高而水载木气以浮也。以淡渗去饮之茯苓为君，佐辛甘之桂枝以行阳，甘温之白术以培土，然后用甘浮平缓之甘草为使，所以高托诸药，而令其徐徐下渗之意。此苓桂术甘为诸饮之要剂也。

夫短气，有微饮，当从小便去之，苓桂术甘汤主之，肾气丸亦主之。

此承上文苓桂术甘汤而补言肾中微有伏饮，以致上干肺气者，亦主此汤也。盖肾有微饮，则其气上射于肺，而见短气之候。故短气者即知有微饮也，微饮即伏饮，以其在肾脏，故更当利其腑而从小便去也。苓桂术甘为利水之剂，故主之。肾气亦主之者，盖苓桂术甘温上以御下，而化机亦被，故小便利。肾气丸，温下以蒸上，而化机亦被，故小便亦利。方论见《虚劳》。

病者脉伏，其人欲自利，利反快。虽利，心下续坚满，此为留饮欲去故也。甘遂半夏汤主之。

甘遂半夏汤方

甘遂大者三枚　　半夏十二枚，以水一升煮取半升去渣　　芍药五枚　　甘草如指大一枚

上四味，以水二升，煮取半升，去渣，以蜜半升，和药汁，煎取八合，顿服之。

病者，病痰饮者也。饮脉多弦，留饮之脉则沉，今其脉忽然不弦不沉而伏于骨，几几有不可见之象。夫伏脉为收束下趋之诊，以胸胁心下之饮症，忽焉下趋，岂非欲自利乎？反快，对利而言，利症多因利而不快，如膨闷、疲困及疼痛、沉坠等候。此则脾肺之阳乘日辰之官旺而偶振，故水饮不安于上而下利，利则水去气展，故反以利为快也。然虽利而方以不坚满为快，其心下续又坚满而仍不快者，以胃脘及肠间之内水一空，而胁下之悬饮，先从中满而由络脉以外渗者，今复因内空而还渗心下，故曰"留饮欲去"。因其去机而扫荡之，其为功不较易乎？主甘遂半夏汤者，甘遂去水最速，主病之谓君，故以之名汤。又恐性急之品，下趋甚力，而留遗胸膈之饮，故以甘草、蜂蜜之甘浮者，托之在上而留恋之。然后以辛燥之半夏从上降抑，以酸敛之芍药从下直坠，而水饮安有不去者哉？不主苓桂术甘，而主此犀利者，恐和平之药，少延时日，而脾肺之阳仍伏，则饮将欲去而终留，其机岂不以因循坐失耶？

脉浮而细滑，伤饮。

此言十二条暴饮之脉也，盖饮水多而其水停心下者，皆谓之伤饮。水停故脉滑，阳微不能运水，故脉细。暴停之水，阳气未负，故浮也。则脉浮而细滑者，非伤饮而何？

脉弦数，有寒饮，冬夏难治。

先因阳虚而停饮，故其脉弦，后则积饮化虚热而复伤其阴，故其脉弦而且数也。冬夏难治者，盖治饮之例，惟宜发渗泄二义，冬

则虚阳内伏，既非大小青龙宣发之所宜，且又有碍于弦脉之阳气虚也；夏则阴虚外应，既非苓桂术甘温燥之所宜，亦且有碍于数脉之阴液短也，谓之难治宜矣。此合溢饮、支饮而言，脉症与天时不顺，其生死相半也。

脉沉而弦者，悬饮内痛，病悬饮者，十枣汤主之。

十枣汤方

大戟　芫花_熬　甘遂各等分

上三味，捣筛，以水一升五合，先煮肥大枣十枚，取八合，去渣，内药末，强人服一钱匕，羸人服半钱，平旦温服之。不下者，明日更加半钱，得快利后，糜粥自养。

此言悬饮之脉症治例也。脉弦为饮，又为痛，脉沉为留饮，故知为悬饮而胁下并缺盆内痛也。重言病悬饮者，又推开内痛而广言之耳，盖谓凡属胁下有悬饮，无论内痛与否，俱以十枣汤为主治也，方论见《伤寒注》。

病溢饮者，当发其汗，大青龙汤主之，小青龙汤亦主之。

大青龙汤方

麻黄_{六两，去节}　桂枝_{二两，去皮}　杏仁_{四十个，去皮尖}　甘草_{二两，炙}　生姜_{三两}　大枣_{十二枚}　石膏_{如鸡子大，碎}

上七味，以水九升，先煮麻黄减二升，去上沫，纳诸药，煮取三升，去渣，温服一升，取微似汗，汗多者温粉粉之。

小青龙汤方　别见

此言溢饮之治例也。饮溢于经络四肢，非从汗解不可，故主大青龙以宣发之。小青龙汤于宣发外尤能渗泄，故亦主之，方论见

《伤寒》。

膈间支饮，其人喘满，心下痞坚，面色黧黑，其脉沉紧，得之数十日，医吐下之不愈，木防己汤主之。虚者即愈，实者三日复发，复与不愈者，宜木防己汤去石膏加茯苓芒硝汤主之。

木防己汤方

木防己三两　　石膏鸡子大，十二枚　　桂枝二两　　人参四两

上四味，以水六升，煮取二升，分温再服。

木防己去石膏加茯苓芒硝汤方

木防己　桂枝各三两　　人参　茯苓各四两　芒硝三合

上五味，以水六升，煮取二升，去滓，内芒硝，再微煎，分温再服，微利则愈。

此言支饮久留之脉症治例也。夫饮症自肠间下积，逐渐上满，由胃而心下膈间，支撑鼓塞者，俱谓之支饮，故合膈间、心下而历言之也。沉为留饮之脉，紧即弦脉之急者，盖自其两旁之细削而言曰弦，自其两头之绷急而言曰紧，与寒邪之紧不同。辨详《腹满寒疝》。虚实，就胃中之虚实而言，非指正气也，犹云饮外无干结者为虚，饮外有干结者为实之义。仲景盖谓膈间支饮抬气上浮而喘满，心下支饮聚水中实而痞坚，面则因水色外浮而黑，脉则从水性下坠而沉，且水饮鼓塞，则经脉绷急而沉中带紧，得之数十日，则饮久而所谓留饮者是矣。医见喘满痞坚，故吐下之，不知饮之为病，吐则膈气愈虚，而水逆更甚，且由小肠而水归膀胱者为正道，下则直奔大肠而中气愈虚，水愈积矣，故不愈也。木防己蔓生而中通，性寒而味辛苦，且其形色又外白内黄者，夫蔓生中通，则走脉络之内道；性寒，则沉降；味辛则散。苦则泄；外白内黄，又上泄

肺，而下泄脾胃者可见矣。以之为主病之君，则支饮之在膈间心下，以及肠胃脉络，岂有不尽下者哉？但饮久必化标热，故以石膏之辛凉下行者佐之，然后以人参提气，桂枝行阳，趁水饮之下落，而胸中之阳气，得参桂助之，而下展有力。倘胃中但有水饮，而无干结之积聚，是谓胃邪尚虚，故水饮一去，别无余累而愈矣。然又有水饮虽去，而曾经先结之宿垢自在者，是谓胃实，实者水去而结粪未下，则肠胃之气，滞而难行，三日之水饮再聚，故复发。复与原汤而并不暂愈者，以水落水起，而干结者较胀，以为水饮之依辅故也。仍主此汤者，始终以去饮为本治也；特去石膏者，饮新复而无化热之标病也；加芒硝者，所以软坚化硬而并去其宿垢也；更加茯苓者，恐芒硝下润之外，其味咸寒聚饮，故以淡渗之品，补救其偏弊也。仲景诊法之玄微，制方之妙义，直有鬼神所莫测者乎。客有难余者曰：本文言医吐下之不愈，彼吐之不愈，宜矣。子言下之不愈，以饮归膀胱为正道，下则直趋大肠而中气愈虚，水愈积之，故是医下之而不愈者，仲景以渗法愈之则得矣。及按防己汤，并无渗水之药，独非从大肠而下者乎？何以虚者即愈也？即如去石膏加茯苓、芒硝一汤，其汤后曰"微利则愈"，是亦从大肠而利下者，何以实者又愈也？夫以医下之而不愈，仲景两下之而皆愈，此不解者，一也。且本文明明曰医已下之矣，仲景又下之矣，安得尚有胃实者，而俟加芒硝以软坚化硬乎？此不解者，二也。答曰：我固知子之所疑者，其以余注为未是也。夫水归膀胱为正道一语，是言去水之常例，故治饮者，以利小水为正法。至若水势大张，汪洋澎湃，与其从小便吹嘘渗泄之而耽延时日，其势复不能减，毋宁从大便扫除涤荡之为直捷痛快乎？且小肠以上之水可渗，小肠以下之水，则水低而失膀胱之部，非下不可。故立甘遂半夏、十枣、葶苈以及防己等汤，俱不得已之变方、变治焉而已。故曰水归膀胱为正道者，此也。至于下药多寒，寒则中气愈虚，而水愈积，故不愈。不观防己二汤之重用人参、桂枝乎？又何疑于仲景下之则中气不伤而皆愈也。若夫攻下之理，显而易见，苦寒趋下，咸寒破结，医虽以苦寒下之，而遗咸寒之性，故结者未下耳，此仲景独用芒硝之精意也。语未终，客唯唯而退。

心下有支饮，其人苦眩冒，泽泻汤主之。

泽泻汤方

泽泻五两　　白术二两

上二味，以水二升，煮取一升，分温再服。

此言支饮在心下之病症治例也。眩者，晕眩；冒者，蒸冒，皆虚气上冲外鼓之应。心下支饮离膈不远，而水饮渐迫，以致气高、气郁，故苦眩冒也。泽泻利水，而决之于沟渠；白术培土，而防之于堤岸。则水饮下注，而浮鼓之气自平矣。故主之。

支饮胸满者，厚朴大黄汤主之。

厚朴大黄汤方

厚朴一尺　　大黄六两　　枳实四枚

上三味，以水五升，煮取二升，分温再服。

此条文饮，另有来路，与诸条之所谓支饮之由于痰饮者不同。故其治法，亦与温药和之之例自别也。盖心肺间之膈气虚者，不能鼓努传送而便难，便难既久，则肠胃液短而干结，渐致胃实矣。液短，则借资于外水而饮积心下；胃实，则不能通过结硬而下渗小肠，与寒饮之上支心下者同，故亦谓之支饮也。然支饮虽同，而其所以致饮者，因胃实胸满之故，则攻胃实之大黄，开胸满之枳朴，其可缓乎？此开壅水之地以治水之道也。

支饮不得息，葶苈大枣泻肺汤主之。

支饮不得息，见首条"倚息"下。主本汤者，泻其水饮上射之气也，方论见肺痈本汤。

呕家本渴，渴者为欲解，今反不渴，心下有支饮故也，小半夏汤主之。

小半夏汤方

半夏一升　生姜半斤

上二味，以水七升，煮取一升半，分温再服。

胸寒致呕，然呕能提气，呕则阳起而善渴者常也。故渴为呕家欲解之候，今虽呕而反不渴，是呕为寒饮上逆，而不渴为内饮拒水之故，岂非心下之胃脘有支饮乎？半夏辛燥而降逆，生姜温膈以祛寒，俾胸阳一层，则饮去而呕将自平矣。此亦暴饮之少留者也。

腹满，口舌干燥，此肠间有水气，己椒苈黄丸主之。

己椒苈黄丸方

防己　椒目　葶苈熬　大黄各一两

上四味，末之，蜜丸如梧子大，先食饮，服一丸，日三服，稍增，口中有津液，渴者加芒硝半两。李氏曰：服一丸疑有误。

此言素盛今瘦，肠间痰饮之治例也。盖瘦则液短，而其便必干，故积聚停滞而腹满。又瘦则液短，而外水必积，故饮热而口舌干燥也。夫宿垢下瘀而腹满，积饮上烫而干燥，岂非肠间有水气乎？主本方者，大黄苦寒逐瘀，用之治腹满者，实所以开行饮之道路也，然后以去水三将，同心合力，而共收犄角之全效矣。盖水在肠间，防己蔓生中通，具大小肠之象，而利水性悍，以之治肠间之水，允为确当。但恐性悍之品，迫水妄行，以致上激旁渗，故又以下行苦寒之椒目引之顺流，苦寒利气之葶苈押为殿后，而水饮宁复有留遗者乎？先食而服，取其直下肠间而不使饮食中隔也。曰三服而逐渐稍增者，但徐试之，而以中病为度，不使峻药过剂以伤正气也。口中有津液者，饮去而真气上通，得蒸被之化也。渴者以下，非指服丸以后而言，犹云若腹满口舌干燥之外更加渴者，于本方中加芒硝半两。夫渴与干燥有辨，干燥是内饮拒水，而饮久化热之气上熏廉泉，故不渴而但觉干燥也。渴则肠胃中已有结粪，而真阴短少，故求救于水而作渴。此正将作支饮、溢饮之渐，故加软坚破结之芒硝，佐大黄之逐瘀，即前二十四条木防己汤加芒硝之义也。

卒呕吐，心下痞，膈间有水，眩悸者，半夏加茯苓汤主之。

半夏加茯苓汤方
半夏一升　生姜半斤　茯苓六两
上三味，以水七升，煮取一升五合，分温再服。

此支饮暴停之症治也。卒然呕吐者，膈寒而上涌也。心下痞者，膈虚而下逆也。夫呕家必渴，而其所饮之水，又因膈气虚寒而不能下运，则膈之有水可必矣。眩者，晕眩，水抬气浮之应。悸者，惊悸，水凌心火之应，与六条心下悸同，非虚悸也。姜、半温膈降逆，故能成止呕开痞之功；茯苓渗水去饮，故能收伏气安神之效。与前二十八条相为发明，盖呕而不渴，是因先有寒饮而致呕者；卒呕而痞，是因先见寒呕而致水者，症虽颠倒不同，而其能支饮则一，故皆主此汤，而特为加减焉耳。

假令瘦人，脐下有悸，吐涎沫而癫眩，此水也，五苓散主之。

五苓散方
茯苓三分　猪苓三分，去皮　泽泻一两一分　白术三分　桂枝二分，去皮

上五味，为末，白饮服方寸匕，日三服，多饮暖水，汗出愈。

脐下悸，与上文之惊悸及他处之虚悸俱不同，殆指脐下之左右，如弹指跳动之状。盖因胸膈之气上虚，而少腹之气将奔迫赴之，故其动机如此，与奔豚同候。癫，当作巅。巅眩言巅顶上眩也。盖谓瘦人阳常有余、阴常不足者理也，阳有余，则脐下不应动悸，巅顶不应上眩矣；阴不足，则津液不应上泛而吐涎沫矣。今其人脐下有悸，则知其气虚于胸膈，而有以招之上逆者；吐涎沫而巅眩，则知其邪实于肠间，而有以抬之上浮者。夫上虚而致脐下动悸，其不能运饮可知。下实而致涎上泛，且致巅眩，其已经积饮又可知，故曰"此水也"。五苓散方意，详《伤寒》本汤，以之主此条之症，另有奥义。盖去水固其本治，至去水以泻膀胱，而少腹不得以有余者上乘胸膈，其治脐下之悸者，一也。水去而无饮气上射，则涎沫下摄者，二也。水去而浮鼓之气下伏，则巅眩可除者，三也。且苓术桂枝又能填在天之清气，以御脐下之上乘，四也。多服暖水以取汗，既恐肠间之水溢于经络，复恐浮鼓之气未得尽平，而以微汗散之者，五也。仲景之诊法方意，入微入妙，大率如斯。

咳家，其脉弦，为有水，十枣汤主之。

此言悬饮之未及逼肺，而但以饮气上射而咳者，其脉症治例如此也。弦脉为阳虚外削之诊，阳虚外削，则不能运饮，故弦为水脉。久咳成家者而见此，则知其咳为悬饮在胁下而水气上射之应，故曰"为有水"。十枣汤治悬饮，已详二十二条，并《伤寒注》，其主之也宜矣。

夫有支饮家，咳烦，胸中痛者，不卒死，至一百日，或一岁，宜十枣汤。

此言支饮日久，必从中脘而旁渗为悬饮，故其治同悬饮之例也。支饮从肠而积满至胃，从胃而积满至脘，以致从脘外渗而至胸，支架撑鼓，故谓之支饮。支饮留久成家，其气上射于肺则咳，且水饮化热则烦。又胸中孙络，灌满胀满者，多致饮高气绝而卒死。若不卒死，延至百日或一岁，是其中路之支饮，旁渗于胁下而为悬饮，故支饮之势中衰，而不死也。因其机而治从悬饮之例，则主十枣汤为的对矣。

久咳数岁，其脉弱者可治，实大数者死。其脉虚者，必苦冒，其人本有支饮在胸故也，治属饮家。

咳者百脉振动，故劳咳、热咳、寒咳等症，久则多死，必无至数岁者。惟寒饮之气上射，因而致咳者有之。盖胸中之阳气有起伏，而火土之日月有平持故也。脉，指右寸而言，脉弱者，是肺与胸中之阳气虽微，而饮尚不高，故其气犹得宽展，如囊橐中贮物少，而有软和之象。其主苓桂术甘等剂，去饮填胸，犹为易易，故曰"可治"。若夫脉体内坚而实，脉形外鼓而大，脉至迫促而数，三者见一即死，况全见乎？盖水饮上抬，气界逼窄，自塞脏中阴精之奥府则实，穷走气宇既尽之极边则大，地界匾短，气机之往来俱促则数。譬之赵宋，北兵势大，南避临安，聚臣民于弹丸，布张皇于四塞，地促费繁，民贫赋重，此国脉实大而数之象。彼张、韩、刘、岳诸公，其医国者，未尝非卢扁之妙手，然亦不过苟延数主，终归不振，而自亡于海，即仲景所谓死不治之义也。"脉虚"以下，承上文而详言脉弱之可治者。盖自其鼓微而言曰弱，自其中空而言曰虚，以弱脉多虚故也。冒见二十五条注。复言其脉症者，见水饮自有确据，而不必眩惑之意。曰"治属饮家"，以悬饮、支饮各有治例，且见不必治咳，饮去而咳将自愈矣。

咳逆，倚息不得卧，小青龙汤主之。小青龙汤下已，多唾口燥，寸脉沉，尺脉微，手足厥逆，气从小腹上冲胸咽，手足痹，其面翕热如醉状，因复下流阴股，小便难，时复冒者，与茯苓桂枝五

味甘草汤治其冲气。冲气即低，而反更咳，胸满者，用桂苓五味甘草汤去桂加干姜、细辛以治其咳满，咳满即止而更复渴，冲气复发者，以细辛、干姜为热药故也。服之当遂渴，而渴反止者，为支饮也。支饮者，法当冒，冒者必呕，呕者复内半夏以去其水。茯苓桂枝五味甘草汤去甘草、去桂，加细辛、干姜、半夏汤主之。水去呕止，其人形肿者，加杏仁主之。其症应内麻黄，以其人遂痹，故不内之。若逆而内之者，必厥。所以然者，以其人血虚，麻黄发其阳故也。若面热如醉，此为胃热上冲，熏其面，加大黄以利之。

小青龙汤方

麻黄三两，去节　白芍三两　五味子半升　干姜三两，一本作二两　甘草三两，炙，一本作二两　桂枝三两，去皮　半夏半升，一本作三两　细辛三两

上八味，以水一斗，先煮麻黄减二升，去上沫，内诸药，煮取三升，去渣，温服一升。若微利者，去麻黄加芫花如鸡子大，熬令赤色；若渴者，去半夏加栝蒌根三两；若噎者，去麻黄加附子一枚炮；若小便不利、少腹满，去麻黄加茯苓四两；若喘者，去麻黄加杏仁半升，去皮尖。

桂苓五味甘草汤方

桂枝四两，去皮　茯苓四两　五味子半升　甘草一两，炙

上四味，以水八升，煮取三升，去渣，温服半升，日三服。

桂苓五味甘草汤去甘草去桂加干姜细辛半夏方

茯苓四两　五味子半升　干姜　细辛各二两　半夏半升

上五味，以水八升，煮取三升，去渣，温服半升，日三服。

茯苓甘草五味姜辛半夏汤加杏仁方

茯苓四两　甘草三两　五味子半升　干姜三两　细辛三两　半夏半升　杏仁半升，去皮尖

上七味，以水一斗，煮取三升，去渣，温服半升，日三服。

苓甘五味姜辛半杏汤加大黄方

茯苓四两　甘草三两　五味子半升　干姜三两　细辛三两　半夏半升　杏仁半升　大黄三两

上八味，以水一斗，煮取三升，去渣，温服半升，日三服。

咳逆倚息不得卧，详已见。此症为饮支胸膈，气满肺管之候。小青龙为发汗利水，两解水饮之剂，故主之，方论见《伤寒论》本汤下。下已，犹言小青龙下后而咳逆诸症俱已之谓。盖微发其汗，则饮从汗去，而肺气上平；复下利其水，则饮从溺去，而胸阳下展，故其症俱已也。"多唾"至"时复冒"凡十二句，又言支饮之咳逆等候虽已，而其错杂之变症所不能免，屈指计之，大概不越乎四者，各因其变而分治之，斯皆已而全愈矣。夫小青龙半为发汗之剂，汗去而膈气上空，则在下之气上凑，而发为冲气者，一也。故气从小腹上冲胸咽，且唾随冲气而上泛，以致多唾者是其候也。又痰饮之人，阳气自虚，今虚阳分驰于发汗、利水，而其气益虚，则肾中阴翳，乘肺而咳，乘胸而满，因变为咳满者，二也。故寸沉尺微，因阳气不贯于四末，而手足厥逆或痹者，是其候也。或病饮之时，胃中素有积滞，及从汗以去饮，汗乃心液，汗出而上空，则胃中实热之气上熏者，三也。故口燥、面翕热、如醉状者，是其候也。又饮之大势虽去，而其余波未净，因上焦汗空，而不能运布，多致渐积而复成支饮者，四也。故余饮下流阴股，小便难而复冒者，是其候也。仲景于小青龙后，错杂叙其脉症，而针线一毫不乱。读《金

匮》者，于此十二句中之错综处理会清楚，则后文方丝丝入扣矣。四者单见，则单治之；如其兼见，当先治冲气。以冲气为上虚下实之候，久则复能聚饮故也。主桂苓五味甘草汤者，以辛甘生阳之桂枝填上焦之空，而以甘浮之甘草佐而托之，则其性益浮。然后以酸敛下摄之五味抑其冲气，而佐以淡渗之茯苓下泄之，其冲气之即低也宜矣。冲气下伏，则激其虚寒之气于上，寒气为肺性喜温之所忌，故咳。虚寒之气，非胸中阳位之所宜，故满也。于本方去桂，加姜、辛而益以甘草两倍，其方意另一世界。盖冲气系下焦之本气，因膈虚而招之上冲者，其意在填高以御下，故用甘浮之桂、甘为主，而后下压以泄之耳。若咳满所乘者，为虚寒不足之气，其病在下，而其意在温下以化上，故以五味之下渗、下敛者为主，而以辛温之干姜、细辛趁势送至下焦，附以甘草者，欲其领辛温之气从下而中浮，而使咳满之虚寒上化也。"咳满即止"四句，为变症中之变，以仍主苓桂五味甘草汤加归、麦等味治之，则渴复止，冲气复低，而自愈故也。若服此而当渴不渴，或先渴而服反止者，是热药蒸于下，而浮其饮气于上之理，故知其复有支饮也。支饮者，必冒且呕，以饮支于下，而气高于上故也。半夏去饮降逆，为饮家冒而且呕之圣药，故重加之。去桂及甘草者，欲其端于下行，而不使留恋胸膈之意。至干姜、细辛之用于本方者，较之前方，又是一番生面。盖前方是借甘草之中浮，而上温咳满；本方又借淡渗降敛之品，下温去饮之阳气故也。仲景之方药，其游刃之妙，直有"才认梨花却是雪"之幻耶。水去呕止而形肿者，虚气薄于分肉而未行之候。杏仁利肺，故加之。痹，兼脉之沉微，并手足厥逆而言。其症应内麻黄者，以杏仁利肺，麻黄泄气，肺利气泄，则虚气之薄于分肉者自散，故二者为消肿之要药。今其人脉沉微而手足痹，况曾经厥逆乎？故单加杏仁，而不内麻黄者此也。若逆其法而内之，则阳气益虚，故厥。盖阳附于阴，气根于血，阴血既虚，不任麻黄之泄其阳气也。面热如醉，兼口燥而言，此为胃热上冲，加以大黄利之，乌容已哉。此条似当日之医案，更为引而伸之，而即存以为法者也。

先渴后呕，为水停心下，此属饮家，小半夏茯苓汤主之。

先渴，则其所饮既多，后呕则逆而不运，故知为水停心下。曰"此属饮家"，言不必治呕，饮去而呕将自止矣。半夏去饮，而且能降逆以止呕，加茯苓以渗之，舍此其谁任乎？

消渴小便利淋病脉证治第十三

厥阴之为病，消渴，气上冲心，心中疼热，饥而不欲食，食即吐蛔，下之利不止。（《伤寒》作气上撞心。）

消渴之症，其因起于胸膈间，在天之阳气既虚，而其阳精又竭之所致也。阳气上虚，则下焦之虚火，因其空而炎于上，阳精上竭，又不能供两火之燔炙，而不得不资外水以自救，故渴。然邪火在胸膈，其位最高，胃脘虽从此下经，而其受水处，却较低于邪火。火上水下，未济之象，下水不能制上火，而上火反具吹嘘鼓逼之势，则所饮者，一直下趋而行为小便矣。以消易而愈渴，故曰"消渴"也。李氏旧注，引《内经》"心移热于肺为鬲消"，虽非仲景之所谓消渴，而与本篇之旨略同者，盖心肺上热则一，而与条中之症发源于下焦者，为大殊也。其又引经文"二阳结谓之消"，又"瘅成为消中"二语，虽合仲景之旨，然是三四两条，中焦实热上炎之消渴，而不可以概下焦之症也。读《金匮》者，苟不从论文方意会其全神，而徒为零注死解，纵博引经义，无有是处也。本篇渴症者八条，一条言下焦之虚火上冲，而为消渴之正病；二条即言其脉，并其病因，实由上焦阳气既虚，阳精又竭之故；三、四两条，言消渴又有因于中焦坚数，而为消渴之变症者，即经所谓"二阳结"，及"中消"者是也；五条言正病消渴之治例；六、七、八三条，言渴而不消之轻病，与水饮二门相通之症治，特渴家之绪余耳。此条之文，见《伤寒·厥阴》，与此大别。盖在《伤寒》，重"厥阴"二字，以厥阴得传经之热邪，其为病如此，是诸症平列，而无偏重处。且肝中化热解，而诸症亦罢，又为暂病也。因其人之上焦原无虚劳之亏空，以厥阴之化热，下实而上冲耳，化热一解而上焦即有以御之也。若此条则专重在"消渴"二字，以消渴之人，先从肾精下竭，不能滋养肝木，而木中之血液亦短，木气以无阴而不恋本脏，于是悉索而依辅于其所生之心部。譬之失所者，父母之乡，无栖止之乐，而外就其女家之义也。且心中真精既无木液之供应，而自干自空矣，况肾水下虚，火又以无畏而上炽乎？夫上焦在虚而欲吸之时，下焦具穷而急投之势，肝气入心，木得火而风生，火得木而焰起，木火合化而通明于胸膈，将逼中下二焦之津液于不尽不止。是入《伤寒》者，为论厥阴之病机；而入本篇者，为论消渴之始末，故曰与此大别也。"气上冲胸"四句，虽言消渴者其自下而上，一路之兼症如此，然亦为厥阴之所必然连及者，故其义与《伤寒》同。下之利不止，则与《伤寒》亦有辨矣。盖《伤寒》所言下之利不止者，下药阴寒，木性束支柯之逆气，而下坠根株，是木从阴湿处以行根之理也。消渴所言下之利不止者，大肠一空，火势夺前阴之飞瀑，而后奔谷道，是火从空隙处以垂焰之理故也。

寸口脉浮而迟，浮即为虚，迟即为劳，虚则卫气不足，劳则营气竭。

承上文而言消渴之热，现在上焦，而谓由于下焦厥阴之气上冲者何也？盖寸口者，内为心肺之应，心统血而肺主气，气血两充于胸膈，则阳气、阳精互相根抱，故其脉体之高下得中，脉至之往来连贯者此也。今寸口之脉浮，则是阴不足以抱阳而使微阳自浮之应，故浮即知为心肺之阳液虚也。浮而且迟，则是阳不胜于健用，而致动机疲困之应，故迟即知为心肺之阳气劳也。夫以心肺中之阳液阳气，两皆亏空，则厥阴之燥气安得不上冲，而成干柴着灶之象乎？故曰"厥阴之为病，消渴"者，此也。下文二句，又仲景自注上文之义。盖谓阴阳亏劳于胸膈，而见浮迟之脉者，以胸膈之阴阳，为营卫之宗主，营行脉中，卫令脉外，是卫又所以载脉者也。夫阴阳相生，气血互用，阴血内虚，则脉外之卫气不足，失固密之令，故脉浮；阳气外劳，则脉中之营血耗竭，营血失生阳之气，故脉迟。是脉根于营卫，而营卫之气大会于胸中，此所以因寸口之浮迟，而知营卫之衰竭，并内知其心肺之虚劳耳。

跌阳脉浮而数，浮即为气，数即消谷而大坚，气盛则溲数，溲数则坚，坚数相搏，即为消渴。

此言上焦虽无虚劳之亏空，若阳明之火太盛，亦能浮其热于胸膈，而成上中二焦消渴之变症也。跌阳即阳明，详别见，盖指右关而言，注作足面之动脉，误。脉浮当兼实脉在内，且非浮出皮面，是从浮于关之上，将逼寸口而言。以浮出皮面，系阳明表热之脉。惟浮于上冲，始为膈热消渴之故也。数为热脉，又脉之来属阳，而其去之夹空属阴，数则至速而空窄，阳实阴虚之应也。夫阳明之脉，带实而上浮，是阳明之气自实，而且有浮其气于膈上之势，故曰"浮即为气"也。数为热，热在阳明，故消谷。数为阴虚，阳明阴虚，故不能自润而大坚也。气盛，指气浮而盛于胸膈之谓。胸膈气盛，则呵嘘之火热既大，而水易下趋，故溲数也。溲数，则水惟一过而不能留润，故干结而即坚。于是坚则愈数，而因数愈坚，则坚数如相搏之状。坚方欲以渴胜数，而数却以消胜坚，此消渴循环不已之道也。不出方治者，因上条有"下之利不止"之戒，则此条之不言戒者，其以下为正治者可见矣。但于大承气中，令芒硝长出大黄之外为合。否则，恐大黄直性下趋之力多，而芒硝软坚破结之功少，但下其未干者，旁流而下，而使坚者独留，则渴甚而死矣。此条当重看"浮"字，以浮则气浮于上，而成热高之消渴，方与下条之但数而为中消者有别也。

跌阳脉数，胃中有热，即消谷引食，大便必坚，小便即数。

承上文而言，趺阳脉纵不浮而但数者，虽无膈热下嗫之势，而胃中有热，即消谷引食，其大便坚而小便数者，此热在中焦，亦能逼下焦之水而为消渴，又变症中之变也。盖小肠、膀胱，俱在胃下，胃中有热，则上吸胸膈之津液以自救，故渴；又下逼小肠之水饮于膀胱，故消。然而渴热相成，渴之动机于上，而其势成于消；消之机动于下，而其势又成于渴，故愈渴愈消，愈消愈渴矣。但言大便坚而小便数，即上条"坚数相搏，即为消渴"之互词也。

男子消渴，小便反多，以饮一斗，小便一斗，肾气丸主之。

此言首条厥阴消渴之治例也。首二句是水饮与消渴之辨，三、四两句是消渴与消渴之辨，其意以为渴症颇多，不可但因一渴，而即认为消也。比如渴而小便少者，则渐积渐高，而为饮为水。另详本病，若消渴者，则渴而小便反多者为是，以其与水饮门之小便少者相反，故曰"反多"也。又消症既有厥阴上冲、趺阳浮数之异，若以趺阳实热之候，而误投厥阴上焚之剂，不又蹈实实之戒，而消渴不更甚乎？夫厥阴之候，除脉症外，亦仍以小便为诊法。盖趺阳实热，水从燥土下注，纵使急流飞渡，终有渗泄，况从燔炙煎炼中而出乎？故其所溲者，必不能如其所饮之多数。若夫厥阴居至阴之下，阳火自微，即其精血下竭，而燥气上浮，亦无热相，惟上入心乡，斯干柴入火，而幻生烟焰者，且火高饮下，既无伤耗，过此则寒溪直泻，复何火干土克，而谓所饮者或减一二耶？此饮一溲一，即知非趺阳诸症，而为厥阴上冲之消渴无疑矣。肾气丸，补下焦之精血，以补其气源，因而上引之，以蒸填心肺之空，详《虚劳》本方下。消渴，为肝肾之阴既竭，因下干上空，以致木气冲之而焰发者，则补精血以补气源，而蒸填上空之肾气丸，为的对矣。盖就上焦而论，心肺得肾气之冲和，而真阳渐复。譬之主人返旧里，而占房者必当见还。就下焦而论，肝肾得肾气之滋息，而真阴自生。譬之故土遇丰年，而流亡者争归复业，此真阴下滋木邪正性，真阳上治龙火消沉之本义也。至若厥阴消渴，上焦责在无阴，而孤阳以邪热不交，故渴；下焦责在无阳，而群阴以虚寒失守，故消。重用地黄、山萸，一直下补精血之性。将辛热之桂枝、附子包藏下纳，然后从肝肾中徐徐炊动，不特下焦渐温，而以关锁者治消，并且上部津升，而又以熏蒸者治渴矣。加燥土之薯蓣者，因上渴下消，互相吸注，故以培土者，中缓其流行之势，而使津液之机得上升也。加渗湿之茯苓、泽泻者，中土既有堤防，恐上流缓于注受而客饮不去，则真阴将阻于湿滞而不布也。然后以升阳走液之丹皮，双引肝肾之精神于膈上，则春晴满空，电光消灭，太清凝露，萎叶生鲜，复何消渴之不愈哉！读仲景诸方，其神奇变幻，顷刻万状，直如蓬莱阁上，看尽蜃楼，终若不能穷其微妙也。别以男子者，因妇人为阴柔之体，阳气尝亏，以其月有所泄也，故轻易不病消渴。凡病消渴，即属枯症，其小便必少，大便必泻，多为死候故也。

脉浮，小便不利，微热，消渴者，宜利小便，发汗，五苓散主之。

浮脉为气机上冲外鼓之应，今以其症之小便不利及微热消渴者合诊之，则消渴为入水既多，而小便不利为出水又少，是知微热因热水内积不得下通而衬托经表之所致，故并令脉浮也。利小便以下通其水，发汗以旁散其热，谁曰不宜？然非五苓无双解之效，故主之，方意详《伤寒》本方。

渴欲饮水，水入则吐者，名曰水逆，五苓散主之。

此饮热胃寒之症也。盖饮久化热而烫胸，故胸病热而渴欲饮水。饮冷伤阳而逆胃，故胃恶寒，而水入则吐也。旧水逆停而不下行，新水逆出而不中纳，故曰"水逆"。五苓为辛甘渗泄之剂，故主之。以辛甘则使胃阳温复，渗泄则使水性顺趋，而药后所云"多服暖水"者，亦有见耶。

渴欲饮水不止者，文蛤散主之。

文蛤散方

文蛤五两

上一味，杵为散，以沸汤五合，和服方寸匕。

此肾水上泛而为热饮。饮热烫胸，故渴饮不止也。文蛤，象肾而性沉，且能摄水下行，故主之。盖象肾则走少阴，性沉而摄水下行，则饮热去而渴将自止矣。俗解谓味咸走肾，误。以其但杵为散，而不曰"火煅"，其味安得咸耶？文蛤，蚌属，亦名花蛤，出东海及莱中海中，背上有班纹，故名，大者三寸，小者五六分。坊家以五倍混代之，非。

淋之为病，小便如粟状，小腹弦急，痛引脐中。

淋者，小便不利，而其所出者，或白或赤，或膏或沙石之总名也。按其病因，大概不越三者：一则上焦以神劳气虚，不能分运水气，中焦脾土气寒，又不能制水下化，故小便停滞，滞久则膀胱内生虚假之热，且宗气不能提挈神髓，而阴气下陷膀胱，于是阴气得虚假之热，郁而成浊涕之状者，此所谓膏淋也；一则三焦亢热，而真阳气化之机自疲，不管传送，而膀胱癃闭，故小便不利，且阴阳之液，两伤于邪火，则引水自救，故渴，以渴饮之水，而久煎癃闭之膀胱，此煎水成碱、煮海成盐之象，而成沙石淋者是也；一则淫火爱慕于心君，飞传于肾腑，而外流于阳道阴庭，又无所事，而阳火不能下泄，则横贯带脉而沉坠腰痛，络脉胀而化机自塞，故小便不利，邪火结而阴精下淫，故浊淋黄绿也。本条言神气虚而中土不能下温其化机之淋，二条统言治淋之戒，三条即言虚淋之治例，四条言淫火停阁之淋，故其方药俱主咸润之品，以咸走肾，而尤能泻心火也。五、六两条言热淋之治例耳。仲景之意，以渴而小便过利者为消渴，渴而小便不利者为淋，故次淋于消渴之后焉。"淋之为病"句，直贯后文诸条。小便如粟，言小便中之浊垢，颗粒而色黄白，如小米之状，膏淋之初症也，俗解谓即砂石淋，非。盖膏淋之初症，形如粟米而软；病深，则渐大而成条，即为膏淋矣。沙石淋，其初便时，俨如水中化碱之象；便久澄下，则坚如沙石之状故也。上中二焦之阳气虚寒，不能照临化被，而失柔则养筋之妙，故小腹凝敛而弦急，脐中切责而引痛也。

淋家不可发汗，发汗必便血。

淋家，兼前三症而言。便血，指小便尿血也。盖虚寒之淋，阳气既微，发汗以泄其气，气不应用，而动其血者势也。血动而未及为汗，则随淋而下便矣。阳热之淋，营阴伤于亢热，汗以阴津为材料，阴不足以为汗，强责之而动其血，故汗余之血，其见于小便者，亦与前症同也。淫火停阁之淋，阴精已在燔炙之候，夫发表不远热，复用发汗之阳药以济之，则阴血不胜其残暴，故血亦动而下见于便矣。此总言治淋之禁也。

小便不利者，有水气，其人苦渴，栝蒌瞿麦丸主之。

栝蒌瞿麦丸方

栝蒌根二两　瞿麦一两　茯苓　薯蓣各三两　附子一枚，炮

上五味，末之，炼蜜丸梧子大，饮服三丸，日三。不知，增至七八丸，以小便利、腹中温，为知。

此补言首条虚淋之症，而详其治例也。盖谓小便如粟，小腹弦急，痛引脐中之淋。其初症小便不利，久则水积而有水气，水久化热，热水上烫胸膈，故其人苦渴。主本丸者，以生津之栝蒌止渴，以泻血分之瞿麦、泻气分之茯苓去水气，以燥土之薯蓣、温土之附

子制水以利小便。似乎单治本条诸症，不知三焦之妙，其先天之温胃暖胸者，以肾阳为釜底之炊；其后天之上蒸下被者，以胃阳为分照之耀。夫此淋既为上虚中寒所致，故用辛咸走肾之附子，纳其热于下焦，所以扶肾阳，而为温胃暖胸之地，而治小腹之弦急者，实在其中矣。用甘温走胃之薯蓣，提其热于中焦，所以温胃阳，而为上蒸下被之地，即治脐中之痛引者，实在其中矣。夫肾阳复，而先天之气从夹脊而上熏。胃阳复，而后天之气由脾肺而上贮，则上焦之神气自充，而提挈有力、分布有神，亦何虚淋之不愈哉？况以薯、茯之渗泄者，去水以利小便；栝蒌之生津液者，止渴以杜积水乎？小丸吞服，欲其化于下焦，从下温中，又从中温上也。三丸渐增，恐虚寒者，不胜暴温，而益膀胱之假热也。曰"小便利，腹中温"为知，其用意于中下二焦者可见矣。

小便不利，蒲灰散主之，滑石白鱼散、茯苓戎盐汤并主之。

蒲灰散方

蒲灰七分　滑石三分

上二味，杵为散，饮服方寸匕，日三服。

滑石白鱼散方

滑石二分　白鱼二分　乱发二分，烧

上三味，杵为散，饮服半钱匕，日三服。

茯苓戎盐汤方

茯苓半斤　戎盐弹丸大一枚　白术二两

上三味，以水六升，煎取三升，分温三服。

此淫火停阁，浊淋之治例也。言病淋而小便不利，又有一种欲火流于两肾，不得有其事以下泄，因而肾络以火气贯之而肿重闭塞者。夫膀胱为肾之腑，肾移热于其中，故小便不利。肾精内动而不得下泄，又传其精气于膀胱，而渐化为白淫以下注，故淋浊也。然则此火不散，而零星腐化，经年累月，其浊终不可止。蒲草行根水中，具发生之性以泄水气，则为直至肾家而泻其火者也。又因此火来自少阴心主，烧以为灰，色黑味咸，黑入肾脏，咸所以泻心火之留寄肾中也。配以甘寒分利之滑石，则直从水道而下散矣，故主之。若此症经久失治，其阴精、阴血，一则伤于邪火之内燔，再则耗于淋浊之下泄，则润槁逐瘀，为不可少，故又主滑石白鱼散焉。滑石甘寒以泻邪火，分利以通小便。白鱼扁窄而长尾，故其激水之捷，为鱼中之最，以之入散，欲其引滑石之速于走肾，而并用其分水之力以利小便也。发为血之余，既取其有润槁之功，乱发为败血之余，复取其有逐瘀之性，烧灰则其味苦咸，所以败心火之下流肾部者，与蒲灰同义也。至若淋浊而小便不利，以致积饮聚水，而水饮之害，较之淋症为尤急，故以淡渗之茯苓为主，燥土之白术为佐，先利其小便以去水，加咸以润下而并能泄心火之戎盐以治淋，则淋与小便不利同愈矣。况肾为脏，脏无泻法，利水以泻其腑者泻脏，则茯、术亦未始非治淋之药也。曰"并主之"者，盖言总为浊淋之主方，而其所以应用者，又自各有区别也。

渴欲饮水，口干舌燥者，白虎加人参汤主之。（方别见）

此条当冠"淋之为病，小便不利"二句，否则不当入本门淋症之末矣。盖胸中热极，充塞中下，气机不行，故小便不利。又胸中热极，呵嘘真阴逼迫下注，故淋也。白虎汤为金风荡热之剂，加人参为金液润枯之药，已详《伤寒》本汤注。主此而膈中热解，则真气得以舒展，而小便自利。又膈中热解，则真阴得以上滋，而渴、淋俱除也。此因热而小便不利，因小便不利则愈热而病淋者，故解热之外，而淋与小便不利，可不责而自愈矣。

脉浮发热，渴欲饮水，小便不利者，猪苓汤主之。

猪苓汤方

猪苓_{去皮}　茯苓　泽泻　滑石　阿胶_{各一两}

上五味，以水四升，先煮四味，取二升去滓，内下阿胶烊尽，温服七合。

此条当冠"淋之为病"一句，与上条同。夫脉浮发热似属表症，渴欲饮水似属里症，因其淋而小便不利，则知渴饮为积水内热因而烫膈所致，而浮热为热水内蒸因而外鼓所致也。主本汤者，重用猪苓、泽泻以利小便为主，随便加镇重甘寒之滑石以降敛浮热，加滋阴补血之阿胶以上滋渴饮也。是此条又因小便不利，故致上渴外热而下淋者。此利小便之外，兼止热渴，而淋症可不责而自愈矣，二条俱言热淋之治例也。

水气病脉证治第十四

师曰：病有风水、有皮水、有正水、有石水、有黄汗。风水，其脉自浮，外证骨节疼痛，恶风；皮水，其脉亦浮，外症胕肿，按之没指，不恶风，其腹如鼓，不渴，当发其汗；正水，其脉沉迟，外症自喘；石水，其脉自沉，外症腹满，不喘；黄汗，其脉沉迟，身发热，胸满，四肢头面肿，久不愈，必致痈脓。

本篇之水，与二篇之湿，及前十三篇之饮，似属一因，而必列为三门者，固自有所区别也。盖自其无水饮之形，而但有其气者，曰湿。及聚湿成形，则曰饮、曰水矣。但湿，从汗气郁于毛窍所致，则湿当仅在玄府矣。不知汗由胃腑之精悍所化，其潮热之气，自其既离脏腑，未出皮外者，俱能随地致湿。此汗剂之后，必用五苓、猪苓等汤，以泄汗梢，而湿门之仍主葛根汤者，此也。是湿为已成之津液，却化为汗而不得出，又不能复为津液之症也。若夫水饮二物，似属无辨矣。殊不知仲景之意，以为饮汤、饮水滞于肠间，不能下注，因而上浮旁鼓。凡曰痰、曰支、曰悬、曰溢等症，是所饮者未曾变相而即为病，故曰饮。至水之所病，已由肠胃而小肠及膀胱矣。但因小便不利，膀胱为太阳之腑，太阳主经表皮肤，故其水气由太阳之腑而上浮外鼓，以及太阳之部者也。是水症虽亦由于饮，至此而已变为水相，故曰水也。然饮症中，惟伏饮与水颇同，故论饮者，亦间曰肺水云云者此耳。风水者，三时之风邪客于卫分，而卫气自强（去声），卫强则下阴之水气上就而贴之之症也。皮水者，经脉虚于外，小便难于下，在下之水邪既实，而见吸于外络之虚受，故水走皮肤矣。正水者，水在正路，如肠中胃中是也。石水，言其沉坠似之也。黄汗者，后文三十条言汗出浴水中，水入汗孔，且水寒激之，令卫气沉伏，卫无包裹之权，故湿热之气外溢，而为色黄之汗也。五症俱为水因，且症颇相似，故连及之耳。太阳受风，卫气悬强，膀胱之水不由下注，而上蒸经络，故其脉自浮。风水交搏，致阴气不通，而阳气鼓塞，故骨节疼痛。恶风者，风与风相入，卫气既经受邪，而外风直侵毛窍故也。胕，足外廉胕骨也。胕肿者，水在下焦而外泛之应，按之没指，水至外薄于皮者，其下为尤甚也。无风因，故不恶风。其腹如鼓，水至外薄于皮者，其里为尤甚也。不渴者，既无阳邪化热之风因，且有腹中之水内拒耳。当发其汗，总承风水、皮水而言，以水在卫分及皮部中，俱以开玄府为便道也。从膀胱而垫小肠及胃者，为正水，是虚寒而不能气化之候也。夫沉为水脉，迟为寒诊，脉之见沉迟也宜矣。水寒之气上射，故喘也。石水之脉单沉，是有水而不寒之应。有水，故腹满；不寒，故不喘也。但经言肝肾并沉为石水，则石水之腹满，当在肠外肝肾之部，始与正水有别耳。黄汗为水入汗孔，水入，故脉沉；水寒遏伏其卫气，故沉而且迟矣。汗郁则身发热，水寒遏其汗气，而倒灌于胸分，则胸满矣。四肢为阳气之充，头面为阳气之会，水与汗两郁之，故肿也。郁久不散，气败则痛，气败以致血败，则脓矣。

脉浮而洪，浮则为风，洪则为气，风气相搏，风强则为隐疹，身体为痒，痒为泄风，久为痂癞。气强则为水，难以俯仰。风气相击，身体洪肿，汗出乃愈。恶风则虚，此为风水。不恶风者，小便通利，上焦有寒，其口多涎，此为黄汗。

脉当就全部而言，以后条各部俱有所指，故知独言脉者，为统论诸部也。风为阳邪，其性高扬，故浮则知为风中于卫；气属阳分，有余即火，故洪则知为气郁在表也。风气相搏，风得气抬而益浮，气得风鼓而益洪之义。强者，劲直也。风强，言风邪燥血，而经气干热，故皮中隐含斑疹，而身体为痒。所以然者，因内无血液以送邪出表，而风自泄越，故痒则名为泄风也，痒久则变为疮痂，流为疥癞，所必至矣。气强，言阳不内抱而怒发，则下水代营阴而上赴之，如龙水相吸之象，故气强则为水也。难以俯仰者，以水、风与气三者争鼓于经脉中，而身体洪肿故也。汗出，则风水及气俱从毛孔散去，而浮洪之脉自平，故愈。若前症具而更加恶风，是卫气虚甚之故，发汗药中宜加滋阴养阳之品，在言外矣，此风水之正病也。不恶风五句，单顶肿字而言，非承全症也。盖谓若身肿而不恶风，是无风因；小便通利，是无水因。且上焦有寒，其口多涎，明系水寒之气从汗孔而内注胸中，以致肺不能布津液之故也，是非风水而为黄汗无疑矣。三十条言黄汗曰"状如风水"，故于风水条中辨其似是而非者。

寸口脉沉滑者，中有水气，面目肿大，有热，名曰风水。视人之目窠上微拥，如蚕新卧起状，其颈脉动，时时咳，按其手足上，陷而不起者，风水。

上条言周身之风水，故统六部而概曰"脉"，统上下而概曰"身体洪肿"。此条言上半截之风水，故言脉，则但曰"寸口"；言症，则但曰"面目""目窠""颈脉"与"咳"，及手足之肿而已。寸口上应头目，内应胸中，外应卫表者也。今其脉见沉滑，沉为气伏之诊，滑为水聚之应，是其上焦及卫外之气为风所贼而下伏，因而水气乘虚而上泛外鼓。其初机已见，故知其中有水气也。中字，非指在里在内之谓，犹云水肿之症虽未全见，而此几微之中便可预识矣，盖因下文所言者，俱经表之候，而非脏腑故也。以脉合之，外症当见面目肿大，盖寸口上为面目之应，寸口脉沉，则在上之阳气伏于下；寸口脉滑，则在下之阴气乘于上矣，此言水因也。夫沉滑之脉，不当热而有热，岂非属阳邪，而善能化热之风因所致乎？故曰"风水"。下文六句，又就沉滑之脉，而更推其最初之候也。言具此脉者，不必面目肿大及有热二症，而始知其为风水，但如此者即是。目窠上，即上眼胞也。蚕之渐长，凡三次脱皮者曰卧，卧起，则湾腰上扬者如乙字，而光亮有水色。目窠上，为善动之地，阳气之所聚也，微微拥起，其光亮之状，如新卧起之蚕。若非风贼阳微，而水气安能乘善动之地乎？颈脉，足阳明第九穴人迎，所以布胃气于头面者是也。其脉躁急跳动，又岂非风因、水因两客于上，而阻抑其上行之气之所致乎？肺逆则咳，风水之邪伤卫表而倒灌胸分，故肺逆而时时咳矣。手足为诸阳之末，微阳搏于风而内敛，则水得因虚而先犯之，故肿。但按之即起者，为气肿，气属无形，故一时而即能乍还；按之不起者，为水肿，水属有形，故经时而后能渐复也。曰"风水"者，言见此即是，无使滋蔓难图也。门人间曰：卫阳为风所贼，水气即奔赴之而成风水是矣，然水之所以奔赴风邪者，是何理乎？且何道之从而上与风邪相搏耶？又二条之脉曰"浮洪"，三条之脉曰"沉滑"，同一风水，而脉之所以悬殊者，抑又何说也？答曰：晴明太虚，风飙忽起，阳光渐薄，而阴云上乘，积阴成雨，阁而未下者，风水之象也。若夫地以水气而升为云，天即以云气而悬为雨，气之升沉，即水之变化，亦何道路之可拟哉？至于二三条之脉症，其卫气盛衰之所别也。卫气盛而被风，气就风而搏于外，故脉浮洪，然搏于外者，卫必虚于内，而水气乘之者，水天黄亮之象也。卫气衰而被风，气畏风而伏于下，故脉沉滑，夫伏于下者，气必空于上，而水气蒙之者，雨天沉晦之象也。法象莫大于天地。仲景之书，直抉天地之奥者乎！

太阳病，脉浮而紧，法当骨节疼痛，反不疼，身体反重而酸，其人不渴，汗出即愈，此为风水。恶寒者，此为极虚，发汗得之。

渴而不恶寒者，此为皮水。身肿而冷，状如周痹，胸中窒，不能食，反聚痛，暮躁不得眠，此为黄汗，痛在骨节。咳而喘，不渴者，此为脾胀，其状如肿，发汗即愈。然诸病此者，渴而下利，小便数者，皆不可发汗。

太阳病，统言太阳诸症，如头项强痛之类，其脉浮而且紧。夫浮为太阳脉，紧为寒为痛，太阳为风邪所持，其骨节之气，郁而不得外通，则必疼痛。今脉症应疼不疼，而身体反重而酸者，以重属水因，而酸属风因也。盖脾肺恶湿气，而水滞其轻灵之用，故重；骨节喜通利，而风郁其外畅之神，故酸也。是脉之所以见紧者，以水寒之气浮于太阳可知矣。不渴者，阳邪之风因较轻，而拒饮之水因偏重也，风水之邪两解于汗，故汗出即愈。此为风水，与二条之候不同，二条为风水俱重之症，此则水多于风。风少，故骨节不疼；水多，故反重而不渴也。恶寒二句，是就未得风水以前而言，非指既成之后也。盖谓恶寒之故，先因他病而发其汗，汗出，则卫气薄而毛窍疏，毛窍疏，故被风；卫气薄，故水气外凑之而致此病云。但按一条曰"恶风"，二条曰"恶风则虚"，本条曰"恶寒者，极虚发汗得之"，则风水之症，有必恶风者，以有风因，则毛孔疏泄，而畏外风之薄之者，如三条及本条之症是矣。有不该恶风者，卫盛而与风邪搏于外，则表实，表实而恶风，是其人卫气原盛，而先曾以发汗暴虚之之故，如二条之症是矣。其曰"恶风则虚"者，是不当恶而恶之义也。若此条，则不但恶风，而并恶寒者，是其虚更甚。故二十四条之汤，君黄芪以补卫气；二十五条之汤，加附子以温卫气者此也。第一条言皮水，则曰"不渴"，此又曰"渴而"云云为皮水，非矛盾也。盖皮水多由于肠胃之正水所外溢者，肠胃热而小便不利，因而热蒸于外而为皮水者，则热水蒸烫而渴。肠胃寒而医反下之，因而气虚水泛。而为皮水者，则水寒之气内拒，故不渴也，注详后文六条。至一条曰"不恶风、不渴"，此条曰"渴而不恶寒"，俱借风水之恶风、恶寒，而细辨皮水之所以异耳。不言正水、石水者，以皮水之初候，多由正水或从石水而成，是言皮水而正水、石水在其中故也。水与汗气同争表分，故身肿；水寒激伏其卫气，故身冷也。周痹者，周身之气俱卑弱，客邪外入，故身肿；阳气内陷，故身冷。其症颇同，故取以状之耳。胸中窒，见一条"胸满"注。不能食，详"上焦竭则善噫"下。水寒之气内逼，故聚痛。暮则微阳愈伏，而阴气出而用事，外与水寒之邪相接，则微阳有不安之象，故躁而不得眠也。此为黄汗之下，又承身肿聚痛二症，而辨脾胀者，正所以详黄汗之症，而非添论脾胀也。盖言痛，若不聚胸中，而在骨节，并咳喘不渴者，此为脾气满而作胀，便不得认为黄汗矣。以脾肺相须为用，脾胀而上侵肺，则肺气不行，故身肿，且骨节之神内郁，故痛。又肺逆则咳而喘矣，肺受脾胀之上冲，而肺中之津液自结而不四布，故不渴也，此为脾胀。见非黄汗之水汗交郁者比，故曰"如肿"也。发汗即愈，统指上文五症而言，玩下文诸病此，并皆不可等字自见。然一切肿胀诸病，虽有渴症，但凡兼见下利，与小便数而自利者，则其气机已经下泄，而且上焦之液自干，又皆不可发汗。以上夺其气血而使之立尽也。《伤寒》《金匮》之例，但凡言小便数者，俱作不利，盖言短而数也。独本条及后文六条曰"小便数"者，皆指小便利而言，其指数而且长耶，细玩自见。

里水者，一身面目黄肿，其脉沉，小便不利，故令病水。假如小便自利，此亡津液，故令渴也。越婢加术汤主之。

越婢加术汤方

麻黄六两　石膏半斤　甘草二两　生姜二两　大枣十五枚，擘　白术

六两

上六味，以水六升，先煮麻黄，去上沫，内诸药，煮取三升，分温三服。

里水者，谓水从肠胃及肝肾之正水石水发根，水势内大而弥漫于外者，与风水、皮水之外虚而招水者不同，故曰"里水"也。黄者，水泛土浮之象；肿者，水抬气鼓之象。一身面目黄肿，言一身以至面目，从下而上肿也。沉则内应于脉，小便不利则外应于症，故令积水于内，而浮泛于外耳。若一身面目黄肿，假令小便自利，此必曾因汗、吐、下以亡其津液，故令各吸其水以自润，因致渴而病水者，盖谓责在干处，吸饮而渴，故令黄肿，不宜责在小便矣。主本汤者，卫不虚而水邪又实其营分，故君麻黄泄汗以泄水也。水积汗闭，必有瘀热，此发黄之根蒂。且虞麻黄发越太猛，故佐辛凉镇坠之石膏者，一举而两得也。虽曰里水，其头已经上泛外鼓，而至一身面目，则其在上在外之标病为急，故佐守中之甘草，托之上行外出之义，然后以辛温之生姜行其阳，以甘润之大枣滋其液，则虽汗而于气血无所损伤矣，此仲景主越婢之深意也。至于水之为性，既去而犹有余湿者，常也。重加理脾培土之白术者，譬之荡寇之兵在前，而扫除窜匿，抚绥流亡，却收功于和平敦厚之后军耳。细按本方，以之主小便自利一症，允为的对。若上段之候，本文既曰"里水"，又曰"小便不利，故令病水"。汤意却全是治表，全是发汗，并无利小便之品，若谓此方单主后段之症，而后文二十七条又明明说出专主里水，不几疑此方之或少漏耶。不知气闭于上与外，则水提于内与下，汗疏而小便自利之理，不观水铛之气眼乎？按之则明有水道而咽不流，指起即下注者是其义也，仲景真格物之入微者乎！旧注谓此汤当在故令病水之下，粗似近理，细按之而自知其谬矣。

趺阳脉当伏，今反紧，本自有寒，疝，瘕，腹中痛，医反下之，下之则胸满短气。

趺阳脉当伏，今反数，本自有热，消渴，小便数，今反不利，此欲作水。

自此条合下文七八两条，俱从脉而言水之所由来，各不相同。此条即趺阳之脉症而言正水也，但前后两段，前段是言虚寒之正水，虚寒而担延日久，泛为皮水者，则不渴。后段是言热实之正水，热实而担延日久，泛为皮水者，则渴，如四条注中之所辨者是矣。盖谓水病，脉当伏，以水性趋下故也。水病而趺阳之脉尤当伏，以趺阳为胃土，土不足以胜水，而脉反从其化也。然又有不可以伏脉概论者，比如趺阳脉当伏不伏，而反见紧，紧为寒为痛，趺阳紧，则胃气自寒而且痛之诊。胃寒，则肾妖上犯，而疝症必起。肝血不舒，而瘕症必见，且无阳气化导，而腹中切痛者，势也。医不知温之，而误以脉紧为弦，腹痛为实而下之，则愈寒而阴气上突，故胸满。膈气亏空，故短气也。夫所以呵嘘鼓吹，而渗泄水饮者，上中之阳气也。阳不足以渗泄，而停为正水者，此其一也。又趺阳当伏不伏，而反见数，数为热，趺阳数，是胃火有余而自热之应。胃热上炎则渴，下逼则小便数而利者，又势也。然亦有气盛于上，则提挈而不注；气盛于下，则壅瘀而不行，故但渴而小便反不利者。夫渴，则入水既多；小便不利，则去水复少。此阳有余而停为正水者，又其一也。此欲作水，是双承上文而言，总详正水之所以异。失治，而汪洋以为里水，泛滥而为皮水。其渴与不渴，俱准乎此也。

寸口脉浮而迟，浮脉则热，迟脉则潜，热潜相搏，名曰沉。趺阳脉浮而数，浮脉即热，数脉即止，热止相搏，名曰伏。沉伏相搏，名曰水。沉则络脉虚，伏则小便难，虚难相搏，水走皮肤，即为水矣。

此即寸关两部之脉，而言正水变成皮水之症也。脉机之迁就、病气之从乘不外乎虚吸实注之理，但有责在因虚而吸取一边，有责在因实而注授一边，有彼虚此实，此虚彼实，互相吸注而宜兼责两边。此条正彼此互相吸注之脉症也。盖谓寸口者，内应胸中，外应经络者也。寸口脉浮而迟，浮为经络之气因营虚而有余，故浮则知为表热也。迟为胸中之气因肾虚而鼓缓，故迟则知为气潜也。夫迟潜虚吸，浮热下从，下从者气沉，故名曰"沉"。又趺阳者中主精悍，下主分布者也。趺阳脉浮而数，浮为胃液虚而胃火外浮之应，胃液虚者不能抱阳，故浮则知其为独往而气热也；数为精气虚而悍气独发之应，阳无根而不能终健，故数则知其必去数而自止也。夫孤热外浮，乘止内息，内息者机伏，故名曰"伏"。寸沉、关伏两相搏击，名曰"水"者。盖寸主经络，沉则经络之气内沉而络脉外虚；关主分布，伏则分布之机下伏而小便难。络脉虚，则在外者有内吸之机；小便难，则在下者有上漾之势，而水即乘虚而走皮肤，故为皮水之病矣。五句是自注沉伏相搏名曰水之义。

寸口脉弦而紧，弦则卫气不行（愚按此下，当有紧字，谨援各条文例补之，识者或不以为妄耶），紧即恶寒，水不沾流，走于肠间。

少阴脉紧而沉，紧则为痛，沉则为水，小便即难。

此亦互相吸注之正水，而变为皮水之症也，但上条系寸口与趺阳相吸注，此条系寸口与少阴相吸注之异耳。又上条为热水，其症多渴；此条为寒水，其症不渴，不可不知也。盖谓寸口外主卫气，寸口脉弦而紧，弦为气削之诊，则其卫气之削弱而不行可知。紧为寒，弦而紧，则其因卫气之虚而恶寒又可知。夫卫气根于胸中之宗气，卫气虚，则胸中之气不能呵嘘运布，以致水不沾沾流走于肠间，而下行为小便，遂停于胃中而为正水矣。又少阴为水脏，若其脉紧而沉，紧为寒为痛，则其腰俞少腹必作凝敛拘急之痛。沉为水，以其寒而不能气化，故小便即难，而水又积于下矣。夫寸口之脉弦紧，而卫阳外虚；少阴之脉紧沉，而小便下难，亦即上条虚难相搏，水走皮肤之互词也。

脉得诸沉者，当责有水，身体肿重。

自此至后文十三条，广言水病之诊法治例也。脉得诸沉，谓寸口少阴，凡得沉脉及沉迟、沉滑、沉紧者皆是。盖水性亲下，故诸脉沉者，皆当责其有水也。肿重，详已见。补言此者，犹云脉沉，尤当以身体肿重，为有水之确据耳。

水病脉出者死。

此紧承上文脉沉而言。脉出，是水抬气鼓，逼其气血于在上在外之象，真阳不得展舒以驱水，故死。犹之饮门之脉，以实大而数者，为不治之义也。

夫水病人，目下有卧蚕，面目鲜泽，脉伏，其人消渴。

此申言六条趺阳脉当伏，今反数一症。而其诊法，注意在面目鲜泽句。盖面目为阳明胃腑之应，而鲜泽为水热交蒸之色。故知其在下则小便不利，在上则消渴而病水矣。其余脉症俱别见。

病水腹大，小便不利，其脉沉绝者，有水，可下之。

腹大，是明有聚水之显征；小便不利，又明有聚水之确据。加之脉沉为水，脉沉而绝，为水势撑鼓，以致脉气不展舒之应，故可下其水，而腹大之外症自除，沉绝之伏诊自起矣。此条诊法之细处，在脉之沉迟处。盖脉沉而绝，人多弃为不治之候，而不知其不可弃也，意者其主木防己汤，或加芒硝者是耶。

问曰：病下利后，渴饮水，小便不利，腹满阴肿者，何也？答曰：此法当病水，若小便自利及汗出者，自当愈。

此设为问答，而言阴阳乍虚者，能致正水也。盖下利后，阴伤而借资于水，故渴饮水；又下利后，则阳虚而不能运水，故小便不利。腹满阴肿，水积于肠胃而渗于阴器，故曰"法当病水"。然水病终以阳气为重，若小便自利及汗出者，为阳气复而水邪自去之应，故当愈。

心水者，其身重而少气，不得卧，烦而躁，其人阴肿。

心为火脏，水入脏中即猝死。此言心水者，水在心之系，系终属心，故曰"心水"，四脏同义。后十九条承五脏之水，而曰"诸有水者，利小便、发汗乃愈者"此也。心藏神，神为气之主，神郁于水而气自滞，故身重而少气。不得卧者，灵道为水所阻，而不得下伏故也。水从火脏之化而热，故烦。肾不得心阳之下交，而其气自寒，故躁也。心肾同治少阴，而肾尤为水脏，心有水而肾更可知，故其人阴肿也。

肝水者，其腹大，不能自转侧，胁下腹痛，时时津液微生，小便续通。

肝水者，水亦在肝之系，并肝外之部位，如少腹者是也。腹大，即下文胁下少腹大之谓，与脾水肾水之腹大各不同，详十七八两条下。胁下腹痛，言正对胁下之少腹边旁痛也，三句一意，犹云肝偏左胁下之少腹，少腹积水以浸肝页，故大而内痛。内痛，故不能自转侧也。又厥阴为三阴之枢，而性复疏泄，故其气上升，则有时而津液微生；其气下降，故有时而小便续通，与他脏之病水，口长干而小便长难者不同。

肺水者，其身肿，小便难，时时鸭溏。

肺水者，水亦在肺之系，并当肺位之胸分，贮水而蒸肺叶者皆是。肺水身肿，有二义。肺主气，得水则气壅而肿者，一也；又水乘气化，淫泆而身肿者，二也。肺气壅而不能呵运水道，故小便难。夫温暖肺金者，胃中之阳土也，肺病水，则胃阳可知，故其所饮食者，因上中之化寒而泻下者，色常青黑而水谷不融，状若鸭之溏粪矣。

脾水者，其腹大，四肢苦重，津液不生，但苦少气，小便难。

脾水及下条肾水，俱与前三脏同是系中水气，并其脏外之贴近处聚水也。若以为脏中之水，则脾形薄小，肾形贴脊，纵然肿胀，安得腹大耶？但脾悬胃外，为扇动而化食者，则脾水当在胃脘之外及脐下寸许而已，故其腹大亦当在此，与肝水之大在少腹旁、肾水之大在当脐者各不同也。四肢为阳气之末，脾病水而阳气不能充，且阳衰而先犯之，故苦重也。津液者，脾输胃中之精汁于肺，而游溢于廉泉者也。又气者，脾输胃中之悍气于肺，而充畅于息道者也。脾困于水，而精悍不能上行，故津液不生，但苦少气矣。脾肺合德于上中二焦，则下焦之化机自利，此小便之所以清长也。脾阳阻于水，而上不交于肺，下不布化于小肠，故小便难也。

肾水者，其腹大，脐肿腰痛，不得溺，阴下湿如牛鼻上汗，其足逆冷，面反瘦。

肾水之腹大在围脐，以肾位当脐故也，下文即曰"脐肿"者此耳。腰为肾之府，肾系得水，而以胀急为痛也。不得溺，与小便难不同。小便难者，并无痛楚，但因气不下化、而出自艰难之义；不得溺，谓因腰痛而欲便不得也。盖溺者以气实少腹而送之，而实则还逼肾系，故其腰之胀痛益甚耳。阴下，通指肾囊及两腿缝而言，盖膀胱积水，气不下通，而旁渗于外，则入于睾丸阴器中，故外湿如牛鼻上汗者，即名脬渗者是也。肾病水，而肾阳不下贯，故其足逆冷，以肾气下注于足，而以逆冷呈肾水之象也。面者，诸阳之会，阳为水气所浮，而上聚于面，则水气不得上侵，故瘦。曰"反瘦"者，以周身之肿，有似于面瘦之意也。

师曰：诸有水者，腰以下肿，当利小便，腰以上肿，当发汗乃愈。

此承上文而总言脏腑经络，其病水治例之大法也。诸有水，不特单指五脏，即风水、皮水、正水、石水、里水俱在其中。腰以下为地之象，肿则江河沟渎之瘀塞，非决导不足以息其横流，故当利小便；腰以上为天之象，肿则阴云湿雾之弥漫，非风雨不足以散其郁冒，故当发汗，而皆愈也。夫脏中贮水，真气阻绝，各致暴亡，岂俟利小便发汗，而且能复愈哉？我故曰：五脏之水，但在脏腑，或在脏外之逼脏者，此也。

师曰：寸口脉沉而迟，沉则为水，迟则为寒，水寒相搏，趺阳脉伏，水谷不化，脾气衰则鹜溏，胃气衰则身肿。少阳脉卑，少阴脉细，男子则小便不利，妇人则经水不通。经为血，不利则为水，名曰血分。

此合下文二十一二凡三条，言妇人血分之水病也。但此条系阳虚而经血不行，久之而败血化水；下条为阳实而胞血烧干，久之而血枯吸水之别耳。至按两条经旨，言脉，则从右寸而递及趺阳，延至少阳、少阴；言症，则从胸膈而递及脾胃，延至经水、胞门。则知人身以胸膈间在天之阴阳，为有生之大宝。譬之太阳，照耀九州，鸿铸万物；譬之甘雨，滋润大地，脉络重泉之象。苟业医者而不知此，则适以杀人；养生者而不知此，则还以自杀而已矣。况妇人女子，得坤地之道，更以心肺为根蒂，其寸口犹所贵重乎哉？此仲景于脉机必先言寸口、于病机必先言胸膈之深意也。盖谓右手寸口，内应胸中，脉沉而迟。沉为水脉，迟为寒诊，是水寒之气聚于胸中，而太虚之阳光无照临化被之用，则土性之温暖灵醒者渐自冷寂，而趺阳脉伏。于是不能运水熟谷，而水谷不化，脾阳衰，则变化不纯而鹜溏；胃阳衰，则水寒搏卫而身肿。夫脾胃为后天之大仓库，气衰，则自顾不暇，犹能生精悍以及其他脏腑乎？少阳少阴，当指手经而言。盖手少阳三焦，尝以元真司运化之权；而手少阴心主，又以离德统营血之总。后天脾胃之气衰，则三焦之火渐寒，而少阳之脉卑而不起，心主之火渐熄，而少阴之脉细而不充。三焦脉卑，则运化无神，而男子之小便不利。此症与男子同，故并及之，非专言男子也。心主脉细，则营血失御，而妇人之经水不通。夫经者，血也。血不流利，久则败死以化黑水，又血不流利，久则干枯以招外水，故曰"为水"也。名曰"血分"，言水在血分中，当以治血为本，治水为标，斯称合法耳。寸口，指右寸；趺阳，指右关；少阴，指左寸；少阳，指右尺。余诊此症多矣，其脉丝毫不爽，他注以此条少阴谓言肾脉，大误。以细非肾部之病诊，惟心为夏脉，宜洪而反细，故为阳气瘦削之候也。

师曰：寸口脉沉而数，数则为出，沉则为入，出则为阳实，入则为阴结。趺阳脉微而弦，微则无胃气，弦则不得息。少阴脉沉而滑，沉则为在里，滑则为实，沉滑相搏，血结胞门，其瘕不泻，经络不通，名曰血分。

其又有右手寸口，脉沉而数。数为有余，而其势欲出以外传；沉为不足，而其机欲入以内伏。盖欲出者，为阳火邪实之应；欲入者，为真阴内结之征，是胸分中亢阳剥阴、残膏投焰之象。夫五六月间，酷热在太虚，逼伤大地之生意，俾草尖苗叶垂头委顿，而失其生鲜之气，故趺阳脉微而弦，微则精悍不生，而无胃气；弦则少气不足供呼吸，而不得息。胃既无阴阳以上行，而少阴心主因失后天之养，而流行之气遂结，故脉沉而滑。沉为在里之应，滑为结实之应。少阴之里，下系胞门，又少阴统血，故沉滑相搏于左寸，而知其血结胞门矣。瘕，死血也，经络与他处不同，言行经之血络也。盖谓死血不泻下，则经水之络不通，旧血以不去而枯，新血遂不生而竭，于是干以召水而成水症，亦名水在血分中者，又一也。脐下同身寸之三寸为关元穴，关元左二寸为胞门，右二寸为子户。胞门闭塞，气不得通，恶血不泻，血以留止，状如妊娠，皆生于女子，可导而下。少阴，俗注亦作足经，误。盖沉滑肾部之善脉，惟心主沉滑，始为里血结聚之诊故也。

问曰：病有血分水分，何也？师曰：经水前断，后病水，名曰血分，此病难治；先病水，后经水断，名曰水分，此病易治。何以故？水去，其经自下。

经水前断，后病水，即前二条之症。先病水，后经水断，言先病正水及脾水，则脾胃寒而营血无资始之源，即经所谓二阳之病发心脾，女子不月者是也。名曰"水分"，见同一经断之病。而水分症，不得误以为血分，而责及无辜之意。但在血分者，血行而犹当责水，且行血颇难，而血后之水为尤难；在水分者，水去而其经自通，且去水易，而水后之血可不问，此难易之所由别也。

问曰：病者苦水，面目身体四肢皆肿，小便不利，脉之，不言水，反言胸中痛，气上冲咽，状如炙肉，当微咳喘，审如师言，其脉何类？

师曰：寸口脉沉而紧，沉为水，紧则为寒，沉紧相搏，结在关元，始时当微，年盛不觉，阳衰之后，营卫相干，阳损阴盛，结寒微动，肾气上冲，喉咽塞噎，胁下急痛。医以为留饮而大下之，气急不去，其病不除。后重吐之，胃家虚烦，咽燥欲饮水，小便不利，水谷不化，面目手足浮肿。又与葶苈丸下水，当时如小差，饮食过度，肿复如前，胸胁苦痛，象若奔豚，其水扬溢，则浮咳喘逆。当先攻击冲气，令止，乃治咳；咳止，其喘自差。先治新病，病当在后。

问语中之症凡三层。水肿，一也。冲气，二也。咳喘，三也。

答语中之症，亦是三层。水寒伏结关元，一也。肾气上冲胸分，二也。胃阳虚于误下、误吐，外病水肿，内病咳喘，三也。是则结寒结水，为积久之旧病，冲气为年衰之新病。水肿咳喘，为误行吐下之变病。当看条端十句之问案，次看层层推测之微妙，庶可悟其诊法之例矣。仲景设为问答，而曰今有病者，以水为苦，其面目身体四肢皆肿，是水之外症可据矣。小便不利，是水之内症又可据矣。脉之是望闻问之大概，非持其脉之谓，乃对医者不言水肿之苦，反言胸中痛，气上冲咽，是二症者，必更苦于水，故不言彼而言此也。当微咳喘，犹言当下，且见微微咳喘二候，审如师言二句，盖承二十及二十一两条，因脉而知其症，故此条即症以穷其脉耳。师曰：此症而欲逆推其脉，当于寸口先见沉紧，沉为水而紧为寒，又沉为在里，寸主气，而气之里为关元，故沉滑相搏于寸口，而知其石水寒气之两结于关元久矣。但始时病微年盛，多不自觉，四八之后，阳气渐衰，而胃中营卫之源相干于阳气之盛衰。故阳衰者，则精悍薄而阳愈损，阳不足以御阴，而阴以凌犯而愈盛。阳损，则关元中所结之寒微动；阴盛，则肾中之气上冲。夫结寒与肾气之阴邪犯喉咽，则呕不可出，咽不得下，故有塞噎炙肉之状；犯胸胁，则既似切责，复同拘急，故反言胸中痛也。但水寒之隐邪，虽同结于关元，阳衰而寒气上冲，于理可凭。安得骤然水肿，而致咳喘乎？是知医以数行误治所致矣。盖误以塞噎急痛为留饮而大下之，不知气急为气冲而非饮，故气急不去，而其痛噎之病不除也。又误以其气在上焦，下之不除，或吐之而有合于高者越之之旨？不知吐则胃家虚烦，液干而咽燥饮水，气提而小便不利。前后两行吐下，则胃阳几冷，而水谷不化。夫咽燥饮水，则入水既多；小便不利，则出水复少。加之水谷不化，则悍气内空，而卫阳外薄，欲其面目手足之不浮肿也得乎。然水症初起，或上或下，必由渐及以至周身，此阳气有关隘，水性具盈科后进之道也。今上而面目，下而身体，远而四肢皆肿，苟非误中之误，安得至此！故知医家见水治水，又曾以葶苈丸下过，虽似相近，终属倒治。故小瘥后，必当于饮食过度，气阻而肿复如前也。且愈误则阳气愈虚，故胸胁苦痛，水势洋溢，而浑身皆肿。于是冲气水气，两争胸分，而浮咳喘逆，如所言之症者宜矣。是此症以水寒之结于关元者为旧病，而以冲气为新病，当先攻击冲气，令其止伏，乃治其水邪寒邪之咳。咳止，则水寒去而喘自瘥矣。先治新病，病当在后，言旧病当放在后治也。二语为凡属治病之要诀，故引此以实之耳。或问曰：冲气在关元结邪之后，则冲气原为新病，若以误行吐下后之水肿咳喘较之，则冲气不又为旧病乎？既曰先治新病，而以水肿咳喘为后治者，何也？答曰：水肿咳喘，虽成于冲后之误治，而其水病之根，实伏于早年之沉紧相搏时，故终以冲气为新病矣。

风水，脉浮身重，汗出恶风者，防己黄芪汤主之。腹痛加芍药。方见湿门。

此与风湿之症尽同，故其方治亦一也。盖汗出受风两症，并无少别，惟水与湿，略有分辨者。以湿为汗气内留、就地所化，水为小便不利、从下所蒸，一也。且湿则有气而无水形，水则已从气而见阴象者，又一也。然皆在经表，皆因汗出卫虚，又水湿之邪皆为阴性，故脉症略无差别，而方治亦何容变更也，症详风水诸条下。方论虽见湿门，但其实在注意以防、术去水，以甘草浮之在上在外，使水气趁汗而尽出也。君黄芪者，先则助防、术之力以去水，后则密卫表之气以扶正也。不兼治风者，因风邪以水为依辅，且观天道之郁风化雨，则风邪或从水化，此责水而不责风之意耶。此与下条俱言风因轻而水因重之治例也。

风水，恶风，一身悉肿，脉浮不渴，续自汗出，无大热，越婢

汤主之。

越婢汤方

麻黄六两　　石膏半斤　　甘草二两　　生姜三两　　大枣十五枚

上五味，以水六升，先煮麻黄，去上沫，内诸药，煮取二升，分温三服。恶风者，加附子一枚，炮。（方后"恶风"二字，当是"恶寒"之讹。盖四条恶寒者，此为极虚发汗得之之候也，况本文已有恶风一症，何必于方后重提？且何不于原方中列附子，而曰不恶风者去附子耶？）

恶风身肿，脉浮不渴，详已见。此条当重看"续自汗出，无大热"二语，盖四条曰"汗出即愈"，是水湿二候，轻易不得见汗，故有肿胀沉重等症。见汗，则风邪有欲散之机，故无大热也。风邪欲散，故不必责风，但以镇重之石膏，镇麻黄之发越，而托以甘浮之甘草者，令趁其自汗之机而微助之，则阳动而送水外出者，正使水气载风而尽去，其兵家用贼以驱贼之义乎。

皮水为病，四肢肿，水气在皮肤中，四肢聂聂动者，防己茯苓汤主之。

防己茯苓汤方

防己三两　　茯苓六两　　黄芪三两　　桂枝三两　　甘草二两

上五味，以水六升，煮取二升，分温三服。

四肢于人身，有边鄙之象，其阳气为少薄，故水先犯之而肿也。风水之水，在卫分；皮水之水，在皮里膜外，故曰"在皮肤中"。聂聂，虫行之貌。水气与虚阳互相胜负，故其皮中之动机有如此也。防己逐水，故尊之为主病之君。茯苓两膺上渗下泄之任，故倍用之，以为防己之伊霍也。本以卫气虚而致水，故佐甘温实表之黄芪，本以四肢虚而先肿，故佐辛温外达之桂枝也。夫治风水皮水之例，利小便之功十之三，而发汗之功十之七，以水邪在上与外故也。则甘浮之甘草，从中托之者，其可已乎。

里水，越婢加术汤主之，甘草麻黄汤亦主之。

甘草麻黄汤方

甘草二两　麻黄四两

上二味，以水五升，先煮麻黄，去上沫，内甘草，煮取三升，温服一升，重覆汗出，不汗，再服。

里水，主越婢加术汤，注详五条。下水大而上注，且卫气自密，包水而不汗者，则可径情任麻黄，而不必以石膏镇其发越，但用甘草托之、缓之而已足矣，故亦主之也。但此条重在甘草麻黄汤一边，言病里水而卫气少衰者，固当主彼汤，若卫气自密者，又当主此汤也。

水之为病，其脉沉小，属少阴；浮者为风；无水虚胀者，为气。水病发其汗即已，脉沉者，宜麻黄附子汤；浮者，宜杏子汤。

麻黄附子汤方

麻黄三两　附子一枚，炮　甘草二两

上三味，以水七升，先煮麻黄，去上沫，内诸药，煮取二升半，温服八分，日三服。

杏子汤方

麻黄四两　杏仁五十个　甘草二两，炙

上以水七升，先煮麻黄，减二升，去上沫，内诸药，煮取二升，去滓，温服一升，得汗止服。

此总言风水、皮水、里水之治例，故不列名，而但曰"水之为病"也。脉沉为水，脉小为无阳，少阴属水脏，而又为诸阳之根蒂。今脉沉小，则其为水脏无阳，而聚水可知，故曰此水"属少阴"也。风为阳邪，其性上扬外鼓，故病水而脉浮者为风水。若不渴而小便自利，及面无光亮者为无水。则此胀系虚胀。虚胀为气，除此症不在例内，余则凡属病水，俱以发汗为正治，而水自已。但脉沉为发根于正石之里水，故宜同用麻黄发汗以去水之外，配附子以壮火之源者，所以消阴翳也。脉浮为风水，风为木邪，肺气起而能胜之，故于麻黄发汗之外，配杏仁以利肺者，是欲以金胜木，而尤欲以燥化胜水也。诸方俱佐甘草者，不特取甘浮者为汗剂之助，且所以厚土力而障狂澜之意云尔。

厥而皮水者，蒲灰散主之。

方见消渴。

厥，详《伤寒》及寒疝门。但此厥既非四逆、白通等汤宜温之寒厥，亦非大承气汤宜下之热厥，虽与四逆散之邪实阳明、治宜通散之滞厥颇同，而实异者也。盖因胃中先屯正水，水久化热，热水闭塞胃阳，不与经表之气顺接，故厥。然厥则皮气外虚，正水乘虚蒸胃，而成皮水之症矣。故曰"厥而皮水"者，是正水为本病，因正水而致厥者为标病，因厥而渐成皮水者，又标中之标病也，厥愈而皮水之后病，仍从汗例可矣。蒲草行根水中，善泄土气，烧灰，则味咸性寒，咸则渗水，寒能消热，与甘寒而分理阴阳之滑石相配，是欲腾空胃中之正水，行为小便，而使胃阳宽展，出与经气相接，则厥当自愈。若夫因厥致水，其皮气原非虚以吸水之比，今厥愈而胃阳复起，则皮水亦当散于自汗，而可以不必治矣，此蒲灰散之另一方义，与淋门之用意迥别者也。

问曰：黄汗之为病，身体肿，发热汗出而渴，状如风水，汗沾

衣，色正黄如蘗汁，脉自沉，从何得之？师曰：以汗出入水中浴，水从汗孔入得之，宜黄芪芍桂苦酒汤主之。

黄芪芍桂苦酒汤方

黄芪五两　芍药三两　桂枝三两

上三味，以苦酒一升，水七升，相和，煮取三升，温服一升，当心烦，服至六七日乃解；若心烦不止者，以苦酒阻故也。

此假问答，而详黄汗之所从得，并其治例也。津液外泄而为汗，且以发热烧之，故渴。肿、热、汗出、脉沉，注详一条及四条下。但总按黄汗之症，一条曰"发热"，本条亦曰"发热"，则当身热矣。其四条则曰"身肿而冷"，三十一条又曰"两胫逆冷，假令发热，此为历节"。盖谓发热，便非黄汗之义，即下文曰"汗出已反发热"云云，亦言不当热而热之意也，则黄汗又似无热者矣。仲景错杂言之，几令人不能探其意旨，而黄汗之症，无确据矣。不知人之卫气，其平日各有盛衰，卫气盛而汗出入水，水寒激伏其气元，虽与表气相脱，而其表气之受病者，犹然自实也，故发热。卫气衰而汗出入水，水寒激伏其气元，却与表气同伏，而水寒之病表者，并能内窥也，故不发热，而且肿冷。及两胫逆冷矣，是一条与本条论卫气素盛之黄汗，四条及下文三十一条论卫气原衰之黄汗也。夫卫气与水相并而实于外，气元为寒所激而微于内，则补发其气元，出而与卫气相接，使大气一转，其病乃散矣。然而鼓万物而燥万物者，莫大于风，经言在脏为肝，在天为风，故以芍药、苦酒之酸收者，敛补气之黄芪入肝脏，而以辛温畅达之桂枝，上引外引之，则内伏之气复起，而与卫阳合德。其蒸被之化，可使郁汗及水寒之邪并散矣，是此汤系责气元之下伏，而提之使出之意也。方后曰"心烦者"，肝木上生心火，而液不胜也。心烦不止，因苦酒酸而阻滞之故，则六七日黄汗解后，或可服辛凉以散其所阻乎？

黄汗之病，两胫逆冷；假令发热，此属历节。食已汗出，又身常暮盗汗出者，此劳气也。若汗出已反发热者，久久其身必甲错；发热不止者，必生恶疮。若身重，汗出已辄轻者，久久必身瞤，瞤即胸中痛，又从腰以上必汗出，下无汗，腰髋弛痛，如有物在皮中状，剧者不能食，身疼重，烦躁，小便不利，此为黄汗，桂枝加黄芪汤主之。

桂枝加黄芪汤方
于桂枝汤方中，加黄芪二两，余如桂枝法，取微汗。

若卫气素虚，又因水入汗孔，而得黄汗之病，则卫阳伏而水气与肾脏相召。两胫为肾之府，阳气缩而不贯，又肾得水寒之气，而症见其府，故两胫逆冷。此症原不该见热，假令发热，此为历节，而非黄汗矣。盖历节黄汗，虽同为汗出入水所得，水气内入骨缝，则为历节；但在经表而窥探脏腑，则为黄汗。黄汗，有热、有不热；历节，以气郁骨缝，而无不热者故也。若两胫逆冷，但凡食已而汗出者，又或暮夜而盗汗者，此为宗气因劳而馁，故不能出而固密之所致，亦非黄汗也。若两胫逆冷之症，起初不热，汗已而反发热者，是汗出伤阴，又水气郁而化热，故虽卫微而见热也。然水邪化热，则气滞，气滞则血凝，故知其身必斑驳而甲错。发热不止，则凝滞久而溃烂，故知其必生恶疮也，此从血分上言。若逆冷而兼身重，是水邪沉着之应，水从汗减，故汗已辄轻。但汗则伤气，久则气虚，而经脉瞤动，经气根于胸中。身瞤，则胸中之气匀走经络，而内生虚痛矣，此从气分上言。夫甲错恶疮，身瞤胸痛，特就腰以上有汗而推其症耳，其腰以下无汗，则水邪自在，故从腰及腰之髋髀板骨，沉坠如弛脱而痛，腰下之皮中如有物状者，皆水持身重之应也，此从上部解。而下部不解者言也。剧，指水寒之邪深重而言。寒气从表，而内注胸中以及胃脘，则熟谷之化迟，而不能饮食，气郁则疼，水滞则重，逆其汗气，故烦；欲汗出而不得，故躁。水寒之气犯胸，而胸阳不布，故小便不利，此为黄汗，承上文历节劳气，而言如此种种，方为黄汗之确症耳。主桂枝黄芪汤者，本为水寒激伏其卫气，故主行阳解表之桂枝汤以发之，本为卫虚而表气不摄，遂致汗出而血气两伤，故加补气之黄芪，趁便固之。一补一散之中，而具剿抚并行、攻守兼备之道矣。

师曰：寸口脉迟而涩，迟则为寒，涩为血不足。趺阳脉微而迟，微则为气，迟则为寒，寒气不足，则手足逆冷；手足逆冷，则营卫不利；营卫不利，则腹满肠鸣相逐，气转膀胱，营卫俱劳；阳气不通，即身冷，阴气不通，即骨疼；阳前通，则恶寒，阴前通，则痹不仁；阴阳相得，其气乃行，大气一转，其气乃散；实则失气，虚则遗尿，名曰气分。

本条及下文三十三、三十四共三条，言气虚而病水者，当在十九条之后、二十条之前，次黄汗之后。无谓，疑错简也。盖先气分而后血分，先男子而后妇人，既为合法，且其文其义，与二十及二十一条实同故也。本条历言气虚召水之由，下条言气分之正病正治，末条言变症变法也。但气分有方，而血分不出方者，以血分之水，其治例与男子同，已散见各条，而治血诸方，详妇人杂病门并疟门，鳖甲煎丸中之小方，及虚劳门之大黄䗪虫丸等方，故不赘也。右手寸口，内应肺与胸中，外应营卫者也，其脉若迟而涩，迟则阳气虚寒，故其鼓动之机不能连贯；涩则阴血不足，故其形体之神不能流利也。夫寸口者，所以为胃腑行精悍，而外出为营卫者也。今气寒而血不足，则其内外已可知矣，及按趺阳，趺阳为精悍之源，脉微而迟，微则其气虚微，故有无力鼓努之象；迟则与寸口同断，而亦为胃气虚寒也。胃中阳虚而寒，因而其气不足，则不能从肺与胸中而贯及手足之末，故手足逆冷。夫胃中阳气之所以贯及手足者，先从膈而外出经络之营卫，然后从营卫而充行手足者也。手足逆冷，则营卫先已不利可见矣。营卫又根于胸膈，营卫不利于经络，则膈间之宗气衰微，不能化被中土，故腹满。腹满略减，则其气下行而为肠鸣，于是腹满肠鸣，循环不已，有如相逐之状矣。又膀胱之气，本属下化，今不行而其水气有上蒸之象；营卫之气，本自充满，今劳馁而其经络有嘘吸之机，故曰"气转膀胱"。营卫俱劳者，正言病水之根脚，而水气之所以上走皮肤也。阳主护外，阳不通于表，而阴邪外出阳分，故身冷。阴主固内，阴不滋于里，而虚热余于骨间，故骨疼也。四句即营卫俱劳，而言水病之症，阳前通则微阳复而不足以自温，故反知恶寒；阴前通则孤阴出而不足以外健，故痹而不仁也。四句又即营卫俱劳，而言水病欲愈不愈之症。惟运气月日之官旺，与脏腑之气血生扶，使阴阳相得，则其气乃流行而无偏弊。盖阴阳合德。为天地得一之大气，大气一转，亦何六淫之邪之不散乎？于是邪实者，则得后于气，而快然如衰；正虚者，犹将膀胱不约而遗溺。曰"实则失气，虚则遗尿"者，是言病邪欲散之佳兆尚如此，非病机也。条中虽曰"涩为血不足"，又言卫而并言营，以气根于血，卫附于营，故并及之。然始终以气虚致水，气转病散，气偏通，则似减而实未减，故名为气分也。

气分，心下坚大如盘，边如旋杯，水饮所作。桂枝去芍药加麻黄附子细辛汤主之。

桂枝去芍药加麻黄附子细辛汤方

桂枝三两　麻黄一两　附子一枚，炮　细辛一两　甘草二两　生姜三两　大枣十二枚上七味，以水七升，煮麻黄，去上沫，内诸药，煮取二升，分温三服，当汗出，如虫行皮中，即愈。

此即上文寸口脉迟而涩、跌阳脉微而迟之症治也。盖寸口之膈气虚寒，跌阳之胃气亦虚寒，则水聚膈下胃上，而正当心之下矣，承上文而言气分之症。心下坚大，其形如盘，旋杯旋盘，即车床刮刀，旋转所成之器，言其边之圆转如旋杯也。此系上中二焦之气，不能分运，故水饮聚于中上两间之所作也。譬之太虚，阴云湿雾，沉滞否塞之象，不得风以鼓之，雨以泄之，太阳之真火照耀之，则此气猝不可散。故其主桂枝汤者，鼓天地之大气而发之以为风也；加麻黄者，振龙雷之起蛰而沛为雨泽也；佐辛热之附子、细辛者，风雨之后，云开日朗，所以收水性之余湿也。但其病在气分，其部在心下，独于桂枝汤中，去酸收下行之芍药者，所谓汗之而愈，仍从腰以上之例也。观本条紧承气分，而此及下条，俱曰"水饮所作"，是与黄汗何涉？而徐氏谓上条为泛论病机，又与本门何涉？惟置之血分以前，允为恰当，有识君子，当不以为妄耶！

心下坚大如盘，边如旋盘，水饮所作，枳实白术汤主之。

枳实白术汤方

枳实七枚　白术二两

上二味，以水五升，煮取三升，分温三服，腹中软，即水散也。

此非承接寸口迟涩，跌阳微迟之脉而言，乃就上条心下坚大而言。气实致水，似同实异之变症也，但除诊脉外，其外症颇难辨认，惟是气中虚而致水者，其心下则中平而边高；气中实而致水者，其心下则中高而边平，为少异耳。杯深而高，盘浅而低，故取以为辨也。然所谓气实者，非充实之谓，乃即胸痹门之留气。留气实于心下，而水饮上升，于是气以提饮，饮以附气，留气留饮，两相搏结，而成坚大之形者。譬之干云在天，其色常白，郁久不散，地气上升。地乃湿气，云湿相并，其色渐黑，沉浓郁滞，悬雨未下之象。故以破气之枳实为君，先散留气；以燥湿之白术为佐，并去留饮。则气泄而水自下注，故曰"腹中软，即水散"矣。若于寸口迟涩，趺阳微迟之脉，上焦中焦，寒气不足之症，投以破损高真之枳实，用至七枚，其不心愦愦而忙乱欲死者，几希矣。我故曰：此留气致水之变症变治也。

黄疸病脉证治第十五

寸口脉浮而缓，浮则为风，缓则为痹。痹非中风，四肢苦烦，脾色必黄，瘀热以行。

后贤辨黄症者，纷纷不一，而终未有确解。愚按《内经》及《伤寒》、本经之旨，大概由于湿热相搏，中宫脾土之气郁滞而不流贯四脏，则浮横如天地之雾，而其黄色散漫于皮肤诸窍者也。但先从湿因、水因起，而后生热者，则湿、水为本，而热为标，故名湿黄、水黄。先从阴虚病热，其后因热而生风聚湿及积水者，则热为本，而风湿与水为标，故名疸。其意以治其本而黄自已，故症同而名异耳。犹水门之先病水而后经断者，名水分；先经断而后病水者，名血分之例也。故除却十一、十三、十八、二十四四条泛论诸黄及黄家，另行方治外，其本门所列谷、酒及女劳三疸，所主诸方，凡茵陈汤、硝矾散、栀子大黄汤、膏发煎、茵陈五苓散、大黄硝石汤，大概俱咸寒、苦寒之品，则其用意在去热者可见矣。若夫水湿生热而病黄者，其治例宜发汗者十之七，而宜利小水者十之三。此本篇各条有但曰"诸黄"及"黄家"者，有直名某黄疸者，不可不细察也。首条从脉而总言诸黄之所由发也，头面皮肤之症，法当先诊寸口，以寸口上应头目，外应皮肤故也。若寸口脉浮而缓，浮为真阴不足，而邪热生风之诊，故浮则为上行外鹜之风；缓为真阳不充，而亢火食气之诊，故缓则为正气卑弱之痹也。夫平常之所谓痹者，原以外中风邪，卫气沉削之症，此为内热生风，故非中风之比。但以水不胜火，而四肢惟觉燥热而苦烦，于是内干，则召外湿，湿热相蒙，而热化偏发。有如亢旱之天，雨露不滋，土气不摄，浮尘满空，黄埃飞布之象，故脾色之黄气，随瘀热而周行于躯壳间矣。

趺阳脉紧而数，数则为热，热则消谷，紧则为寒，食即为满。尺脉浮为伤肾。趺阳脉紧为伤脾。风寒相搏，食谷即眩，谷气不消，胃中苦浊，浊气下流，小便不通，阴被其寒，热流膀胱，身体尽黄，名曰谷疸。

趺阳立中土，脉宜优柔和平以象土德。若体紧而至数，数为热，趺阳热，则火邪盛而善于杀谷，故热则消谷。紧为寒，趺阳寒，则真气衰而食气压火，故初食则满也。夫消谷则不宜满，满则不宜消谷，其所以互见者，盖肾中精足，则火尝畏伏而不敢自见。尺脉浮，则精虚，而肾气有不固之象，故知伤肾，肾伤，故趺阳以数见矣。又脾阳德健，则气尝温畅，而不致结束。趺阳脉紧，则阳衰，而脾气有凝敛之象，故知伤脾。脾伤，故趺阳以紧见矣。二句是自注上文之所以寒热互见也。风寒，非指外感，谓风生于热，寒生于虚之候。热风虚寒，两相搏击，于是热风之性喜于上炎，虚寒之气力不下运，故食即晕眩，谷气不消，与上文热则消谷非矛盾也。盖消谷，就形质之易于腐化而言；不消，就谷气之不能分消而言。以邪火所杀之谷气堆贮胃中，则胃不空灵，而以秽浊为苦矣。浊气下流，则热瘀而化机壅滞，故小便不通。夫脾寒之气，内被少厥两阴，则分运谷气之权愈微；胃热之邪，下流膀胱诸腑，则留闭水饮之候兼作。热湿交蒸，身体尽黄，名曰"谷疸"者，其因如此也。

额上黑，微汗出，手足中热，薄暮即发，膀胱急，小便自利，名曰女劳疸；腹如水状不治。

女劳之疸，固因房室太过，精虚生热为本候。然单系精虚，则当见血痹虚劳等候，而不得成疸也，惟多欲而兼勒精者，始有此病。以多欲，则膈气过劳，而火浮于上；勒精，则肾气摇动，而火郁于下。邪火内炎，则真阳不布，真阳不布，则中土之气浮横散漫，而发为黄症，如本条及十六条之候矣。若谓单系阴虚生热所致，则当不主犀利之硝矾散，并散后不列滋阴补精之药者，概可思矣。额上，内应胸分，黑为肾色，肾火冲炽胸分，有烟煤之象，故黑。邪热内蒸，故汗出。手足之心属少阴，少阴火盛，故手足热。薄暮属阴分，阴火盛，故薄暮即发热。水势下流膀胱，故急。小便自利，故知系干热而非水也。名曰"女劳疸"。其意以腹不胀者为可治，脾胃尚有滋息之源故也。倘非水，而腹如水状，是脾阳衰败而作胀，将真阴无精悍以奉之，而邪火不可熄矣，故不治也。

心中懊恼而热，不能食，时欲吐，名曰酒疸。

酒性热湿而浮，热湿浮于膈上，故心中液伤而懊恼；热湿浮于中焦，故胃中气伤而不欲食；热湿浮于中焦，而且欲上冲膈上，故时欲吐也。谓非因酒而致疸之症乎，故名酒疸。

阳明病，脉迟者，食难用饱，饱则发烦头眩，小便必难，此欲作谷疸。虽下之，腹满如故，所以然者，脉迟故也。

此言谷疸之变脉变症也。阳明病，指阳明之腑病而言，如病风寒暑湿燥火之后皆是。盖谓谷疸之脉，不止趺阳紧数一种，凡阳明腑病之后，其脉迟者，以脾胃之阳气内虚，故其至也，不能连珠鱼贯，而见迟迟漫发之状。倘减谷自节，则其气犹能胜食而渐化，故食难用饱。饱则食滞而生热，且将胃脘中之残液渗入食中，不能腐化以自还，故烦。烦热之气浮于中者，必炎于上，故头眩。气机不下运，则水谷混停，故小便必难。夫热烦湿滞之邪，团结胃中，脉虽异于二条之紧数者，而其胃中之苦浊则同，故知亦欲作谷疸也。下之，指后文十五条茵陈汤之谓，盖茵陈汤虽下其热烦谷滞，而腹满如故者，以脉迟阳虚而作虚胀也。愚鄙拟之，或于本汤加干姜以为反佐，则寒热标本针锋互对而无弊矣。

夫病酒黄疸，必小便不利，其候心中热，足下热，是其症也。

病酒热而小便利，则热随便减而不得成疸，故病酒黄疸者，必先以小便不利为候也。酒性热而浮且湿，热从浮见，浮则上炎，故其心中热。热从湿见，湿多下趋，故其候足下热，此三者为酒疸之确症也。

酒黄疸者，或无热，静言了了，腹满欲吐，鼻燥，其脉浮者，先吐之；沉弦者，先下之。

此言酒疸之初症变症也。酒于酸苦甘辛咸中无正味，其味屈曲，而性从木，故先入肝胆，肝胆受热而乘其所胜，故脾胃为酒黄疸之总根。但脾通于肺，胃浮于脘，而症从上见，故有上条之心中热，及本条之腹满、欲吐、鼻燥等候。脾热满而还注少厥二阴，胃热满而下注大小肠、膀胱，故有上条之小便不利及足下热，并二十条之茵陈五苓散、十七条之栀子大黄汤等方。此条特揭其总法耳，盖谓因酒而黄疸者，其上下固多热候，然又有一种阳衰阴盛之人，伤酒之热湿，虽积中土，因无阳气以搏之，故其初症竟或上而心下、下而足下，俱无热者。夫心下病热，则液短而生烦，烦则语言必冒突而急错，今静言了了，故知其无热也。湿自胜，故腹满；热自胜，故欲吐、鼻燥，此皆上炎之症。上炎者脉必浮，脉症俱高，故宜吐以越之也。此句是主，若腹满诸症虽具，加之足下热，小便不利，则热湿下逼，脉必以沉弦下应，脉症俱深，又宜导而下之之为便矣。曰"先吐""先下"，则吐后再下、下后再吐，其随症施治之意又在言外矣。但下药则有栀子大黄汤，而吐药不列方者，其意或以吐惟瓜蒂一散，故不复赘耶。旧注谓宜栀豉汤，若论主酒疸之本汤内两用栀豉，主谷疸之茵陈汤、并从主黄疸之大黄硝石汤俱单用栀子，则主栀豉汤似于本门为近理，殊不知栀豉非吐剂，辨详《伤寒》本汤注，岂服此而探以为吐乎？是有待于高明之鉴定焉。

酒疸，心中热，欲呕者，吐之愈。

心中热，欲呕，为热湿上冲之应，故亦宜吐以越之，承上文言不特无热而腹满、欲吐、鼻燥者，宜用吐法，即有热而下部之症未见者，其例亦同。且与但见下部之症，而不见上症者，其当遵攻下之例，交相互发也。

酒疸下之，久久为黑疸，目青面黑，心中如啖蒜齑状，大便正黑，皮肤爪之不仁，其脉浮弱，虽黑微黄，故知之。

此言酒疸所变之黑疸，与三条及十六条之女劳疸"黑"虽同，而症自悬绝之辨也。酒疸，有宜吐宜下两症，热湿在心下者当吐，而先下之，则徒伤其阴，而心下之热湿仍在也。且热邪以阴伤而愈炽，热极则血欲枯，而其色渐黑，故久久则为黑疸。目为胆之果，胆热则蒸其汁于上，故目青。面为胃之应，胃热如焦其土于中，故面黑。心中如啖蒜齑者，阳液不足供热邪之暴残，而刻削嘈杂似之，故藉以为状也。大便正黑者，亢火夺中土之化，故其所下者，有草灰木炭之象也。皮肤不仁者，热逼少阴心主之神灵，中阻而不外贯也。其脉浮弱，浮为热，为在上，浮而弱，为阴虚。夫阳分上热而阴分下虚，岂非宜吐之酒疸，而误下之所致乎？但额黑便黑，分明女劳疸之候，而谓成于酒疸之变症者，以黄为酒疸，今虽黑而微有黄色，故知其非女劳也。

师曰：病黄疸，发热烦喘，胸满口燥者，以病发时，火劫其汗，两热所得。然黄家所得，从湿得之。一身尽发热而黄，肚热，热在里，当下之。

此言黄疸之治例，以汗为逆，以下为顺也。盖疸症之热俱在内，故从内而蒸其黄于外，未有作表热者。今发热则非其症矣，加之心中热干而烦，肺中热湿而喘，湿热鼓塞于膈间则胸满，津液不布于廉泉则口燥。此因病初发时，误认汗可解热，而火劫其汗，既伤其阴而内外之两热交煽，且里热因汗而提之在表在上，故得此发热等候矣。然单热不能成疸，故黄家必从热而生湿得之，今一身尽发热而黄，是热湿在肚内，夫热湿在里者，法当下。与湿黄在经表之宜汗不同也。

脉沉，渴欲饮水，小便不利者，皆发黄。

沉为水脉，内水拒饮，本不当渴，乃渴欲饮水，是其水饮化热，内烫上熏之所致也。然令小便自利，则热饮下泄，其势不聚。若再不利，则湿热两胜，故皆发黄，此因疸而泛论水饮之黄也。

腹满，舌萎黄，躁不得眠，属黄家。

此与谷疸相似，而非谷疸者，以谷疸先热后湿，此则先湿后热故也。腹满为湿，舌黄为实，湿而热实，则津液下掣，故胞精短。而其舌且萎顿而黄也。又热实则神机不能内伏，故躁不得眠，湿热相蒙，此发黄之可必也，故属黄家。叙症从腹满起，故知先湿后热。同是脾家寒湿、胃家热实，故曰与谷疸相似，而实非者也。

黄疸之病，当以十八日为期，治之十日以上瘥，反剧者为难治。

黄疸为火土病，期者，生死之期也。土气分旺各十八日，官旺之时，真气犹在，故可乘其胜而攻去其亢热则愈，否则至其所不胜而死之理也，故以之为期。火生于二而成于七，是九为火之合数也，治之十日以上，则火为退气之候，故当瘥。反剧，则邪火成燎原之势而反常矣，且真阴有不支之惧，故难治。然则中宫之土气，惟恐其或衰，而亢烈之火威，但虞其不熄，是为治疸之要义也。

疸而渴者，其疸难治；疸而不渴者，其疸可治。发于阴部其人必呕；阳部，其人振寒而发热也。

疸而渴者，热甚一也，阴虚二也，湿重三也，故难治。不渴之可治者，可想见矣。阴部，指中焦脾脏及下焦肾脏而言，阳部，指上焦胸中而言。发于脾肾，热邪从中下而上冲胃脘，故其人必呕；发于胸中，则热邪从胸膈而外犯卫气，故其人先振寒而后发热也。此与上文二条，统论三疸之死生微甚，及其所发之上下不同也。

谷疸之为病，寒热不食，食即头眩，心胸不安，久久发黄，为谷疸，茵陈蒿汤主之。

茵陈蒿汤方

茵陈蒿六两　栀子十四枚　大黄二两

上三味，以水一斗，先煮茵陈，减六升，内二味，煮取三升，去滓，分温三服。小便当利，尿如皂角汁状，色正赤，一宿腹减，黄从小便去也。

此申言谷疸之症候治例也。寒热，注见上条，发于阳部，盖中焦胃浊，蒸于胸分，故其邪热先发于此。夫宗气与卫外之气相贯，邪热逼伤宗气，则其卫气有自败之象，故寒。继则卫从热化，故寒而复热也。不食及食即头眩，详二条注。心胸不安，即六条酒疸心下热之义。茵陈味苦性凉，而气最重，味苦入心胸，性凉除邪热。气重，则为气分专药，以之主阳部之疸，是欲其走心肺之夹空，而消散其气分之瘀热也。但因热从膻中而上蒸，故配苦寒降润之栀子，又因热从脾胃而中发，故加苦寒攻下之大黄。至栀、大黄本为溏泻之品，得茵陈之走气分者，重用而先煮之，则栀黄俱从茵陈之性，而以清凉之气为化矣，故不利大便，而黄从小便去。三味药中，恍如一天酷热，恰逢秋气半空，金风翼翼，玉露垂垂，而烦襟顿涤之象也，方药云乎哉！

黄家，日晡所发热，而反恶寒，此为女劳得之。膀胱急，少腹满，身尽黄，额上黑，足下热，因作黑疸。其腹胀如水状，大便必黑，时溏，此女劳之病，非水也。腹满者难治，硝石矾石散主之。

硝石矾石散方

硝石　矾石烧，各等分

上二味，为散，以大麦粥汁，和服方寸匕，日三服。病从大小便去，小便正黄，大便正黑，是其候也。

此申言女劳疸之症候治例也。言发黄之家，但凡薄暮而日将晡时便发热者，大似阳明胃实之症，然胃实者法当恶热，而此反恶寒者，此为阴虚于阴分，至其时而相火以无附而充炽，真阴不支亢烈，故发热；卫气不胜邪火，故恶寒，谓非得之女劳，不至此也。"膀胱急"十二句，所言诸症见三条注，硝石咸寒降润，矾石酸凉敛抑，以之主火气飞扬之候，允为至当。但酸咸之性，易于趋下，故以填心益气之大麦，作粥汁而和服之，欲其少为留恋，俾矾石刮垢磨光之性，徐徐澄彻而下，则热随黄黑之大小便而俱去矣。但三条曰"腹如水状不治"，此条曰"腹满者难治"，是女劳疸病。诸症具而腹不满者生，满甚而如水肿状者死，腹若已满，虽不甚，而生死即相半矣，此仲景论女劳疸之深意也。

酒黄疸，心中懊恼，或热痛，栀子大黄汤主之。

栀子大黄汤方

栀子十四枚　大黄一两　枳实五枚　豉一升

上四味，以水六升，煮取二升，分温三服。

此申言酒疸之症候治例也。心中懊恼而热，见四条注。痛则热气炮炙，而腔内悬强拘急之应，然即六条注中所谓热从浮见，浮则上炎之应。故以苦寒之栀子，降膻中之热；苦寒之枳实，散胸中之滞。重用香豉者，所以滋胃液也；佐以大黄者，所以下胃热也。但亦凭高润下之剂，热黄从大小便去者居多，旧注谓为吐剂，则失之远矣。按前人误谓栀豉汤能吐者，因瓜蒂散中重用香豉，遂认吐为香豉之性，殊不知吐由瓜蒂，赤小豆特引瓜蒂，少为下行之使，香豉用以滋阴安胃，恐吐后致烦，故预为伏案耳，详瓜蒂散本注。愿天下同志，留神试用，同为剥正，不令仲景叫冤，栀豉抱屈，则幸甚矣。

　　诸病黄家，但利其小便，假令脉浮，当以汗解之，宜桂枝加黄芪汤主之。

桂枝加黄芪汤方　见水门

　　自此至篇终凡七条，因疸而广论诸黄之治例也。诸病黄家，皆系湿热，小便利则湿去，而热亦随之，故以利小便为法也。假令脉浮，则湿热在上在表，又当以汗解为便道矣。盖桂枝本汤，泄汗以解热，加黄芪以助卫气，而送湿出表，故宜主之。利小便，不特十五条之茵陈蒿汤、十九条之膏发煎、二十条之茵陈五苓散，凡水饮门之渗泄诸方，俱在其中。门人问曰：黄疸俱由热湿，故疸病诸方多用苦寒咸寒及克削之品，既闻其义矣。本条曰"诸病黄家"，则疸症似亦在内，而独主辛温而热之桂枝汤，并加补气之黄芪以主脉浮者，不虞其热以济热者，敢问何说耶？答曰：仲景之书，每条各有主症主见，苟不求其立言之旨与方治，针锋逼对处，则问津无路矣。盖本条以卫气外虚，而先招湿水之候，湿水生热，湿热郁于皮肤经络而发黄者，是卫虚，为第一层病，湿为第二层病，热为第三层病。请问卫气虚者，有不宜桂枝之辛温，及黄芪之补益者乎？且热在湿中，湿为本而热为虚假之标病，则遵汗例以去湿者为本治，而热自无所容矣。下文十九条为津血虚而生热之黄，二十条为胸先热而招内水又久蓄化热之黄，二十一条为中焦热实、上冲下结之黄，二十三条为中焦热实、不冲中路胃脘而冲两旁胁下之黄，二十二、二十四两条，上焦之宗气虚劳，不能传送，因而便难，渐致下结上浮之黄。病因不同，故其主治亦别也。

诸黄，猪膏乱发煎主之。

猪膏乱发煎方

猪膏半斤　乱发如鸡子大三枚

上二味，和膏中煎之，发消药成，分再服，病从小便去。

诸黄中又有一种津血短少，而阳气偏胜者。夫津血短少，则勾留水气而生湿；阳气偏胜，则郁蒸火气而生热。是湿热又以津血虚竭为本病矣，则滋津血以替湿，而湿自下行；养阴血以润气，而气自流转，湿热去，而黄将自散也。猪膏生津，乱发补血，其主之也宜矣。

黄疸病，茵陈五苓散主之。

茵陈五苓散方

茵陈蒿末十分　五苓散五分

上二味和，先饮食服方寸匕，日三服。

诸黄中又有一种先因热而致水，后又积水更化热者，先因热起，故从黄疸之病例而曰"黄疸"，亦从黄疸之治例而主茵陈，此热黄、水黄相兼之症，故从两治也，茵陈及五苓散义各别见。

黄疸腹满，小便不利而赤，自汗出，此为表和里病，当下之，宜大黄硝石汤。

大黄硝石汤方

大黄　硝石　黄蘗各四两　栀子十五枚

上四味，以水六升，煮取二升，去滓，内硝，更煮取一升，顿服。

但凡黄家，俱是毛窍闭塞、小便不利，湿热交盛于上下内外之所致。然惟湿黄、水黄如此，以汗出则水湿之势泄于上与外，小便利则水湿之势泄于内与下故也。若夫疸病起于热因，内热既盛，则虽有汗而在内之热不减，故仍作黄候也。盖谓疸病，又有一种不横传于表，其热但在中焦，因而上侵胸膈、下彻肝肾，而作直竖之症者。如腹满为里湿之应，小便不利而赤，为里热之应，是里病矣。里病湿热，法当外传于表，今自汗出，则其经络皮毛无郁热而表和。夫表和里病者，当以下之为正治矣。主本汤者，因实热在中焦，故以苦寒之大黄、咸寒之硝石，从承气攻下之例。且中热者，必上熏阳位，故加善走膻中之栀子以降之；又中热者，必下贯至阴，故加阴沁肝肾之黄柏以坚之。至咸以胜热、苦以燥湿，又其余蕴也。

黄疸病，小便色不变，欲自利，腹满而喘，不可除热，热除必哕。哕者，小半夏汤主之。

小半夏汤方　见痰饮

此言黄疸病，又有一种下焦无热，故小便不变色而淡白；中焦无热，故大便欲自利而不实，但以脾气湿重而腹满，膈气劳热而肺喘者，以劳热与湿气相蒙，久亦成疸故也。但此为因劳而神火浮动，故生虚假之热，与彼热实者不同，故不可用攻下以除其热也。热除，则膈虚胃寒，以寒犯虚，故知其必哕矣。哕者主小半夏汤，以其能填胸温胃，降逆除寒，而哕可平，故主之。汤意详饮门注。

诸黄，腹痛而呕者，宜柴胡汤。大小柴胡汤方俱别见。

此总言先热后湿之疸，先湿后热之黄，流贯少阳之症治也。腹满已见，少阳得热，则从胁下而上逆，故其症善呕。但热疸湿黄，二者俱有此症，盖因热召湿之疸症，脾胃率多热实，脾胃热实之气，偏从腹之两旁而上熏于胁，是少阳之部。因湿生热之黄家，胸膈率多湿热，胸膈湿热之气，偏从胸之两旁而横溢于胁，亦是少阳之部，故皆能致呕。但曰"宜柴胡汤"，而不指明大小柴胡者，因疸以热为本而湿为标，治热宜攻下，则主大柴；黄以湿为本而热为标，治湿宜发汗，则主小柴，欲俟人之神而明之耳。大小柴胡汤意，俱别见。

男子黄，小便自利，当与虚劳小建中汤。

小建中汤方　见虚劳门

此因前二十二条，但立救误之方而无正方，故补言之也。小便自利，即前条色不变之义，盖膀胱得热则癃闭，而其色黄赤，利则不变者，即在其中矣。但小便自利，则热泄湿减，安得发黄？故知此黄为宗气因虚致劳，幻生假热者所致，是宜以辛温之小建中汤，填其在天之气，则太阳朗照，而龙雷之阴火、岚氛之阴湿，自当伏藏消散矣。

惊悸吐衄下血胸满瘀血病脉证治第十六

寸口脉动而弱，动即为惊，弱则为悸。

寸口，指关前而言。动脉，形圆体短，厥厥动摇，而兼滑象者是也。弱，如弱水之弱，有不能载物之象。惊非外来，惕然自儆也。悸者，怯怯虚馁之状。两物相击，轻小者动，亦受击者动。寸口脉动而弱，寸口应心下，弱则其气轻小，动则下焦之气有击之者之上冲也，心下逼神君之座，下气突犯，故动即主惊。心下为宗气之城，本气虚微，故弱则主悸。诸解格格可笑。本经及《伤寒论》，凡言脉有二例，而俱以"而"字为界，一则以上字为经，而以"而"字以下为病，如脉浮而紧、脉浮而缓之类，盖以浮脉定太阳，而以紧缓别风寒也。一则如本文脉动而弱、后文脉浮而大之类，盖又以上一字为浮取，而以"而"字以下为沉取也，余仿此。

心下悸者，半夏麻黄丸主之。

半夏麻黄丸方

半夏　麻黄等分

上二味，末之，炼蜜和丸，如小豆大，饮服三丸，日三服。

此双顶上文脉之动弱、症之惊悸而言，非单言悸也。而半夏麻黄丸一方，却又是治惊之药，而非治悸者。古人文章，其承接处往往错综如此，盖谓心下惊而且悸者，虽以心下之本气虚微，而为下焦之气冲犯之地，究当先责其冲气以治惊为正，故主半夏麻黄丸，下平其冲气，则脉不动而惊且自止矣，此春秋罪主令之法也。若寸口脉弱而动，只消于浮沉处倒见，则当责心下之弱为主，而主下条桂枝救逆及《伤寒论》中苓术桂甘并小建中等汤，而于此丸无取矣。客有问余者曰：本文明明单言悸，而子以为双顶惊悸，本方明明是治悸之丸，而子又谓是单治惊，是谁为子言之也？余曰：仲景于不言之表为我言之也。夫弱为寸口之本脉，动为从下上冲寸口之标脉，故悸为心下之本病，惊为从下上犯心下之标病，言悸而惊在其中者，从本之义也。至本方之妙，千古无人揭出，不妨因子之问而细剖之。麻黄空细如毛，性极疏泄，用于桂甘姜枣之中，乘辛暖甘浮之化，又得杏仁清利以为使，则疏泄之性从上外向，故能由胸达表以为汗，此麻黄大青二汤之正用如此。若夫监以辛降平逆之半夏，敛以咸收下走之白芍，又得茯苓淡渗以为使，则又使疏泄之性下向，而利膀胱渗化之机。此小青龙一汤，为下焦之变用又如此。至于本方，脉则以动乘弱，症则因悸而惊，是上焦不足、中焦有余，以有余之火侵犯不足，故止用对配辛降平逆之半夏，使疏泄之性从中下散。又恐汤性易竭，丸则取其缓发，蜜则润其偏干，小丸少服者，徐图渐减之义。此本方一丸，为中焦之平用者又如此。要之，动、弱、惊、悸，脉症俱是两层：弱脉悸症，在主虚一边，下条桂枝救逆及《伤寒论》中苓术桂甘并小建中等汤，扶弱以补不足；动脉惊症，在客实一边，故用此丸锄强以损有余，譬之墙垣低矮，以招外盗者，彼桂枝救逆等方，增益墙垣以治悸，半夏麻黄一丸，驱除外盗以治惊耳。客复何言哉！

火邪者，桂枝去芍药加蜀漆牡蛎龙骨救逆汤主之。

桂枝救逆汤方

桂枝二两，去皮　甘草二两，炙　生姜三两　大枣十二枚，擘　牡蛎五两，熬　龙骨四两　蜀漆三两，洗去腥上为末，以水一斗三升，先煮蜀漆，减二升，内诸药，煮取三升，去滓，温服一升。（以取三升而服一升计之，当如服桂枝汤之法，作三日服矣，特不饮热粥耳。）

此条及方，旧本错编在本篇第十二条下。细按汤意，确是治惊悸之方，且其文气又确是依靠上文心下悸者而来，则"火邪者"三字方不突兀，故移于此，有识者自能辨之也。承上文言实者责之，固主半夏麻黄丸，责中下之有余以治惊。又有以火逼劫其汗，汗为心肺之液，汗出而心肺夹空之气两虚，以致神明之宰无所依着，而招中下之逆，而惊悸者，是火邪者也。火邪之为惊悸者，责在上焦之虚，舍桂枝救逆一汤，其能填此阳气阳液乎？盖桂枝汤之桂甘姜枣，最为招来阳气、阳液之檄，已见小建中注。东垣称蜀漆入心经，有飞针走线之功，先煮之以为主，则引桂甘姜枣之性，直达心肺之空，以填其虚。然后以牡蛎之静藏水底，龙骨之镇摄山灵者为佐，则神明之摇动浮越者自安，是桂甘姜枣所以治悸，而龙牡所以定惊也。至于心肾同治少阴，而其气尝相升降，心气虚者，畏肾中之贼阴上凌真串，故合牡蛎之水族，而与龙骨同用者此也。

师曰：尺脉浮，目睛晕黄，衄未止。晕黄去，目睛慧了，知衄止。

尺脉之脏为肾，肾之腑为膀胱，足太阳膀胱之隧道，与手太阳小肠之经由巅顶相会，而交通于鼻。夫沉为在里，浮为在表，今尺浮，是太阳膀胱之气由经道而直上巅顶之象也。又本经第一篇三条言鼻，曰"色黄者，便难"，夫鼻居中央，为中土之应，阳明之气燥结而不下通，故于本位浮出火土之色，今由鼻而黄晕于目睛，则其黄更高矣。且目睛为肝肾之光华，肝主血液，肾主精汁，目睛晕黄，是阳明燥热之土气，而为炎蒸水液之诊也。足阳明胃家之隧道，与手阳明大肠之经相会，而挟于鼻，故于二者之中，或色或脉，但见一诊，即知衄未止矣。晕黄去，阳明之热下解，目睛慧了，肝肾之气展舒，故知衄止。上二句，合太阳阳明而言正衄之诊，下三句，单就阳明而言衄止之诊。则太阳之衄，其止于尺脉之浮去，而见沉者，可类推矣。

又曰：从春至夏衄者，太阳；从秋至冬衄者，阳明。

此即上文之尺浮晕黄，而申言之也。夫春生夏长，天地生阳之气内盛，而人身以太阳之经气相应，故春夏之衄属太阳。秋敛冬藏。万物成熟之气内实，而人身以阳明之里气相应，故秋冬之衄属阳明也。但此及上文二条，明明言衄血，有太阳、阳明两症，至下文方治，却止有泻心一汤，几疑单是治阳明之衄，而遗太阳一边之治例矣。不知四条曰"尺脉浮，衄未止"，八条曰"脉沉弦者衄"。夫尺为在里、浮为上出，与沉为在里、弦为上出同断，是太阳之衄，为实邪从里，外穿经隧，从下上升巅顶之症，自当责之在里在下，则外穿者内伏，上升者下熄矣。夫责在里在下之实邪，离大黄、芩、连，将谁属乎？故虽衄症有太阳、阳明之分，而其主泻心则一也。

衄家不可发汗，汗出必额上陷，脉紧急，直视不能眴，不得眠。

衄家发汗，则额陷，注详《伤寒论》。脉非单指手太阴也，由本文之言额、言视、言眴、言眠观之，当指上部之天、地、人及人迎等处，以衄家伤巅顶之血尤多，故偏言头上耳。紧急，亡阴躁疾之象。直视者，目系干涩，失流动之神也。不能眴、不能合、不得眠、不得寐也，皆阴虚于上，而阳往从之之义。上文言春夏之衄属太阳，恐人以发汗为太阳之治例，而误投之于衄家，则逆矣，故戒。

病人面无血色，无寒热。脉沉弦者，衄；浮弱，手按之绝者，

下血；烦咳者，必吐血。

此条前三句，是就色脉症而正言衄血之诊法。下文脉浮弱两段，古人借水送桥，又即衄诊而趁便及之，为下文吐下条内之省笔也。脏腑之精华，浮于面而色红且润者，血之所荣也。六经外邪之症，惟少阳、厥阴属木，而为阴阳之枢。属木，故面色以青应；为阴阳之枢，故表症阖则为寒，而辟则为热也。又木脉弦急，故病此者之脉状必弦。若病人面无血色而血不荣，却又无寒热之表症，是非少阳、厥阴之表邪为病，而其面以青色见也可知。今脉又沉弦如厥阴，则必为衄病无疑矣。夫沉弦为肝家邪实之脉，且弦以沉见，是浮处未尝弦也。以有余弹射不足，则衄之上出如矢者，乌能禁哉？衄血之诊法如此。若面无血色，而其人之脉举之但浮，取之则弱，重按之至沉处，则弱甚而绝。是浮为上焦有余之邪火，凭凌胃家之血液，故中取之则弱，灌注大肠之虚脱而下，故按之绝也。则面无血色，又系阳明脱血以致脱气者之诊也。若面无血色，而脉又浮弱，按之即绝者，多烦渴一症，则其按之即绝，为下焦虚寒之应。其脉浮弱者，为虚寒之邪上冲而致咳，咳多上顿，而气亦升浮之应，血随气逆，合之面无血色，则其血之伤于上出，而见于吐者可必矣。此条当熟读细玩，始见后文汤意之妙，否则柏叶、黄土、赤豆当归及泻心等汤，无从觅针线矣。

夫吐血、咳逆、上气，其脉数而有热，不得卧者，死。

吐血、咳逆、上气，勿作一症，当分三症看，因此条原是言吐血之死脉死症，其咳逆上气两症之死诊，与吐血相同，故连及之，若以吐血、咳逆、上气为一人之病，则何必以不得卧为短期耶。夫吐血有阳明胃实，上冲胃系一症，主麻仁丸，或调胃承气汤可愈；有少阳风热上逆一症，主小柴胡汤可愈；有厥阴风火上冲心胸一症，主当归四逆汤可愈。然阳明胃实之脉涩而浮，仅于日晡见潮热，少阳风热之脉弦而微大，但见往来之热，厥阴风火之脉弦细而浮，小见微热或无热而恶寒也。若吐血而脉数，且有或表或里之热，则数为无阴，而阳气有急疾之诊；热为离阴，而孤阳有浮脱之象，已成危候。所赖静则生阴，犹得假一卧以留连其阳气，若更不得卧，则气不归肾而神莫栖，血不统肝而魂欲散，其不死也得乎。咳逆者，忌邪实；上气者，忌息高。脉数有热，邪实息高之诊，其不得卧与吐血者，同一下脱上绝而死也。

夫酒客咳者，必致吐血，此因极饮过度所致也。

酒性浮热，热则动血，浮则上气，气浮血热，故咳则必致吐血也。夫饮食之邪，《本经》列为不内不外因，以极饮过度而致咳而吐血也，延至脉数有热，不得睡卧，同归死候，岂不大可惜哉！长沙揭此，其戒之耶。抑谓于方咳而未吐血时，或辛凉以解热，降渗以平浮，犹得挽回生路耶。

寸口脉弦而大，弦则为减，大则为芤，减则为寒，芤则为虚。寒虚相击，此名曰革，妇人则半产漏下，男子则亡血失精。

寸口应上焦，"脉弦"句谓举之见弦、按之见大也。或曰：右寸见弦，左寸见大。此说亦合减者瘦削之状，脉体如圆茎，气血之充也，今浮之而形细丝弦，若沉之而仍弦，是浮沉俱细，虽细而不失其为圆茎之体矣。乃按之见大，则浮处之弦，是两肩减去其圆形，而成荞麦之象，故曰"弦则为减"非弦脉尽减，以浮弦而沉大，故知其上焦之气不能充满脉体，而为减削之貌也。芤为中空之草，凡物之中实者，则外气内固，而形自坚小，今浮弦而沉处独大，则大非本相，而为中虚散漫之象，故曰"大则为芤"也。减为上焦之阳气亏空，故曰"寒"；芤属下焦之精血耗损，则阳精下降。阴阳之贼气与妄情相得，则梦接鬼交；肺肾之余灵与残境相乖，则幻生惊怖，此寒虚相击之道也。革者，鼓革之义。弦坚大空，有鼓革之象，故合状之如此。半产，凡不满月者皆是；漏下，谓血崩及赤白带下之类；亡血，指尿血便血之下出者而言；失精，凡有梦、无梦及滑脱者皆在其中。夫在上之阳气削弱，不能提挈；在下之阴津虚滑，不能握固，故见种种下脱之症也。此是虚劳脉症，故入虚劳门者为正例，固有亡血一症而复入此者，郑重之意也。

亡血不可发其表，汗出则寒栗而振。

亡血，凡吐衄便血者皆是，夫分而言之。虽有阴阳气血之殊，其实则阳载阴中，气根血分者也。亡血者气亦虚，复发其表，则气愈虚矣。且汗为血中之阳液，汗出则重伤其卫气，一也。又气血两虚之人，其阴阳之气非极力交并于上，几有不辨之势，汗出则虚阳之极浮必反而为极伏，二也。寒栗而振，其能免乎？亡血者发汗，烦躁者居多，然犹可借阳气以生阴液，若伤气而至寒栗，则为逆滋大矣，可不惧哉！

病人胸满，唇痿舌青，口燥，但欲漱水不欲咽，无寒热，脉微大来迟，腹不满，其人言我满，为有瘀血。

此及下文二条，症极错杂，理极微奥，原难理会，注家俱泛指心肺肝脾，而终不辨血瘀何地、症属何因，殊为梦梦。盖不特心为神明之府，肺为宗气之城，高贵清虚，略不可犯。瘀心，则昏乱猝死；瘀肺，则喘满立绝；即或瘀脾、瘀肝，亦必肿胀晕眩，苟延旦夕，岂止胸满唇痿等症已也。不知本文明明从上焦历叙诸症，故作疑案，然后点出脉之微大来迟，而结穴于腹。夫大即洪脉，洪为阳明土腑之诊，又大为虚脉，虚为胃家伤血之形。且腹本不满，而其人自以为满，则血之瘀于阳明胃络，络脉因阻而胀，故如腹满耳，此古地仙随龙而顺觅穴之法，学者便可得穴而逆步龙矣。胃之大络贯于胸，胃络胀而满，故灌其满于胸矣。唇痿者，谓重滞而不轻便，几有不能收摄之状。唇为胃之华，胃络滞，故唇亦以痿顿外应也，李注谓枯燥无血色，非痿字之义。舌青，非重寒重恶猝绝而至危亡顷刻之青，特舌心不红而青白，非重症也。盖舌之本色，边白而中青，外阳内阴者，离之象也。胃以后天精悍之气充之，则红润而有色，以胃之别络系舌本而通酾泉之窍故也。今络瘀而血液不上滋，故舌青而且口燥者，亦此理也。津液干于上，故欲漱水；胃络血瘀，不但不供津液于上，亦且不行水饮于下；中湿拒水，故不欲咽也。以上错叙诸症如此，当看下文层层逼入微妙，真所谓独见若神也。一层以外症无寒热，知非少阳；二层以脉大，知在胃腑；三层以脉大无力而微迟，知非阳明结热而但属瘀血；四层以腹本不满而自觉为满，知结者不在胃中而瘀在胃络，故直断之曰：为有瘀血也。盖谓胸满唇痿等六症，大似少阳风火之邪上逆，然少阳逆热必见寒热，而此则无寒热之表症，脉又非少阳之弦，而但微大而迟。大脉搏厚宽裕，其象为土而属胃，胃中热实之气上冲，或见种种等症，然必脉至有力，而不微数而不迟，是为合诊。今见微迟，则大非实热可知，夫大为胃脉，又大则为芤，合断之，明系胃中伤血之应，且微为气体不充，迟为发机沉滞，俱壅塞之诊，故知胃有瘀血。但血瘀胃中，法当膜胀而腹满，今腹不满，而病人自以为满，则知满在胃络，而为血瘀之所致也。

病者如热状，烦满，口干燥而渴，其脉反无热，此为阴伏，是瘀血也，当下之。

烦满，口干而渴，本非热因，以血瘀而生阴不滋之应，故曰"如热状"，且曰"脉无热"也。阴伏者，一切生气俱畏鬼气，如灯火恶烟、树根恶炭之类。血瘀而荣阴恶之，不复上滋，而有伏藏之象，故曰"阴伏"。此条虽比上条多烦渴二症，言不必如前症之全，即此已为阴伏，便当用攻下之法，以通其瘀矣。不出方者，岂以《伤寒论》中已有桃核承气并抵当汤丸，以治结血之例耶？前条之血瘀在胃络，胃络瘀，故上不行津，而唇痿舌青、口燥漱水等干症见于上；下不行水，而中湿拒水，故不欲咽水之症见于中。此条之血瘀在大肠络，故并中焦之胃，亦在津液短少之内，其烦而干燥且渴者此也。"当下之"三字，是总承二条，非单言此症也。

吐血不止者，柏叶汤主之。

柏叶汤方

柏叶三两　　干姜三两，炮　　艾叶三把

上三味，以水五升，取马通汁一合煮，取一升，分温再服。

此承七条"脉浮弱，按之绝，烦咳者必吐血"句。夫吐血因下焦虚寒之气上冲而致咳，咳多上顿，而气亦升浮，因之血随气逆而上涌，故用柏叶汤温下焦之寒气，而逆自平，血自止矣。其意以干姜辛热，辛能平逆，热能散寒，加之炮黑，则守而不走，更能入血分，而温其按欲绝之脉。且肺肾为子母，温肾即所以温肺，而尤能止其烦咳也。艾叶性温，气味俱重，味重入血，味重而气亦重，则入血而尤能行血中之气。与姜为佐，既济其温暖之功，复援其入血之用也。又恐温药与寒气不相入，故用苦寒而不畏霜雪之柏叶以为反佐，则深入下焦虚寒之地，而使姜艾得行其回阳之力，亦犹白通之用人尿胆汁之义也。加马通汁者，马为午兽，得丙火之正，故其为畜，尝病热而不病寒，以其脏腑多阳气故也。且吐血不止，其血由胃与大肠之络脉渗入肠胃而上出者，故用其下走肠胃之汁，以平上逆耳。仲景但欲生千古之吐血者，而不自惜其呕出心肝矣，痛哉！

下血，先便后血，此远血也，黄土汤主之。

黄土汤方

白术　附子　干地黄　阿胶　黄芩　甘草各三两　灶中黄土半斤

上七味，以水八升，煮取三升，分温三服。

此承七条"脉浮弱。按之绝者下血"句。夫浮为上焦有余之邪火，凭凌胃中之血液，故中取以弱应，灌注大肠之虚脱而下，故按之以绝应。先便后血，便在大肠而血在胃，是血从胃而下注大肠者。胃比大肠较远，故曰"远血"。主黄土汤者，以浮为上焦之实热，故用黄芩撤胸膈之火，以缓其吹嘘之势，弱为中取而见，则知脾胃之阴阳两空，故以灶火土为君，白术、甘草为臣，而益其中焦之气，以地黄、阿胶为佐，而并益其中焦之血，然后殿之以附子者，盖又以辛热而托其按欲绝之脉，并以提下脱之血也。

下血，先血后便，此近血也，赤小豆当归散主之。（方见《狐惑》篇）

先血后便，血在广肠之末，故曰"近血"。赤豆蔓生，且色红脐黑，蔓生具经络之象，色红则入血分，脐黑则又走下焦者也。浸令芽出者，取芽性之生阳上锐也。仲景之意，以脉之按欲绝者，为下焦气脱血陷之诊，则中取之而弱，轻取之而浮者，但当于下焦之虚处责之可矣。故用赤豆走下焦血分之性，令其芽出而上锐，领补血之当归直走广肠，而复提血气以上行也。要之，上条之血渗自中焦，故于浮弱按欲绝之脉，三部俱责。以浮为上焦实邪，按欲绝为下焦虚寒，以实邪奔迫，下焦虚寒，直将中焦血液随势逼下，故三焦俱治，此律家不分首从之议也。此条之血单责在按欲绝一边，以血在魄门相近，其症最低，与按之欲绝之里脉逼对，则知但因下焦之虚脱，而招上中之下陷耳。上焦之血下陷，故轻取之脉以浮见；中焦之气下陷，故中取之脉以弱见，只用补其下而复提之，不特血反故道而病愈。且血宁则气聚，而欲绝之脉自起，并中上二焦之气得还，而浮弱之脉亦可渐变矣，此《春秋》讨罪而独严主令之义也。又上条之血，从足阳明之胃络渗入胃中而下，故黄土汤之方意，瞩目在胃中者居多。此条之血，从手阳明之大肠络渗入肠中而下，故赤豆当归散只注意在大肠而已。诸解梦梦，俱道不着。

心气不足，吐血，衄血，泻心汤主之。

泻心汤方

大黄二两　黄连　黄芩各一两

上三味，以水三升，煮取一升，顿服之。

此承本篇第四条"尺脉浮"二节，并七条之"面无血色，脉沉弦"二句，而言治衄之法。"吐血"二字，特因同源异出者而连及之耳，泻心非吐血之正例也，与柏叶汤症细辨自见，误用则立死耳。心气不足，兼下焦有余之实邪而言，详首二条惊悸下。以下焦之有余，而凌犯上焦之不足，病神志则为惊悸，病气血则为吐衄。神志杳冥，天之道也，故主轻清之气药，补上以泄下，桂枝救逆汤、半夏麻黄丸之辛甘而温者是也。血气形质，地之化也，故主重浊之味药，平地以成天，本方大黄、连、芩之苦寒是也。门人问曰：柏叶汤症，则主温剂；泻心汤症，则又主寒剂，几不知仲景之所谓心气何在？毕竟是寒是热，且柏叶泻心两症之所以异，并泻心一症之何以或吐或衄也？余曰：悉哉问也。夫心气者，托于心之血，而又为神之粤宅，外与心肺夹空之宗气相因。譬之于水，心气如井泉，心下之气如江河，虽不相通，然而井泉尝视江河以为消长者也。其性温温，其道存存，如太和生气之在春，故遇寒则畏结而不伸，遇热则恶焦而欲奔，尝立于不寒不热之间而独尊者也。若夫沉取脉绝，虚寒在下，上冲于肺，肺恶寒湿，形缩喘咳，气血上并，涌出内络，是为寒因，寒者热之，理所宜也。至于寸口动弱，沉弦在尺，动弱上虚，沉弦下实，虚者招侮，实则上击。以实乘虚，地僭天德，阳位扁浅，气血逼侧，出从上窍，其理可得。掘地疏河，神禹妙策，地平天成，圣人之则，是为塞热，塞者通之，热者寒之，乌可已哉？脏腑内主，经络外裹，内外相通，各有玄窍。经络实而胸分之气虚者，实热之邪从肠胃之大络而扛抬其气血于直上，则由喉嗓而见于吐；宗气充而经分之气虚者，实热之邪从脏腑之别络而外逼其气血于经隧，则由巅顶而见于衄矣。吐衄虽殊，而其为实热上冲则一，故皆主泻心，以泻其亢害耳。

呕吐哕下利病脉证治第十七

夫呕家有痈脓，不可治呕，脓尽自愈。

前人以无物为呕，有物为吐，或云声缓为吐，声急为哕，虽似确当，而愚谓就病因而论，三者俱有虚实寒热之不同，但因虚因寒者十之七，而因实因热者十之三；就高下而论，则呕为最高，吐次之，哕则直由极深极低而进出者；就脏腑而论，呕属足之阳明、少阳，吐属手少阳三焦之上部及足太阴，哕属足之少厥二阴者也。呕出足阳明者奈何？夫胃脘一寒，欲下趋其腑者势也，胃不受邪，则逆以拒脘，脘即以不下纳而上涌，故作寒呕者一，伤寒太阳之呕是矣。胃脘犯客热，热为火，火性上炎，而其气闪烁不定，故作热呕者二。内热而实，中暑及喝，并酒客之清晨之空呕是矣。所谓阳明脘中之呕，从中路而上逆者如此，呕出少阳者奈何？少阳之部在胁，其性善逆，不拘风热寒邪犯之，则其逆气上冲喉咽，故作呕酸、呕苦者，从木化也，凡柴胡汤症之呕是矣。所谓少阳胁下之呕，从两旁而上逆者如此，以其病机在胃之脘、胆之标，而不在胃腑，故呕则无物，而且曰最高者此也。若夫吐之为病，实在胃中，故其位居呕之次，但脘外及膈中之气，其温暖化被者，实司消谷之半。此气一虚，则胃中冷而不能消谷，谷停则败，败则胃不见容而作吐者，一也，下文四条之脉症是矣；又胃虽受谷，而胃外之脾气虚寒而不能扇运，则迟迟作吐者，又一也，下文七条之脉症是矣。所谓吐由手少阳三焦之上部，及足太阴脾脏者此也。至于哕虽亦由胃家，其实胃气总虚，苟非肝肾之贼阴乘虚上撞，安得从胃底而上进，声出重浊乎？此二十四条之兼厥，二十五条之兼逆，谓非肝肾上侮阳明之候耶！　故曰哕则极深极低，而发于少厥二阴者此也。然呕而不吐、吐而不哕者有之，若吐哕则未有不呕者，以呕高而为吐哕之门户，此十四、十五、十八三条言吐而皆曰"呕吐"，二十五条言哕而曰"呕哕"者可证矣。他如因疑而呕吐者出于心，因闻秽而呕吐者出于肺，因饿而嘈杂、以致惨淡之液上泛而呕吐者出于胃。凡种种平人所偶见而非病者，皆不与焉。本条见《伤寒·厥阴》文，注详其下，但在《伤寒》是言厥阴风热，上见少阳之痈脓，因而致呕者。入此则系泛论痈脓之呕，为微别耳。自此合下文二、三两条，先提过别症之带呕，而后言呕家之正病正治也。

先呕却渴者，此为欲解。先渴却呕者，为水停心下，此属饮家。

呕属胃脘有寒，故先不渴，呕则寒去，而且能提气于上，使胃阳来复而作渴，故先呕后渴者，知其呕将欲解也。后三句见饮门三十五条，注详其下。

呕家本渴，今反不渴者，以心下有支饮故也，此属饮家。

经注俱见饮门二十八条。

问曰：病人脉数，数为热，当消谷引食，而反吐者，何也？师曰：以发其汗，令阳微，膈气虚，脉乃数，数为客热，不能消谷，胃中虚冷故也。

此言膈虚胃冷之吐也。仲景设言胃气以温热消谷者，理也。病人脉数，数为内热可知，当消谷引食矣，而反拒食而吐者，是何理也？答曰：此膈自热，故脉数；胃自冷，故吐也。推原其理，此必因不当汗而发汗，汗乃胃中、胸中之阳气所化出者，阳气既泄于汗，则膈虚胃冷而吐者宜矣。至脉数之故，以发表之药不远热，且聚其气以作汗，汗出而其热势未散，故脉数者，为游行暂托之客热不主消谷之化，而胃中之真阳其虚冷者自若，此脉数与吐互见矣。

本条言脉数字，言吐有因于误汗者，其脉如此。

脉弦者虚也。胃气无余，朝食暮吐，变为胃反。寒在于上，医反下之，今脉反弦，故名曰虚。

此言胃虚之吐也。虚吐冷吐有辨，冷则如酒酝之不沤，发而致酸，虚则如舟车之不胜载而致覆之象也。承上文冷吐而谓吐又有一种脉弦者，弦脉之体状，细削而拘紧，细削为阳气不能扩充，拘紧为阳气不能柔养，皆气虚之诊，故曰"虚"也。夫胃气无余，则朝食不运，至暮便吐，久而吐机渐熟，变为胃反矣。寒在于上，即上条膈气虚之义，言此胃反之来由，因其人膈气原虚，不易化食，医误为积滞而攻下之，遂令胃愈虚而脉反弦，故名曰"虚"也。本条重脉"弦"字，言吐有因于误下者，其脉又如此。

寸口脉微而数，微则无气，无气则营虚；营虚则血不足，血不足则胸中冷。

此又推原上条寒在于上之故，而言此种脉症，万勿误行吐下，致成或数或弦之脉，而变为胃反也。如寸口之脉，所以外诊经络、内诊胸中者也，倘其人脉微而数，数为客热，已见四条，但就微论，则微为气不能鼓之应，故知其无卫气。夫营卫互相根抱者也，今微而无气，则营虚可知，营阴又为血中之精华所神化者，营虚，则周身之大血其不足又可知，血不足，则宗气无生化之源，而胸中冷矣。倘于此而以阳药汗之，则脉数者愈数，而为四条之候；以阴药下之，则脉微者变弦，而为五条之候，可不慎乎！

趺阳脉浮而涩，浮则为虚，涩则伤脾，脾伤则不磨，朝食暮吐，暮食朝吐，宿谷不化，名曰胃反。脉紧而涩，其病难治。

此言脾虚之吐也。趺阳之脉浮而涩，姑且不论涩，即从浮断，夫浮以诊腑，而浮之底面即诊脏，浮脉底虚，趺阳之底虚，谓非脾气受伤之故乎。脾伤，则胃受谷而脾不磨，于是朝食暮吐，暮食朝吐，宿谷不化，败坏上出，致成胃反者，又一也。紧者，弦紧之谓，趺阳弦紧，法当下逆为利、上逆为吐之脉；涩者，血不足以生气之诊也，言浮涩而胃反之脉，渐变紧涩，则紧为无阳，而吐不欲止，涩为无阴，而脾不受温，故难治。合四条、五条及本条观之，则胃反之症，因于膈虚者一，因于胃中虚寒者二，因于脾伤者三，应病用药，而仲景之旨不较然乎？

病人欲吐者，不可下之。

此泛论欲吐之禁，不专指胃反也，故曰"病人"云云。欲吐者，不可下，其义有二：吐则胃寒者居多，下之则愈寒而吐益甚者，一也；又吐则气机已在上涌，下之则又下夺其气，恐致分驰而中绝者，又一也。故禁。

哕而腹满，视其前后，知何部不利，利之则愈。

哕兼呕吐在内，腹满，指实痛光亮而两言之，非谓按之则软之满也。此承上文吐以下为禁，然间亦有可下，并可利小便者，又不容不细辨也。如哕而其腹实痛光亮，则为有形之满，而非虚满矣。夫有形之满，又有水食之别：视其前阴不利，则知蓄水以致满，而其腹光亮；后阴不利，则知积食以致满，而其腹实痛。俱气闭于下而逆于上，故令哕耳，利之则下气通而逆自平，故愈。哕深于呕吐，言哕而呕吐者可例推矣，故曰兼呕吐在内。

呕而胸满者，吴茱萸汤主之。

吴茱萸汤方

吴茱萸一升　人参三两　生姜六两　大枣十二枚

上四味，以水五升，煮取三升，温服七合，日三服。

自此至十七条，杂言诸呕之治例也。胸为胃脘所经，及脘外膈分之总名，此处闷满，系虚寒之气上痞阳位之应。夫呕虽有寒热之不同，若呕而胸满，则为寒气乘虚之呕无疑，故君苦温降逆之吴茱萸者，盖苦温所以除寒，降逆所以止呕也。然后佐甘温之人参以补其虚，辛温之生姜以暖其膈，而以甘浮之大枣上托诸药而至胸分，则满消而呕自愈矣。此与下条即所谓胃脘寒而欲下趋其腑，胃不受而还以拒脘之呕也。

干呕吐涎沫，头痛者，吴茱萸汤主之。

虽无物曰呕，然而或痰或饮，所不能免。若并无痰饮而作空呕者，则曰干呕。吐涎沫者，非呕而吐出涎沫之谓，盖言呕时无物，而口中尝欲吐清淡之涎沫，此因膈寒遗肺，肺逆而津液不布，以致上泛之候也。虚寒之气既已上塞，又得干呕以提之，则其逆气直浮巅顶，而头上之络脉作胀，故痛也，则除寒降逆、补虚暖膈之吴茱萸汤所当兼任者矣。夫上条之呕、本条之干呕，同出胃脘之中，上条之胸满、本条之吐涎沫，又同出脘外之膈，故皆主此汤耳。文见《伤寒·厥阴》，特少头痛一症，但在《伤寒》是言厥阴寒热之邪，假道少阳而上胸膈，其根深入此，则单言膈寒肺逆之呕，其根浅，而李氏旧注因厥阴伤寒主此，遂误认吴茱萸为厥阴专药，硬将本条之呕为厥阴症，则大非也。盖本汤为上中二焦温补降缉之剂，并非厥阴正药。其治厥阴寒逆之理，以中焦虚寒，不能下御，故肝中木邪如要荒远寇直从中原穿过，上犯神京之象。故以本汤之温胸、温胃者，为尊周攘夷之义师，而嬴秦、荆楚畏慑窜伏之道也。若本条之主此汤，又以膈自虚而胃自寒，如前四五两条之候，犹之畿辅凶荒，流离失业，故从就地温补，而为抚绥安缉之法而已。且仲景明明自言曰"食谷欲呕者，属阳明也，吴茱萸汤主之"，夫亦可想见此汤之意旨矣。

呕而肠鸣，心下痞者，半夏泻心汤主之。

半夏泻心汤方

半夏半升，洗　人参　干姜　黄芩各三两　黄连一两　甘草二两，炙　大枣十二枚

上七味，以水一斗，煮取六升，去滓，再煮，取三升，温服一升，日三服。

此胃脘虚寒，肠中浮热，因而痞塞致呕之治例也。肠为胃之下口，而丽腹中，脘为胃之上部，而当心下。夫在天之膈气充周，则胃脘之化机温暖，斯从上制中，从中制下，而运行无弊矣。若呕而肠鸣，是其肠中有走注之气可知，又心下痞是其肠中之气因上虚而倒贯又可知。谓非呕生于痞，痞生于肠鸣，而肠鸣又生于膈虚脘寒，因而下吸浮热之致乎。故君降逆之半夏者，所以专责呕逆之由于上痞也；膈虚，故佐益气之人参以补之；脘寒，故佐暖胃之干姜以温之；肠鸣之气为浮热，故加芩连之苦寒者以坚浮泄热耳；然后托之以甘草，浮之以大枣，而使诸药直从至高之胸膈徐徐降下，则痞开而呕自止矣。

干呕而利者，黄芩加半夏生姜汤主之。

黄芩加半夏生姜汤方

黄芩三两　半夏半升　生姜三两　芍药二两　甘草二两，炙　大枣十二枚

上六味，以水一斗，煮取三升，去滓，温服一升，日再服，夜一服。

此上焦虚寒，下焦积热，与上条同。上条为因虚而其热并于上，故痞而单呕，本条系下热不与上虚相并，而自为奔迫下陷，故寒自呕而热自利也。黄芩苦寒而直根，为下焦泻热之要药，得酸敛之芍药、甘缓之甘草为使，则引入肝脾而泻其热，热缓而奔迫者自

平，故利可止。姜、半温胃降逆，而以甘浮之大枣为使，则温降之性留恋膈间，而寒逆又平，故呕可止也。

诸呕吐，谷不得下者，小半夏汤主之。（方见痰饮）

呕吐勿平看，当重呕一边，以此条言呕症治例故也，犹云诸凡呕甚而致吐之谓。夫呕吐而致谷不得下，则是寒逆已甚，生姜辛温以散寒者，为治呕之本，半夏辛敛以降逆者，为治呕之标，此小半夏汤之所以可任也。

呕吐而病在膈上，后思水者，解，急与之。思水者，猪苓散主之。

猪苓散方

猪苓　茯苓　白术各等分

上三味，杵为散，饮服方寸匕，日三服。

呕吐与上条同是因呕而吐之义。病在膈上，即首条膈气病虚寒之谓也。呕吐之后思水，因呕能提气以实虚，吐能提火以去寒，故知其解于胸阳之来复耳。但当迎其机而与之以水，使下运之神借水而利，则上逆者自平，而呕遂真解矣。急与之义有二：盖呕吐则液干，不急以水济之，致生烦热懊憹之变者，一也；又虚阳新复，而饮机自动，不急应之，则神机燥涩，而其阳终伏者，二也。然病后饮水，又恐行迟积饮，此渗泄培土之猪苓散，为不可失矣。

呕而脉弱，小便复利，身有微热，见厥者难治。四逆汤主之。

四逆汤方

附子一枚，生用　干姜一两五钱　甘草二两，炙

上三味，以水三升，煮取一升二合，去滓，分温再服，强人可大附子一枚，干姜三两。

呕有虚寒、水饮两症,脉充于阳明之精悍,弱则胃无悍气可知,加之小便复利,则非水饮而为虚寒之呕无疑,虽表有微热,亦是阳热之应。然与厥症同见,则微热为胃中虚寒已甚,而微阳外窜之候也。温之而胃阳来复则生,不复则死,生死相半,故曰"难治"。以生附、干姜大辛大热之品,而总托于守中之甘草,正所以温胃阳而续其残照也。文见《伤寒论·厥阴》篇,但在《伤寒》是言厥阴寒逆之气中凌胃阳,故主此温胃之外,而尤以味辛者胜木邪也。入此,是言辛甘而温,为阳明本寒之治例而已,其用意不同者,以呕而脉弱诸症,有责肝责胃之辨故也。

呕而发热者,小柴胡汤主之。

小柴胡汤方

柴胡半斤　半夏半升　黄芩三两　人参三两　甘草三两　生姜三两　大枣十二枚

上七味,以水一斗二升,煮取六升,去滓,再煎,取三升,温服一升,日三服。

呕因胃中虚寒者居多,故轻易无发热症,除上条虚阳格于寒而作微热之外,凡呕而发热者,是少阳之逆气从两胁之边旁而上冲,故呕且上冲者,必兼外浮,故发热也。小柴之降逆以止呕,解肌以退热,为正治矣。汤意见《伤寒·少阳》,文见《厥阴》,意亦微别,详本注。

胃反呕吐者,大半夏汤主之。

大半夏汤方

半夏三升,洗　人参三两　白蜜一升

上三味,以水一斗二升,和蜜扬之二百四十遍,煮药取三升半，温服一升，余分再服。

自此至二十二共五条，凡曰呕吐及干呕吐逆，又当重吐一边，以五条俱言胃反及吐故也。此申言四条膈虚胃寒之治例，为胃反之正病正药。盖以甘浮之蜜和水而乱扬其下流之性，是令其浮于膈中，而多停时候，然后佐以益气之人参，君以降气之半夏，则从膈而渐渐下平矣。然本以发汗而虚其膈气，因致胃寒之吐，故只消即补以为温也。

食已即吐者，大黄甘草汤主之。

大黄甘草汤方

大黄四两　　甘草一两

上二味，以水三升，煮取一升，分温再服。

此胃热上熏之吐，为吐家之变症变治，而非胃反也。火性炎上而躁急，胃中火盛，上冲胃脘者势也。以食压而实之，则火势受屈而进出，故食已即吐也。以苦寒泻火之大黄为君，而佐以守中之甘草，不特浮大黄下趋之性，使从胃脘而下，且治急冲者，惟宜以缓降胜之也。

胃反，吐而渴欲饮水者，茯苓泽泻汤主之。

茯苓泽泻汤方

茯苓半斤　　泽泻四两　　白术三两　　桂枝二两　　甘草二两　　生姜四两

上六味，以水一斗，煮取三升，内泽泻，再煮取二升半，温服八合，日三服。

胃反，本属寒，然吐则阴伤，而虚火上动于膈，积饮内热于胸，故渴欲饮水。不知饮水多，则本病之虚寒与水逆相济，而吐愈不可止矣。故以茯苓、泽泻之渗泄者为君，而以培土之白术佐之，则热水下渗，而虚火随之，故渴可除。以桂枝、生姜之辛温开畅者为主，而以甘浮之甘草配之，则仍从温补膈气以暖胃之例，而胃反可除矣。夫吐而内有水饮，极宜半夏，而独不用者，以症中病渴，而半夏性燥故也。仲景用药之细密，每如此。

吐后渴欲得水而贪饮者，文蛤汤主之，兼主微风，脉紧，头痛。

文蛤汤方

文蛤五两　麻黄三两　石膏五两　杏仁五十粒　甘草　生姜各三两　大枣十二枚

上七味，以水六升，煮取二升，温服一升，汗出即愈。

吐后，虽承上条胃反，其实且兼诸吐在内。但曰"吐后"，则吐已暂止可知，故汤意重责水饮，而不责胃反者此也。此即上条之症，而分别尤在"贪饮"二字，盖贪饮是逆热上提者更甚，而积饮内热者更多也。夫逆热积饮，停而不去，以致贪饮，不特水逆而吐将复作，且防变出饮症，而见喘满肿胀等候，故以治饮为急也。但上条为胃反未止，又表药多致水逆，故茯苓泽泻汤，从五苓以利小便之变。此条为吐后而吐止，其渴而贪饮，为逆热在胸，逆热者可借水以泄汗，故文蛤汤，从越婢发表之变也。至统以咸寒拒水之文蛤，副以清肺利气之杏仁，则越婢之全汤，从文蛤、杏仁之化，而发去水之汗，此所以收止渴除烦之功效矣。微风不当脉紧，紧脉为寒为水，今其头痛既为风而非寒，则其脉紧不当责寒而责水矣。但既曰"微风，脉紧，头痛"，是其人平日原有水饮，因中微风而致有表症之头痛，则其治例似宜桂枝加术，即带渴而贪饮之上症，亦宜加文蛤、杏仁于桂枝汤为合，而竟以此汤主之者，盖以水饮家多属无汗，而脉紧终为水性带寒之诊，故非麻黄之疏表散寒不可也。

干呕吐逆，吐涎沫，半夏干姜散主之。

半夏干姜散方

半夏　干姜等分

上二味，杵为散，取方寸匕，浆水一升半，煎取七合，顿服之。

言干呕而因于吐逆者，又于不吐呕时而亦尝吐涎沫，则其寒逆已甚，故主半夏以降逆，干姜以温寒也。杵为散者，欲其并服渣质，而少停于胃，煎用浆水，取谷气之为胃所喜，且以味酸者收逆，又以性凉者为温药之反佐耳。

病人胸中似喘不喘，似呕不呕，似哕不哕，彻心中愦愦然无奈者，生姜半夏汤主之。

生姜半夏汤方

生姜汁一升　半夏半升

上二味，以水三升，煮半夏，取二升，内生姜汁，煮取一升半，小冷，分四服，日三服，夜一服。止，停后服。

此言胃寒之气上浮心下，以及胸中之症治也。盖谓胃居中土，为熏育上焦、控制下焦之关键，胃中自寒而阴沁，则肺气畏缩而不下引，故似喘，然而肺管未塞，故不喘，膈气飘忽而不安顿，故似呕，然而膈非本病，故不呕也，其胃无阳光以熏育上焦之候如此。又胃中自寒而招侮，则肝气纵送而尝上胜，故似哕，然而肝非首难，故不哕也，其胃中阴翳而吸受下焦之候又如此。但觉从胸至心，彻上彻下，而不可指着，愦愦然无可奈何，而不能名状者，盖因上焦之气，受之阳明之腑，今胃寒而阳气失根株之依辅，譬之兵凶饥馑，穷黎有流亡无策之象也。但此条之症为寒因特重，故似喘似呕似哕，逆气较轻，故不喘不呕不哕，而方意亦多用辛温之生姜为君，减用辛降之半夏为佐，其立言立方之妙，概可知矣。门人问曰：胃寒而上沁下吸，温之降之，固为正治，其温胃而不用甘草者何也？答曰：生姜辛温而性善走，取汁用之，则过嗓即发，是所以温上焦之似喘似呕也。配半夏以降之，则辛温之性渐渐下沉，是温胃之外尤欲以辛胜肝，而并治其下焦之欲哕，故于甘草之守中者无取焉。

干呕，哕，若手足厥者，橘皮汤主之。

橘皮汤方

橘皮四两　生姜半斤

上二味，以水七升，煮取三升，温服一升，下咽即愈。

此及下文凡两条，言哕症之治例也。干呕哕，犹云哕而干呕之义，盖胃寒不能御下，肝气从而胜之，故哕。然木邪上逆，必经少阳之部，故并见干呕矣。又胃阳虚而下招肝木之寒逆，则其气既不外贯，而且至阴之气代为行令，故手足厥也。以辛温之生姜为君，辛温沉降之橘皮为佐，盖辛温所以专暖胃阳，而味辛所以兼平肝逆，则呕哕厥逆，有不立愈者乎。

哕逆者，橘皮竹茹汤主之。

橘皮竹茹汤方

橘皮二斤　竹茹二升　人参一两　甘草五钱　生姜半斤　大枣三十枚

上六味，以水一斗，煮取三升，温服一升。日三服。

逆者，即上条手足厥之互词，且兼逆气上冲在内。以汤意按之，此与上条之症颇同而较重者。盖上条为胃寒而下招肝侮，是肝无倡乱之罪，特以胃寒而吸之所致，故橘皮汤，主生姜以重责胃寒，佐橘皮以轻责肝逆也。此条之胃寒，既比上条为甚，而尤多胃虚一症，且肝中寒逆原有上犯之势，是肝逆为首恶，而胃中虚寒而不能守御，罪止为从耳。故本条之橘皮竹茹汤，主橘皮而重责肝逆，佐生姜以兼责胃寒，佐人参以并责胃虚也。竹茹具肌肉之象，而通上下之节者，用以为使，是欲其佐参姜以达阳明之气。佐橘皮以通厥阴之逆，故加之也。然后以大枣、甘草抬高诸药，令其从上历中，复从中至下，而渐收沉降温补之功效也。本草载前人论橘皮，辛苦而温，谓是脾肺气药，遂以消痰下气实之，夫谓之气药固矣，至以为专走脾肺则非也。愚按橘之物理，不特凌霜变黄，交冬成熟，其性从上降下，得敛伏之气，且瓣则酸甘，皮则辛辣。酸甘具乙木之阴象，而似血液，辛辣具甲木之阳象，而主神气，况诸果之外皮，俱属包裹收藏之性者乎？则橘皮为厥阴肝经温降之气药无疑。至于从味之辛而走肺，从气之温而走脾，不过为经历之小憩处，而非其性情之所向也。性味温降而散，故入肺以豁痰，入脾以宣气者，不过旁试之小效处，而非其精专之本技也。仲景呕哕方中，君此之深意。不从可识乎。

夫六腑气绝于外者，手足寒，上气脚缩；五脏气绝于内者，利不禁，下甚者，手足不仁。

此总言下利之死症重症，为后文二十八、三十八两条之纲领也。腑脏两气字，俱指阳气而言，因人生以阳气为死生之根蒂故也。六腑行五脏之气，而主充贯之用。腑气外绝，则充贯无根，手足为阳气之末，故先寒，又腑气自绝，不但不能充贯，而且有上脱下散之势。上散，故其胸中之气但上浮而不下纳；下脱，故其脚下之气有上缩而不下伸矣。五脏藏六腑之气，而主提挈之神，脏气内绝，则提挈无力，肠胃失关键之权，故利不禁。此下利者，以手足寒，上气脚缩及不禁者，为死候也。"下甚"两句，又就上文之死症，而言不死之重症，因下甚有似于脏绝，手足不仁有似于腑绝，而实有分辨故也。盖下甚者，或倾肠倒肚，而泄注有势，或连三带五，而遍数有度之谓。若不禁，则肛门不收，宛如漏下者是也。又手足不仁，是气虚于内，而灵醒之妙用外微；手足寒，是火熄于中，而照耀之余温退气，于此而失辨，不致误为脏腑垂绝而弃之者，几希矣。

下利，脉沉弦者，下重；脉大者，为未止；脉微弱数者，为欲自止，虽发热不死。

文见《厥阴》并注。

下利，手足厥冷，无脉者，灸之不温，若脉不还，反微喘者，死。

经注俱见《厥阴》。

少阴负趺阳者，为顺也。

此《少阴》正文，注详其下。但人下利，当看反面，如云趺阳负少阴者为逆，以少阴负趺阳，无利下之症故也。

下利，有微热而渴，脉弱者，今自愈。

下利，脉数，有微热，汗出，今自愈；设脉紧，为未解。

下利，脉数而渴者，今自愈；设不差，必圊脓血，以有热故也。

以上三条，俱见《厥阴》，注并见。但在《厥阴》，合三条作一条耳。

下利，脉反弦，发热身汗者，自愈。

反弦，对前二十七条沉弦而言。盖谓下利之脉，本当沉弦，以弦脉为虚寒，为拘急之应，沉为向里向下之应，夫以虚寒拘急之气，向里向下，岂非泄利而下重乎？今下利而其脉弦则弦矣，但应沉反浮，故曰"反弦"也。脉得反弦，则下利之邪有上浮外散之机致，合之发热汗出，则脉症相对，邪从汗解，复何下利之不自愈哉！门人问曰：下利而脉反弦，若不发热身汗者将奈何？答曰：必见呕逆。又问：下利脉反弦，发热而身不汗者又奈何？答曰：久则为疟矣。曰：治之何如？曰：主小柴胡汤，而因症以为进退，则得矣。

下利气者，当利其小便。

此与后文五十条之气利不同，下利气者，水泄下利，而兼失气之谓，是下利为主病而失气为兼症也。利小便，则水气从小肠而渗走膀胱，故下利可止。其小肠之气与水俱行，而随机化去，故大肠之失气亦可止矣。若五十条之气利，为气陷肠滑，而溏垢因气俱出，是气陷为主病，而肠滑之似利者为兼症也。诃黎勒温暖固涩，温暖则升陷以理气，固涩则托滑以除利，粥饮和而顿服，使留恋于胃而下提大小肠之陷滑耳。此曰"下利气"，彼曰"气利"，其叙症后先之次，即断病轻重之案也。

下利，寸脉反浮数，尺中自涩者，必圊脓血。

此"反"字，又对下利而言。盖谓下利，则气从下趋，其脉多是沉弦、沉滑、沉迟、沉紧之类，即系热利，亦宜沉数、沉洪者为合。乃病则下利，而其寸口之脉，反不沉而浮，且不弦滑迟紧，而于浮处又反见数。夫数为热，热从浮而见寸口，则其上焦之邪热甚炽，而有下逼之势矣。又尺中属下部，尺中见涩，涩为血液凝聚之诊，合而断之，谓非阳热下劫阴血之候乎，故知其必圊脓血也。

下利清谷，不可攻其表，汗出必胀满。

此言脾胃虚寒而下利者，不特禁下，并且禁汗也。盖下利清谷，则中寒而不能变化可知，若攻其表而汗出，汗乃上中二焦之阳液所化，汗出则阳气更虚，而阴寒痞塞，故必胀满而不能食矣。

下利，脉沉而迟，其人面少赤，身有微热，下利清谷者，必郁冒，汗出而解，病人必微厥。所以然者，其面戴阳，下虚故也。

迟则为虚为寒，沉为在里在下，沉处见迟，正里下虚寒之诊，故下利清谷。下寒则逼微阳于上，故其面少赤，里虚则浮真气于外，故身有微热。微阳郁而不得下通内伏，故其躯壳如上眩外鼓而冒，汗出则郁冒外透，故面赤身热俱解矣。然中下虚寒，而表阳薄泄，则其气一时不能顺接，故必微微见厥，以戴阳者必下虚，故知之也。文见《伤寒·厥阴》条，宜与彼注参看。

下利后，脉绝，手足厥冷，晬时脉还，手足温者生，脉不还者死。

注见《厥阴》文。

下利，腹胀满，身体疼痛者，先温其里，乃攻其表。温里宜四逆汤，攻表宜桂枝汤。

注详《厥阴》。

下利，三部脉皆平，按之心下坚者，急下之，宜大承气汤。

自此至四十四凡五条，言下利之脉症，有尚宜攻下者。此条从脉平而心下坚看出，盖谓下利，不过寒热两因。若是上焦热，而为吹嘘奔迫之利，则当于上部见沉数之脉，若是中下寒，而为分理不清之利，则当于中下二部见沉迟、沉紧之脉。今三部皆平脉，则下利之非寒热可知，加以按之而心下坚，其因胃有积滞，而胃气不行，以致无分别水谷之权明矣。故宜以大承下之，使胃气流行，而下利者必自止也。

下利，脉迟而滑者，实也。利未欲止，急下之，宜大承气汤。

此条从脉迟而滑看出，脉字当指右关阳而言，盖谓病下利而右关脉迟，犹似胃寒而失分理阴阳之应，然胃寒而利，则津伤气泄，而脉迟见涩者，常也。乃迟而兼滑，夫滑为宿食凝聚之诊，滑从迟见，谓非凝聚而致气机不流行之故乎，故知其胃实也。胃实不去，则化机不醇，而利岂能愈哉？是宜主大承以通其塞矣。此与上条两急字，恐缓则津液竭尽而不任下，多致亡阴而死也。

下利，脉反滑，当有所去，下乃愈，宜大承气汤。

此即上条之初候而抽言之也。盖谓下利，脉当涩，而反见滑，便知当有所去，即宜以大承愈之，否则坐失机会，使滑久而胃气阻滞，致成上条迟滑之脉矣。

下利已差，至其年月日时复发者，以病不尽故也，当下之，宜大承气汤。

五行各有休囚官旺，而代谢因之。年月日时者，天地流转之五行，五脏六腑者，人身内具之五行，其生扶克制，尝相应者，感通之道也。下利之病，乘时而发于脏腑，病尽固瘥。病不尽，而得运气之子气以制其鬼，亦能瘥也。若遇所病之期，复见所病之症，则知其非新病，而为未尽之旧病，得流行之鬼气而复发也，是宜以大承涤荡之，而毋使滋蔓矣。

下利谵语者，有燥屎也，小承气汤主之。

注见《厥阴》条下。

下利便脓血，桃花汤主之。

桃花汤方

赤石脂一斤，半锉，半筛末　干姜一两　粳米一升

上三味，以水七升，煮米令熟，去滓，温七合，内赤石脂方寸匕，三服，若一服愈，余勿服。

注详《少阴》，方论并见。

热利下重者，白头翁汤主之。

白头翁汤方

白头翁　黄连　黄柏　秦皮各二两

上四味，以水七升，煮取二升，去滓，温服一升，不愈更服。

注详《厥阴》，方论并见。

下利后更烦，按之心下濡者，为虚烦也，栀子豉汤主之。

栀子豉汤方

栀子十四枚　香豉四合，绵裹

上二味，以水四升，先煮栀子得二升半，内豉，煮取一升半，去滓，分二服，温进一服，得吐则止。（此四字系后人所添，详别见。）

文见《厥阴》，有注。

下利清谷，里寒外热，汗出而厥者，通脉四逆汤主之。

通脉四逆汤方

附子大者一枚，生用　干姜三两，强人可四两　甘草一两，炙

上三味，以水三升，煮取一升二合，去滓，分温再服。

下利而至清谷，则里寒已甚。阴寒格阳，故外热。微阳自遁，故汗出。里寒而阳气外泄，故其气不相接而厥也。是宜以大热之姜附为主，而佐以守中之甘草，使先温其里，则表阳从类而内附，故热汗可除，悍气得温而外通，故厥亦可愈也。究之胃阳复而变化自神，脾气暖而水谷自别，则下利清谷，当与诸症同解矣。名之曰"通脉四逆"者，以脉气行于中焦之精悍，里寒外厥者，其脉必伏或沉迟，温中而精悍自起，则气行而脉通故也。文见《伤寒·厥阴》，另有注。

下利肺痛，紫参汤主之。

紫参汤方

紫参半斤　甘草三两

上二味，以水五升，先煮紫参，取二升，内甘草，煮取一升半，分温三服。

下利肺痛，其因有二：以利则下虚，而膈间之气有下趋之势，肺为气之总司，而作悬痛者，一也；又利则虚热上浮，而肺管如作胀痛者，二也。紫参味苦气寒，性畅功补，用为主病之君，盖以味苦气寒者坚其悬痛，而以性畅功补者除其胀痛耳，然后佐以甘浮之甘草，是欲其托之在上，而直行肺中者可见矣。

气利，诃黎勒散主之。

诃黎勒散方

诃黎勒十枚，煨

上一味，为散，粥饮和，顿服。

注见前三十四条下。

疮痈肠痈浸淫病脉证治第十八

诸脉浮数，应当发热，而反洒淅恶寒，若有痛处，当发其痈。

疮者，怆也，伤也。风寒暑湿等之外因，客于经络，而其气血不和，有凄怆之象，因而浥烂伤损者是也。痈者，壅也，拥也。或七情之内火，或六淫之外邪，流于隧道，郁于经络，以致气血不通，而壅塞拥起之象，故名痈。是疮小痈大，疮浅痈深。且疮之所见，不拘十二经络及任督两脉，痈即发于脏者，亦必移热于腑，而见三阳及任督诸部者。以疮毒小而浅，故浮散而见各经之表，痈毒深而大，非阳经之热，不能成焮肿溃烂之势故也。首条言诸痈初发之脉症也。诸脉指六部而言，浮为在表，数为热，浮脉见数故症当发热，乃不发表热，而反皮毛洒淅恶寒者，是脉症不相对矣。若加上中下三部，或有一定之痛处，此为发痈之脉症。盖热毒之气外聚经络，故其脉见浮数，又卫表之气初得痈热逼之而乍负，故洒淅恶寒也。痈处分上中下，而浮数以寸关尺及左右分应之，故曰"诸脉浮数"也。

师曰：诸痈肿，欲知有脓无脓，以手掩肿上，热者为有脓，不热者为无脓。

肉腐皮薄，热毒外逼，故以手掩肿上，热者为有脓，不热则热在里而尚未透出，故无脓。又按肿上，跳动顶指者为有脓，不顶指者为无脓，此法甚准，故并附于此。

肠痈之为病，其身甲错，腹皮急，按之濡，如肿状，腹无积聚，身无热，脉数，此为腹内有痈脓，薏苡附子败酱散主之。

薏苡附子败酱散方

薏苡仁十分　　附子二分　　败酱五分

上三味，杵为散，取方寸匕，以水二升，煎减半，顿服，小便当下。

此及下文两条，就诸痈而抽言肠痈之病脉症治也。但本条为小肠痈，下条为大肠痈之别耳。小肠之痛，起于阳虚，不能运水而聚湿，湿久则生虚热，湿热交蒸于小肠，则肠中之气血壅塞，而拥起成痈矣。大肠闭结，而其气积热，气热而郁滞，则血不流行，故痛。此前后两方，一系责阳虚而除湿热，一系责血热而攻气滞之不同也。小肠紧承胃之下口，其气虚寒，则不能胜湿而化热，小肠湿热，则上逼胃中，胃土外应肌肉，湿热熏蒸，则血色不化，故身必甲错。湿热外浮，而腹与小肠为尤近，故其皮如急状，盖湿鼓热腾之应也。然湿热蒸腹皮，而痛肿在肠内，与皮内肠外之空处无涉，故按之濡。腹如肿，而实非肿者此也。夫腹中有积聚，则气机之往来短促，而脉数于里者有之。身有表热，则阳浮气胜，而脉数于表者有之。若俱无此而脉见数，则数为气血不通，而热聚搏激之应。以症准之，则为腹内痈脓无疑矣。主本方者，湿为本病，故君甘寒之薏苡以除湿，但除湿者，非扶真阳以呵导之，则其湿不能骤去，故佐以生阳之附子也。热为标病，故兼用苦寒而攻暴热，及善破痈脓之败酱耳。为散水煎而顿服，欲其少停胃中，所以并治身之甲错，及腹皮之急如肿状也。小便当下，合未脓、已脓而言。盖未脓而小便不通，则附子扶阳，薏苡渗湿，败酱泄痈肿于扶阳渗湿之中，而痈自消散。已脓而小便下通，则败酱破脓，薏苡泄毒，而以生阳之附子，为内合疮口之助。仲景之方，真海市蜃楼，顷刻万状者也。

肠痈者，少腹肿痞，按之即痛如淋，小便自调，时时发热，自

汗出，复恶寒，其脉迟紧者，脓未成，可下之，当有血。脉洪数者，脓已成，不可下也，大黄牡丹汤主之。

大黄牡丹汤方

大黄四两　牡丹皮一两　芒硝三合　桃仁五十个　瓜子半升

上五味，以水六升，煮取一升，去滓，内芒硝，再煎沸，顿服之，有脓当下，如无脓，当下血。

此言痈在大肠之病脉症治也。大肠承小肠之下口而丽少腹，痈则气血壅塞而拥起，故少腹外肿而如痞，大肠与膀胱之下口相贴，热势从邻近而逼溺管，故按之而肠痈自痛，溺管自急如淋状，所以知其非真淋者，以小肠无病，而小便自调故也。小肠之痈为寒因，故不作表热，大肠之痈为热因，实热上蒸外被，故时时发表热也。自汗，与大承症之自汗同义。肠实者，胃亦实也。恶寒，与白虎症之背恶寒同义。里热者，外反寒也。前后两脉字，当指右尺而言，以《内经》之候大肠在右尺也。脉迟为气阻之诊，脉紧为聚痛之应，气方阻而尚在聚痛，故知脓未成耳。可下、不可下，非谓下文之大黄牡丹汤，当指大承及桃核承气或抵当丸而言。盖初起而痈势未成，大承下之，则实去热消，而痈固可散。即痈成而未脓者，犹可以桃核、抵当等方下之，泻血以泻气，而痈亦可除故也。若夫洪为阴虚，数为火炽，痈脉阴虚，非营血内溃而何？痈脉火炽，非热毒外搏而何？内溃之势已欲外搏，故知脓已成矣。脓已成者，不特大承之徒下实热不可任，即桃核、抵当之单下瘀血亦不可任，故曰"不可下"，犹言此不得以寻常之例下之耳。主大黄牡丹汤者，妙在用瓜子一味，盖瓜子性在瓜瓤中，而其仁则饱具生阳，常有努芽欲出之势，故能善入痈中，而主透痈溃毒之用。佐气窜性行之桃仁以破瘀逐血，味咸润下之芒硝以软坚消肿也。牡丹皮详肾气注，本方取以为使，却又另是一番妙义。盖牡丹之皮，固为升降生阳之品，入肾气丸之桂附阳药中者，取其升性而正用之，所以使之上补心气而蒸填虚悸；入于硝黄之本方阴药中者，又取其降性而倒用之，所以使之外摄寒热而下趋大肠也。然后统以苦寒沉雄之大黄，扫除荡涤之，则实热脓血俱去矣。名之曰"大黄牡丹汤"，而三物不与者，是以芒硝、桃仁建左攻右取之勋，瓜子奏诈降内应之捷，及其成功，元戎之外，惟檄文露布之参谋，转得同垂史册之道也。李氏旧注谓本方当在"脓未成可下之"之下，误。如果为下未脓之方，则成脓者将死不治乎？抑别有方未传，或传而残缺耶，且方后不得曰"有脓当下"矣。

问曰：寸口脉微而涩，法当亡血，若汗出，设不汗者云何？答曰：若身有疮，被刀斧所伤，亡血故也。

此合下条言金疮之病脉症治也。左寸口、心与膻中，为血液之宗主。右寸、肺与胸中，为阳气之根蒂。其脉微涩，微为阳气虚，涩为血液短可知，但阳附于阴，气根于血，是此脉以责涩为首，责微为从，故诊法为吐衄等之亡血，并若发汗而汗出之脉，以亡血汗出致阴虚，故涩，遂因阴虚而阳亦虚，故微也。"设不汗出"句，并亡血亦互在内，犹云设若不曾汗出及吐衄等亡血，则此脉当云因何而见也？答曰：此必身有疮，且此疮为刀斧所伤之金疮，先经血气暴亡，故其脉与吐衄及汗出者同也。

病金疮，王不留行散主之。

王不留行散方

王不留行十分，八月八日采　蒴藋细叶十分，七月七日采　桑东南根白皮十分，三月三日采　黄芩二分　芍药　厚朴　干姜各二分　甘草十八分　川椒三分，除目及闭口者，炒去汗上九味，桑根皮以上三味，烧灰存性，勿令灰过，各别杵筛，合治之为散，服方寸匕，小疮即粉之，大疮但服之。产后亦可服。如风寒，桑东根勿取之。前三物，皆阴干百日。

金疮，即上条刀斧所伤，并跌扑亦在内，首卷所谓不内外因是也。其与疮痈之疮不同者，血液暴亡，气奔伤处而多热，热则血液宣流，而轻易不可止遏者，一也。故用苦寒之黄芩，酸敛之芍药，所以清其热而敛其血也。又血液暴亡，血奔伤处，而经络以血去而气虚，气虚则寒，寒则其气不贯不密，而疮口不能完合者，又一也。故用辛温而生气之干姜、辛温而固气之川椒者，所以充贯其气，而且使固密之也。王不留行行血中之气，蒴藋细叶主绝伤而续筋骨，桑根白皮形如丝麻，象同肌肉，具续绝合完之性，烧灰则色黑味咸，黑则入血而止敛之，咸则消肿而润降之，茎叶取其秋成，故采于七八两月，根皮取其生气，故采于三月，而且择向东南也，时日风寒，则生气缩伏而不全，故以取为戒耳。三物皆阴干百日，勿欲以烘晒及朽烂伤药性也。君甘草而佐以厚朴，且为散而连服滓质者，以气血生于胃中之精悍，重用甘草，使全药从其性而停留胃腑，配厚朴以宽展胸膈，并使运行伤处也，此王不留行一散为金疮之圣药矣。小疮伤气血者尚浅，故可就近末之，以取完合。大疮伤经络之气血以掣脏腑，故必服之，从内外托，而递及伤处也。产妇宜生新逐瘀，与金疮同义，故亦可服。

浸淫疮，从口流向四肢者可治；从四肢流来入口者不可治。

湿热之毒，发于皮肤肌肉，其浸润沿染，如淫佚之波靡者，故曰"浸淫疮"。四肢在于人身，有边远之象，譬之幺麼小寇，不足为社稷之害。口为饮食之所从入，其象如粮饷要路，且阳明之经气终于唇口，故从口流向四肢，而自内外散者为可治，从四肢流来入口，而自外内犯者为不可治。然言四肢与口，而内外可知，言浸淫疮，而诸病可知矣。

浸淫疮，黄连粉主之。

黄连粉方缺，或即黄连而独为粉耶。浸淫疮，为湿热流浸，而使营气缓散之症。黄连苦寒，而形体拘结，苦以燥湿，寒以清热，而形性拘结者，尤能坚其缓散之气，故主之。

跌蹶手指臂肿转筋阴狐疝蛔虫症脉证治第十九

师曰：病跌蹶，其人但能前，不能却，刺腨入二寸，此太阳经伤也。

跌，蹲踞也；蹶，颠踬也；跌蹶者，盖言立则能持，若蹲踞而跌，则颠踬而蹶，从俯覆矣，与诸经之言蹶者大殊。旧注引痿厥、踝厥，误甚。"其人能前不能却"二句，正言所以跌蹶之故，"刺腨入二寸"两句，又言所以能前不能却之因也。前却，指一身之可以曲折处而言。前如脚凹环跳，凡能曲而折向前者即是。却如腿弯项后，凡能曲而折向后者即是。盖谓跌而致蹶之故，因其人之脚凹环跳，但能前折，而腿弯项后，不能却折，故欲跌下，则腿弯强直，但任其能前者而蹶，从俯覆矣。所以然者，太阳之经脉，由项后历背部，而下行腿肚，缠足外廉之后侧者也，太阳之经气通畅，则和软而能却。今不能却者，此必刺足肚之腨肉诸穴，深入二寸，以致伤其经血经气，故强直跌蹶，则芍药附子、芍药甘草诸汤，可变通加减而施其治矣。以其不能却，故知伤在身后之太阳，以其蹶由下部，故知刺伤太阳之腨肉，仲景诊法之细密何如哉。俗解以刺腨入二寸，谓是跌蹶之治法，诚如所言，以仲景之文例推之，当曰"此太阳经伤也，刺腨云云"矣。且按王太仆所注针刺及《针灸大成》，除环跳肉厚穴深，刺入经寸之外，余无有至二寸者，若以为治例，则误人无限矣。足肚之白肉曰腨，凡委中、承山、飞扬等穴，其附于腨者，俱以深入为禁可知。

病人常以手指臂肿动，此人身体眴眴者，藜芦甘草汤主之。

（方缺）

此经络之气上虚，而胃中湿热之火外贯之候也。盖经络之气上虚，故手指及臂俱肿，湿热之火外贯，故气机流注而自动也。然必其人身体瞤瞤跳动，常有流移薄疾之候，方为确切。以大寒善吐之藜芦为主，而以甘浮之甘草托之，则寒能去火，吐能去湿，且一吐而提其气以上实外实，则经络之因虚而肿动，及瞤瞤者俱愈矣。

转筋之为病，其人臂脚直，脉上下行，微弦，转筋入腹者，鸡屎白散主之。

阳气之柔者养筋，阳虚故筋如纽转而坚痛。又阳亲于上，足下阳气尝少，故转筋之病，臂少而足多也。脉上下行，气虚不能外鼓，但从寸及尺，伏行往来之谓。气衰则微，气削则弦，故上下行之脉体，微而且弦也。腹为肠胃之所托，悍气之根蒂也，转筋入腹，则其气更虚可知。鸡于卦为巽，而丽东南之位，得生气向明之用。鸡屎通肠胃之气，而其白尤为阳气之所化，以之主转筋之入腹，则通肠胃之精悍，以柔养筋脉之义也。

鸡屎白散方

鸡屎白

上一味，为末，取方寸匕，以水六合，和，温服。

阴狐疝气者，偏有大小，时时上下，蜘蛛散主之。

蜘蛛散方

蜘蛛十四枚，熬焦　桂枝半两

上二味为散，取八分一匕，饮和服，日再服，蜜圆亦可。

疝详寒疝下。狐疝者，言其出没无定，如妖狐之象，即下文大小上下之义。曰"阴狐疝"者，单指前阴之睾丸而言，所以分别五脏之疝也。肾为水脏，阳气最贵，而与阴寒相召。阳气偏有虚实，虚者寒气贯之而偏大，实者阳气自治而偏小矣。又阳主提挈，气虚不能自举，故卧则上入少腹，起则下坠囊中矣。蜘蛛腹大，为下入少腹之专药，且性主提携束缚，以辛温生气之桂枝为配，则温补关元、气海之阳神以驱客寒，得升举收煞之功用以坚弛坠，其阴狐疝病，宁有不愈者哉？

问曰：病腹痛有虫，其脉何以别之？师曰：腹中痛，其脉当沉，若弦，反洪大，故有蛔虫。

此言病虫之脉也。盖谓腹痛之因颇多，若因病虫而痛，其脉当以何者为分别也？师言沉为在里，腹中痛，其脉当以沉应，又弦为急痛，腹中痛，其脉当以沉而且弦应。今不沉弦而反洪大，洪大者，气乱之诊，故知有虫，以扰乱其气而作痛，与风寒积滞之脉不同也。

蛔虫之为病，令人吐涎，心痛，发作有时。毒药不止，甘草粉蜜汤主之。

甘草粉蜜汤方

甘草二两　粉一两　蜜四两

上三味，以水三升，先煮甘草，取二升，去滓，内粉蜜，搅令和，煎如薄粥，温服一升，差即止。

此与下文两条，俱言病虫之治例。但下条责在脏寒，脏寒而蛔上膈上，故烦而厥，温之而蛔下安则愈。故乌梅丸除温脏之外，但用辛辣酸苦等味，令其俯首蜷缩而已，此为饮食相犯而生之蛔，责在虫多，虫多则胃系缓而廉泉开，故吐涎。上扰胃脘，胃脘上当心部，故如心痛。虫动而自疲，则伏为休养，故发作有时。毒药，虫所不食，故不止，是非去其虫不可也。胡粉体重而性能杀虫，与甘草、蜂蜜共煮，虫为脾胃之土气化生而性嗜甘，因甘中粉则强重而死，故瘥。脏不寒，故于杀虫之外无余药也。

蛔厥者，当吐蛔，今病者静而复自烦，此为脏寒。蛔上入膈，故烦。须臾复止，得食而呕，又烦，蛔闻食复出，其人当自吐蛔。

蛔厥者，乌梅丸主之。

乌梅丸方

乌梅三百个　人参六两　当归四两　桂枝六两　附子六两，炮　干姜十两　细辛六两　川椒四两，去汗　黄连十六两　黄柏六两

上十味，异捣筛，合治之，以苦酒浸乌梅一宿，去核蒸之五升米下，饭熟，捣成泥，和药令相得，内臼中，与蜜杵二千下，丸如桐子大，先食，饮服十丸，日三服，稍加至二十丸，禁生冷滑臭等物。

论文方意，注见《伤寒·厥阴》。

妇人妊娠病脉证治第二十

师曰：妇人得平脉，阴脉小弱，其人渴，不能食，无寒热，名妊娠，桂枝汤主之。于法六十日当有此证，设有医治逆者，却一月，加吐下者，则绝之。

桂枝汤方　别见

经言阳搏阴别为有子，盖谓脉之外廓，沉柔而得阴脉之常，但中间一线阳脉，高起而搏指，特与本部之阴脉各别，是阴中另具一阳也，非有子而何哉？又言左尺滑者妊也。夫滑为气血交聚之诊，左尺应胞门，胞门之中，阳精如端居贵人，而妇人之气血，会聚而包裹之，其脉安得不以滑见耶？二说俱就左尺而言之也。又曰：手少阴脉动甚者，妊子也。盖谓心肾同主手足之少阴，而司精血相通之妙者也。夫两物相击，轻小者动，亦受击者动，已见动脉下。今心主之脉，无端动甚，岂非下焦肾中，得外阳以实之，而上击之所致乎？故知妊子也，此从寸口而言之也。然三说虽各不同，而其理则一，以尺脉之两边，沉柔细滑而得阴体，故其中始见弦长，而别为搏指，因之上冲寸口。而见动甚矣，此诸脉与外症之晕眩、呕逆相符也。本经平脉，不特尺不阳搏阴别及不滑，并手少阴不动之类，凡不沉浮迟数者，皆在其中，此仲景于经旨之外，又言妊娠之变诊也。阴脉，以下文小弱，及桂枝汤脉之阳浮阴弱推之，当指沉按而言，以阴脉小弱，言四脏之心肝脾肺而不言肾，肾中得别阳以实，岂有小弱之理？惟是四脏之精气，趋裹胎元，故见小弱，正与前人三说相为表里。盖惟肾脉搏别滑实，故致四脏之阴脉小弱，则仲景丢开尺脉，而言四脏之阴脉，与经文撇开足少阴，而言手少阴者同义也。但凡渴而不能食者，多有寒热之外症，以少阳中风寒，则渴而默默不欲食，且寒热往来耳。今既有此而无彼，合而断之，脉平为人病脉不病，四脏之阴脉小弱，为脏真趋赴肾经以养胎，渴为津液下挈，不能食为生气上冲，故知为妊娠矣。桂枝汤养阳以益阴，故主之。养阳则实上以御下之冲气，故能食。养阳以益阴，则阴脉不小弱，而渴亦可止也。六十日，胎气已成，则向长之机势上侵而不能食，阴血奔赴，故阴脉小弱而渴也。设或医家以微渴而误清上焦之火，则上虚而胎气益张，因少不能食而误伤中土之阴，则胃干而脏真失养。胎气下张而上冲，故不食既早，脏真自虚而下顾，故干渴先形。前项脉症，遂减却一月，而于三十日见矣。若逆甚，而因渴以吐之，因不能食而下之，吐则上提，而阴血不下贯，故不渴。下则下泄，而生气不上冲，故反能食，遂绝然无前此之脉症矣。然至阴血不下贯，生气不上冲，岂妊娠之佳兆乎哉？此处主桂枝汤，当但服药，而不啜热粥为合，盖啜粥是助桂枝辛甘之性以祛邪，不啜粥则任芍药酸敛之性以养脏故也。绝之之义，钱塘娄氏谓绝止医治，本经从无此喷饭之文，樵李徐氏谓绝止吐下，仲景又无此不传之药。且于文于理，明明言常例该迟至六十日，治逆则早三十天，逆甚则母气不相顾，子气不日增，而无此矣，盖危词也。呜呼，吾安得知音者，而与之读《金匮》之文耶！

妇人宿有癥病，经断未及三月，而得漏下不止，胎动在脐上者，为癥痼害。妊娠六月动者，前三月经水利时，胎也。下血者，后断三月衃也。所以血不止者，其癥不去故也，桂枝茯苓丸主之。

桂枝茯苓丸方

桂枝　茯苓　芍药　丹皮　桃仁去皮尖，熬各等分上五味，末之，炼蜜和丸，如兔屎大，每日食前服一丸，不知，加至三丸。

本条十一句凡两段，前五句为一段，辨似胎而非胎之病，后六句为一段，言虽病而暗妊之胎。总以本方为主治，诸注混淆，不得经旨。癥，死血也，详癥瘕注。痼者，固也。癥痼者，癥病之坚固宿疾也。妇人之经血，其精悍之源，起于阳明胃腑，然后由脏腑而充贯经络，与男子同。男子藏而不泻，妇人则十二经各从内络，而渐注于血室。血室者，胞门在其左，子户在其右，形器相隔，而以窈冥之细络相通者也。胞门中清虚无物，则血室满而气盈血溢，从贴脊而下，却前行由少腹，而出从溺管之下、阴庭之上一窍，以为月水。若胞门贮有阳精，则血室中之气血，如朝觐会同之象，而旁从窈冥之细络，趋赴胎元而辅翼滋养之，使血室虚而不满，且吸取十二经之精汁以为供奉，故经断也。然妇人前阴列有三窍，假令道路不明，则是动是漏，总不能辨，且后文腹痛、小便不利症，亦安能了然耶？故不惜饶舌，琐屑言之。膀胱浮居少腹，其窍在外一层；阴庭即交接处，上通胞门子户，其位次之；血室路经贴脊，其位最下。但其道在腰俞之下，却从络脉而前行少腹，又缠中道而出向阴庭之上壁，故曰溺管之下、阴庭之上者此也。是胎动之血，已于血室中透过胞胎，而为撒手失护之血，其道从胎中，直由阴庭正道而下，下多，则胎落而不可安也。胎漏之血，因血络为癥痼所阻，未及到胎，而为血室失守之血，其道由贴脊之腰俞，历少腹而下者，较之胎动落胎，为可少担时日，而安之十得其七也。诊法以腰俞酸痛、少腹沉满者为漏，无此而但腹痛，及垂垂气陷者为动。又血多而骤者为动，血少而慢者为漏也。盖谓妇人宿有癥病，如平时少腹坚硬，按之有形，或临经腰腹胀痛，不可宁耐等症即是。夫经断似为有子，若未及三月，而漏下不止，便非有胎欲堕之候，再验其如胎动之状，而在脐上，便不得认为胎动，而投以安胎等剂矣。盖未及三月，其胎尚在少腹，安得动在脐上？其为癥滞气鼓无疑。故知从前经断，为癥痼之旧血不去，而害其新血渐生；现今漏下，为癥痼之死血阻塞，而害其生血归元之所致也。若前症瘥后漏止经断，又过三月，是六月矣，至六月而复动下血者，是前三月漏下时，经水少利而受胎，故此三月中，仍然经断，而今复下血者，又后断三月中，不抱胎之衃血耳。其所以不抱胎而血不止者，以其癥痼不去，而阻塞荫胎之路故也，则主化癥之桂苓丸。癥去而血得抱胎之路，复何漏下不止之病乎？夫癥痼俱起于气寒而经尾不运，故用生阳补气之桂枝以温之，又癥痼俱成于气滞而瘀血不散，故用升阳通气之丹皮以动之，然后以入血之芍药引至癥所，而以破瘀之桃仁逐之使下也。本经言血不行则为水，故又用渗泄之茯苓，仍从前阴而去耳，一丸至三丸，而不宜多服者，盖取其渐磨而不欲急攻以动胎血之义。

妇人怀妊六七月，脉弦发热，其胎愈胀，腹痛恶寒者，少腹如扇，所以然者，子脏开故也，当以附子汤温其脏。（方缺）

妇人怀妊，除少阴君主之官，其经气血不堪供应胞胎，手太阳与心经为表里，随心为主，故俱不养胎外，其余经脉逐月抡滋。故一月始胚，足厥阴肝脉养之；二月始膏，足少阳胆脉养之；三月始胞，手厥阴心包脉养之；四月形体成，手少阳三焦脉养之；五月能动，足太阴脾脉养之；六月筋骨立，足阳明胃脉养之；七月毛发生，手太阴肺脉养之；八月脏腑具，手阳明大肠脉养之；九月谷气入胃，足少阴肾脉养之；十月诸神备，足太阳膀胱脉养之，即产矣。妊娠六七月，是胃与肺养胎之候，胃为悍气之源，肺司诸气之总，二者化醇，则阳气之柔者养筋，而脉不瘦削弦急，阳虚故脉弦也。又里寒则逼微阳于外，故发热也。里阳充满而包裹胎气，则胎气受持而相安于不觉，阳虚而失包裹之用，故其胞纵放，而殊觉愈胀也。腹痛者，里寒之应，表虚故恶寒也。少腹如扇，言少腹中如以冷风扇入之状，正阳气失守，而不能温胎之应也。子脏开者，非子脏开解之谓，盖阳主护卫周密之用，阳虚而不护不密，故曰"开"也。附子辛咸温热，辛以散寒，咸以润下，温热以补助阳气，故可为下焦子脏之温药也。原方虽缺，以鄙意拟之，或以附子为君，而加肉桂、芍药及当归、茯苓之类耶。盖肉桂为皮，其性内裹，能伏表热以温里；芍药酸敛，其性内行下走，能引桂附直至子脏。且气因于血，气虚者，血必虚，故加温经补血之当归。又内寒者，多聚水，故加茯苓以渗泄耳。并附于此，以正高明。或曰：六月胃脉养胎，七月肺脉养胎，二经所喜，辛甘温畅，似与干姜、甘草无忤乎！

师曰：妇人有漏下者，有半产后因续下血都不绝者，有妊娠下血者。假令妊娠腹中痛，为胞阻，胶艾汤主之。

胶艾汤方

阿胶二两　艾叶三两　当归三两　芎䓖二两　芍药四两　干地黄三两　甘草二两

上七味，以水五升，清酒三升，合煮，取三升，去滓，内胶，令消尽，服一升，日三服，不差更作。

此辨胞阻之症治也。言妇人血症，种种不同，即妊娠下血，尚有各别，必下血而腹痛，然后谓之胞阻，勿误认误治也。漏下是临经不畅，经后陆续见红，如渗漏之状，故曰"漏下"，即二条所谓"癥痼害，而漏下不止"是也，此就未妊者而言，故曰"妇人半产后下血不绝"。妇人杂症十一条曰"寸口脉弦而大，弦则为减，大则为芤，减则为寒，芤则为虚，虚寒相搏，妇人则半产漏下"，是半产之故，由于上焦气减，不能提挈，下焦血虚，不能固守之所致，则产后之下血不绝，益可知矣。妊娠下血不止胞阻，其胎动胎漏，虽已详二条注，但胎动之故，除心肺间之天气上空，不能下提，以致自陷自脱，如瓜果无力而萎黄落蒂之外，余皆登高临深，弯腰扭体，以内伤其胎，如瓜果之突遭冰雹，风摇而落者，故其血由子脏而下，而其症重也。若胎漏之故，其因不外三者：气虚失提，亦漏中之一；癥痼，二也；胞阻，三也。夫气虚失提，犹为易辨，独癥病、胞阻，分别甚微，不可不察也。癥病为气血尚能养胎，特胎络为死血所逆，失其入胎之路而下，故桂苓丸，惟去癥而不补血者此也。胞阻为胎络并无郁瘀，特其血室中气血两虚，而自阻其养胎之妙，故名胞阻。血虚失养，故腹痛，气虚失守，故下血，此本汤大补其血，而并温共气，且绝不用破癥之药者，又可证也。汤意合胶、归、芎、地而全用者，以阿胶之皮性善外走，芎藭之撺性善上走，所以滋十二经脉之血，而内注血室也。以当归之直根者深入厥阴，以地黄之黑色者下入少阴，所以滋肝肾阴脏之血而浮注血室也。然后重用行阴之芍药以统御之，则由血室而渐可灌溉胞络矣。艾味辛苦，而气温浮，盖辛能利入胞之络，苦能坚下脱之血，气温性浮，得甘浮之甘草以为副，则又能养气而上提其血矣。酒性温润浮行，温则为艾叶、甘草之使，润则为胶、归、芎、地之臣，浮以固脱，行以走滞，且酒醇味厚生热，清酒薄则生气，将并气虚失提之漏血者，亦可主治也。

妇人怀妊，腹中疗痛，当归芍药散主之。

当归芍药散方

当归三两　芍药一斤　芎藭半斤，一作三两　白术四两　茯苓四两　泽泻半斤

上六味，杵为末，取方寸匕，酒和，日三服。

此胞胎吸血以自养，血不足而因燥留饮，且以水气应胞胎之候也。血不足则腹中之络脉急痛，因燥留饮，而且以水气应胞胎，则胎中之络脉格痛。以下行内走而善于养荣之芍药为君，而以辛温补血之归、芎两佐之，则血足而已有替去其水之地，然后以滋阴而善于利水之泽泻为臣，而以培土燥湿之苓、术两副之，则腹中与胞中之水气俱去矣，其疗痛宁有不愈者哉！

妊娠呕吐不止，干姜人参半夏丸主之。

干姜人参半夏丸方

干姜一两　　人参一两　　半夏二两

上三味，末之，以生姜汁糊为丸，如梧子大，饮服十二丸，日三服。

妊娠呕吐，其因有二：分母体之气血以养胎，于是母气自虚，虚则生寒，而饮食之机不下运，因而上出者，一也；又胞胎在下，其生气潜滋暗长，有日增之势，而上鼓上冲者，二也。妊娠呕吐不止，是二者兼而有之，故重用降逆之半夏，以止呕吐之外，又佐干姜、人参以温补中气而安胃，则一举而两得矣。盖胎中之生气，于五行为木，于四时为春，于方位为东，方中干姜、半夏及姜糊为丸，俱辛辣之味。夫辛辣者，秋金之象，此所以能摄生气，而使之下缉之义也。

妊娠小便难，饮食如故，归母苦参丸主之。

归母苦参丸方

当归　　贝母　　苦参各四两

上三味，末之，炼蜜丸如小豆大，饮服三丸，加至十丸。

妊娠小便难，其因有三：血短于养胎，而诸腑以及经脉，各借滋于水饮，而渗泄之气化自缓者，一也；胞胎具一团阳气，热逼小肠、膀胱之界，使气壅所出之窍者，二也；又胞胎之生气，浮纵而鼓塞于少腹，以挨挤膀胱，俾膀胱逼窄而尝扁，不能容十分之二三，故水饮少入，即急满而欲尿，既短而数，且挤其溺管狭小，而出又艰难者，三也。今妊娠小便难，又不渴悸而饮如故，不呕吐而食如故，是小便之难，不当责上中二焦，而为胎热胎胀无疑。故用贝母、苦参之苦寒者，殆寒以清火、苦以束胎也，然后合补血之当归以润血，而借滋之水饮，将得路而下泄矣。盖贝母体轻色白，能开郁滞之气，苦参味苦性沉，能坚散漫之气，故疡家为散火消肿之专药。夫母气之郁滞疏通，子气之散漫摄伏，又血液自裕，而替下借滋之水，则小便复何留连阻滞，而尚有艰涩之苦乎？真神明之制也。尝读仲景妊娠诸条，并细按其病脉证治，而知妇人怀身十月，俱恩中生害，而前后方药，却又害中生恩者也。盖母身之气血自虚，则以不能荫胎而胎弱者，将为子病，幸而子胞之气血自壮，则又以善能养胎而胎盛者，复为母灾，甚至于胎病虚，更加伤母，母灾太甚，又复伤胎，非恩中之害而何？至其治法，于干姜人参半夏丸，则纯用西金辛辣之气，以克制其生机之上冲；于当归贝母苦参丸，又纯用苦寒收束之味，以坚拢其形质之放荡。盖权衡于母子之间，而以益母损子者为正治，则正保母以养子之意。故曰：害中之恩者此也。

妊娠有水气，身重，小便不利，洒淅恶寒，起即头眩，葵子茯苓散主之。

葵子茯苓散方

葵子一斤　茯苓三两

上二味，杵为散，饮服方寸匕，日三服，小便利则愈。

妊娠有水气，见上条小便难注。水性下沉，而滞其经络之气，故身重，然必以小便不利为确诊者，因水气不行而旁溢且身重，尚有脾阳不运之别症故也。洒淅恶寒，言恶寒之状，如以冷水洒身上，而有淅栗之象，盖因水气在经络，而卫阳阻抑失守也。妊娠胎气下实，原多眩症，况小便不利，而复积水气以上冲乎，故头眩也。是则利其小便使水气去，而诸症俱愈矣。葵子甘寒滑利，盖甘以走气，寒以清热，滑以行津，利以通窍，合茯苓以渗泄之，则小便当渐利矣。

妇人妊娠，宜常服当归散主之。

当归散方
当归　芍药　芎劳　黄芩各一斤　白术半斤

上五味，杵为散，酒饮服方寸匕，日再服。妊娠常服即易产，胎无疾苦，产后百病悉主之。

妇人妊娠，就未怀身及怀身者而两言之也。妇人妊娠之血，总贵充足而运行，故以补血行血之归、芎为主，而以行阴之芍药引入肝脏，则血无枯槁及留滞之患矣。但血盛则气亦盛，而多生热，热则恐其耗血，故以黄芩清之。又血足则阴亦足，而或聚湿，湿则恐其滞血，故以白术燥之。此在妇人，则行经畅快，而无癥瘕漏下诸虞。在妊娠则荫子裕如，而无半产腹痛等弊，故俱可以为常服之主药也。至于妊娠、产前、产后，更以血为根本，尤所宜服，故悉主之，酒饮和服，见前当归芍药散注。

妊娠养胎，白术散主之。

白术散方
白术四分　芎四分　蜀椒三分，去汗　牡蛎失分两上四味，杵为散，酒服一钱匕，日三服，夜一服。但苦痛，加芍药；心下毒痛，倍加芎䓖；心烦吐痛，不能饮食，加细辛一两，半夏大者二十枚，服之后更以醋浆水服之；若呕，以醋浆水服之，复不解者，小麦汁服之；已后渴者，大麦汁服之。病虽愈，服之不置。

白术去湿气，芎䓖补血气，蜀椒束胎气，牡蛎安逆气。妊娠不足者之病，不过此四者，故可为常服之主药。苦痛者，以胎痛为苦之谓，胎痛由于血短而气张，芍药养血敛气，故加之。心下毒痛，因膻中之阴阳，以养胎而自虚，阴虚则拘痛，阳虚则窒痛，芎䓖为血中之气药，其性高而上浮，能两补心下之阴阳，故加之。心液短而龙雷之虚火乘之，故烦。膈气虚寒，失照临化被之妙，故吐痛而不能食饮。细辛辛温，盖温以祛寒、辛以伏火也。又半夏辛燥而降逆，能助细辛以伏电光之火，故并加之。服后，服醋浆水者，以酸敛降虚热，恐乍温之而不受，反助其上冲之虚热而作呕也。若服此而呕不解，是心气虚而不能下御冲气之所致，与其下敛之而不服，毋宁填上而为自备之计乎。小麦为心之谷，煮汁服之，则补上以御下，故其呕自已也。已而作渴者，阳气初复，而津液不足以副之，正心烦之余症也。大麦汁能润肺而生津液，故继小麦而为服耳。病指苦痛及心烦呕吐等而言，诸病虽愈，药犹勿置，防其复也。但服药用酒，是为定引，其醋浆大小麦汁，俱是服药后另服者，玩本文"服药后，更以醋浆水"云云，则可见矣。醋浆非苦酒，即米饮所作之酸水也，与下文大小麦汁同用五谷，以各治其脏之义。妊娠阳气各有盛衰，故胞胎因之而各分寒热，阳气盛而胎热者，譬之三月春晴，天气下育地中，尝天虚而地实，于是为生机过锐以凌太虚，为燠热，为雨露不敷而干旱，为水泉下涸等害。此有故而病，则宜甘凉苦寒，如七条之归母苦参丸、八条之葵子茯苓散、五条之当归芍药散等剂。即或无病，亦宜常服九条之当归散，其覆之以春云，润之以凉雨，节天地姑恤之过爱，所以留长养万物之序也。阳气衰而胎寒者，譬之三春阴冷，阳光薄于下交，则地中之阴翳，冒春而上占阳位，于是为生气不抱根株，为冰判欲冻，为萌芽重萎，为岚雾上塞清虚，此有故而病，则宜甘温、辛温，如二条之桂苓丸、三条之附子汤、四条之胶艾汤、六条之干姜人参半夏丸等剂。即或无病，亦宜服本条之白术散勿置，其被之以阳和，滋之以热雨，转天地离火之明夷，只在此呵吸胎息之微也。然妇人妊娠，得坤地之化，尝阴多而阳少，故本篇诸条，用温者十居其七，而用清者居其三，如来言浩劫不杀生，其仲景之谓乎？

妇人伤胎，怀身腹满，不得小便，从腰以下重，如有水气状，怀身七月，太阴当养不养，此心气实，当刺泻劳宫及关元，小便微利则愈。

伤胎，妇人受伤于胎也，即下文腹满等之义。肺气自缩，不能舒展，而下逼胎气，则胎气上肆，故腹满。又肺气自缩，而不管呵嘘传送，故不得小便。且肺气自缩，而失上提下挈之用，故腰已下重也。然三者大似水病，以不得小便，似有水之根，而腹满腰重，似有水之症，故曰"如有水状"，而实非水者，盖怀身至七月，胎中外长皮毛，内鼓呼吸之候。正母以太阴肺经之气血，与胞中之肺脏感通相养者也。今其所以失下逼传送，及提挈之用，而不养胎者，以心火气实，上克肺金，俾肺金清肃之气畏缩而不布之道也。夫心为脏，脏不可泻，手厥阴心包为之腑，掌心劳宫，是其经之井穴，刺以泻之，则泻经以及腑，泻腑以及脏，而心气上平矣。又心之经脉与小肠为表里，任脉部中，脐下同身寸之三寸，为关元穴，小肠之募也。关元与水分逼近，而司分理水道者，刺以泻之，则小便微利，此又泻表以及里，而心气平于下矣。心火克金之气平，令肺气下展，故三症自愈，以其原非有水，注意在泻火，而不在泻水，故但曰"小便微利"耳。此亦阳气盛而胎热者之治例也。关元穴，《千金》言妇人刺之主无子，又云妊娠刺之则落胎，此就阳虚者而言也。盖关元又与气海逼近，阳气虚而又刺泻之，则关元气海益寒，而成地寒不谷、花寒不果之祸，其无子落胎，宜矣。若阳实而刺泻之，则适得其平，而复何患哉？此医贵智慧圆通之士也。

妇人产后病脉证治第二十一

问曰：妇人新产有三病，一者病痉，二者病郁冒，三者大便难，何谓也？师曰：新产血虚，多汗出，喜中风，故令病痉；亡血复汗，寒多，故令郁冒；亡津液，胃燥，故大便难。

新产，指产后十日半月而言。痉者，板强抽掣，俗名产后惊风者是，详二卷。痉病、郁冒，内气既离位而浮冒于外，却又郁滞经表，而不从毛孔散泄，因而身如浮大，神气如散漫之象。大便难者，燥结是也。言新产之后，其症有单见者，有兼见及全见者，当谓何因也？夫新产，则血去多而血虚，血虚则气失所附而尝外浮，故多汗出，汗出血虚者，则毛窍疏，故喜中风。风为阳邪，而善燥血，故筋脉干劲短缩，其板强抽掣也，宜矣。又亡血于下，而复汗出于表，血液两伤，则阳与俱泄而气寒，于是气之在表者，无阴阳以送之外解，故既冒而尚郁耳。血液下亡，阳津汗亡，则胃中之津液，又因分消于上下之吸取，故大便为之干结而难矣。

产后郁冒，其脉微弱，呕不能食，大便反坚，但头汗出。所以然者，血虚而厥，厥而必冒，冒家欲解，必大汗出。以血虚下厥，孤阳上出，故头汗出。所以产妇喜汗出者，亡阴血虚，阳气独盛，故当汗出，阴阳乃复。大便坚，呕不能食，小柴胡汤主之。

病解能食，七八日更发热者，此为胃实，大承气主之。（小柴、大承二汤，俱别见。）

此条凡五段，首五句为一段，先叙脉症，以为下文用药之案。所以然者，五句为二段，言郁冒，必先由于厥，而后解于汗。"血虚下厥"三句，为三段，自注头汗之理。且见但头汗，而大汗不出，此冒之所以终不解也。"产妇喜汗"五句，为四段，言所以汗出而冒解之故。大便坚至末为五段，言呕不能食及大便坚之治例也。盖谓新产后，症见郁冒，脉见微弱，又变呕不能食，又变大便坚而头汗出者，常也。苟不辨其所以然之故，则贸贸而不知所从矣。夫新产血虚，则其气从虚而下伏，气伏故厥，伏久者必上还而郁于上与外，故厥者必冒也。冒家得津动而送泄其气，故得汗而冒解。此郁冒之始于厥，而终于汗之道也。症中但头汗出，大似可下之候而实非者，以新产血虚，则下寒而下厥；孤阳失附，则上热而上蒸，故头汗耳，若误认而早下之则危矣。至郁冒之不解于头汗，而必解于通身之汗者，因产妇亡血而血乍虚，则阳气自长而孤盛，故冒于外。阴虚，故不能送之外泄，而尚自郁滞也。大汗自出者，是阴生而阳泄，故阴阳复得其平矣。若郁冒既解，所有便坚、呕不能食二症，当先主小柴，以解其肢热上冲之气，令呕止能食。至七八日更发热者，是确于七八日之中，积其所食者，而为胃实外蒸之所致，然后可直任大承下之，而无所顾虑矣。

产后腹中疠痛，当归生姜羊肉汤主之，并治腹中寒疝，虚劳不足。（归姜羊肉汤别见。）

此气空血虚之疠痛也，气空则胞胎新下，而肠胃一时未得安妥，故作馁痛。血虚则络脉干缩，故作吊痛。当归苦温以补血，生姜、羊肉辛温甘温以补气，使阳气匀满而阴血滋润，故可为止痛之主药也。又温上者，能化下寒；补上者，能固下脱，故并治寒疝之上犯腹中，虚劳之下滑精汁者也。

产后腹痛，烦满不得卧，枳实芍药散主之。

枳实芍药散方

枳实烧令黑，勿太过　芍药各等分

上二味，杵为散，服方寸匕，日三服。并主痈脓，以麦粥下之。

此腹中血暴虚，而客气挽留血分之症治也。腹为阴，腹中之血分为阴中之阴，乘其虚而客气留于空处，故痛满也。痛则阳气不能内伏，满则息道艰于下引，故不得卧也。枳实善破留气，烧黑则入阴分而破血中之滞，又得走血之芍药以领之，则直入阴血中而无可那移，故主之。麦粥当是小麦，以小麦为心谷，既与血虚者相宜，且并治其症中之烦故也。痈脓亦系客气留滞于血分之所成，故并主之。但在经络者，或可加麻桂之类以外引之，归芎之类以散行之耶。盖主之之义，特以此为主，而原与人以增减之谓也。

师曰：产后腹痛，法当主枳实芍药散，假令不愈者，此为腹中有干血着脐下，宜下瘀血汤主之。亦主经水不利。

下瘀血汤方

大黄三两　桃仁三十枚　䗪虫二十枚，熬，去足

上三味，末之，炼蜜和为四丸，以酒一升，煎一丸，取八合，顿服之。新血下如豚肝。（新血"新"字，当是"瘀"字之讹。）

产后腹痛，止留气、瘀血两因，服枳实芍药散不愈，则非留气，而为瘀血之痛可知，故宜下瘀汤，以下其瘀矣。以气重破血之桃仁，合性走缝络而行血之䗪虫，则直达瘀血之所。然后君以气味俱重而善于攻血之大黄，逐而下之。酒煎顿服，取其性行而力并也。经水不利者，非由十二经脉，其渗灌血室之细络，为癥病所阻，即血室之下通贴脊腰俞等之细络，为干血所瘀，故亦可主此，则瘀去而经自利矣。

产后七八日，无太阳证，少腹坚满，此恶露不尽，不大便，烦躁发热，切脉微实，再倍发热，日晡烦躁者，不食，食则谵语，至

夜则愈，宜大承气汤主之。热在里，结在膀胱也。

前第二条申言郁冒，后文七八两条申言喜中风之治例，盖所以防其痉也。本条是言大便难之变症耳，故前后诸症总以不大便句为主。盖产后血虚而肠胃干涩，故大便难，便难至七八日，则肠实而气滞，气滞，故恶露不行，而种种危机俱伏于此矣。是恶露不行，由于便难之故，苟非下之以通其气而行其血，乌可施治哉？然产后自虚，务须诊得千真万确，方可任下，否则蹈虚虚之戒，而速之死耳。比如产后已七八日，是七八日之中，先曾饮食矣。却又无太阳之头疼恶寒等候，是不曾中风寒可知，又不该有烦躁发热之表症矣。今诊得少腹坚满，则知其为七八日中，但食而不大便，以致气滞阻血，故恶露不尽，结于少腹而坚满者也。夫不大便，则下干者上吸精华，故烦躁。又不大便，则内实者外托经脉，故发热也。但犹不敢径下，又须切脉微实，是内结气聚之诊，再倍发热，是内结愈久愈热之候，日晡烦躁，是手足阳明火炎官旺之乡，不食是肠胃实而莫容之应。食则谵语，津液既干，又因食而塞其神气转舒之位也。日为阳，主腑；夜为阴，主脏。病在手足阳明，属胃与大肠之腑，故日甚，与阴脏无关，故至夜则愈也。据种种之脉症，而以大承下之，岂过举哉？热在里，缴前无太阳症一句，结在膀胱，缴前少腹坚满两句，盖谓此为在里之热外蒸，故太阳无风寒，而亦发表热，此为因热实而恶露之瘀血，结在膀胱之后，故少腹坚满，统属下症也。结在膀胱，勿泥作膀胱之内，盖指膀胱之后隔壁也。夫两肠通于大便，其路在后；膀胱浮居少腹，其位在前。产后之血，系胞门子户间，荫子之余润者，子落而血无所归，故从二肠及膀胱之中道，即产路而下为恶露耳。恶露结于少腹，因大肠在膀胱之微下处，大肠热实，热则滞其行血之气，实则挤其行血之窍，而兜住其瘀血，却在膀胱之后，而与膀胱平对，然又不可名状，故借膀胱为外层之尺寸耳，明者察之。钱塘李氏旧注牵扯《伤寒论》文以为妄解，未梦见在。

产后风，续之数十日不解，头微痛，恶寒，时时有热，心下闷，干呕汗出。虽久，阳旦汤证续在耳，可与阳旦汤。

产后多汗中风，致成痉病者常也。然亦有平日津液不甚虚，故但病风而不成痉者，数十日不解，即下文头痛恶寒及有热汗出等候，阳旦之本症也。心下闷、干呕，胃气虚寒痞塞之应，阳旦之兼症也。言虽隔数十日之久，风因尚在，仍可与阳旦汤，名义解见《伤寒论》。但有心下闷及干呕之兼症，当于原汤加姜、半为合，曰"可与阳旦"，以文例推之，其减半之轻剂，以薄发之耶。观于数十日不解，犹与此汤，则初续风，及续风而病痉者，俱不外此汤可见矣。

产后中风发热，面正赤，喘而头痛，竹叶汤主之。

竹叶汤方

竹叶一把　人参一两　附子一枚，炮　桂枝一两　葛根三两　防风一两　桔梗一两　甘草一两　生姜五两　大枣十五枚

上十味，以水一斗，煮取二升半，分温三服，温覆使汗出。颈项强，用大附子一，破之如豆大，煎药扬去沫，呕者加半夏半升，洗。

此条之中风，与前条不同。前条为风邪单在太阳经表，其阳明胃腑，虽自虚寒，而风邪未经传入之候，故主阳旦本汤，以解太阳之风，而愚谓加姜、半以温降之，而闷呕并愈者是也。此条之中风，因其人之阳气本自虚寒，故风从太阳中入，即乘虚而传阳明之经腑，且聚有水气在胃，而太阳尚未罢之候也，太阳未罢，故头痛不止。胃腑受阳邪而化虚热，面为阳明之应，故正赤。水气聚于胃

而上熏，肺性恶湿而其窍不利，故喘。两阳之邪，以阳虚而不推之出表，故发热也。诸症会心了了，则汤意之一丝不紊者自见矣。本汤中之葛根、桂枝、甘草、姜、枣，即阳明经之葛根汤，葛根汤意，原所以借胃中之水气，行为解肌之汗，而不伤胃液者，故以之为主。胃中属虚热，非苦寒所宜，故但君清凉之竹叶以轻散之。阳气虚寒，不能送邪出表，故两用参附以温补之。风邪水气，两相怫郁，故加桔梗以开提之。产后既虚，又温覆以取汗，恐去风而复为风所袭，故加防风以固密之。颈项强者，为阳气之柔者不能养筋，故易大附子而助其兼力也。其曰"用"者，盖以大附换本方之小者，而非另加之谓。扬去沫者，附性上行而沫尤甚，扬之去沫，欲化其上行之性，而并防其助面赤而致呕也。半夏降逆，故于呕者加之。首条明列产妇三病，郁冒便难，已详二条、六条至七八两条，明言中风而全不及痉，以痉病之症治，详本门故耶？

妇人乳中虚，烦乱咳逆，安中益气，竹皮大丸主之。

竹皮大丸方

生竹茹二分　　白薇一分　　桂枝一分　　石膏二分　　甘草七分

上五味，末之，枣肉和丸，弹子大，以饮服一丸，日三夜二服。有热者，倍白薇；烦喘者，加柏实一分。

妇人乳，谓当儿乳食时也。中虚，指胃脘中之阴津阳气而言。乳从胃腑之阴津上浮脘中之络脉，而注于乳房者，吸乳则精汁奔赴之，而阳热独盛，而脘中一时枯涩而烦乱。又吸乳则膈气亦虚，而下气乘之，故咳逆也。此非新产之症，亦非产后之重症，凡阳气素盛之妇人，产后二三月及岁余中常有之候，但于儿乳时，每当奶阵经流，心中如焦渴而慌慌者，即其初候也。以甘寒辛凉之味，济阴以抑阳，则安中而烦乱可除，以辛温甘平之品，补上以御下，则益气而咳逆可止，此竹皮大丸之所以独任也。尝观竹生乾山，贯四时而青翠不衰，薇根长细，历久远而柔软可屈，则其自多精汁，而善滋阳液者可见，又何止甘寒、苦寒，而仅能降气伏热耶？与辛凉之石膏为偶，则不惟去风滋干解热，而得清和之化矣，非安中而何？桂枝辛温，而具生阳之性，得甘浮之甘草，重用至七倍而上托之，则所益者在上中之气，譬之旭日照临，而阴霾之气不得上犯，复何咳逆之有哉？此益气之义也。枣肉为丸，即重用甘草之义，盖取浮诸药以补上治上，故知所谓中虚者，指胃脘之上穿胸膈而言也。丸大如弹子，而以饮嚼服者，取其易发而且使渣质少停也。一丸而日夜五服者，又取其缓滋而并令药力之无间也。白薇微苦而寒，苦能泄热，寒能解热，故有热者倍二分。柏枝凌冬指西，为木中之金，故其性能坚浮敛气，而实则尤为滋心润肾之药，故干热而烦、气浮而喘者加之耳。前人言白薇恶大枣，仲景却以之为丸，后人疑议不一。不知白薇之根行则直长，味则微苦，气则寒凉，故其性喜沉降而下行。所谓恶大枣者，恶其高浮而不从已之沉降也，则因其所恶，而使浮之在上，正仲景用药之精奥。后人不知乳非新产、恶非攻击之谓，故愈辨而愈失矣。夫寒热温凉，浮沉升降，仁暴缓急，损益收散，行滞走守，万物各有真性，至于对待群聚，则有从违同异，而性流为情，于是曰喜、曰畏、曰恶、曰反等名，乃见此。盖本阴阳五行之生克，而自成者也。苟知性达情，不特生克，各不相蒙，而且克中有生，生中有克，亦尝相须以为用。不观恩爱极于夫妻，喜之至也，而杀机寓之；夏楚严于师弟，畏之至也，而成道出焉。耻辱以相恶为用，而为激劝者之所必兼；水火以相反为用，而为养生者之所同籍乎。于十枣汤之甘草、甘遂，竹皮丸之白薇、大枣，窃窃疑之，是欲于两旸之外，为天地废霜雪，德礼之外，议朝廷用政刑耶，岂不谬哉！

产后下利虚极，白头翁加甘草阿胶汤主之。

白头翁加甘草阿胶汤方

白头翁二两　秦皮　黄连　柏皮各三两　甘草　阿胶各二两

上六味，以水七升，煮取二升半，内胶，令消尽，分温三服。

此条之利，与他症不同者。盖因产后血液乍虚，则孤阳独长而无所依，阳有余即为热，热浮胸膈，而其气凭高下吹，以致中焦有不容少停之势，与热气奔迫之例颇同，故下利也。虚极盖指阴血而言，若云阳气虚极，投以本汤，则立毙故也。以极苦极寒之白头翁汤，加甘草以浮而上之，则坚束其下嘘之热势，又加滋阴补血之阿胶以固恋其阳，则上热不下趋而孤阳得阴以自伏，故不止利而利自止矣。

妇人杂病脉证治第二十二

妇人中风，七八日续来寒热，发作有时，经水适断，此为热入血室，其血必结，故使如疟状，发作有时，小柴胡汤主之。

妇人男子，其脏腑阴阳并无分别，故他病俱同，惟妇人多经血胞胎二种。此篇中除五条、七条、二十至二十二条外，皆论经血胞胎之候，故曰"妇人杂病"。至其言经血者十之九，言胞胎者十之一，以胞胎之症，详妊娠、产后两门故也。文见《伤寒·少阳》，注详其下。小柴为开解半表半里之剂，血室附于隔膜之内、脏腑之外，正在乎表之里、里之表，借小柴以和解其间，则向之因邪而经断者，邪去而经当复行，或将所结之血，与热邪俱并而散于汗，皆能愈也，故主之。

妇人伤寒发热，经水适来，昼日明了，暮则谵语，如见鬼状者，此为热入血室，治之无犯胃气及上二焦，必自愈。

文见《伤寒·少阳》，注详其下。

妇人中风，发热恶寒，经水适来，得之七八日，热除脉迟，身凉和，胸胁满，如结胸状，谵语者，此为热入血室也，当刺期门穴，随其实而泻之。

文见《伤寒·少阳》，注详其下。

阳明病，下血谵语者，此为热入血室，但头汗出，当刺期门，随其实而泻之。濈然汗出则愈。

文见《伤寒·阳明》，注详其下。谵语一症，惟肠胃热实，与热入血室者同见。盖肠胃热实，则胃液枯燥，热入血室，则血气闭结，皆津血不能滋养神明之应，故同致谵语。但胃液枯燥者，在肠胃之中，故可攻下；血室热结者，在肠胃之外，故但宜针刺，小柴泄之解之耳。至其分辨处，大概以大便不大便、下血不下血为确据，此本条谵语头汗，颇似下症，而以为热入血室者，因其大便通而下血故也。若夫宜刺、宜小柴之别，以经水适来者宜刺，经水适断者宜小柴。以经水适来，则但有热入，而未尝结其血室中之血，故血仍来，刺期门以泻去血室中之热则愈；经水适断，则热入血室，而并结其血，故使经断，非小柴之解其热，而并因汗以散其血者不可也。

妇人咽中如有炙脔，半夏厚朴汤主之。

半夏厚朴汤方

半夏一升　厚朴三两　茯苓四两　生姜五两　干苏叶二两

上五味，以水七升，煮取四升，分温四服，日三夜一服。

妇人心境逼窄，凡忧思愤闷，则气郁于胸分而不散，故咽中如有炙脔，嗳之不得出，咽之不得下者，留气之上塞横据，而不降不散之候也。故以降逆之半夏为君，佐以开郁之厚朴，宣郁之生姜，加渗湿之茯苓，以去郁气之依辅，散邪之苏叶，以去郁气之勾结，则下降旁散，而留气无所容矣。

妇人脏躁，喜悲伤欲哭，象如神灵所作，数欠伸，甘麦大枣汤主之。

甘草小麦大枣汤方

甘草三两　小麦一升　大枣十枚

上三味，以水六升，煮取三升，温分三服。亦补脾气。

脏当指心肺而言。脏躁，言脏中阳液干枯，而脏真之气，尝不能自立，而有躁急之义。故其心神肺魄，如失援失依，不可自支。而悲伤欲哭者，烦冤之所致也，如神灵所作。正言无故而悲伤欲哭，如有凭籍之象，气失所依，而时引上下则欠，气自微长，而时欲外达则伸也。小麦为心之谷，大枣为肺之果，又皆甘寒甘温，而偏滋津液者，得甘草以浮之在上，则正行心肺之间，而神魄优裕，又岂止食甘以缓其躁急乎哉？亦补脾气，义见首卷补肝下。盖补心中之火液，既可因母以生子，而补肺中之金液，又可因子以荫母也。

妇人吐涎沫，医反下之，心下即痞，当先治其吐涎沫，小青龙汤主之。涎沫止，乃治痞，泻心汤主之。

水寒之气上泛，肺受逼而失分布之用，故吐涎沫，是温之燥之，渗之泄之，始为正治，乃反欲攻下以去涎，则误矣。故不特涎沫不止，而且胃阳以寒下而益虚，故痞气上塞于心下，此当先治其本病之吐涎沫，小青为发汗利小便之剂，则散水行饮，而涎沫自止，然后主半夏泻心以治痞，则填膈降逆，而痞亦平矣。

妇人之病，因虚、积冷、结气，为诸经水断绝，至有历年，血寒积结胞门，寒伤经络。凝坚在上，呕吐涎唾，久成肺痈，形体损分；在中盘结，绕脐寒疝，或两胁疼痛，与脏相连；或结热中，痛在关元。脉数无疮，肌若鱼鳞，时着男子，非止女身。在下来多，经候不匀。令阴掣痛，少腹恶寒，或引腰脊，下根气街，气冲急痛，膝胫疼烦，奄忽眩冒，状如厥颠，或有忧惨，悲伤多嗔，此皆带下，非有鬼神，久则羸瘦，脉虚多寒。三十六病，千变万端。审脉阴阳，虚实紧弦；行其针药，治危得安。其虽同病，脉各异源。子当辨记，勿谓不然。

人身心肺间之气，其先天从命门温温之火，历膂脊而上蒸于胸中，其后天从胃中之精悍，历脾充肺，而外托于胸中，二者合德，而化为太和之瑞，充周偏满于胸膈。外为经络卫气鼓动之根，内司中下二焦温被之化，且其运血养神，提精御气之妙，为有生之大宝，故曰宗气。宗气者，言虽非鼻祖，而实为宗子之义，犹之后天离火，正位南方，所以继乾坤，而主化生万物之权者也，是气男女同贵，而尤为妇人之所更重者，虽已补详虚劳注中，而本条所论诸症，理奥词古，苟不悉此气之根源及其关系处，则必不能读，即读亦必不能解也。虚即指此宗气空浅而言，盖谓妇人之病，皆因上焦如雾之气虚馁，则诸气渐寒，寒久则凡各处俱积冷矣，如下文所谓胞门经络、绕脐两胁、少腹腰脊、气街膝胫俱是。夫气以充满温和为流行之本，因虚而积冷，虚则滞结，冷则寒结，故结气。但虚者气不运血，冷者气不温血，结者气不行血，三者得一，即能断经，非至结气而始不月者，故曰"为诸经水断绝"也。至有历年，谓宗气虚至曰久，其血寒积结之地，虽不止二者，即此内而胞门寒伤，生机歇绝，外而经络凝坚，流通无气，则其经焉得不断绝耶？以上为一段，首四句言妇人诸病，起于宗气上虚，成于经水下断。历年四句又推所以经断之故，盖胞门之气逼近血室，而司经水之总区；经络之血趋归血室，而为经水之原委，故两揭之耳。损指肌肤瘦削而言，分指肉轮离脱而言，膈阳上虚而冲气犯之，则呕吐。又肺既受下寒之窘迫，则津液不布，而涎唾上泛，且肺气蜷缩而自壅，则生热而成痈，又必至之势也。于是肺不能为脾胃行精悍以及周身，而形体之肌肤，以阴血不荣而日损，其肉轮以阳气不充而渐分矣。以上三句为第二段，就"因虚"二字而言其症。盖虚在心肺间之宗气，故见在上之症者如此，若积冷结气，盘结在于中焦，则为绕脐寒疝者一，寒疝详本门，其或见于脐外两旁之季胁，疼痛下连肝脏者二，以肝居至阴之下，与寒气尤为相召故也。且又有血因结而干，液因血而竭，而变为燥热之症，此亦在中焦，故名热中，其候则拘急之痛，引于关元，又疮脉多数，今脉数无疮，正阴虚火炽之胗，且其肌肉粗若鱼鳞，皆阴不泽阳、水不济火之候者，三也。但此在上在中诸症，虽属妇人断经之候居多，然亦时着男子之亡血失精者，非止女身所独有，又不可不知者也。若因虚而积冷结气，在于下焦，上虚则不能提挈，故一月再见，或一月半月而来多。又上虚则不能传送，故过期不行，或行而不畅，而为不匀等病者有之。其积在下，则为冷拘阴沁之掣痛，及少腹中恶寒者有之，又或掣痛后引腰脊，下引气街，以致气冲急痛，且下引之甚，至于膝胫疼烦者有之，以膝胫属肾，疼烦者，肾气结而肾精竭之应也。至统上虚下冷而合推其症，下冷上犯，必为奄忽眩冒，而一时不知人之状，如阴阳不相顺接之厥，而不得从厥治，如阴迸于上之颠，而不得从颠治者有之，以积冷结气之上侮虚阳，而非真厥、真颠故也。又阳光上虚，而下阴乘之，譬之愁云郁雾，阭塞太虚之象。故其神境中，尝若忧虞惨淡，而不胜悲伤，及烦冤而多嗔怒者有之。夫此颠厥、忧惨等侯，皆因上虚失提，因而赤白带下，渐致阳愈虚而阴愈竭之症，非有鬼神凭藉，使之若是也。惟此在下来多诸候，始为妇人之所独病，而不着男子者矣，然而症则阴虚羸瘦，脉则阳虚多寒，病机变幻，尝于三十六病之中，千头万绪，不可端拟。要不外乎阴阳二气，司胗视者，详审脉之阴阳，辨其何部正虚，何部邪实，何处脉紧气寒，何处脉弦气削。审得在经络者，则行温针以通之散之；在胞门绕脐、两胁关元等处者，则行温药以补之益之，便可治危得安而无难。诚以病虽同症，而其致病之源各异，非审脉无以为辨故也。此条为女科之金针。

问曰：妇人年五十所，病下利，数十日不止，暮即发热，少腹里急，腹满，手掌烦热，唇口干燥，何也？师曰：此病属带下，何以故？曾经半产，瘀血在少腹不去。何以知之？其症唇口干燥，故知之。当以温经汤主之。

温经汤方

人参　当归　芎䓖　芍药　牡丹皮　阿胶各二两　麦冬一升去心　吴茱萸　桂枝各二两　半夏半升　甘草　生姜各二两

上十二味，以水一斗，煮取三升，分温三服。亦主妇人少腹寒，久不受胎，兼取崩中去血，或月水来过多，及至期不来。

《伤寒》《金匮》中最难理会之文莫如本条，以问意、答意、方意俱似不相承贯故也。盖问语平铺，叙症错杂，觅其所问之头绪，一难；答则丢开问中下利，劈空断为带下，又略过问中诸症，独取唇口干燥一语为确诊，而皆不言其所以然之故，如半产血瘀何以便带下，带下又何以便下利之类，又唇口干燥，亦下利伤阴之兼症，何以便断为带下者，二难；至于断病，则曰"少腹瘀血""病属带下"，是在下焦矣，而诊病何以却在上焦之唇口干燥，汤名则曰温经，谓温经以去瘀血则可，谓温经而并除带下，是何理也？又本文明以唇口干燥为的据，投以本汤中之吴茱萸、姜、桂，而不虞其更干更燥，又何义耶？且问症如彼，主治如此，仲景当日将置下利不止等候于不问乎？抑治此而愈彼之道，将何奥旨乎？此三难也。何怪乎诸注之不能中其款窍乎哉？不知问意，以"妇人年五十所"一句谓天癸已竭、地道不通之时，撇开经血胎产毫不着想，单重下利一病，而问其是寒是热耳，故曰下利一症，寒热异因，各有确症。今数十日不止，大似中焦气寒，而失分理之司，下焦气虚，而无关锁之候，然久利以发热为欲止，因阳气有起伏之机故也，及乃暮即发热而利不止，则又非虚寒可断。且少腹里急而下坠，腹中胀满而痞塞，又似内有阴寒之据；然手掌烦热，唇口干燥，又却似内有阳热之符。此种下利，其或寒或热，将何推断耶？带下，以妊娠门二条按之，当就漏血之赤带而言，非指白带也。瘀血不去，即致带下，虽详妊娠漏血注，然与妊娠之漏血有分别者。以妊娠之血，为不得入胞胎而下从血室；此处之带下，又肝血之络为瘀血所阻，而不得入血室，故自下也。答意虽就诸症层层细推，却又专从妇人着眼，专从妇人之年五十所着眼而断出者也。盖利至数十日，里急腹满，俱似寒因，暮即发热，手掌烦热，俱似阴虚之热因，寒热既不应互见，且唇属脾，口属肺，唇口干燥，热利为合。又与数十日不止，及里急腹满者尤不应兼见，故知其平日素有赤带之病，以致脾肺不滋，故唇口干燥，血液内竭，故手掌烦热，暮即发热。血虚者，气自寒，故利数十日不止，及里急腹满也。以其在妇人，故知其瘀血在少腹不去，以其年五十所，故知其非目前之瘀，而为曾经半产所得之旧病也，然则不当从利为治，但行其瘀而使血液归经，则带下可除，止其带而使血液内润，则暮热掌热，及唇口干燥者亦解。究之血裕气温，将并数十日之利，及里急腹满者，可不治而自愈矣。名之曰温经汤者，血气得寒则凝，得温则畅也。以辛温之姜桂为主，而以善降之半夏、善敛之芍药佐之，则温下而适所以去下焦之瘀也。因瘀而肝血阻于血室之络，以致血不得由血室而外达上供，故下陷而带下，渐成烦热干燥之候。故以芎、麦之上滋者，补上焦之血，胶、归之下滋者，补下焦之血，而以善行阴阳之丹皮分走而各注之，所以治暮热掌热、唇口朝燥等候也。又血虚气寒而至于下利，究当责之阳明之腑，故用苦温之茱萸、甘温之人参，而托以守中之甘草，则胃腑之阴阳起复，譬之大地春融，冰消雪化，田畴气暖，水脱湿干之象，将瘀去而利亦自止矣。妇人少腹寒而不受胎，虽无血瘀，而此汤能温中以温下，故亦主之。崩中去血，是非期而暴下，月水过多，指至期而大下，皆中寒失提、下寒失守之候，故兼取诸此也。至期不来，又中虚而精悍不生，下虚而气血自短所致，故亦取之耳。妇人之月水，名之曰经血者，以其由十二经脉盈满之气，从月光之亏损而泻下之义也。但其源委则有两路：从胃腑发精之根，历脾肺肝肾以及于心，凡经过之脏腑，各私取以自润其经脉者，一也；又肝为血脏，脏中之余血，由肝络而内从血室以外达经络，与各脏腑所荣经脉之血会成一片者，又一也。此如潮起之象，其少火生气，潜滋暗长，至三十日，则经脉外满，而不受两血之注，遂使外气平而内气不长，且外盛者具反注之势。故气伏潮落，而十二经脉之血阖归血室，而下为月水矣。此系血瘀少腹之肝络，肝脏内血，欲由血室而外达以养经，因络阻而不得透过血室，故无期而带下。我故曰：与妊娠漏血有别。又曰：使血液归经者此也。

带下，经水不利，少腹满痛，经一月再见者，土瓜根散主之。

土瓜根散方

土瓜根　桂枝　芍药　䗪虫各三两

上四味，杵为散，每服方寸匕，日三服。阴䗪肿亦主之。

此即上条之初症也。带下亦指赤带，详已见经水不利。因经脉之血，止有脾胃一路上供，而肝脏之血陆续漏下，以致经脉之气血亏浅，故至期之经水不畅利也。少腹满痛者，血瘀气滞之应也。经一月再见，又承带下而言，盖谓带下一症，又致各经经气上虚，因而不能包护，以至一月再见者。二者担延日久，俱成上条利下等症，故宜即主此以愈之，无使渐成温经汤之候也。芍药下引而入血分，䗪虫阴性而行血络，桂枝辛以散之、温以行之，合三味而去瘀之功用全矣。土瓜根为蔓引之本，其性上行，盖蔓引则走经脉，上行则托住肝脏之血，而使上充十二经脉之义也。以其为上条之初症，阴血未伤，故于温经汤则少用归、芎、胶、麦，阳气未寒，故于温经汤又少用参、姜、茱萸者此也。夫瘀去而肝血得从血室以归经脉，故带下除，而少腹之满痛亦止，经脉气充，而下伏于血室者有势，故经水自利。又血上滋而气自裕，则包护有力而尤能提挈，故一月再见者亦愈矣。血下瘀则阴癞，气下郁则阴肿，本方为行血提气之药，故亦主之。

寸口脉弦而大，弦则为减，大则为芤，减则为寒，芤则为虚，寒虚相搏，此名曰革，妇人则半产漏下，旋覆花汤主之。

旋覆花汤方

旋覆花三两　葱十四茎　新绛少许

上三味，以水三升，煮取一升，顿服之。

文义脉象，注见血门。妇人半产漏下，以上虚失提、外虚失裹之所致。葱性辛温，而先降后升，为下通肾阳以外达之品，故白通汤之用之者，盖取诸此也。旋覆花用至三两，而且以之名汤，其意有二：夫上虚者必有阴气乘之，旋覆能降逆阴以为升阳之地者，一也；又取并力下趋葱性以温肾阳者，二也。浅红曰绛，新绛者，新细所染之绛色也。以蚕丝口吐，其性上行，而红花所染之绛，又从其色而上入心膈之义。明系一小肾气丸，盖以辛热多气之葱茎代桂附，以收降之旋覆代地黄、山萸，以上行心膈之新绛代丹皮，则其先资下降而徐引上升，以补益其宗气，俾上提外裹者有力，而半产漏下自止矣。然本方不过救急之劫棋，若求稳着，毕竟以建中、肾气汤丸为的当而无弊。千古以后，自有高明者以余言为不谬，又岂止仲景在天之灵，默为之首肯乎哉？

妇人陷经，漏下黑不能解，胶姜汤主之。（方缺。又林亿曰：臣亿等校诸本无胶姜汤方，想是妊娠中之胶艾汤。细按胶艾汤，方意与本条之症逼对，或"姜"字为"艾"字之讹耶？今从之。）

妇人陷经，与妊娠胞阻同义。盖妇人少腹积有死血，使肝血不由血室以养经而漏下者曰带下。若少腹并无瘀血阻塞，但其肝脏中气虚而不能上蒸，血虚而不能上荫，其血刚至血室而中路陷脱，故曰"陷经"，与胞阻之无瘀阻滞，其气血因虚而自漏者同，故曰与妊娠胞阻同义也。血虚者气自寒，而血又因寒而其色惨黑，寒久则黑如豆汁矣，症与妊娠之胞阻同，故其主胶艾汤亦一也，汤意详胞阻下。但于胞阻则补血温气以养胎，此则补血温气以养经为异耳。即以胶姜汤而论，据愚鄙之见，未始不与陷经之候相对，但疑尚有当归、芍药、桂枝、丹皮四味耶。盖以阿胶之皮性，善于包裹提挈者为主，而佐以苦温之当归，所以温补血虚也；以生姜之根性，善于升浮旁达者为主，而佐以辛温之桂枝，所以温补气寒也。然后以芍药引之入肝，以丹皮通之出脉，则陷经漏黑当解于温补升行之内，有识者或不以为好事而借妄乎？

妇人少腹满如敦状，小便微难而不渴，生后者，此为水与血结在血室也，大黄甘遂汤主之。

大黄甘遂汤方

大黄四两　甘遂二两　阿胶二两

上三味，以水三升，煮取一升，顿服之，其血当下。

敦者，上小下大之象。妇人少腹如敦状，先就外症而言，然实包藏诸症在内。以胎气、水积、血结，俱能作此状故也。曰"小便难"，则积有水气可知。曰"微难"，则小便尚见，而积水不多又可知。若使渴而微难，则出少不胜入多，犹得断为纯是水气。而又不渴，则其如敦状者，非全水者更可知。又少腹满大，小便微难而不渴，颇似胎气，今且是生产之后，则既非全是水，又不必疑为胎，而与水共结如敦状者，非生后之瘀血而何哉？则破结血之大黄与逐水饮之甘遂，可直任而无疑矣。但生后血虚，攻其积水结血，恐致伤阴之弊，故以养血之阿胶佐之者，盖血短则留连外饮，是补血亦所以替去其水，生新则推出死血，是补血又所以逐去其瘀之义也。五句惟二十九字，文法则八面玲珑，诊法则千层透辟，西汉以后医书曷足以语此哉？

妇人经水不利下，抵当汤主之。亦治男子膀胱满急，有瘀血者。（愚按全经各条下，并无此小字之例，其后人之蛇足耶。）

抵当汤方

虻虫三十枚，熬，去翅足　水蛭二十个，熬　桃仁二十个，去皮尖　大黄三两，酒浸

上四味，为末，以水五升，煮取三升，去滓，温服一升。

此亦血瘀内络，以致行血之气力绵势缓，故经水不利下也。但比前条诸症，多上中二焦之瘀，如膻中及脾胃之孙络，或因曾经咯血，或因饮食大饱，以及形寒饮冷等类，皆能令络中血瘀，血瘀则气滞，而经水不利。故用本天亲上之虻虫、本地亲下之水蛭，各引死血之络。然后以桃仁破而动之，大黄逐而下之。观大黄之用酒浸，行血之外，盖又取浮缓其性，而使之从上下扫者居多。我故曰比前条多上中二焦之瘀者此也。然为壮人之初症，又不可不知。壮人，故直任峻药；初症，故血未虚而绝不补血也。

妇人经水闭，不利，脏坚癖不止，中有干血，下白物，矾石丸主之。

矾石丸方

矾石三分，烧　杏仁一分

上二味，末之，炼蜜为丸，如枣核大，内脏中，剧者再纳之。

脏指阴庭而言，即方后纳脏中者是也。坚者，阴脏中之肉，因气血郁滞而坚硬之谓。坚癖者，坚久而欲为痼疾，即肠癖之义也。

白物，非谓白带、白淫之类，殆指形如粉渣而白，湿热之所化也。盖白带、白淫，下从带脉及肾中，其源远而象如精汁，此则从阴庭之坚癖处而下，其源近而微干色白如积垢，故曰"白物"耳。"经水闭不行"乃本条领语，"脏坚癖"以下方是正文。盖谓经水闭而不行，或行而不利，其或为血瘀，或为虚寒，或止下焦，或兼上部，已各有专方正治矣。然又有一种，因经闭不行，而兼致外症者，则除正病正治外，而其外症又不可不知外治也。比如经闭不利，则气血沉滞，从络脉而下注阴脏之内肉，遂成坚硬之癖疾。久久不止，则沉滞之血，干于坚癖中。于是气血郁而生热，热则生湿，湿热交蒸，则下垢腻之白物。矾石气寒味酸而性燥，寒则清火而解热，酸则消坚而散血，燥则拔干而去湿，故用之为君。佐利气之杏仁者，所以并散其沉滞之气也。又诸症下在阴内，为服药之所未易到者，何似丸如枣核纳脏中，而以外治治之，为甚便也，诸注支离混淆，不得款窍。

妇人六十二种风，及腹中血气刺痛，红蓝花酒主之。

红蓝花酒方

红蓝花一两

上一味，以酒一大升，煎减半，顿服一半。未止再服。

妇人旧血行得畅，则新血生得满，而气因于血，故气亦为之温暖充周而无病，若旧血迟滞，则生新之机自钝，而气血俱虚矣。血虚，则偏于干热，而动生内风，血虚而气虚，则疏于卫外，而易感外风，此六十二种风因之所自来也。又腹中血虚，则失于滋润，而络脉干痛；气虚，则失于流贯，而络脉拘痛，此腹中刺痛之所自来也。红蓝花活血行气，得温浮蒸被之酒性以充之，则气行血畅，而解内外之风邪，除腹中之刺痛也宜矣。

妇人腹中诸疾痛，当归芍药散主之。（方见妊娠）

妇人腹中诸疾痛，惟真阴亏损，而留连外水二者而已。盖真阴虚，则内络急痛；外水积，则内络窒痛，当归芍药散能补血行饮，故主之。方义详妊娠腹中疠痛下。

妇人腹中痛，小建中汤主之。（方别见）

上条为中下二焦阴血不足之病，此条为上中二焦阳气不足之痛。盖天气寒，则不能照耀，故腹中作阴沁之痛；天气虚，则不能传送，而作积聚之痛。小建中汤温膈，而并填其气，膈气上温，则阳热下嘘，而阴沁之痛可除；膈气上裕，则鼓努下逼，而积聚之痛亦愈，故主之。汤义别详。

问曰：妇人病，饮食如故，烦热不得卧而反倚息者，何也？师曰：此名转胞，不得溺也，以胞系了戾，故致此病。但利小便则愈，宜肾气丸主之。（方见虚劳）

此条明言不得溺为本病，因而转胞，又因转胞而致烦热不得卧以及倚息，此属易解。但其所以不得溺，及所以不用他药利小便，而独主肾气丸者，解得透彻，略无障碍矣。盖肾中先天之气，从贴脊之后道上熏膈中，与饮食所生之悍气，从肺而上贮胸中者相会，则先后天混合，而成在上之宗气，此气充满，则呵嘘蒸被，而水道流行。今肾中鲜上熏之妙，而膈气空浅，则水行自缓，缓则气愈滞而不得溺，不得溺，则膀胱满而拥起胞胎，令胞系松宽而微转，故曰"转胞"。夫膀胱之气与胞胎之气，两皆上层，则气宇扁窄，其烦热不得卧及倚坐以息也宜矣。于何知之？于饮食如故故知上中二焦及前行之后天气道中无病，而为先天之肾气虚微，因致胸中失传送之候也。了戾者，钉钩挂物，系松而摇拽旋纽之象。肾气丸中茯泽渗泄以利水，山药培土以利水，则膀胱浅软，而胞胎已有下弛之地，且得地黄、山萸，将桂附弹压，下入肝肾，而令丹皮直从贴脊而上引之，俾胸中氤氲之气下逼，则胞胎复安其位，而其系因直而自正，又何烦热不得卧及倚息之患耶？此仲景不以他药利水，而独主肾气丸之精意，安得有心人而与之共剔长沙之灯火乎哉。

妇人阴寒，温中坐药，蛇床子散主之。

蛇床子散方
蛇床子仁
上一味，末之，以白粉少许，和令相得，丸如枣大，绵裹内之，自然温。（白粉即米粉）

阴寒，亦指阴庭之寒冷而言，俗解作子宫寒，非以坐药外治，不能温子宫故也。坐药者，纳之而坐，非一时取效之谓，故方后曰"绵裹"者，恐其坐久致化之义也。凡妇人一切纳药、洗药、坐药，俱与深远之脏腑无干，而为外症之方，外症而治以内药，既失之迂，而且虞脏腑之喜恶不齐，先为药病也，故外症皆从外治之例。《本草》称蛇虺喜卧其下，故有蛇床、虺床之名，则其性之温暖可知，又味辛而甘，夫辛甘主散，则其温暖之性，为能横施旁达又可知，用为坐药，而阴寒自温可必也。客有素读仲景之书而难余者曰：阴非独寒，必子宫上冷而后下及阴庭者，本文明主坐药，而子谓但温阴庭而非子宫之药，毋乃所见之偏且执耶！余曰：是非客所知也。夫《金匮》一书，分门立论，其就症列方者，大似玉碎珠零，金星宝片，殊无可贵，是在灵机无碍者，会其全神，譬之重漆围屏，钳镶斗缝，则异彩奇光，照耀堂奥，而成玻璃世界，客之所见者，屑末而已矣，乌足以知此哉？诚如客言，彼子宫之寒在先天者，肾气丸不具在乎，在后天者理中丸不具在乎，何妨以内药先温其本，而后以外药兼治其标耶？且云坐药可上温子宫，则亦将以漱口不下咽者，能愈中焦疾病乎？客大笑而语塞。

少阴脉滑而数者，阴中即生疮，阴中蚀疮烂者，狼牙汤洗之。

狼牙汤方

狼牙三两

上一味，以水四升，煮取半升，以绵缠箸如茧，浸汤沥阴中，日四遍。

滑为湿，数为热，少阴之下竟下，为阴庭之应，其脉湿热交见，故知其为阴中生疮矣。阴中蚀疮句，勿作上文之复语，盖上两句是言诊法，亦是言其初症，下二句言疮久而湿热浸淫，以致虫生之治法也。狼牙味苦性寒，以寒能胜热，苦能燥湿，而尤能杀虫，故主此以洗之耳。

胃气下泄，阴吹而正喧，此谷气之实也，膏发煎导之。（方见黄疸）

从前阴失气，故曰"阴吹"。从后阴失气，为大肠之正路，故曰"正喧"。盖谓胃中之气下泄，以致由前阴之间道吹出，又由后阴之正道喧响者。此因胃能受谷，脾能消谷，但因大肠液燥而便结，以致谷气中实，大肠正路喧传之而不足，又从小肠之岔路，而气与水化俱迸出也。夫实则失气，是非令其大便流通，俾谷气下平不可，然若投以攻下之剂，是责脾胃之无辜，必至反不能食而䐜胀矣，故以滑肠胃之猪膏、滋血液之乱发，熬以为煎，则干结得之而润下，将谷气平，而正喧者亦自止，复何阴吹之有哉？钱塘李氏谓正喧即阴吹之喧响，檇李徐氏改本文正喧为正结，皆失之。

杂疗方第二十三

三物备急方

大黄一两　干姜一两　巴豆一两，去皮心，熬，外研如脂

上药各须精新，先捣大黄、干姜为末，研巴豆内中，合治一千杵，用为散，蜜和丸亦佳，密器中贮之，勿令泄。主心腹诸卒暴百病，若中恶客忤，心腹胀满，卒痛如锥刺，气急口噤，停尸卒死者，以暖水若酒，服大豆许三四丸，或不下，捧头起，灌令下咽（暖水或酒，将药研开灌服，故曰：灌令下咽。不可不知也），须臾当差。如未差，更与三丸，当腹中鸣，即吐，便差。若口噤，亦须折齿灌之。

杂疗方者，大概症则九死一生，既非常有之病，药则险峻冷异，又非和意之材，虽至十年，或不可用，而却为一时之所急需，无处收受，而又不忍弃绝者，故以杂疗统之。夫《伤寒》六经之专方，《金匮》各门之要药，譬之太平取士，已登选造之名，而世之奇功伟绩，往往收之险健嗜杀及幽隐孤高之辈，此边才国士之科亦不容尽废之道耶？凡诸暴死者，皆秽邪充塞脏腑，而使真气郁闷，不得流通，故一时背住而昏绝者，郁闷迟久，则气寒血寂而真死矣。若吐之以上宽胸膈，下之以下宽肠胃，则真气之咽伏者，因上下之空而动机相引，则复为流贯而自苏，后文卒死诸方皆本此意，而各为变通者也。心腹之卒痛，与卒死同意，得呕下而心腹之邪从肠胃之空而内注，故其痛自止。即所谓入腑则愈之义也。本方以通神明、去秽恶之干姜挑动胃肠，而合斩关夺门之大黄、巴豆上越下并，则胃中之真阳得舒展之地，而一时背住者复出，故差也。但中

毒厉者，气必虚寒，而致闷绝者，内多烦热，故并性寒之大黄、性热之巴豆，而合用者此也。

退五脏虚热，四时加减柴胡饮子方

柴胡八分　白术八分　大腹槟榔四枚，并皮子用　桔梗七分　陈皮五分　生姜五分

冬三月方。

春三月：加枳实五分，减白术。

夏三月：仍减白术，加枳实，加生姜三分，岂合前为八分耶，甘草八分。

秋三月：加陈皮三分，谓照冬三月原方，特加陈皮为八分。

上各㕮咀，分为三贴，一贴以水三升，煮取二升，分温三服。如人行四五里，进一服。如四体壅，添甘草少许，每贴分作三小贴，每小贴以水一升，煮取七合，温服。再合滓为一服，重煮，都成四服。

钱塘李氏曰：人无四时一定之病，安得有四时一定之方？此后人之所附会者，非仲景神明之制也。愚尝细按方意，及所加所减并所去者，俱令人不解，且名方则曰"饮子"，方后曰"分为三帖"，又曰"如四体壅，添甘草少许"，又曰"每贴分作三小帖"，又曰"再合滓为一服，重煮都成四服"，命名造语下字，以及煎服之法，与本经前后诸方大殊。其宋元之无识者以鱼目混珠，借珠光以炫人，而令后世不敢捡出耳？李君斥为伪方，卓识绝伦。

长服诃黎勒丸方

诃黎勒　陈皮　厚朴各三两

上三味，末之，炼蜜丸如桐子大，酒饮服二十丸，加至

三十丸。

李氏曰：诃黎勒性涩，厚朴破气，安可长服？此亦伪方。愚按方意，殆指中气薄而善于上膨下滑者之长服也。盖中气薄者，甫食则胃气上浮而䐜胀，食化则胃气下陷而溏泄。诃黎勒气温性涩，温以提陷，涩以固滑，得厚朴之气温而开拓心胸，陈皮之性暖而沉降冲气，是为收拾上下之走注，而固住中佳之药，以之长服，不亦宜乎！其望诊之法，凡地阁尖小，唇中挈薄，则其人胃小脾短，胃小则受谷不多，脾短则磨谷不尽，故食后善嗳而多便且溏也。

排脓散

枳实十六枚　芍药六分　桔梗二分

上三味，杵为散，取鸡子黄一枚，以药散与鸡子黄相等，揉和令相得，饮和服之，日一服。

此阳毒在血分之排脓散也。阳毒盛，而阴血不足以供燔炙，故脓未易成耳。重用破气之枳实为君，而以酸敛行阴之芍药引入血分，则正破血分中燉肿之气，而以桔梗开提而出之，又配浑全血液之鸡子黄滋其阴血，则损过盛之阳而济阴虚不足之用，此脓之所以安排而出矣。愚尝移此于豆科，以救阳亢阴虚，而不成浆，渐致板黄倒靥，虽几死者犹可十全六七，真神丹也。加减另详痘书。

排脓汤方

桔梗三两　甘草二两　生姜一两　大枣十枚

上四味，以水三升，煮取一升，温服五合，日再服。

此气寒不鼓及脓稀、脓白之排脓汤也。夫气寒不鼓等侯，其大源由于胃中之悍气不充，故以守中之甘草为主，而以辛温之生姜副之，则胃肠起而饮食易化，悍气乃生。又气寒不鼓等侯，其传布由于肺中之大气不转，故以高浮之大枣从胃上引，而随以开提之桔梗发之，则脾肺合德，其生阳之气，充行经络而温被痛脓矣。二方非仲景必不能制，而李氏诋为伪方，云非要药，真皮相骅骝、石评璞玉者乎。

治伤寒，令愈不复，紫石寒石散方

紫石英　白石英_{当作寒水石}　赤石脂　钟乳_{碓炼}　太乙余粮烧　栝蒌根　防风　桔梗　文蛤　鬼臼_{各十分}　附子_{泡，去皮}　干姜　桂枝_{去皮，各四两}

上十三味，杵为散，酒服方寸匕。

李氏曰：仲景治伤寒三百九十七法，一百一十三方，神而明之，纤悉备具，令愈不复，不过养正驱邪，使元气自足，何必用此以立异？伪方无疑。此论似属近理。愚尝细按药性，详参方意，见其先降后升，带血补气，而且十三味中，精神贯串，顾虑周详，断非后人所能拟者。盖伤寒一病，其根由于肝肾之脏阳虚于里与下，因而经表之卫阳疏于外与上，故虚邪贼寒得乘而中之之候也。夫未病而寒且中之，况既病而发以桂麻等药之后乎？则其内外之阳更虚可知，复非《内经》食肉则复之意，殆指卫虚而复中外寒之谓也。是非急温脏腑以密卫阳，则愈后复中，有不可待之势。然于白通、附子，为热势太猛；而于理中、肾气，为功效较迟，故用温润之紫石英补肝脏之气血，辛咸而寒之寒水石补肾脏之精汁，辛甘大温而黏涩之赤石脂填肠胃之空，辛甘而温及去水住气之钟乳暖命门之火，甘咸微寒及利水留气之太乙余粮温膀胱之化。五石之性，剽悍迅速，将辛温补气之姜附带入脏腑，而以聚根藏气、独茎透发之鬼臼封固而直行之，然后佐桔梗以开提经脉，佐桂枝以通行卫阳，而总交之防风以固密之，则脏腑内温，胃气外实，亦何寒邪复中之患乎？又伤寒愈后，有烦渴之余症，而致病水饮者不少，况本方为补气行阳之散乎？此生津之栝蒌根、止渴之文蛤，又与利水之太乙余粮相为照应耳，李氏伪方之论，其足信乎否？

救卒死方

薤捣汁，灌鼻中

卒死，见三物备急注。薤味辛而性温，且其气味俱薄，辛温走气，气味俱薄，则轻清而得在天亲上之妙。天气通于肺，鼻为肺窍，灌薤汁以勾引气机之薄郁耳。

又方

雄鸡冠割取血，管吹内鼻中。

鸡为巽畜，得东南生气之正，而雄鸡之冠尤为阳气之勃发者。且血能引气，使之相就，故吹内鼻中，亦灌以薤汁之义也。

又方

猪脂如鸡子大，苦酒一升，煮沸，灌喉中。

此液短气涩，而气机背绝之卒死也。猪脂滑腻而利窍，苦酒乘沸，则其气深沉而尖锐，灌入喉中，令从浊道，敛浮冒以通胃阳之义，后文从口入者，俱仿此。

又方

鸡肝及血涂面上，以灰围四旁，立起。

风气通于肝，而鸡肝犹得巽风之正，鸡血见前注。面为诸阳之会，以鸡肝及血涂之，则气血风火，有两相感召之妙，且以灰围四旁，令火土之余温以暖卫气，则卫气外实，而反注有力，故所被之气上引而复通，其立起也宜矣。

又方

大豆二七粒，以鸡子白并酒和，尽以吞之。

大豆即大黄豆，豆味甘性温，能生卫阳，并散五脏积结，故薯蓣丸中，浸芽令卷而用之者此也。但玩下文"和"字，似于二七粒下当有末之句。鸡子白环裹蛋黄，有天包地外之象，其气轻清亲上，又酒性高浮而善行，以之共相和药，是欲浮大豆生阳散结之性，上开胸中胃脘之义也。其曰"尽以吞之"，则其有卒死之势，而尚未至于死者可知，后方凡曰"饮之""咽之"者仿此。

救卒死而壮热者方
矾石半升，以水一斗半，煮消，以渍脚，令没踝。

此就壮热着眼之方治也。盖阳气尽浮于在上，无所展舒，故闷绝而卒死；又阳气尽浮于在外，未经泄越，故卒死而犹壮热也。矾石咸酸收涩，咸酸则能固其未脱之根，收涩则能招其外骛之气。踝下为足经脏腑井荣原合等穴之所经，渍之没踝，住本气以招伏标阳，将在上在外之浮冒者下缉内敛，则上气之闷绝得展舒，而卒死自苏，外气之怫郁者得内通，而壮热亦解矣。

救卒死而目闭者方
骑牛临面，捣薤汁灌耳中，吹皂荚末鼻中，立效。

此从目闭着眼之方治也。目闭有二，辨详《伤寒》衄症目瞑下，此是上眼皮下就之目闭也。盖目为神光外注之窍，而神光又下托于气，气欲下伏，则神光内沉，于是目皮从上下合而目闭矣。骑牛临面，谓抱病人骑在牛背，而且令其前俯，使其面侧临于牛背，以便左右灌耳也。仲景盖谓卒死之人，假令目皮从上下合而闭者，此系阳气下陷，而上气垂绝之卒死也。夫阳气者，火之象也，火之将伏熄者，宜以动引之，而犹宜以微动引之。牛性坤顺而安妥，令病者俯骑牛背，侧面枕临之，以留口鼻之息道。使人挽牛缓行，则动机微微牵引，而阳火不致一时寂灭，然后捣生阳之蕹灌耳中，以勾肾气之上通，且以开窍善嚏之皂荚末吹鼻中，得嚏出以提之，则气复上接于胸膈，故立效也。

救卒死而张口反折者方

灸手足两爪后十四壮了，饮以五毒诸膏散。

此就张口反折着眼之方治也。盖阴寒食滞之气撑鼓于前，而经络阳和之气瘱纵于后，前盈后缩，故反折，反折，故张口而卒死也。手足两爪后，当指少商隐白而言。因脾肺二经，常运经络之阳气以贯周身，而少商隐白为脾肺之井穴，灸之者，所以温经络之气，使瘱纵展舒，而反折可愈矣。五毒，指乌头、附子、蜀椒、巴豆、大黄等而言。曰"诸膏散"者，即乌头煎、附子煎、三物备急方及温药下之者皆是。盖温以祛寒，下以开郁，撑骨之气下平，而真阳流贯，则卒死者自苏也。膏散而曰"饮"者，凡膏散等类，俱卒死者所不能吞咽，非煎解不可灌故也。必用五毒者，以诸药温热犀利，不假胃气之运行，而自能排辟荡涤也。膏浮上部，散恋中焦，以卒死之气多从上中背绝者，故独于丸药无取焉。方不可以定指，在圆机通变者，随时应用，故但曰"饮以五毒诸膏散"而不列方者，非缺也。

救卒死而四肢不收失便者方

马屎一升，水三斗，煮取二斗以洗之。又取牛洞一升，温酒灌口中，灸心下一寸、脐上三寸、脐下四寸，各一百壮，差。

此从四肢不收及失便着眼之方治也。盖四肢不收，是阳欲外脱；失便，是阳欲下脱，则其真阳虚极，而中焦无贯通提挈之火力可知。马为午畜而性温，其屎犹得肠胃中下行内行之化，煮水洗之，盖既防其汗泄，而且欲摄四肢不收之气，使之内通也。牛性食物，必倒嚼而后下，是牛洞之性能缓肠胃之下注者，且以浮热之酒，相和灌之，是取暂挽其走注之气，而不使一时尽脱耳。心下一寸曰巨阙，脐上三寸曰建里，脐下四寸曰中极，各灸百壮，则三焦内温而上接息道，故卒死自还；外贯四末，故四肢自收；下提关锁，故失便自固。然则马屎牛洞，洗之灌之，不过暂为挽留残焰之计，而各灸百壮，始为温中续命之正治。噫，亦危矣哉！

救小儿卒死而吐利不知是何病方

狗屎一丸，绞取汁以灌之。无湿者，水煮干者，取汁。

此从吐利着眼之方治也。卒死而吐利，是因上吐下利而中气分消，顿致垂绝之卒死也。不知是何病。言不辨是寒是食之谓。盖中寒积食，俱能令小儿吐利，吐利甚，故一时气微卒死耳。狗屎热而尤善化物，热则温中，化物则去滞，将胃气奠安，而吐利自止，故皆能上续而自生也。

小儿疳虫蚀齿方

雄黄　葶苈

上二味末之。取腊日猪脂镕。以槐枝绵裹头四五枚。点药烙之。

小儿肾阴不足，且其津液以贪长而无留余者，故尝阳胜而阴负。脾胃积阴热，则热气淫佚而甘缓，故病名曰"疳"。但因热化湿，热湿之邪从阳明之脉而腐断肉，且及于齿者，土邪乘水而虫生之象也。此致儿暴死，有顷刻间火焦烟黑之势，故除服药内攻土实之外，主雄黄之辛以散之，葶苈之苦以坚之，猪脂之润以滋之，槐枝之寒以折之，而又镕药点烙，是以火为反佐，令外火之热以顶内火，而使之下伏之义也。疳虫蚀齿，虽亦暴症，然前后俱卒死方治而附此者，其因前方小儿之卒死而连及之耶。

尸蹶，脉动而无气，气闭不通，故静而死也治方

菖蒲屑，内鼻两孔中吹之。令人以桂屑着舌下。

尸蹶者，宗气上虚，或因惊骇，或因愤闷，以致肝肾浊阴之气上冲阳位，而膈中真气逼窄不展，故蹶而如尸也。此与卒死有辨：卒死者，气与脉俱伏，担延则竟死；尸蹶，无气而脉动，久则当自还。今脉动无气，故知其但气闭不通，而为尸蹶之死耳。菖蒲屑味辛气温，吹纳鼻孔，以通肺与胸中之真气。舌下着辛温之桂屑，盖取暖胸分之阳，伐肝肾之逆也。夫浊阴下伏，真阳上通，宜乎尸蹶者之复起矣。此即奔豚之重症，犯则气绝神昏，大小便出，然系妇人女子居多，以其心气易空，而嗔怒易动故也。

又方

剔取左角发方寸，烧末，酒和，灌令入喉，立起。

发为血之余，而亦六气之所附者，况头角之发，其气血上行之性尤其熟路，又得上浮善行之酒力以和之，则真气因上引之机而立通，故蹶者自起也。经言"邪客手足少阴太阴、足阳明之络，此五络皆会于耳中，上络左角，五络皆竭，令人身脉皆动而形无知，其状若尸蹶。治法以竹管吹其两耳，剔其左角之发方一寸，燔治，饮以美酒一杯，不能饮者，灌之立已"，仲景之方本此。

救卒死、客忤死，还魂汤方

麻黄三两，去节　杏仁七十个，去皮尖　甘草一两，炙

上三味，以水八升，煮取三升，去滓，分令咽之。通治诸感忤。

卒死，见各方下。客忤死者，人身真气由中焦而上熏，如兰香

梅馥，氤氲冲举，寒热毒厉之客邪乘之，譬之横风暴气，冲突花前，则香馥之神顿伏，犹之客从外入，而忤夺主情之象，故名。麻杏利气而疏泄诸恶，得甘草以中托之，则正开中上之寒热毒厉，而使真阳复治，故主此也。但卒死之因，各有分别，已详诸方下。若谓通治卒死诸症，而投以目闭，及四肢不收、失便二候，则速之真死矣，明者察之。

又方

韭根一把　乌梅二七个　吴茱萸半升，炒

上三味，以水一，煮之。以病人栉内中，令沸。栉浮者生，沉者死。煮取三升，去滓，分饮之。

此肝中阴寒之逆气，上犯心君之部，而闷绝卒死之方治也。吴茱萸苦温沉降，用以为主；韭根辛温，聚纯阳之气，而易于发生者，配以为佐；乌梅酸敛入肝，凭以为使。明系先任吴茱萸之温降，随便挟韭根之辛温，从胸中膻中排压其阴寒之逆气，使上焦宽展，而神气可以渐舒者，一也；且将二药之温性，趁势随乌梅之酸敛，纳入以温肝脏，二也；至此却又任韭根生发之性，挟吴茱萸之温气而上熏者，三也；发为上行气血之余，而栉又发性之所寄托者，纳之令沸，是佐韭根生阳之发越，与剔左角之发同义者，四也。栉浮者生，沉者死，是验病人平日之阳气耳。盖阳盛而气通于栉，则栉浮而灵，以其气能引药上通，故生阳绝而栉无受气，则栉沉而不灵，以其药不能扶阳上透，故死。仲景之方意，真百道连环，不可胜解者乎！以上自三物备急及卒死、尸蹶凡十五方，因其方意以想见病情，各有辨症，末议。此镜中看影，因影知形之道，而于《卒病论》亡之后，实有小补，故敢琐琐言之，并非穿凿以诳后人，自诒拔舌地狱之罪者也。同志者其鉴之。

救自缢死，旦至暮，虽已冷，必可活；暮至旦，小难也。恐此

当言忿气盛故也。然夏时夜短于昼，又热，犹应可治。又云：心下若微温者，一日以上，犹可治之。

徐徐抱解，不得截绳，上下安被卧之。一人以脚踏其两肩，手少挽其发，常弦弦勿纵之。一人以手按据胸上，数动之。一人摩捋臂胫，屈伸之。若已僵，但渐渐强屈之，并按其腹。如此一炊顷，气从口出，呼吸眼开，而犹引按莫置，亦弗劳苦之。须臾，可少与桂枝汤及粥清含之，令濡喉，渐渐能咽，及稍止。更用两人以管吹其两耳朵，好。此法最善，无不活者。

缢则息道不得出入，故胸腹四末之气，背闭而死也。且至暮，为阳气未散，故虽冷可治；暮至旦，以阴阳代更，故小难。"忿气"句，又仲景解释小难之义或如是耶。盖谓缢者多忿，忿为肝气居阴之下而旺于暮，故忿者至暮而气盛，气盛而缢，则其胸中之背闭者，不止本气，而更多一忿气在其中矣，岂因此而小难耶？然此说亦不可尽泥，除冬夜长而且冷，恐气血寒凝，真是小难外，夏时夜短气热，不又较之旦至暮者，治之反更易乎？又云"心下"，言总以心下微温，不论旦暮长短俱可治也。玩其文气，必是当时救缢之成法，而仲景特集之者也。徐徐抱解，不得刀剪以截其绳之上下者，恐坠振以散乱其所背之气也。安被仰卧，令人坐于缢者之当头，以两脚尖轻踏其两肩，然后以手提挽其发，向上微令弦急，使缢者之头略往上微起，盖取胸中背闭之气，使之微满而急之义。按胸数动，是欲因其满急而熨之上通也。摩捋臂胫，虽僵而强屈伸之，是欲运四末之郁气以内鼓胸中。并按其腹，是欲运胃中之郁气以上鼓胸中，总以逼熨其背闭者，气从口出耳。呼吸眼开，引按莫置，恐气出而静伏，则仍脱也。戒苦劳者，恐因引按太甚，而反伤其气也。桂宣阳气，粥引胃气，故少少含与之，以濡其喉者，恐气虽通而又以干燥涩其机致也。缢者，颈以下之气下郁，颈以上之气外冒，故以两管吹其耳者，以他人之外气逼之内通而已。

凡中暍死，不可使得冷，得冷便死疗之方

屈草带，绕暍人脐，使三两人溺其中，令温。亦可用热泥和屈草。亦可扣瓦碗底，按及（二字疑颠倒）车缸，以着暍人，取令溺，须得流去。此谓道路穷卒无汤，当令溺其中，欲使多人溺，取令温。若汤便可与之，不可泥及车缸，恐此物冷。暍既在六月，得热泥土、暖车缸，亦可用也。

屈草带，谓取草绳草缠之类，屈作圆圈，大六七寸许，环放绕脐，以受溺而使之流去者是也。不得绳缠，即以热泥和散草，而屈围如草带用法。瓦碗底而曰"扣"，当指无底之瓦碗，即瓦碗底圈之谓。覆碗扣脐，是从无底处溺人耳。按及，疑是及按之讹，否则按字为羡文矣。车缸，形器未详，不敢妄释用法，悬俟高明。汉人信手率书，多有此沙中细水、叶上虫班之笔，渗漏盘旋中，而古雅之气自在。注家以其径路敧斜，踪迹断续，辄囫囵而不求其解。愚以救死之方，不容忽略，故琐屑辨之尔。下焦命门之火不衰，中焦脾胃之阳自暖，则上焦胸中之真气，氤氲充满，暍邪必不能入。惟三焦气虚，则流热之邪乘虚而袭入心肺之空，于是气机灵道，一时伏郁而如死矣，此与卒中毒厉及客忤诸死同义也。然当邪正相持于胸膈，得冷则微阳一敛，而暍邪如逐北之象，深入堂奥而据其气机之根蒂，故便死矣。与之以温热之汤，使胃阳从中而上奋，则正胜邪辟而自苏，或发为热汗，而暍且尽散矣。若道路穷卒无汤，凡屈草带，热泥和草，以屈作带状，及瓦碗底扣之，热车缸按之，令多人溺其脐中，虽系外治，而其为温中以破暍之法则一也。

救溺死方

取灶中灰二石余以埋人，从头至足，水出七孔，即活。

溺者死于水涨诸窍而气绝。灶灰温燥，能拔水纳气，取以埋人，盖纳气即所以去水，故水出七孔，而拔水即所以引气，故即活也。

治马坠及一切筋骨损方

大黄一两，切，浸，汤成下　绯帛如手大烧灰　乱发如鸡子大，烧灰　桃仁四十九个，去皮尖，熬　败蒲一握三寸　甘草如中指节，炙，剉　久用炊单布一尺，烧灰

上七味，以童子小便，量多少，煎汤成，内酒一大盏，次下大黄，去滓，分温三服。先剉败蒲席半领，煎汤浴，衣被盖覆，斯须通利数行，痛楚立差。利及浴水赤，勿怪，即瘀血也。

马坠，及一切筋骨损者，惟以血瘀致死耳，盖血瘀则气塞，气塞则活血亦滞。夫所以续筋接骨者，惟气血周流之神化也。苟血以塞气，气以滞血，则内而三焦不行，外而营卫断绝，不死何恃？发为血余，性入血分，而乱发又为血余之败落者，则从类而直亲死血可知。蚕丝具细络之象，其性善走络脉，而染绯则更走经脉之血络又可知。蒲草阳多阴少，故易生而早败，败蒲之性，其吸血又可见矣。炊单布去血肉垢腻，久用成性，甘草浮诸药而使之旁搜遍及，然后以破瘀之桃仁先动之，而以逐瘀之大黄攻下之也。又恐血瘀气塞者易于生热，而逐瘀破血者易于趣下，故以咸寒之童便煎汤，而以浮缓之酒力上留也。大黄切侵而后下者，取轻清之气以荡漾郁滞，而不使重浊之味伤阴液也，三药烧灰而入煎者，取咸黑之性深入血分，而且假火烧之力助阳气也。以此温服，则内而三焦之瘀得从通利而去，故利下色赤也。蒲草阴津枯燥，性吸血气，败席久卧，则所吸之血气盈满，煎汤先洗，则相为感召，而外引其经络之瘀从毛窍而散，故浴水赤色也。内外之瘀皆去，而气血流通，此筋骨之损，自能接续矣。

禽兽鱼虫禁忌并治第二十四

凡饮食滋味，以养于身，食之有妨，反能为害。自非服药炼气，焉能不饮食乎。切见时人，不闲调摄，疾疢竞起，若不因食而生，苟全其生，须知切忌者矣。所食之味，有与病相宜，有与身为害，若得宜则益体，害则成疾，以此致危，例皆难疗。凡煮药饮汁以解毒者，虽云救急，不可热饮，诸毒病得热更甚，宜冷饮之。

"若不因食"二句，似乎费解，故橘李徐氏谓"若"字恐是"无"字之讹，愚谓徐氏误将此句连下文读耳，若连上读，则其义自明矣。盖言不闲调摄，以致疾疢，竟若不欲因食而求生者之谓。

肝病禁辛，心病禁咸，脾病禁酸，肺病禁苦，肾病禁甘。恶无味之于五脏，各相贼克也，故禁。

春不食肝，夏不食心，秋不食肺，冬不食肾，四季不食脾。辨曰：春不食肝者，为肝气王，脾气败，若食肝，则又补肝，脾气败尤甚，不可救。又肝王之时，不可以死气入肝，恐复魂也。若非王时，即虚，以肝补之佳。余脏准此。

复魂者，谓肝藏魂，当王时而魂用事，且复食肝，是使人物生死之魂相乱，是二魂也，故曰"复魂"。复魂者，其得安妥乎？四季各戒食当令之脏者，一则恶其扶王气以乘所胜，则不胜者更无所容，而受害弥甚。且富而继富者种奇祸，此亢害自然之道，以之周急，则庶乎其可矣。徐氏曰：死气入肝之说，甚有妙理。盖一脏有一脏之王时，生气之所起也，以死肝合之，则死气借王而复，使死气乘肝而伐生生之气。若非王时，纵有死气，无生气以引之，则死气不复也，适足以补之而已。语亦玄奥，故并录之。

凡肝脏自不可轻啖，自死者弥甚。

肝脏为饮刀时忿怒之气之所郁伏者，故不可轻啖。又五行之运，木先荣而早凋，故肝生之而肝实死之也。是自死之肝，其死气之所窟宅乎？物之死气，尝死人之生气，故不可啖弥甚。

凡心俱为神识所舍，勿食之，使人来生复其对报矣。

血肉之心为形脏，而形脏者，神灵知识之所舍，人物虽有偏全之别，而其具有神识则一也。夫形骸可以气化，而神识不得以水火劫数消灭者，物类之神识虽微，积久而郁为火毒，发为痈疽，理或然耶，故戒勿食。来生复其对报，虽似仲景以因果之说，恐吓后人，然而天道循环，风吹南北，江干消长，地易东西，亦未始不可尽信也。

凡肉及肝，落地不着尘土者，不可食之。

落地不着尘土，以其毒气盛满，尝浮鼓于形外之所致也。以下六条，其格物微妙，验毒幽细，几令人不可寻觅。

猪肉落水浮者，不可食之。

落水而浮，知其毒气鼓满于肉中也。

诸肉不干，火炙而动，见水自动者，不可食之。

不干者，阴毒重，而风日之阳气不易入也。得火而伏气自扬，故炙而动，得水而郁热传染，故见水自动，皆毒气凭藉使然，而有似乎妖异也。

六畜肉，热血不断者，不可食之。

非肉中有一股毒气催之，不至此。

诸五脏及鱼，投地尘土不污者，不可食之。

诸肉及鱼，若狗不食、鸟不啄者，不可食之。

物类无知，天尝付之以气相感触之用，而反灵于有知，故诸肉及鱼，狗不食、鸟不啄，物类闻气之灵爽可凭也。

肉中有如朱点者，不可食。

肉中朱点，如人病瘟热，而发为斑疹之象，疫疠之畜可知矣。

父母及身本命肉，食之令人神魂不安。

年支所属，岁以百万计，似可不必拘泥，亦就不忍而言之耳。

食肥肉及热羹，不得饮冷水。

肥肉难化，食之而饮冷水，则胃肠敛伏而易致积聚；热羹能令胃中精悍并起，尝从胃络而发为阳汗，骤饮冷水以激之，则其汗中郁而致湿满水胀等候。

秽饭馁肉臭鱼，食之皆伤人。

当是馁鱼臭肉。肺及脾胃之所不喜，皆能阻其氤氲化醇之妙，故曰"伤人"。

自死肉，口闭者，不可食之。

自死者已不可食，况口闭，则咽其死气，而鼓于周身者乎。

六畜自死，皆疫死，则有毒，不可食之。

兽自死，北首及伏地者，食之杀人。

兽自死而首北向，感北方阴寒惨厉之气而死者可知。兼之伏地，四末不颠覆，则其为暴死又可知，故食之杀人。

食生肉，饱饮乳，变成白虫。

肉之生者，其生气尚在。乳性寒而令胃不化肉，且得乳以养其生气，而虫化乃成，故虫则从生气，而白则从乳色也。白虫形短而扁阔，长寸许，宽六七分，色如白玉，从肛门不时自出，其冷如冰，口北蒙古，多食生饮乳，故病此者最多。仲景之言，其刊铜铸铁者乎？庄亲王有轿夫病此，问症于余，遂以生肉犯乳汁、牛肉犯韭菜为对，王命治之，余饮以干姜蜜雄煎一升，两日许，计下虫半斗而愈。

疫死牛肉，食之令病洞下，亦致坚积，宜利药下之。

牛性重坠难化，而疫牛死肉犹为沉着。胃气实者食之，则肉化毒留，故挟毒而洞泄下利。胃气虚者，肉与毒俱滞，而致坚硬之积矣，皆非利药攻下之不可也。

脯藏米瓮中，有毒，及经夏食之，发肾病。

肉之干者为脯。肉忌受热，受热则腐，干肉得热，形虽不腐，而其性已内败，致成死朽之顽质，故有毒。米性热，而况郁之以瓮乎？脯藏其中，而脯犹是，人皆见脯，而不见其性已非脯也，故揭出之。经夏之脯，其受热与藏米瓮者同，肾臭自腐，故脯之腐毒相感而入肾，以发其病矣。肾病如痿阳、便毒及湿烂等候，盖腐以致腐之义也。

治自死六畜肉中毒方
黄蘗屑，捣服方寸匕。

六畜皆自死于热厉者，热淫于肉，故食其肉者，毒亦中于肉也。黄蘗为暖木之里皮，肉之象也，味苦而性寒，盖苦以坚之，寒以胜之，而且皮性内裹，其热淫之毒将解于入腑则愈之例乎。

治食郁肉、食漏脯中毒方
烧犬屎，酒服方寸匕。
每服人乳汁亦良。
饮生韭汁三升，亦得。

密器之盖藏多日者曰"郁肉"，幽隐之遗忘经夏者曰"漏脯"，生新之气性全去，与溃脓顽死同质，食之焉得不中毒乎？烧犬屎、生韭汁俱能温胃中之阳气，以化腐者服之饮之，正胜而毒自化之义也。又郁肉、漏脯之毒，原非自死瘟疫诸畜之比，特以郁漏既久，气性不全致毒耳。人乳汁滋枯润朽，能代五谷以生养孩提，郁漏得此，则复返其肉与脯之故性矣。此仲景于人乳汁服之曰良之意耶？此疑治初中之方，若腐气入肾，而肾病已发，恐当主下药为合矣。

治黍米中藏干脯食之中毒方

大豆浓煎汁，饮数升即解。亦治狸肉漏脯等毒。

即米瓮中脯，详上文。大豆去垢腻而散结毒，煮饮浓汁数升，且能通利，故并治狸肉漏脯等毒也。

治食生肉中毒方

掘地深三尺，取其下土三升，以水五升，煮数沸，澄清汁，饮一升，即愈。

万物之毒秽，得土而化，取三尺下净土煮汁饮之，使其毒随澄清之性而下伏且散矣。

治食六畜鸟兽肝中毒方

水浸豆豉，绞取汁，服数升愈。

肝为风木之脏，其毒上发，且毒之所发者皆热化。豆豉本大豆解毒之性，且蒸煿腐发，而变为清凉苦降，盖苦降以抑其上发，而清凉以胜其热化，此其所以浸汁饮之而愈也。

马脚无眼者，不可食之。

马前足内臁膝下，有无毛黑点，大如博棋，名夜眼，筋之所出也。筋为肝之合，无夜眼，则筋气不外出，而肝毒闭结于周身，故戒食。

食骏马肉，不饮酒，则杀人。

骏马英迈之气尝郁于汗血中，不饮酒以食其肉，则汗血之毒气不得流行，故能杀人。

马肉不可热食，伤人心。

马为午畜，其肉善走心部，脏气相感召也。心不宜于马肉之死气，而尤不宜于死气乘热袭之，心恶热，故受伤也。

马鞍下肉，食之杀人。

马鞍下肉，汗血久渍，而又长不透气，毒之所闭也，故食之能杀人。

白马黑头者，不可食之。

白马青蹄者，不可食之。

凡毛色不纯者，其肉性亦庞杂乖舛，二色斩截者，即不宜食，况乘戴乎？黑白界然相半曰斩截，头足一拗其九曰乘戴。盖相半者，不过其性自反于两岐；拗一者，岂知其毒自逼于头足，故不可食，后文白羊黑头、黑鸡白头同义。

马肉狁肉共食，醉饱卧，大忌。

胃气之化物，如人之应事，事之类顺者，虽数十事，亦可以顺应之而无难，其相逆者，即两事亦不能猝理者，气有所专属，而一时不及变更故也。马肉性阳，狁肉性阴，胃气既在不能并化之候，而又醉饱而卧，则脾阳伏而不运，故大忌。后文合食之忌，凡水火冷热，上下坚脆之相逆者，此其例之一也。

驴马肉合猪肉食之，成霍乱。

驴肉性发，马肉性悍，猪肉性腻，即所谓性之相逆者是也。合而食之，令胃气不能齐应，而反受各肉之性以持之，则胃气霍然而乱矣，及上文马狁肉共食之互词，而推言即常设之肉，亦不宜杂食，以犯其相逆之例。

马肝及毛，不可妄食，中毒害人。

此言凡相生相养之物，不可共食，而为合食所忌之又一例也。肉食入胃，贵在腐化，始能养人，不特有毒，即无毒者，亦有禁忌，不可不察也。比如马肝为血脏而属木，木具东方之生气，而毛又血之所生养者，食马肝而误食其毛，则毛得血脏之木气以生养之，且肝护其毛而胃不能化，将为虫为积，而中毒害人矣。是言一马肝，而六畜之肝及毛，可类推也，后文鱼及鸬鹚同食之义仿此。

治马肝毒中人未死方

雄鼠屎二七粒，末之，水和服，日再服。

李氏曰：马食鼠屎则腹胀，是鼠能制马也。盖鼠为子水，马为午火，子午相冲，水能克火，物性相制之道也。

又方

人垢，取方寸匕，服之佳。

马肝多郁汗血之毒，人身皮毛所积之泥垢，汗气之所托也。取服方寸匕，盖从其故性，而使毒散毛窍之义。旧注引《梅师方》，取头垢一分，热水调下，谓人垢即头垢，未是。

治食马肉中毒欲死方

香豉二两　杏仁三两

上二味，蒸一食顷，熟，杵之服，日再服。

马死必腹胀，如吹者，汗血之郁毒，真气欲绝而浮鼓也。食肉中毒欲死，亦毒气之胀人所致耳。香豉解毒降气，杏仁利肺泄气，蒸杵服之，其愈于失气，而毒胀自消乎。疑腹胀而气闭者主此。

又方

煮芦根汁，饮之良。

本朝于三四月间，差官役放马沿海苇场，令食芦苗月许，虻起去之，凡劳伤病马，俱能愈而且肥，是芦性能解病马之毒，并马性之喜芦者可见。且根属下行，而功尤利水，煮汁饮之，或饮其毒而解于小便耶。疑胀而水结者主此。

疫死牛，或目赤，或黄，食之大忌。

牛之疫死，皆疫疠之热毒。目赤者，肝胆之膈热上冲也；目黄者，脾胃之中热外炽也，则其热淫于肉可知，故食之大忌者，恐其热毒之内传于肝胆脾胃耳。

牛肉共猪肉食之，必作寸白虫。

牛肉多气，而其筋膜犹为难化，得肥甘之猪肉，包裹而抱养之。作寸白虫者，牛肉中之筋膜，久停之所化也，与生肉乳汁同义。

青牛肠，不可合犬肉食之。

犬性嗜牛，肠性裹肉，合食则相恋而轻易不化，久则必为害矣。独言青牛肠者，以其难化故也。然而诸肠之忌犬肉，亦可概见。

牛肺，从三月至五月，其中有虫如马尾，割去勿食，食之损人。

牛食青草，脾胃多湿。三月至五月，地中生气上升于天，肺者天之象，湿化乘生机而上动，故其时肺中有虫。

牛羊猪肉，皆不得以楮木、桑木蒸炙。食之，令人腹内生虫。

此理人不多解，故历来注家从无道着仲景之意者。盖楮木亦名谷树，谷树之与桑，皆具生气最盛，而为易生之木也，故不但接之压之俱活，即从根伐树，而其柔枝复能远扬，且其皮之可纸可布，可缝金疮者，皆其生气缠绵之验也。以二木蒸炙牛羊猪肉，则木灰而生气无所寄托，遂凭水火而贯入肉中，其幻生虫化宜矣。尝闻章皇帝以御厨同进牛肉、韭菜，怒欲杀之。因韭菜多气易生，与难化之牛肉同食，亦恐生气之入牛肉耳，真天亶聪明，深得仲景之奥旨者乎？

啖蛇牛肉杀人。何以识之？啖蛇者，毛发向后顺者是也。

539

北人以牛瘦，多从鼻孔中唊牛以蛇而遂肥者，故有此名。唊蛇者成独肝，故又名独肝牛，凡牛毛俱前顺后指，毛发向后顺，前指之谓也。

治唊蛇牛肉食之欲死方

饮人乳汁一升，立愈。

以泔水洗头，饮一升，愈。

牛肚细切，水一斗，煮取一升，暖饮之，大汗出，愈。

人乳不特甘寒解毒，且为经络走注之血所化，其性行而不守，是能收揽其毒，使之下泄者，故立愈。头垢积于诸阳之气化，其性上出，泔水洗而饮之，是盖高越其毒，使之上涌，故亦愈也。牛肚为好牛水草之海，能包藏湿热诸毒，而使之消化者，切煮暖饮，则精悍起而愈于大汗矣。

治食牛肉中毒方

甘草煮汁饮之，即愈。

凡毒秽入土则化，甘草味甘性缓，土气敦厚之象。煮汁饮之，使其毒消沉于甘缓中，如毒秽入土而腐化之义也。

羊肉，其有宿热者，不可食之。

羊肉性温气厚，与虚寒者相宜，宿热者食之，是益其热也。

羊肉不可与生鱼、酪食之，害人。

生鱼、酪生气未断，而与羊肉之性温多气者共食，恐助其生气而为虫为积之祸机伏焉，故曰"害人"。亦犹楮桑蒸炙、食生饮乳之义。

羊蹄甲中有珠子白者，名羊悬筋，食之令人癫。

经言阴气上并为癫。羊蹄悬筋，食之令癫，意者此羊足下之气有余，故其筋纵而悬为白珠。食足下有余之气者，能令阴气之上并乎？

白羊黑头，食其脑，作肠痈。

凡色纯者性平。白羊黑头，是浑身之白，排挤其黑而至于头，则头中之脑，其毒浓且重矣。食之作肠痈者，以脑中之毒受逼而极于巅顶者，今得反其性，而亦下逼于广肠也，与前白马黑头、白马青蹄同义。

羊肝共生椒食之，破人五脏。

肝性郁怒，而羊肝犹有多气之殊。椒毒伏辛，而生椒尤属猛悍之最，共食则合成风火闭结之暴毒深入脏中，有不迸破不止之势，可不慎乎哉。

猪肉共羊肝和食之，令人心闷。

羊肝性从上疏，得腻而滞气之猪肉和食，则浮其滞气于上，故心闷。

猪肉以生胡荽同食，烂人脐。

生胡荽辛热气重，得腻结之猪肉固恋，则辛热中聚，又气重之性外透，故能烂脐。

猪脂不可合梅子食之。

猪脂腻膈，合酸收之梅子同食，则敛涩其腻膈之性，留恋不去，而使胃脘气浊，故忌。

猪肉和葵食之，少气。

猪肉腻而葵菜滑，腻滑同食，令人肠胃疏泄下注，故胸中少气。

鹿肉不可合蒲白作羹，食之发恶疮。

鹿肉性热，蒲草阳多阴少，且中虚而善走阳明以及肉腠，其嫩白又具升发之性，作羹食之，是领热性行于肉腠，故发恶疮也。

麋脂及梅李子，若妊妇食之，令子青盲，男子伤精。

鹿为阳兽，麋为阴兽，况凡脂俱属阴液乎？阴盛则能埋藏阳气，而使之不出，又梅李子味酸而贼甲木之气，已详"味过于酸"注。目光以阴精为体，以阳神为用，妊娠合二者食之，则使胎中之肝阳埋藏损削，故令子青盲。又阴生于阳，男子合食之，则阳败而伤精矣。

獐肉不可合虾及生菜、梅李果食之，伤人。

獐胆白而性善惊怖，故其神气常外散于肉。虾力劲捷于退缩，且死则蜷结。二者合食，则其惊怖之气，得劲捷之性，而蜷结于脏腑，故伤人。生菜之生气勃发，梅李果酸涩收敛，一则能生扶獐肉之性，二则能收摄獐肉之气，故与虾同戒也。

痼疾人，不可食熊肉，令终身不愈。

熊性嗜虫蚁而气猛悍。嗜虫蚁，则其毒能使痼疾穴镂深细；气猛悍，则其力能使痼疾凭藉坚牢，故终身不愈。

白犬自死，不出舌者，食之害人。

犬死吐舌，毒气或从口散，否则其心中之毒坚急，而洋溢于躯壳，故不出舌之害人，尤甚于白犬之自死也。

食狗鼠余，令人发瘘疮。

瘘疮生两颈旁，其多窍串注，如蚁鼠之穴，故有蚁瘘鼠瘘等名。狗鼠贪馋，凡食物，而并吸其余者之气，是狗鼠之余为空质也，且有阴毒贯其所余，故食之发瘘疮，从神似耳。

治食犬肉不消，心下坚或腹胀，口干大渴，心急发热，妄语如狂，或洞下方。

杏仁一升，合皮，熟，研用

以沸汤三升和，取汁分三服，利下肉片，大验。

心下坚者，犬肉上停胃脘也。或腹胀者，犬肉中横胃腑也。性热而久滞，则其气上凌外鼓，故口干大渴，心急发热也。妄语如狂，犬性热伤胃液，以致不能上养神明之应。或下洞者，坚胀横据中州，上冲之而不足，故其余力回逼下趋也。若不速去其肉片，则坚胀者气将上绝，洞下者气将下绝矣。杏仁性滑而利气，气利则能大展其胸膈以下推，滑性则能润裹其渣质以下转，故可取利下肉片之大验也。

妇人妊娠，不可食兔肉、山羊肉及鳖、鸡、鸭，令子无声音。

直响为声，转韵为音。兔与山羊及鳖、鸡、鸭等物，或绝然无声，或有声而蠢浊，及略无转韵者，总谓之无声音。妊娠养胎，凡食物之气，各以类感，故亦能病子。声音且然，况性情乎？此下文食雀饮酒，令子淫乱，以雀善淫，而酒善乱故也，胎教者不可惧哉。

兔肉不可合白鸡肉食之，令人面发黄。

其理未详。白鸡白犬，每每言之，岂鸡犬之白者有毒耶。

兔肉着干姜食之，成霍乱。

兔善匿而肉酸寒，姜善散而性辛热，能使胃气不顺，故成霍乱。

凡鸟自死，口不闭，翅不合者，不可食之。

鸟死口不开，则死气内闭；翅不合，毒气外张，故不可食。

诸禽肉，肝青者，食之杀人。

肝为木脏，而主疏泄，青则其气自结，故见本色。肝毒溢于肉膝，故食之杀人。

鸡有六翮四距者，不可食之。

形怪者，多感异类之气而生也。

乌鸡白头者，不可食之。

见白羊黑头注。

鸡不可合胡蒜食之，滞气。

鸡为风木之禽，其性走气，与性味昏浊之胡蒜合食，则引之而留恋于气分，使失其轻清流利之用，故滞气。

山鸡不可合鸟兽肉食之。

其理未详。

雉肉久食，令人瘦。

雉性属火，故炙则冠色愈红，火气销烁万物，此雉之所以自瘦也。又其味酸性敛，故久食令人亦瘦。

鸭卵不可合鳖肉食之。

鳖性恋卵，恐其神抱而不化也。

雀肉不可合李子食之。

雀肉温而多气，李为肝之果，合食则引雀肉入肝，使肝气有余，而脾土受伤矣。

妇人妊娠食雀肉，饮酒，令子淫乱无耻。

详兔肉山羊等禁注。

燕肉勿食，入水为蛟龙所啖。

术家祈祷，以燕召龙，谓龙嗜燕故也。燕营巢避戊己日，春社来而秋社去，来则巢于屋宇，去则蛰于窟穴而多寿。仙经言尾屈色白者，系千百年之燕，谓之肉芝，食之延年，故前人有服此者，近世无食燕者矣。

鸟兽有中毒箭死者，其肉有毒，解之方

大豆煮汁及盐汁，服之，解。

乌头取汁晒成膏，染刀剑，能令人物立死，以其热毒杀血，最为神速，鸟兽中毒箭，则其毒洋溢血肉，故食之中毒。大豆汁味甘性醇，具大地之象，能包涵消释诸毒，又盐汁之性收敛润下，能使毒气不张，故服之俱可解。

鱼头正白如连珠，至脊上，食之杀人。

此亦阴气排挤之毒，前极于头，上极于脊，故聚而不散，断而复续，如连珠之象，即白羊黑头、白马黑头及乌鸡白头之义也。食之杀人，以理推之，当杀于脑痈、对口及督脉之为病乎。

鱼头似有角者，不可食之。

鱼头似有角，蛟龙之象也。异类之所感生可知，故戒食之。

鱼头中无腮者，不可食之，杀人。

鱼腮所以出水，亦所以散毒，无腮则水不出，而毒亦不散，故食之杀人。

鱼目合者，不可食之。

凡胎生卵生者，皆有目有皮，故能开能合。湿生化生者，多有睛无眼，故但开不合，以湿化而独具胎卵之目，反常也，反常者性必不良，故戒食。

鱼无肠胆者，不可食之，三年阴不起，女子绝生。

肠为转运之路，所以去秽恶；胆司枢机之任，所以发伏神。鱼无肠胆，则其所贮之气血，既无所去，复无所发，而包裹郁滞之毒，食之暴作，而死于膜胀者，鱼毒之气自满，而鼓塞肠胃之所致也。即或烹治得法，当下无恙，然其阳明受病，二年而延至于心，三年而递及于脾，渐使胃中悍气不生，而男子阴痿，营血不长，而女子绝生。经所谓"二阳之病发心脾，有不得隐曲，女子不月"者是也。以上三条当通指河豚鱼而言，后文解鲛鲯鱼毒方治，盖承此耳。按河豚即鲛鲯鱼，形如蝌蚪，小者三四寸，大者尺余，无鳞无腮，亦且无胆，目能开合，不特脂血及子，俱能杀人，即揉洗净尽，而煤烙落锅，犹堪毕命，故前二条严戒食者。然人每以其味鲜美，侥幸万一，遂为无害。而且有名其白为西施乳者，殊不知毒中阳明之阴祸，故复以三条明揭之云。

六甲日，勿食鳞甲之物。

天干逢甲日，则肝气起而脾土内虚，天人内外之应也。勿食鳞甲者，恶其声之相似，外引干甲之气以内贼耶，然似可不必拘泥。

鱼不可合鸡肉食之。

鱼性使人热中，得巽禽风木之气以助之，将煽其热而为上炎外鼓之候，故戒。

鱼不得合鸬鹚肉食之。

鸬鹚嗜鱼，而鱼性复畏鸬鹚。而饱食之者，合食入胃，恶其相生相并，多以依附不化致害耳。

鲤鱼鲊不得合小豆藿食之，其子不可合猪肝食之，害人。

鱼性热中，而鲤鱼尤能飞跃变化，生切作鲊，是其生性尚在也。小豆即赤豆，摘其嫩叶为菜曰藿。豆茎直行上锐，豆叶横托其气，以擎贮豆角者，是豆藿以兜留为性者也。合食则使热中之生性，不从下运，而热气久恋胸膈，陶弘景、孙思邈俱谓能致消渴者是也。又鲤鱼子剖取曝干，见水复活，且水发时，散子地上，水落日晒，次年变为蝗虫，其性恋生可见。肝脏具东方之生气，而猪又为水畜，故其肝较之他兽，尤得水生之气。以有气之肝与恋生之鱼子合食，则虫化必成，故曰"害人"。

鲤鱼不可合犬肉食之。

鲤鱼犬肉，其性皆热，合食，则阳明之腑恐致中消及内痈等候故也。

鲫鱼不可合猴雉肉食之。（一云：不可合猪肝食。）

鲫鱼喜土，故性走脾胃。猴善动而无脾，雉嗜虫而属火，且二者俱瘦削之性，合食则能引猴雉入脾胃，或摇其厚载之德，而致呕吐霍乱，或剥其滋润之气，而致胃燥肠结，故戒。又云不可合猪肝食者，恶其引木气以贼土耶。

鲲鱼合鹿肉生食，令人筋甲缩。

鳀鱼即鲇鱼，以其无鳞而好穴藏，无鳞则气自坚收，好穴藏则性尝闭伏。《别录》言鹿肉酸温，合为生食，则酸以引肝，而使肝之余气坚收闭伏而不外荣，故令筋甲缩。

青鱼鲊不可合胡荽及生葵，并麦酱食之。

青鱼作鲊，生气未绝。胡荽辛温而蔓蔓。葵子四时可种，又能续根，且术家取其子，微炒爆炘（音"毕乍"，火裂声），散着湿地踏之，朝种暮生，不待过宿，则其易生可见，况生葵乎？麦酱成于发变，三者与鱼鲊合食，俱能留连长养其生气，而成虫积诸祸者也。

鳅、鳝不可合白犬血食之。

龟肉不可合酒、果子食之。

以上二条，俱未详其义。

鳖目凹陷者，及腹下有王字形者，不可食之。其肉不得合鸡鸭子食之。

鳖纯雌无雄，常与异类及蛇为配。目凹陷，腹下有王字形者，毒种之所生，或竟系蛇之所化，故不可食。性最护卵，而以神抱，与鸡鸭子合食，恐肉性恋之而相持不化，以致坚积也。此又言即可食者，亦与诸卵相忌耳。

龟鳖肉不可合苋菜食之。

江浙野人言："切龟鳖肉如指顶，捣苋菜作泥，以包裹之，埋土中，日久则复成龟鳖，其不可合食可见矣。"

虾无须及腹中通黑，煮之反白者，不可食之。

毛发者，火气外炎之象。虾无须，是其气不外发而内郁矣。腹中通黑，谓身内有一条黑线，通长到尾，是阴秽之可验者，更加煮之不红而反白，是色又不受火逼而外出也。其为异类之变化，而有毒中聚无疑，故不可食。

食脍，饮奶酪，令人腹中生虫，为瘕。

注见生肉乳汁下。

脍食之，在心胸间不化，吐复不出，速下除之，久成癥病，治之方

橘皮一两　大黄二两　朴硝二两

上三味，以水一大升，煮至小升，顿服即消。

脍在心胸间不化，停于脘下胃上也。近上者法宜用吐，今吐复不出者，胃气下实而不得转舒，故不能托之上越也。吐既不出，宜速主攻下以除之，久则必成癥病，气愈弱而不胜攻下矣。橘皮辛温而降，能助膈胃以少展其气，然后佐朴硝以收煞之，主大黄以推荡之，而不化者自下也。

食鲙多不消结为癥病治之方

马鞭草一味，捣汁饮之。或以姜叶汁，饮之一升，亦消。又可服吐药吐之。

此失用下除，而已成癥病之方治也。马鞭草味苦辛而性凉，能破癥散瘕，故捣汁饮之，可消脍积。姜通神明而去秽恶，其叶性上亲于天，能以辛温扶胃脘之气，则下化诸积，故饮汁亦消。吐药当以瓜蒂散为正，以吐之而不伤胃气故也，然此当指未经吐不出者而言。

食鱼后中毒面肿烦乱治之方

橘皮浓煎汁，服之即解。

鱼性热而善浮，能令人烦，复食他毒，而负于善浮之鱼热，故烦而且乱也。橘皮辛降，辛则能散新毒于上，降则能沉鱼热于下，故浓煎服之而两解。

食鲩鲦鱼中毒方

芦根煮汁，服之即解。

鱼之有鳞腮，犹人之有毛窍鼻孔之象，而使通散其气血者也。鲩鲦无鳞无腮，其气血尝自闭结而不外散，故味之独为鲜美者在此，而毒之必致胀满者亦在此也。芦味甘而中空，有疏通之义，且根性尖利下行，不拘水土，是能泄其闭结之毒于大小便，不使之作胀而解也。

蟹目相向，足斑目赤者，不可食之。

形异者性必不驯可知。

食蟹中毒治之方

紫苏煮汁，饮之三升。紫苏子捣汁饮之，亦良。冬瓜汁，饮二升。食冬瓜亦可。

蟹气寒而性横且结。紫苏及子，味薄气厚，顺散之于毛窍。冬瓜益脾利水，逆泄之于膀胱，结性行而寒气散矣。观发汗利水之方意，并中蟹毒者多疼痛泻利，则陶说水莨荡之毒益信。

凡蟹未遇霜，多毒。其熟者，乃可食之。

陶隐居曰："蟹未被霜，食水莨荡，故有毒。又蟹性寒冷，以火熟之，则寒冷薄减，故可食。"但此当作两层看，盖云霜前总不可食，即遇霜后亦不可生食之谓，非指未遇霜而熟则可食也。

蜘蛛落食中，有毒，勿食之。

蜘蛛着物，必以后足领其丝以粘之，便援引也。其丝有毒，故戒食之。

凡蜂蝇虫蚁等，多集食上，食之致瘘。

蜂蝇虫蚁，性穴孔窍，多集食上，则其性之所寄托也。食之则阴虫之毒性入胃，外穿经络，而发为瘘疮，形神之相肖宜矣。

果实菜谷禁忌并治第二十五

果子生食，生虫。

果子生食，指未经成熟而言，非欲人火食之谓。盖其不成熟时，生气未满，而向长之机尚锐，食之则生机郁于胃中，而虫积成矣。

果子落地经宿，虫蚁食之者，人大忌食之。

即前云虫蚁多集食上，食之令人病瘘之义也。

生米停留多日，有损处，食之伤人。

生米当是新剥取而未经干透之米也，损处谓湿热酶变之类。未干新米，停留多日，因湿生热，而酶变损坏，则其性发越窜乱，食之伤阳明之气，而致霍乱、疔肿，故曰"伤人"。尝于乙未初夏，大潦损麦，厥后农家面食，辄生胀满吐利，相沿如疫，余亦身中其害，为可验也。旧说米经虫鼠啮损，便能伤人，不观仓廪中于五六月间，虫起如尘，而鼠粮岁减，朝廷所不能禁，然而千万人食之，未闻有因米致病者，则俗注之妄可见矣。

桃子多食，令人热，仍不得入水浴，令人病寒热淋沥病。

桃乘仲春而花，历三伏而熟，得生阳宣大之气，其性热而且发，况多食乎？故令人府库经络俱热。若入水浴，则水寒激其外热以内挫，故经络病寒热者，卫外之热气与水寒互争起伏也，府库病淋沥者，膀胱之化气为郁热癃闭也。

杏酪不熟，杀人。

杏酪以山杏仁泡去皮，并其苦味，少入米麦，磨作浆汁，熟之如稀粥以救饥者。今延边诸寨，其穷民于五六月间，采寨外山杏核，以当一季之粮食，非指富贵家碾治精洁，加糖蜜而偶然作供之酪也。不熟，谓泡浸不透，换水不到之类。盖杏仁善走太阴，不熟则其味苦性涩，能令脾肺之系及管一时缩闭，故气绝而杀人。余客北平三载，尝往来于桃林、杀虎等口，凡食杏酪死而经耳目者，数年间不下十数辈，士人咎在误食双仁，而不知为治之未熟之故，良可悼也。

梅多食，坏人齿。

李时珍曰："梅花于冬而熟于夏，得木之全气，故酸。"所谓木以曲直作酸也。齿为肾之余，而以阴精所发之阳气为用，阳刚乾健之应也。酸者阴味也，味过于酸，所以敛肾中之余气，而折其所用之阳，阴精不能胜任，故齿之神自软。梅多食则肾阳敛于酸而不复出，故齿坏而不固矣。

李不可多食，令人胪胀。

李味苦酸甘温，经言"东方肝之果"，孙思邈谓"肝病宜食之"，则李之走肝可见。季胁后之软肉曰胪，肝之所托也，多食李则肝中之气血郁而不疏，故胪胀。

林檎不可多食，令人百脉弱。

林檎甘酸而温，甘温入胃，酸则伏气，胃中精悍贯于周身，则百脉为之强固。今甘而且酸，是入胃而伏其精悍之气者，故令人百脉弱也。

橘柚多食，令人口爽，不知五味。

橘柚花开于四月，实熟于八月，得金气之正，故其味甘酸中复具疏利者此也。口舌之所以知味者，心中丁火之灵气也。丁火败泄于坤申之位，故橘柚多食，火性贪克金，而丁液自泄，此口舌之精灵爽失，而一时不知五味之真矣。

梨不可多食，令人寒中。金疮产妇，亦不宜食。

梨味甘而性寒，甘尝守中，甘而且寒，则守寒于中而不散，故令寒中。金疮产妇，亡血而气自削，尤忌寒中，故不宜食。上二句言可食者，戒多食；下二句言不可食者，即少食亦不宜也。

樱桃、杏多食，伤筋骨。

筋为肝之余，骨为肾之余，筋骨之所以荣且立者，肝肾中所发之阳气为用也。樱桃、杏味皆酸，能敛其外发之阳气，而令筋痹骨弱，故曰"伤筋骨"。经曰"酸伤筋"，而亦并伤骨者，肝肾为子母，子病而母不忍自全也。

安石榴不可多食，损人肺。

钱塘李氏曰："肺主气，气宜利而不宜滞。"多食榴而损肺者，榴味酸涩而滞气故也。《博物志》云："张骞使西域，得涂林安石国榴种以归，故名安石榴。"又《齐民要术》云："植榴宜安僵石于根下。"则安石之名，或又以此耶。

胡桃不可多食，令人动痰饮。

胡桃之功，前人及楚医李时珍言之最详。但其气温，其性润，其味涩而滞，多食则因涩积温而热，热则煎炼津液而成痰。又多食则因涩积润而成湿，湿则坎止形质而成饮，此所以令人动痰饮之理也。

生枣多食，令人热渴气胀。寒热羸瘦者，弥不可食，伤人。

生枣即新枣之生者，热而且浮之性，尚未敛缉。多食而热浮于上，则热渴；热浮于中，则气胀；热浮于外，则寒热也。凡羸瘦者阴尝不足，故弥不可食。"伤人"即指热渴等症而言，尤不胜其浮热之义。

食诸果中毒治之方

猪骨烧过

上一味，末之，水服方寸匕。亦治马肝，漏脯等毒。

诸果之毒，多系生新之火气，浮冒郁闷所致。骨为水脏之余质，而猪骨尤得北方正气，烧过末服，一则先以用温者为从治，再则取大咸润下之性，以水胜火，而沉之使化者也。马肝、漏脯，系血肉之毒，血肉以骨为依辅，其意以类聚者，从而招之化之耶。

木耳赤色及仰生者，勿食。菌仰卷及赤色者不可食。

菌，芝属并近名蘑菇者皆是。木津感湿热之生气而发为耳，草木余腐烂之精灵而发为菌，皆阴气承雷雨之幻化也。然俱俯生下卷者，风日之阳光，有以上制其阴气耳，仰生仰卷，则阴毒下盛，而上欺风日者可见。且赤者火色，阴极似阳之象，食之必致下文闷乱欲死等症，故戒。

食诸菌中毒闷乱欲死治之方

人粪汁，饮一升。土浆，饮一二升。大豆浓煎汁，饮之；服诸吐利药，并解。

凡松榛榆柳，及一切腐烂草木，并牛马粪中，俱能发菌，且至有长于鸟兽虫蛇之死朽处者，其毒弥甚，故曰"食诸菌中毒"。菌形如盖，其气上鼓而顶平，又横出而下卷，故性亦如之。食之中毒，则其毒亦从胃上鼓，又横幔于胸膈者。上鼓，故欲吐不吐而胀闷横幔于胸膈，故欲利不利而烦乱致死也。人粪汁为污垢之极化，故能藏污纳垢者，气以类相聚也，且肠胃为其熟路，而性易下趋，故能化闷乱者而使之同下也。土浆、大豆汁见二十四卷注。吐则越其毒于上，利则荡其毒于下，上下分消，则闷乱自解，故诸方俱可服。

食枫树菌而笑不止，治之以前方。

"枫树"《尔雅》名"摄"，"摄"言"受风而摄摄作声"之义，《说文》言其"叶厚，枝弱，善摇而喜风"，故字从"风"。枫菌以树为性，食之笑不止者，在心为笑，菌性入心，风摇之象也。

误食野芋，烦乱欲死，治之以前方。

野芋善麻而戟人，误食则胃脘胸膈，麻而且戟，故烦乱欲死，人粪、土浆、大豆汁，俱能收摄其毒而下化，故皆可治之。

蜀椒闭口者，有毒。误食之，戟人咽喉，气病欲死，或吐下白沫，身体痹冷，急治之方：

肉桂煮饮之。多饮冷水一二升，或食蒜，或饮地浆，或浓煮豉汁饮之，并解。

蜀椒性味麻闷沉郁，闭口者则气不外泄，而其毒尤甚。盖惟麻闷，故戟人咽喉；沉郁，故气病欲绝也。肠胃之气欲绝，则津液不布，故吐下白沫；脾肺之气欲绝，则营卫间隔，故身体痹冷。倘令迟缓，恐气机背久而真绝矣，故急宜治之。肉桂及蒜，辛温辛热而主散，散则麻闷者得上开，而为从治。冷水、地浆、豉汁，甘苦清凉而主降，降则沉郁者得下化，而为正治，故并解。然阳虚者宜从治，阳实者宜正治，又不可不辨也。

正月勿食生葱，令人面生游风。

正月为木气临官，阳气上升之候。葱性内通而辛热，面为诸阳之会。风者木之化气也。盖言正月当发生之始，而食内通辛热之葱以助长之，则风木之气上嘘，而浮游于诸阳之会矣。

二月勿食蓼，伤人肾。

肾为水脏，水中壬阳之气死于卯，以其贪木化也。蓼喜水生，而辛散且燥，则走肾而散气燥精可知。二月食之，是乘肾之害也，故曰"伤肾"。陈藏器曰："蓼水洗毒，不可近阴，令弱。"扁鹊曰："久食蓼，令人损髓减气。"俱此义也，况乘卯而肾气自败之月乎？

三月勿食小蒜，伤人志性。

小蒜、葱根、韭菜，俗名小根菜。先因移种于蒿及野泽中，故又有"蒿泽"诸名，中国汉以前旧有之蒜，后因胡蒜较大，遂以小蒜别之。性味辛散臭浊，能昏脏真之清气，李时珍谓其"生食增恚，熟食发婬者"是也。夫志根于肾，性统于心，三月肾水入墓，心火初冠，食小蒜，则辛散者泄墓库之肾水，故伤志；臭浊者昏冠带之心火，故伤性也。

四月、八月勿食胡荽，伤人神。

四、八月为巳、酉之月，当肺金生旺之乡。心虽藏神，而神实由肺气所统御，故气肃而神自清，气和而神自裕者此也。胡荽辛热荤秽，于肺气生旺之月而食之，则助长继富，将气以辛热而神欲摇，气以荤秽而神不宅矣。

五月勿食韭，令人乏气力。

大气举天地而不劳，宗气运形骸而轻便，是力以气为根蒂，而气又以真阳为盈缩者。真阳之气，盈极者必缩，亢害自然之道也。韭具辛温升发之性，五月丙火欲亢，更食辛温之韭以升发之，是空其根而速之使害也，故乏气力。

五月五日勿食一切生菜，发百病。

五月五日为纯阳之节，阳发于外而阴伏于内，一切生菜味性苦冷，食之能令一时寒中，故悍气不行而百病乃发。

六月、七月勿食茱萸，伤神气。

六月心火亢而欲害，七月肺金弱于新生。茱萸辛热，六月食之，以热益亢阳而伤神，七月食之，以火克弱金而伤气。

八月、九月勿食姜，伤人神。

八九月，心火历病死之乡，姜味辛气热而性散，能助辛酉之金气，且泄离液，而使心中洞洞然，故伤神。

十月勿食椒，损人心，伤人脉。

心为神脏，尝御气以统血，而血又脉之主也，其性喜疏通而恶壅滞，盖疏通则神起而血脉周，壅滞则神塞而血脉着也。椒性热而闭，亥为丙火之宗庙，十月食椒，乘心火之弊，而且犯其恶热恶闭之性矣。心藏神，神损于椒之闭，故曰"损人心"。心统血，血伤于椒之热，故曰"伤人脉"。

十月勿食被霜生菜，令人面无光，目涩，心痛，腰疼，或发心疟。心疟发时，手足十指爪皆青，困委。

十月纯阴用事，而为丙火欲绝之候。生菜被霜，则生气下伏，而寒肃冷滑之性更甚。食之而面无光者，阳气不上华于阳会也。目涩者，火败而血不上蒸肝窍也。心与腰为手足少阴之所属，寒气逼结之，而不能自舒，故疼痛。生菜味苦而入心，故心病居多，心以火为用，寒气犯之，则客寒与心阳争胜，故寒热而发心疟。指爪为火气乘木之所荣，心受寒而阳神自缩，独余肝木之色，故青。阳主健用，阳气伏，故殊觉困倦而委顿。

十一月、十二月勿食薤，令人多涕唾。

十一二月，阳内伏而阴外用，薤性辛温而轻浮，尝行胸膈而蒸发肺与胃脘之气，故肺液上升而多涕，胃脘之液上升而多唾矣。独言十一二月者，外寒抑勒之，而内热始作气故也。

四季勿食生葵，令人饮食不化，发百病。非但食中，药中皆不可用，深宜慎之。

四季之月，土王用事，宜养其温和敦厚之气，则腐化有神而生精悍。葵性滑利而泄敦厚，生葵寒冷而伤温和，故饮食不化，以致精悍不生而发百病矣。偶然之药性尚宜慎之，况家常菜食乎？甚言之也。

时病差未健，食生菜，手足必肿。

手足为诸阳之末，犹之遐陬僻壤，王化原所难被。时病差而未健，则其气血不能周遍，食生菜以冷脾胃之微阳，而四末之气不贯，故虚寒而作肿。

夜食生菜，不利人。

夜为阳火入墓之候，食苦寒之生菜，则无阳火以御之，而脾胃受伤，故不利人。

葱、韭初生芽者，食之伤人心气。

葱韭辛热而为心之所恶，初生芽，则其尖颖锐发之气，上熏尤为犀利，能使人神明昏浊涣散，故伤心气。

饮白酒，食生韭，令人病增。

白酒味薄性浮，生韭辛温多气，合为饮食，是浮其气于上，而增喘咳、晕冒以及冲气等病者也。

生葱不可共蜜食之，杀人。独颗蒜弥甚。

心为神明之府，喜苦而恶辛，喜凉而恶热，喜清凉而恶熏秽。生葱性味，尽为心之所恶。得粘恋高浮之蜜以托之，是使辛散以摇其神，热闭以塞其气，熏秽以浊乱其灵道，而心君骎骎有出亡之祸，故能杀人。胡蒜之性味倍于生葱，况独颗者之得气尤专一乎！故共蜜合食之害，较之生葱为弥甚也。

枣合生葱食之，令人病。

枣性高浮，已详十枣汤及葶苈大枣泻肺汤下。合生葱食而病人，与前条白酒生韭合食同义。

食糖、蜜后四日内，食生葱、韭，令人心痛。

前两条言生葱不可与甘缓高浮之味同食，白酒条言生韭不可与甘缓高浮之味同食，此条合葱韭而广言甚言之也。盖谓不特白酒枣蜜，即糖饴亦在例内，不特一时合食，即数日内凡甘浮之性未净而犯禁者，犹令人病心痛，遵生谨疾者，可不慎哉！独言四日者，以甘为土味，凡辰戌丑未之气至第五位，而四生、三合方为令头重起之理也。

生葱和雄鸡、雉、白犬肉食之，令人七窍经年流血。

雄鸡得风木之阳气，雉为火虫之正，而性善飞扬，白犬肉性热而金气浑全，是皆上炎之物。和生葱同食，俱能浮其辛热于在上者，故令七窍流血。曰"经年"者，血泄于七窍而上虚，吸取之机与奔迫之势两相就也。

夜食诸姜、葱、蒜等，伤人心。

心属火脏，火墓于戌，夜为火气休养之候，食诸姜葱蒜等，不特辛散以发伏气而伤阳神，且温热踵于奥府，而尤伤其阴血也。

芜菁根多食，令人气胀。

芜菁亦名蔓菁。凡菜之，苗叶锐生者多上发，根株下大者多结滞，本天亲上，本地亲下之道也。芜菁蓄根下大，其壅中下二焦之气者可见，故多食令气胀。

薤不可共牛肉作羹食之，成瘕病，韭亦然。

详二十四卷牛肉条注。

蓴多食，动痔疾。

蓴为水菜，水生具热性，丙火胎于子也。又性滑而下注，多食则其热性下行，而结为痔病矣。

野苣不可同蜜食之，作内痔。

野苣苦寒，与甘缓之蜜同食，则浮苦寒之性于上，而逼肠胃之阳热于下焦，故作内痔。

白苣不可共酪同食，作䘌虫。

虫者阴类也。阳气盛者，除蛔虫为五谷虫之外，余皆消化，犹之诸虫畏太阳而不敢出见之象。白苣奶酪，俱性寒之物，同食则胃阳薄冷而阴类化成矣。

黄瓜食之，发热病。

黄瓜非月令之所谓王瓜，即今之作菜食者是，得种西域，旧名胡瓜，后因避讳改名。孟夏生蔓，炎暑成瓜，抱阴质而乘阳气，故其性本寒而标热，孟诜谓其"损阴血而发虚热者"此也。

葵心不可食，伤人，叶尤冷，黄背赤茎者，勿食之。

葵菜苦而冷滑，其菜心更为气性之所专聚，食之则苦以入心而伤心阳，冷滑入脾胃而伤脾胃之阳，故曰"伤人"。旁叶为退气，故尤冷而不可食，叶背黄而茎赤，其死朽诸毒之所滋养，故于阴寒之质而幻为阳热之色耶。

胡荽久食之，令人多忘。

胡荽辛温熏臭，辛温则耗液，熏臭则昏神，故久食多忘。

病人不可食胡荽及黄花菜。

胡荽辛温耗血，李时珍谓"燕齐人采山丹花跗未开者，干而货之，名红花菜，其性甘凉。又白花菜，一名羊角菜，其味苦辛。花黄者，即名黄花菜"。汪颖谓"多食动气，滞脏腑，令人胃中闷满，伤脾"。二者未知孰是，然大概皆性寒伤气之菜，病人气血两亏，故皆不可食。

芋不可多食，动气。

与多食芜菁根而气胀同义。

妊娠食姜，令子余指。

姜辛温而多气，能使胎气余于四末。且姜之分岔努芽，于手之指为形似，故食之令子余指。

蓼多食，发心病。

蓼和生鱼食之，令人夺气，阴核疼痛。

蓼味辛燥而高浮，辛能散气，燥能耗血，高浮当心肺之位。独言发心病者，辛燥为肺之所喜，而心气心血，不耐其耗散故也。生鱼指鲊属而言，其性沉潜入肾，和蓼同食，是使辛燥之性随鱼入肾，而上气下陷，故夺气。又辛散温浮之性，沉郁而为旁鼓下坠，故阴核疼痛。

芥菜不可共兔肉食之，成恶邪病。

芥菜辛辣克削，共酸寒伏匿之兔肉共食，非包藏克削之芥性下郁肝肾，即宣发伏匿之兔性分滞脾肺，故成险恶邪病。

小蒜多食，伤人力。

小蒜辛热耗气，力因于气，气耗，故力伤。

食躁或躁方

豉浓煮汁饮之。

躁，兼烦躁而言。食躁，谓因食而烦躁，嘈嘈作忙乱之状者是。盖食入于胃，则胃中之虚火因食下而上浮于脘故也。或躁，言或不必因食而自作烦躁之谓，皆阴虚而火冲脘膈之候。豉性滋阴而降火，故煮汁饮之，而烦躁下平矣。

钩吻与芹菜相似，食之，杀人，解之方

荠苨一两

上一味，水六升，煎取二升，分温二服。

天老答皇帝曰："太阴之精，名曰钩吻。入口则死，以其能钩人之喉吻而致死，故名。"此处钩吻，当是借毒草之名，而非古之所谓钩吻也。盖钩吻入口则死，其毒迅速，既无可救之空，且本文曰与芹菜相似，又与前人野葛黄藤之蔓生者殊别乎。愚按烧炼家有用赤芹伏砂汞之法，云此草茎叶，绝似芹菜，而根株皆赤，人畜误食之必死，仲景之所谓钩吻者即此耶。

菜中有水莨菪，叶圆而光，有毒。误食之，令人狂乱，状如中风，或吐血，治之方

甘草煮汁，服之即解。

莨菪一名水仙子，韩保升、苏颂皆称其有白毛，而仲景谓叶圆而光，岂荎苕之陆生者有毛而水荎苕者独光泽乎？"误食"谓于菜中误食其苗叶也，性热而上浮且散，能昏人神明而散心气，故令人狂乱。"中风"非指中风寒而言，盖谓如中疯魔之状，正狂乱之注脚也。"或吐血"者，热浮而且随气以上涌也。甘草性缓而守中，有厚土之象，煮汁服之，能缓其浮散之热毒，沉埋宽大中而令消化之义耳。

春秋二时，龙带精入芹菜中，人偶食之为病，发时手背腹满，痛不可忍，名蛟龙病。治之方

硬糖二三升

上一味，日两度服之，吐出如蜥蜴三五枚，差。

芹为水泽之菜，龙性淫而善变化，交不择类，故有带精入芹中，而粘此菜者。阳精易生易变，人偶食之，得血肉抱养之，而生活变化之机自动，故满痛。硬糖甘温而得土味，日服之者，所以克制蛟龙水怪之气也。硬糖当是饧饴之稠硬者。

食苦瓠中毒治之方

黍穰煮汁，数服之，解。

俗称"种瓠损秧根，则实苦"，或又云"瓠与黄瓜，失雨便苦"。苦瓠坚缩肺与肠胃之系，而闭其气，故食之中毒。《风俗通》谓"烧穰可以杀瓠"，又云"种瓠之家不烧穰"，故黍穰能解瓠毒者，甘能缓其急也。本草以稷之黏者为黍，是盖因古人以黍黏履，以黍雪桃，及角黍等所误也，不知黍实俗名"高粱"者是，北人呼其米曰"黍米"，秸曰"黍秸"者可证。且凡米皆有粳糯，高粱之糯者亦何曾不黏，而必以稷之粘者名黍，岂不谬哉？按稷之黏者曰"小黄米"，并不名"黍"，故知"黍穰"系高粱茎子之去皮，而其中之软者为真也。

扁豆，寒热者不可食之。

"寒热"凡先寒后热、发热恶寒及往来寒热皆在其中，此皆经络受邪，而邪正相争之候。扁豆蔓生而甘温，甘温者益气，蔓生而甘温，是走经络而益其气，食之则适能滞其寒热之邪，故戒。

久食小豆，令人枯燥。

小豆即赤豆，心之谷也，其性下行，逐津液而利小便，故久食令人枯燥。

食大豆屑，忌啖猪肉。

大豆屑能肩饥辟谷，其性重而不易消化。又啖猪肉之腻膈者，多致上焦气壅，故宜忌之。

大麦久食，令人作癣。

癣与懈同，即癣你之义。大麦滑而下气，久食则其气上虚，而精神不贯，故令人作癣。

白黍米不可同饴、蜜食，亦不可合葵食之。

黍米多红色。白黍米，今关东最多，而北平州县，亦间种之，饭色如粳，黍之黏糯者也，其性肩饥难化。饴蜜留级，葵菜冷滑，盖留而不化，则成坚积于脘膈；滑而不化，则致洞泄于广肠，故皆不可合食也。

荍麦面多食之，令人发落。

"荍"与"荞"同，即荞麦也。秋后下种，经霜结实，乘秋金收降之令，故其性清肃下降为多，而敷容之色泽自鲜。多食落发者，从其寒萎之本性也。

盐多食，伤人肺。

盐性聚饮生湿而入肾，肾与肺为子母，而其气相通，肺恶饮与湿，而肺之机神自滞，故伤肺。

食冷物，冰人齿。

与食酸坏齿，同折其肾阳也。

食热物，勿饮冷水。

食热饮冷，其害有二：一则令胃气不顺，常致霍乱；一则食热作汗，未及外出，饮冷以激伏之，则所伏之汗，随其所住之地，而各成湿症矣。

饮酒食生苍耳，令人心痛。

苍耳苦寒有毒，况生食之而其性尤甚乎！饮高浮之酒而后食之，是以酒而托其毒于上，令人心痛者，苦寒入心而坚急也。

夏月大醉流汗，不得冷水洗着身，及使扇，即成病。

详黄汗风湿注。

饮酒，大忌灸腹背，令人肠结。

酒性浮热，饮至大醉，则血液浮溢。复灸腹以燔炙阳明，灸背以燔炙太阳，则营卫之血液枯竭，而下阴奔迫上赴以自救，无论烦渴等候，见于上焦，而下液不复，必成两肠燥结之症矣。

醉后勿饱食，发寒热。

醉则血气浮溢，又以饱食实之，则中气无所容而出格于卫。阳并于外，则热；阴干于表，则寒，故发寒热。

饮酒食猪肉，卧秫稻穰中，则发黄。

黄为湿热之候，饮酒食肉，则湿热中满，卧秫稻穰，则湿热外逼，其发黄宜矣。

食饴，多饮酒，大忌。

饴味甘而性浮，食后而又饮湿热之酒以乘之，是使湿热在上，而浮以托浮也，则呕闷满冒，可胜言哉，故戒。

凡酒及水，照见人影动者，不可饮之。

酒及水，照影而动，是其中毒气流溢之象，故戒饮之。

醋合酪食之，令人血瘕。

醋味酸敛，而酪性寒凉，合食则胃阳窜伏，而血泣不流，故成血瘕。或曰"酪者血液也，合醋食而成瘕，醋点乳汁，便成乳饼之道"，亦通。

食白米粥，勿食生苍耳，成走注。

食甘温之白米粥，能使胃中精悍顿起；食苦寒之生苍耳，则苦以坚浮，寒以约热，令精悍之气欲行不行，不行故掣痛，欲行故其掣痛尝走注而不守也。

食甜粥已，食盐即吐。

食盐非指咸豉、咸菜，盖谓整块食盐及盐汤也。甜粥恋守中宫，而令润下之盐性不能下注，而且为甜粥上浮之所激，故即吐。

犀角箸搅饮食，沫出及浇地坟起者，食之杀人。

犀角有分水避尘、骇鸡威狐等神异，而性凉解毒，以之为箸，搅饮食而其中沫出者，是箸欲化毒，毒盛而不受化，故邪正相激而沫出也。厚土无所不容，浇地而坟起，是毒气有以发之也，食之必液枯胀满而杀人。

饮食中毒烦满治之方

苦参三两　　苦酒一升半

上二味，煮三沸，三上三下，服之，吐食出，即差。

毒性多热，故烦；毒气多胀，故满。苦参寒能解热，苦酒酸能敛胀，故煮服之。然妙在三上火而令沸扬，三下火而令滚落之煮法，盖三上则浮冒之性已成，三下则留恋之情自在。服之是使先留恋于胃，而后浮冒以涌出之，故吐食而差也。

又方

犀角汤亦佳。

犀角解热解毒，故亦可作汤，以解饮食毒。

贪食，食多不消，心腹坚满痛治之方

盐一升

上一味，以水三升，煮令盐消，分三服，当吐出食，便差。

贪食则不自节，故食多；食多则胃气受窘，故不消。然亦有食多而自消者，惟外症见心腹硬，内症见满而且痛，则其为食多不消者，有确据矣。盐本下行，煮消分服而上涌者，以盐性得热则上城，胃阳与停食相搏，遂生郁热。且多服盐水，则下行不及，反激其怒而为上涌，故并出其食而差也。或问：服卤汁碗许，尝致人死，以盐味入腑脏，能缩其形器，而凝其血液故也。今以一升煮消，分作三服。殆与卤汁碗许加倍矣。夫多食不消，虽至坚而满痛，未必便为死候，仲景主此吐之，其不至于速死者，何也？答曰：盐水入胃，先从胃而收煞其形器，然后从胃外出而腌其它腑脏以及血液，故死。停食在胃，是盐味先入于食，而无暇伤及腑脏，迨一吐而盐与食又俱出矣，复何损乎！服卤汁者，死于无食，然亦以急吐一法为上策也。

矾石，生入腹，破人心肝，亦禁水。

生入腹，谓干吞生矾入腹。禁水，言亦且禁服矾水也。矾石酸涩，能收煞形脏，而脏中之气一时鼓而未服，故勒之使破。但曰"破心肝"者，酸涩入肝，而肝木又直传心火故也。然不特生入腹者，其害如彼，即化矾为水，如俗称解毒探吐之类，亦在所禁。盖较之生矾，性味虽觉少淡，而其缩肠胃膀胱则一也。

商陆，以水服，杀人。

商陆辛甘苦寒，沉降有大毒，而性善逐水，凡受制之物，一时势盛，则报复之情反倍。商陆逐水，而以水服，则水势盛而反胜之，于是水浮其毒，而沉降之性不得已而变为旁鼓横逆之败，将令真气闭绝而杀人。

葶苈子傅头疮，药气入脑，杀人。

葶苈苦而大寒，性能坚浮束气，故以之傅疮，善于杀虫消肿者此也。但头上骨空穴通于髓海，若傅头疮，则苦寒之气因其坚束之性，由骨空而入脑，将髓海日削，故杀人。

水银入人耳及六畜等，皆死。以金银着耳边，水银则吐。

水银阴寒沉坠，入人耳及六畜诸窍，则阴寒阻气道，沉坠穴肉理，故久久能令人畜皆死。然性嗜金银而喜蚀之，故镀金及烧鼎银家，以金银着水银，则湿化如烂泥，着耳边者，投其所喜而引之外就也。

苦楝无子者杀人。

旧注引《本草》楝有两种，"雌者根白有子，可服；雄者根赤无子，有毒，不可服"，是就根皮而言之也。愚谓"无子"，并但有食而无核者，亦在其中。盖楝味苦而其性结缩，子及根皮俱能使诸虫蜷缩而结死，故可杀虫。又其味极苦，尝令人胃系上急而致吐，与瓜蒂同性。有核，则性味分传于核而薄减；无子，则其气自完而加倍，能令人吐不止而胃气自绝，故杀人。况雄者之总无花实以泄其气者乎？

凡诸毒，多是假毒以投，无知时，宜煮荠苊甘草汁饮之，通除诸毒药。

假毒投无知，言被人所毒，及不知而误食中毒者皆是。若待毒发自知，则垂救恐晚，故宜时煮解药之汁以饮之，而防其未然也。